高职医学类系列教材

外科护理学

WAIKE HULIXUE

主　　编　徐其林

副 主 编　王文栋

编写人员（以姓氏笔画为序）

王文栋　范文慧　徐其林

徐陈浩　夏秋云　黄飞燕

中国科学技术大学出版社

内容简介

外科护理学是护理学的一个重要组成部分，它包含了医学基础理论、外科学基础理论和护理学基础理论，是针对外科疾患进行整体护理的一门应用性科学。全书共三十一章，结合当前高职高专院校的特点，本书适当删除了部分罕见疾病的内容，增加了一些常见疾病的护理知识。

本书具有实用性强、知识点新、内容全面等优点，特别适合高职高专护理专业的学生使用，亦可作为全国执业护士资格考试辅导材料，帮助读者通过全国执业护士资格考试。

图书在版编目(CIP)数据

外科护理学/徐其林主编. —合肥：中国科学技术大学出版社，2017.8
ISBN 978-7-312-04265-2

Ⅰ.外…　Ⅱ.徐…　Ⅲ.外科学—护理学—高等学校—教材　Ⅳ.R473.6

中国版本图书馆 CIP 数据核字(2017)第 160980 号

出版　中国科学技术大学出版社
安徽省合肥市金寨路 96 号，230026
http://press.ustc.edu.cn
https://zgkxjsdxcbs.tmall.com
印刷　安徽国文彩印有限公司
发行　中国科学技术大学出版社
经销　全国新华书店
开本　787 mm×1092 mm　1/16
印张　27
字数　657 千
版次　2017 年 8 月第 1 版
印次　2017 年 8 月第 1 次印刷
定价　62.00 元

前　言

按照国家卫生和计生委员会、教育部关于新时期护理人才的培养要求，我们以全国护士执业资格考试大纲为指导，在不同版本的“外科护理学”教材的基础上，结合编者多年的外科护理学教学及全国护士执业资格考试辅导经验编写了本书。

本书的编写注重结合临床护理现状，突出岗位需求，以人的健康为中心，以整体护理为方向，以护理程序为框架，旨在引导学生扎实掌握外科护理学的基本理论、基本知识、基本技能，引导学生在学习过程中逐步形成评判性思维方式。本书内容全面，深入浅出，包含了最新国家执业护士资格考试大纲要求的外科护理内容，适合高职高专及中专护理专业学生学习使用，亦可作为全国执业护士资格考试辅导材料，帮助读者通过全国执业护士资格考试。

本书由宣城职业技术学院外科教研组老师编写，徐其林担任主编，王文栋担任副主编。编写分工如下：徐其林老师编写了第一至第六章和第十章；王文栋老师编写了第七至第九章，第十一至第十三章；徐陈浩老师编写了第十四至第二十三章；黄飞燕老师编写了第二十四至三十一章；范文慧老师和夏秋云老师主要负责校对工作。

在本书编写过程中我们得到了宣城职业技术学院、芜湖地区卫生学校、中国科学技术大学出版社领导和老师的大力支持和帮助，还参考了相关教材、书籍，在此一并向所有相关人员深表谢意！

为保证教材内容的“新、精、准”，主编和编写者尽了最大努力，反复斟酌和修改，但由于编者水平有限，加之编写时间仓促，书中难免有疏漏和不妥之处，敬请同行和读者提出宝贵的意见和建议，以利于再版时修正。

编　者

2017 年 4 月

目　录

第一章　绪　　论

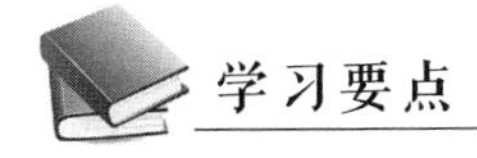

学习要点

1. 外科护理学的学习方法。
2. 外科护士应具备的素质。
3. 外科护理学的形成与发展。

一、外科护理学发展简史

外科护理学是研究对外科病人进行整体护理的一门临床护理学科，其中包括医学基础理论、外科学基础理论和护理学基础理论及技术。外科护理学是护理学的一大分支，其发展与外科学的发展密不可分。

中国古代医学理论以中医学为主。古代外科学的起源虽不十分清楚，但在旧石器时代已有用石器治疗伤病的记载，至商周时代已有对人体解剖的描述，更有扁鹊、华佗用酒或麻沸散来麻醉病人并进行外科手术的记载，其间的发展过程漫长、曲折。由于社会生产力等因素的限制和封建迷信的制约，古代外科学以诊治伤病为主，多为浅表疮、疡和外伤，几乎未意识到“护理”一词；即使存在一些“护理”，也仅限于生活照料。

文艺复兴时期，随着文化、科学技术的全面发展，医学基础和临床治疗学的研究开始启动。17 世纪以后，随着人类对自然现象的揭示，医学科学逐渐摆脱了宗教和神学的影响，认识到疾病是外来因素和内在因素综合作用于人体的结果；西方外科学也进入初步发展阶段。在早期的外科实践中，手术疼痛、伤口感染等曾是妨碍外科学发展的主要因素之一。到了 19 世纪中叶，相关基础学科如人体解剖学、病理解剖学以及实验外科学等的建立，为外科学的发展奠定了基础。无菌术、止血、输血、麻醉镇痛技术的问世，使外科学得到了飞跃性的发展。同期，弗洛伦斯·南丁格尔通过在军队中看护伤病员的实践认识到观察和护理的重要性，她以极有说服力的数字和惊人的业绩充分证实了护理工作在外科疾病病人治疗过程中的独立地位和意义，由此创建了护理学，并衍生出外科护理学。

尽管外科护理学在我国发展的历史较短，但 1958 年首例大面积烧伤病人的抢救和 1963 年世界首例断肢再植手术在我国获得成功，充分体现了我国外科护理工作者对外科护理学所做出的卓越贡献。

随着社会生产力和科学技术的进步，医学科学得以快速发展，带动了外科护理学的发展。百余年来，外科技术除了更为普及之外，更是扩展到了新的领域，如心血管外科、显微外科、器官移植、微创手术、肠内外营养治疗等；相应的医疗器械，如体外循环机、体外超声碎石机、人工肾、内镜、人工呼吸机等也不断推向临床。此外，医学影像学的迅速发展亦大大提高了外科疾病的诊疗水平。在现代外科学的广度和深度得到快速发展的同时，也引领和促进了现代外科护理学和护理理念的发展。回顾护理学的临床实践和理论研究，曾经历了以疾病为中心、以病人为中心及以人的健康为中心的三个发展阶段。

早期，以疾病为中心的医学指导思想成为指导临床护理实践的基本理论。其特点为护理对象是病人，护理场所是医院，护理方式是执行医嘱并完成护理操作。

20 世纪 50～70 年代，基于“人和环境的相互关系学说”和世界卫生组织（WHO）提出的“健康”新定义，即“健康不仅是没有身体上的疾病和缺陷，还要有完整的心理状态和良好的社会适应能力”的理念，人们对健康的认识发生了根本性的改变。由此，护理工作的重点从疾病护理转向以病人为中心的护理。此期的主要特征是护理除了各项技术型操作外更充实了许多有关“人”的研究，护理承担着多种角色，除了是护理者，同时也是教育者、研究者和管理者。医护和护患关系发生了改变，护理从医疗的从属地位转为合作关系。

20 世纪 70 年代后期，基于疾病谱和健康观的改变，WHO 提出的“2000 年人人享有卫生保健”的战略目标极大地推动了护理事业的发展。以人的健康为中心的护理理念使护理对象从病人扩展到对健康者的预防保健，工作场所从医院延伸至家庭和社区，护理方式是以护理程序为框架的整体护理，护理的职能更趋多样、全面。

二、外科护理学的范畴

现代护理理念的建立、时代的进步、人类对新生事物认识的不断加深以及各学科间的交叉融合，极大地丰富了外科护理学的内涵，对从事外科护理专业者的要求也越来越高，不仅要求其掌握本专业特有的知识、技术，还要求其熟悉社会伦理学、社会经济法规、护理心理、人际关系等学科知识。要求外科护士必须在现代护理观的指导下，“以人为本”对外科病人进行系统的评估，提供身、心整体的护理和个体化的健康教育，真正体现“健康促进”的宗旨。

外科护理学的范畴基本依据外科学的发展现状和范畴而定，包括几类疾病和多个专科病人的护理。

1. 因外科疾病需要护理的病人类型

（1）感染病人：由致病菌侵入人体导致局部组织、器官损害、破坏或脓肿形成；此类局限性的感染病人多是以手术治疗为主，包括切开引流和切除。

（2）损伤病人：由外力和各种致伤因子引起的人体组织的损伤和破坏，如骨折、烧伤、咬伤和内脏器官破裂病人，多需经手术处理。

（3）肿瘤病人：包括需手术切除的良性和恶性肿瘤病人。恶性肿瘤病人除需予以手术治疗外，大多数还需要综合治疗，主要如化学和（或）放射治疗等。

（4）畸形病人：多数为先天性畸形，如先天性心脏病等病人，需做手术治疗；部分影响生理功能、活动或生活的后天性畸形病人也常需手术整复，以恢复功能和改善外观。

(5) 功能障碍病人:需手术治疗的内分泌疾病,常见的如甲状腺和甲状旁腺功能亢进及胰岛细胞瘤等。

2. 所包含的专科

随着外科学范畴的不断扩大和内容的增加,外科护理学也发生着相应的变化。由于外科护理学内容在广度和深度上的迅速发展,以及大量新技术的建立和应用,任何一名外科护士都难以全面掌握外科护理学的所有知识和技能,故为提高外科护理的质量和水平,随着外科学的专业细化,外科护理学也必然专业化。外科护理学的专业可按人体系统、人体部位、疾病性质、年龄特点和手术方式等划分,有以下几种常见的分科方法。

(1) 按人体系统可分为神经外科、血管外科、泌尿外科、内分泌外科和骨科等。

(2) 按人体部位可分为头颈外科、胸心外科和腹部外科。

(3) 按疾病性质可分为急诊外科和肿瘤外科等。

(4) 按年龄特点可分为成人外科和小儿外科。

(5) 按手术方式可分为整复外科、显微外科和移植外科。

(6) 按手术大小可分为大手术、小手术和微创手术。近年来,已有不少医院成立了微创外科。

三、学习外科护理学的指导思想

外科领域有关生命科学新技术的不断引入、计算机的广泛应用、医学分子生物学和基因研究的不断深入,为我国外科和外科护理学的发展提供了新的施展舞台,同时也提出了新的挑战。我国外科护理工作者应不断认清形势,看到自身的不足以及与世界发达国家之间的距离,进一步加强与各国外科护理人员的交流,吸取外国先进经验和推出自己成功的经验,承担起时代赋予的历史重任,为外科护理学的发展做出应有的贡献。

1. 树立正确和稳固的职业思想

学习外科护理学的基本目的是掌握相关知识,更好地为人类健康服务。作为护理工作者,仅有知识还远远不够,还需有效体现所学知识的价值并学以致用,关键在于树立正确和稳固的职业思想。如果仅将学习过程看作是丰富自己知识的一次机会或人生旅途中的一次镀金,或仅将护理工作看作谋生的手段,就绝对成不了一个好护士。为人类健康服务并非一句空话,需要树立全心全意为病人服务的思想,在实践中运用知识、奉献爱心。只有学习目的明确、学习欲望强烈和乐于为护理事业无私奉献,才能心甘情愿地学好外科护理学。只有当一个人所学的知识为人所需、为人所用时,才能真正体现知识的真实价值。

2. 以现代观为主导

现代护理学理论包括四个框架性概念:人、环境、健康和护理。在生物医学取得了长足进步并对护理学的发展起到了推动作用之后,美国恩格尔提出的生物-心理-社会医学模式为护理学的发展注入了新的生机,为护理专业指明了新的发展方向。1980 年美国护士学会提出“护理是诊断和处理人类现有的或潜在的健康问题的反应”,充分体现出护理的根本目的是为服务对象解决健康问题。

新的医学模式拓宽了护士的职能。护士不仅要帮助和护理病人，还需要提供健康教育和指导服务。因此，护士是护理的提供者、决策者、管理者、沟通者和研究者，也是教育者。护士具有的这种特殊地位和职能，有助于与病人建立良好的信任关系。护理是护士与病人之间的互动过程，护理的目的是增强病人的应对和适应能力，满足病人的各种需要，使之达到最佳的健康状态。如外科病人面对手术常存在种种顾虑，外科护士可以运用扎实的护理学知识，帮助病人消除紧张情绪，增强其战胜疾病的信心和力量，使之从被动护理转向主动参与和配合护理。手术后的护理应严格遵循无菌原则，保护病人伤口并避免感染。对即将出院的病人，外科护士则应积极对其进行健康指导和宣教。总之，外科护士在护理实践中，应严格要求自己，坚持以人为本的现代护理理念，依据以护理程序为框架的整体护理模式，收集和分析资料，评估病人现有的和潜在的护理问题，采用有效的护理措施并评价其效果。

3. 注重理论和实践相结合

医学发展本身体现了理论与实践相结合的成果，而护理学又是一门实践性很强的、为人类健康服务的应用型学科，因此，学习外科护理学必须遵循理论与实践相结合的原则，一方面要认真学习理论知识，另一方面必须积极参加实践，将理论知识与临床护理实践紧密结合，使学习过程不仅仅停留于继承水平，而是使之成为吸收、总结、提高的过程。如对较大的胃肠道手术后病人，以往的认识是术后早期必须禁食，以免发生腹胀或吻合口瘘等，但近年的研究和实践表明如果病人胃肠道具有一定功能，术后早期给予肠内营养有助于减少肠黏膜屏障的损害和肠源性感染的发生，从而有利于病人康复。

四、外科护士应具备的素养

外科护理工作的特点是急诊多、抢救多和工作强度大，外科疾病复杂多变，麻醉与手术又有潜在风险；外科疾病的突发性或病情演变的急、危、重常使病人承受巨大的痛苦和精神压力，必须予以紧急处理，这些特点对外科护士的综合素养提出了更高的要求。

1. 高度的责任心

护理人员的职责是治病救人、维护生命和促进健康。如果护士在工作中疏忽大意、掉以轻心，就会增加病人的痛苦，甚至丧失抢救治疗病人的有利时机。人的生命是宝贵的，每个护士都应当认识到护理工作的重要性并具备高度的责任心，树立对自身职业的认同感和爱岗敬业精神，全心全意地为病人服务。

2. “三基”扎实

作为一个合格的护理工作者，必须熟练掌握基础理论、基本知识和基本技能，具备细致的观察能力和敏锐的判断能力。因此，在学习阶段，护理专业学生应力求掌握相关护理学知识和基本操作技能，树立评判性思维和应用护理程序为病人提供整体护理。通过临床实践，使理论知识不断提升。通过对病人的正确评估，及时发现病人现有或潜在的生理、病理、心理问题，并协助医师进行有效的处理和提供相关护理。

3. 不断更新知识

外科护理学仍处在不断创新、提升的阶段。随着外科护理学的快速发展和新技术、新诊疗手段的不断引入，对护理工作者的要求也越来越高。护理工作者只有不断更新知识，才能适应时代发展的步伐和满足现代外科护理学发展的需求。如临床广泛使用的计算机，使护理工作日朝网络化、数字化和智能化方向发展；ICU病房的建立和专科化发展趋势要求护士尽快熟悉和掌握不断更新的先进仪器的使用方法，熟知各种仪表显示的数据和图形所代表的临床意义、正常值以及治疗时所允许的变化范围。

4. 身心健康

节奏快、突击性强是外科护理工作的特点之一。当发生工伤、交通事故或突发事件时，短时间内可能有大批伤员需要立即提供治疗和护理，此种情况下，工作负荷骤然加大，要求护士应具备健全的体魄、健康的心态和饱满的精神状态，保证能及时、有效地参与抢救工作。

外科护理学的发展期待一批愿为促进人类健康服务、具有良好自身素养和专业素养、德才兼备、具有开拓创新和勇于探索精神的专科护士。

（徐其林）

第二章　水、电解质代谢紊乱与酸碱平衡失调病人的护理

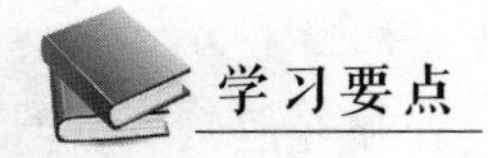

1. 正常人体体液平衡概述。
2. 三种缺水、低钾血症及高钾血症病人的临床表现、治疗原则和护理措施。
3. 代谢性酸中毒病人的临床表现和护理措施。
4. 液体疗法的护理。

体液是机体的重要组成部分，在体内有一定的分布规律，其容量、成分和浓度均在一定的范围内保持着动态平衡，是保证机体内环境稳态的物质基础。但损伤、感染等外科疾病，以及麻醉、手术等外科治疗方法常会干扰或破坏这种平衡。一旦机体体液失衡，机体内环境稳定性将随之发生变化，严重时甚至危及病人生命。因此，在临床外科护理工作中，必须熟悉和掌握体液平衡的基本理论知识、体液失衡的原因及人体对体液失衡的反应，从而有效地进行维持机体体液平衡的护理活动。

第一节　概　　述

一、体液的组成和分布

(一) 体液的组成

体液由水及溶解于水的溶质(无机盐、葡萄糖、蛋白质等)组成，无机盐及低分子有机化合物葡萄糖均属于晶体物质，而高分子有机化合物蛋白质则系胶体物质。其中无机盐和蛋白质能在水中被解离，又称电解质；葡萄糖则是非电解质。因此，体液是多种晶体液、胶体液或电解质液、非电解质液的复杂混合液体。

(二) 体液的分布

体液分为细胞内液和细胞外液两部分。一般成年男性体液量约占体重的 60%，其中

40%为细胞内液，20%为细胞外液。细胞外液又包括组织间液和血浆。组织间液约占体重的15%，血浆约占体重的5%。体液的量与年龄、性别和体型有关，女性体液量约占体重的55%，老年人体液量约占体重的50%，婴幼儿含体液量多，约占体重的70%。

体液的分布还可用三间隙来描述。第一间隙是细胞内液，是细胞进行物质代谢的场所；第二间隙是细胞外液的主体部分，由组织间液和血浆组成，属功能性细胞外液，具有快速平衡水、电解质的作用；第三间隙主要是存在于体内各腔隙中的一小部分的细胞外液，包括胸腔液、心包液、腹腔液、脑脊液、关节液、滑膜液和前房水等，仅占体重的1%～2%，属非功能性细胞外液。

二、体液平衡的调节

（一）水平衡

人体内环境的稳定有赖于体内水分的恒定，正常成人每日水分出入量大致平衡于2 000～2 500 mL，如表2.1所示。

表2.1　正常人体24 h水分出入量

每日入水量(mL)		每日出水量(mL)	
饮水	1 600	尿量	1 500
食物	700	粪便	200
内生水	200	呼吸蒸发	300
		皮肤蒸发	500
总入量	2 500	总出量	2 500

注：① 内生水为机体在新陈代谢过程中生成的水，每日约为200 mL。
② 呼吸和皮肤蒸发水分，又被称为无形失水或不显形失水，每日约为800 mL。

（二）电解质平衡

正常情况下，随饮食摄入的电解质经消化道吸收后参与体内代谢，大多经肾脏排出。细胞外液中最主要的阳离子是Na^+，主要的阴离子是Cl^-、HCO_3^-和蛋白质酸根。细胞内液中的主要阳离子是K^+和Mg^{2+}，主要阴离子是HPO_4^{2-}和蛋白质酸根。血液中主要离子的正常值见表2.2。细胞内、外液的渗透压相近，正常值为290～310 mmol/L。

表2.2　血清中主要离子的正常值

阳离子	正常值(mmol/L)	阴离子	正常值(mmol/L)
Na^+	135～145	Cl^-	98～106
K^+	3.5～5.5	HCO_3^-	23～31
Ca^{2+}	2.25～2.75	蛋白质酸根	0.3
Mg^{2+}	0.70～1.2		

人体内的钠主要来自食物中的食盐，正常成人钠需要量为4～6 g/d。摄入量过多时，钠经肾脏随尿液排出体外，以维持正常血清钠水平；摄入量减少或停止摄入时，肾脏排出钠随之减少，甚至停止排出。

人体内的钾主要来自含钾的食物，正常成人钾需要量为3～4 g/d，经消化道吸收，由肾排出，以维持正常血清钾水平。摄入钾减少或停止时，肾脏仍然排钾，此时易引起低钾血症。

（三）体液平衡的调节

体液平衡的调节主要通过神经-内分泌系统和肾进行。当体内水分缺乏或丧失时，细胞外液渗透压增高，刺激下丘脑-垂体后叶-抗利尿激素系统，产生口渴感觉，机体主动饮水。同时抗利尿激素的分泌增加使远曲小管的集合管上皮细胞对水分的重吸收加强，尿量减少，水分保留于体内，从而使细胞外液渗透压降低。反之，体内水分增多时，细胞外液渗透压降低，抗利尿激素的分泌减少，尿量增多，排出体内多余的水分，从而维持正常渗透压。

此外，肾素和醛固酮也参与体液平衡的调节。当细胞外液减少，尤其循环血量减少时，可刺激肾素分泌增加，进而刺激肾上腺皮质分泌醛固酮。后者可促进远曲小管对Na^+的重吸收和K^+、H^+的排泄。随着Na^+重吸收的增加，水的重吸收也增多，细胞外液量逐渐增加。

三、酸碱平衡和调节

适宜的体液酸碱度是机体进行正常生命活动的重要保证。人体通过体内的缓冲系统、肺的呼吸和肾的排泄在物质代谢过程中不断摄入及产生酸性和碱性物质，使体液的pH始终保持在7.35～7.45。

（一）血液的缓冲系统

血液的缓冲系统由弱酸与其碱性盐配对组成，也被称为缓冲对。人体共有碳酸氢盐系统、磷酸盐系统、血红蛋白系统、细胞本身等多个缓冲对。其中以血液的HCO_3^-/H_2CO_3最为重要，它不仅缓冲能力强，而且与肺、肾直接联系。正常情况下，HCO_3^-/H_2CO_3比值应为20∶1，此时血浆pH恰好是7.4，酸碱调节的实质就是维持此值不变。血液的缓冲系统是酸碱平衡调节中作用最迅速的一种调节方式。

（二）肺的调节

肺对酸碱平衡的调节作用是通过控制呼出CO_2的量来调节血中的碳酸浓度。当血液呈酸性，即pH降低时，CO_2刺激呼吸中枢，使呼吸加速，排出体内积存的CO_2以缓解酸中毒。反之，当血液呈碱性，pH上升时，因CO_2减少，呼吸中枢缺少CO_2刺激，呼吸变慢，CO_2排出减少，缓解碱中毒。如果机体的呼吸功能失常，本身就可引起酸碱平衡失调，也会影响其对酸碱平衡失调的代偿能力。

（三）肾的调节

肾在酸碱平衡调节系统中起最重要的作用，主要通过 $Na^+ - H^+$ 交换、HCO_3^- 重吸收、分泌 NH_4^+ 和排出有机酸四种方式调节体内酸碱平衡。

综上所述，机体调节酸碱平衡主要有三个系统。当酸性或碱性物质进入血液后，首先起作用的是血液缓冲系统，其作用较快，但只能将酸性或碱性物质浓度降低，而不能根本性地将其从体内清除；肺能排出 CO_2，从而降低体液中挥发酸的含量，但对固定酸的调节作用较弱；肾脏对机体酸碱平衡失调的调节作用出现最迟，但作用最彻底，持续时间长，不论对酸或碱都有调节能力。

第二节　水和钠的代谢紊乱

水和钠的关系密切，在维持细胞外液容积与渗透性上起着决定作用。一旦发生代谢紊乱，缺水与缺钠就常同时存在。临床因原发疾病的病因不同，水钠代谢紊乱可分为高渗性缺水、低渗性缺水、等渗性缺水和水中毒四种类型。

一、高渗性缺水

高渗性缺水又称为原发性缺水。水和钠同时丢失，失水多于失钠，细胞外液呈高渗状态，血清钠高于正常范围。

（一）病因

(1) 水摄入不足：如长期禁饮食、食管癌致吞咽困难、高温环境下得不到饮水等。

(2) 水排出过多：如高热、大量出汗、大面积烧伤暴露疗法、气管切开、糖尿病病人因血糖未控制致高渗性利尿。

（二）病理生理

由于体内失水多于失钠，细胞外液呈高渗状态，细胞内液向细胞外转移，导致以细胞内液减少为主的体液容量变化。细胞外液高渗透压时，刺激视丘下部的口渴中枢，病人出现口渴感而主动饮水，增加体内水分，以降低细胞外液渗透压。此外，细胞外液高渗状态可引起抗利尿激素分泌增多，使肾小管重吸收水分增加，尿量减少，也可使细胞外液渗透压降低和恢复其容量。如缺水加重致循环血量显著减少，也会引起醛固酮分泌增加，加强对钠和水的重吸收，以维持血容量。

（三）临床表现

一般依缺水程度分为三级。

(1) 轻度:口渴,无其他症状,缺水量占体重的2%~4%。

(2) 中度:极度口渴,常伴有烦躁、乏力、皮肤弹性差、眼窝凹陷、尿少和尿比重增高,缺水量占体重的4%~6%。

(3) 重度:病人除上述症状外,出现躁狂、幻觉、谵妄甚至昏迷等脑功能障碍的表现,缺水量占体重的6%以上。

(四) 辅助检查

(1) 血清钠浓度>150 mmol/L,红细胞计数、血红蛋白量、血细胞比容轻度增高。

(2) 尿量减少,尿比重增高。

(五) 治疗原则

(1) 尽早去除病因,防止体液继续丢失。

(2) 对轻度缺水病人,鼓励病人饮水。中、重度缺水病人可经静脉滴注5%葡萄糖溶液或低渗的0.45%氯化钠溶液。

(3) 高渗性缺水血清钠虽有增高,但因同时缺水、血液浓缩,体内总钠量实际上仍减少,故在补水的同时应适当补钠,以纠正缺钠。

二、低渗性缺水

低渗性缺水又称为慢性缺水或继发性缺水。水和钠同时丢失,但失钠多于失水,细胞外液呈低渗状态,血清钠低于正常范围。

(一) 病因

(1) 消化液呈持续性丧失,致大量钠盐丢失,如反复呕吐、长期胃肠减压、慢性肠瘘。

(2) 大面积创面的慢性渗液。

(3) 排钠过多,如使用排钠利尿剂依他尼酸、氯噻酮等。

(4) 钠补充不足,如治疗等渗性缺水时过多补充水分而忽略钠的补充等。

(二) 病理生理

低渗性缺水早期,细胞外液呈低渗状态,机体主要通过减少抗利尿激素分泌使肾小管重吸收水分减少,尿量排出增多,从而提高细胞外液的渗透压,此代偿调节的结果会导致细胞外液进一步减少。一旦循环血量受影响,机体将牺牲体液渗透压,优先保持和恢复血容量,肾素-血管紧张素-醛固酮系统兴奋,以增加水钠的重吸收,抗利尿激素亦分泌增多,水重吸收增加。如上述代偿功能无法维持血容量,将出现休克。

(三) 临床表现

根据缺钠程度,低渗性缺水可分为以下三级。

(1) 轻度:乏力、头晕、手足麻木、厌食、尿量正常或增多等,但口渴不明显。血清钠浓度在135 mmol/L以下。

(2) 中度：除上述症状外，常有恶心、呕吐、脉搏细速、血压不稳定或下降、脉压变小、浅静脉萎陷、视物模糊、站立性晕厥等。尿量少，尿中几乎不含钠和氯。血清钠浓度在130 mmol/L以下。

(3) 重度：病人神志不清、四肢发凉、腱反射减弱或消失，出现木僵，甚至昏迷。常表现为严重周围循环衰竭，常发生休克。血清钠浓度在120 mmol/L以下。

(四) 辅助检查

(1) 血清钠浓度<135 mmol/L，红细胞计数、血红蛋白、血细胞比容、血尿素氮均增高。

(2) 尿比重降低，尿中钠和氯降低。

(五) 治疗原则

(1) 积极处理原发疾病。

(2) 轻度病人静脉补充等渗盐水即可纠正。中、重度病人出现休克者，应先补充血容量，即先静脉输注含盐溶液，后输入胶体溶液，再给高渗盐水（3%～5%氯化钠溶液）200～300 mL。

三、等渗性缺水

等渗性缺水又称为急性缺水或混合性缺水，是外科病人最常见的缺水类型。水和钠成比例丧失。细胞外液渗透压保持正常，血清钠浓度在正常范围内。

(一) 病因

(1) 消化液的急性丧失，如急性腹泻、大量呕吐、肠外瘘。

(2) 体液丧失在感染区和软组织内，如腹膜内和腹膜后感染、急性肠梗阻和大面积烧伤体液丧失等。

(二) 病理生理

等渗性缺水造成细胞外液量迅速减少，引起肾素-醛固酮系统兴奋，醛固酮分泌增加，促进远曲小管对钠和水的重吸收，使细胞外液量得以恢复。由于丧失的为等渗性液体，基本上不改变细胞外液的渗透压，细胞内液无须向细胞外液转移以代偿细胞外液的丧失。但若此类体液失衡持续时间长久，细胞内液也将逐渐外移，随同细胞外液一起丧失，以致引起细胞内缺水。

(三) 临床表现

等渗性缺水时，水与钠成比例丧失，故病人既有缺水症状又有缺钠症状。

1. 缺水症状

主要为少尿、恶心、乏力、厌食、皮肤口唇干燥、眼窝下陷、皮肤弹性下降，但口渴不明显。

2. 缺钠症状

以血容量不足症状为主，当体液丧失达体重的5%时，表现为心率加快、脉搏减弱、血压不稳定或降低、肢端湿冷等；当体液继续丧失达体重的6%～7%时，休克症状明显，常伴有代谢性酸中毒。

（四）辅助检查

（1）血清钠浓度在正常范围内，红细胞、血红蛋白、血细胞比容增高。

（2）尿量减少或无尿，尿比重增高。

（五）治疗原则

（1）消除原发病因，防止或减少水和钠的继续丢失。

（2）可静脉滴注平衡盐溶液或等渗盐水，尽快补充血容量。但等渗盐水的Cl^-含量高于血清中Cl^-含量，大量补充可导致高氯性酸中毒，而平衡盐溶液的电解质含量与血浆相仿，因此一般等渗性缺水首选平衡盐溶液。

（3）在纠正缺水后，排钾量会有所增加，血清K^+浓度也因细胞外液量的增加而被稀释降低，故应注意预防低钾血症的发生。一般在血容量补充使尿量达到40 mL/h后，即可开始补钾。

四、水中毒

水中毒又称稀释性低钠血症。总入水量超过排出量，水潴留体内致血浆渗透压下降和循环血量增多。

（一）病因

（1）各种原因导致的抗利尿激素分泌过多。

（2）肾功能不全，排尿功能下降。

（3）机体摄入水分过多或接受过多的静脉输液。

（二）病理生理

因水分摄入过多或排出过少，细胞外液量增加，血清钠浓度降低，细胞外液渗透压下降，细胞内液的渗透压高于细胞外液，细胞外液向细胞内液转移，使细胞内、外液量都增加而渗透压均降低。

（三）临床表现

根据起病的急缓程度，可分为两类。

1. 急性水中毒

起病急，因脑细胞水肿可造成颅内压增高，引起神经、精神症状，如头痛、躁动、谵妄、惊厥甚至昏迷，严重者可发生脑疝而导致呼吸心搏骤停。

2. 慢性水中毒

症状常不典型，多被原发病所掩盖。表现为乏力、呕吐、嗜睡、皮肤苍白而湿润，体重明显增加，泪液和涎液增多。一般无凹陷性水肿。

（四）辅助检查

（1）血红细胞计数、血红蛋白和血细胞比容降低。

（2）血清钠浓度降低，血浆渗透压降低。

（五）治疗原则

（1）积极处理原发疾病。

（2）轻者只需限制水分摄入，严重者除严禁水摄入外，静脉输注高渗盐水，以减轻细胞肿胀和低渗状态，并酌情使用渗透性利尿剂如20%甘露醇，促进水分排出。

第三节　钾代谢紊乱

钾是细胞内主要的阳离子，细胞内的钾占体内钾总量的98%，细胞外液中钾只占2%，正常血清钾离子浓度为3.5～5.5 mmol/L。钾参与和维持细胞的代谢，维持细胞内渗透压、酸碱平衡、神经肌肉组织的兴奋性及心肌的生理功能等。钾的代谢紊乱包括低钾血症和高钾血症，以前者在临床上更为常见。

一、低钾血症

血清钾离子浓度低于3.5 mmol/L所表现出来的一系列症状，称为低钾血症。

（一）病因

（1）钾摄入不足：如长期不能进食或进食不足、长期禁食且静脉补充钾不足。

（2）钾丢失过多：如呕吐、腹泻、胃肠减压、肠瘘、急性肾衰竭多尿期、长期应用排钾利尿剂及醛固酮增多症等。

（3）钾分布异常：血清中钾离子转移至细胞内过多，如碱中毒、大量输注葡萄糖和胰岛素等。

（二）临床表现

1. 肌无力

肌无力是最早的临床表现，一般先出现四肢软弱无力，以后延及躯干和呼吸肌，可出现吞咽困难和饮水呛咳，严重者累及呼吸肌时出现呼吸困难和窒息。病人可有腱反射减弱或消失，可有软瘫，肌张力和腱反射是判断低钾血症程度的重要体征。

2. 消化道功能障碍

胃肠道蠕动缓慢，表现为恶心、呕吐、腹胀和肠麻痹等。

3. 循环系统功能障碍

主要表现为心脏传导阻滞和节律异常。表现为心悸、心动过速、心律不齐、血压下降，甚至心室纤颤。

4. 代谢性碱中毒

血清钾过低时，K^+从细胞内移出，与Na^+和H^+交换增加(每移出3个K^+，即有2个Na^+和1个H^+移入细胞)，使细胞外液的H^+浓度下降；其次，远曲小管Na^+-K^+交换减少，Na^+-H^+交换增加，排H^+增多，尿液呈酸性(反常性酸性尿)，结果发生低钾性碱中毒。

5. 中枢神经系统功能障碍

中枢神经系统功能发生障碍时会出现神志淡漠、嗜睡、昏迷等症状。

(三) 辅助检查

(1) 血清钾浓度<3.5 mmol/L。

(2) 典型心电图改变为早期T波降低、变平或倒置，随后出现ST段降低、QT延长和U波，但并不是每个低钾血症病人都会出现心电图改变。

(四) 治疗原则

(1) 积极治疗原发疾病。

(2) 补充钾盐。补钾应遵循如下原则：

① 对于血清钾浓度在2.5～3.5 mmol/L，消化道功能良好者可口服补钾，常用10%氯化钾溶液10～15 mL，3次/d。口服补钾最安全。

② 当血清钾浓度<2.5 mmol/L时，应静脉补钾。静脉补钾应注意“四不”原则：

Ⅰ. 浓度不可过高，不超过0.3%，即5%葡萄糖溶液1 000 mL中加入10%氯化钾溶液(不能超过30 mL)，对病人进行静脉滴注。严禁静脉推注补钾，以免血钾突然升高导致心搏骤停。

Ⅱ. 速度不可过快，成人静脉滴注氯化钾溶液的速度不可超过60滴/min。

Ⅲ. 总量不可过大，禁食者每天补充氯化钾生理需要量2～3 g；轻度缺钾者，每天补充氯化钾4～5 g；严重缺钾者，每天补充氯化钾的总量不超过6～8 g。

Ⅳ. 时间不可过早，尿畅补钾，一般要求尿量为40 mL/h时方可补钾。

二、高钾血症

血清钾浓度大于5.5 mmol/L时所表现出的一系列症状，称为高钾血症。

（一）病因

（1）钾排出障碍：如急性肾功能衰竭的少尿期，应用保钾利尿剂如螺内酯（安体舒通）、氨苯蝶啶等。

（2）钾摄入增加：如口服或静脉输入过量钾、大量输入库存血等。

（3）钾分布异常：如酸中毒、严重挤压伤、大面积烧伤所致的细胞内 K^+ 转移至细胞外。

（二）临床表现

高钾血症的突出表现为钾对心肌的抑制作用，严重者可导致心搏骤停而死亡。

（1）神经肌肉症状：表现为手足麻木、四肢极度无力、腱反射减弱或消失，严重者出现软瘫、呼吸困难和窒息。

（2）循环系统表现：表现为心跳缓慢、心律不齐甚至发生舒张期心搏停止，并可出现皮肤苍白、湿冷、低血压等表现。

（三）辅助检查

（1）血清钾浓度＞5.5 mmol/L。

（2）典型心电图改变表现为早期出现 T 波高而尖，QT 间期延长，随后出现 QRS 波增宽和 PR 间期延长。

（四）治疗原则

（1）积极治疗原发疾病。

（2）禁止钾摄入：立即停止输注或口服含钾药物，避免进食含钾食物。

（3）拮抗钾的作用：使用钙剂对抗钾离子，从而缓解心律失常。常用 10%葡萄糖酸钙或 5%氯化钙 10～20 mL静脉缓慢推注。

（4）降低血清钾浓度。

① 促使 K^+ 转移入细胞内：可静脉输入 5%碳酸氢钠溶液，以促进 Na^+-K^+ 交换；输注 25%葡萄糖 100～200 mL，每 5 g 葡萄糖加入胰岛素 1 个单位，促使 K^+ 从细胞外转入细胞内，以暂时降低血清钾浓度。

② 促使 K^+ 排泄：如口服阳离子交换树脂。

③ 腹膜透析或血液透析。

第四节　酸碱代谢平衡失调

维持机体组织、细胞进行正常的生命活动，需要体液保持适宜的酸碱度。机体在代谢过程中，虽不断摄入和产生酸性和碱性物质，但在正常情况下，机体始终维持血 pH 在 7.35～7.45 的正常范围内。当体内产生酸性或碱性的物质过多以及机体调节机制发生障碍并超过机体的代偿能力时，则出现不同类型的酸碱平衡失调。pH<7.35时，称为酸中毒；pH>7.45时，称为碱中毒。临床上根据其发病原因不同，又可分为代谢性失衡与呼吸性失衡，即代谢性酸中毒、代谢性碱中毒、呼吸性酸中毒和呼吸性碱中毒，这四种类型可以单独出现或两种以上并存，后者称为混合型酸碱失衡。

一、代谢性酸中毒

代谢性酸中毒是指体内酸性物质积聚或产生过多，或 HCO_3^- 丢失过多而导致血液 pH 低于 7.35，是临床上最常见的一种酸碱平衡失调。

（一）病因

（1）酸性物质产生过多：是最常见的原因，如高热、休克、严重感染、严重外伤、糖尿病酮症等，可使体内产生大量的酸性物质，如乳酸、酮酸等。

（2）酸性物质摄入过多：如过多进食酸性食物或输入酸性药物。

（3）碱性物质丢失过多：如腹泻、胆瘘、肠瘘或胰瘘等致大量碱性消化液丧失或肾小管上皮不能重吸收 HCO_3^- 等。

（4）酸性物质排出减少：肾功能不全或醛固酮缺乏或应用肾毒性药物等影响内源性 H^+ 的排出。

（二）病理生理

代谢性酸中毒时体内 HCO_3^- 减少，H_2CO_3 相对增多，机体通过肺和肾的调节进行代偿，体内 H^+ 浓度升高刺激呼吸中枢，使呼吸加深加快，加速 CO_2 的排出，使 $PaCO_2$ 降低，HCO_3^-/H_2CO_3 比值重新接近 20∶1，而保持血液 pH 在正常范围内。同时，肾小管上皮细胞中的碳酸酐酶和谷氨酰酶活性增加，促进 H^+ 和 NH_3 的生成，二者形成 NH_4^+ 后排出，致 H^+ 排出增多。此外，$NaHCO_3$ 重吸收也增加，但该代偿能力有限。

（三）临床表现

轻度代谢性酸中毒可无明显症状，重症病人可有下列表现：

（1）呼吸改变：最突出的表现是呼吸深而快，呼吸频率有时可达 40～50 次/min。呼出的气体带有酮味。

（2）循环系统表现：病人面色潮红、心率加快、血压偏低，因酸中毒可降低心肌收缩力和周围血管对儿茶酚胺的敏感性，病人容易发生心律不齐、休克和急性肾功能不全。

（3）神经系统症状：表现为头晕、感觉迟钝、嗜睡甚至昏迷。

（4）病人往往伴有不同程度的缺水症状。

（四）辅助检查

（1）血气分析：失代偿期血 pH 和[HCO_3^-]明显下降，$PaCO_2$ 正常；代偿期血 pH、

$[HCO_3^-]$、$PaCO_2$ 有一定程度的降低。

（2）可伴有血清钾浓度的升高；尿呈酸性。

（五）治疗原则

（1）积极治疗原发疾病，去除引起酸中毒的原因。

（2）轻度代谢性酸中毒病人经病因治疗及纠正缺水后，常可自行纠正。

（3）对重度酸中毒，即血浆$[HCO_3^-]$低于15 mmol/L的病人，需立即输液并应用碱性制剂治疗。常用碱性药物是 $NaHCO_3$ 溶液。临床上根据酸中毒严重程度，首次补给 5% $NaHCO_3$ 溶液 100～250 mL，在输入碱剂 2～4 h后复查动脉血气分析和血浆电解质浓度，根据测定结果再制订后续治疗方案。

（4）在纠正酸中毒的同时，注意观察缺钙或缺钾症状发生，并及时纠正。

二、代谢性碱中毒

代谢性碱中毒指体内 H^+ 丢失或 HCO_3^- 增多而导致血液 pH 高于 7.45。

（一）病因

（1）酸性物质丢失过多：是外科最常见病因，如严重呕吐、长期胃肠减压，导致大量 HCl 丢失。

（2）碱性物质摄入过多：如长期服用碱性药物或大量输注库血。

（3）低钾血症：血清钾降低时，细胞内 K^+ 向细胞外转移，细胞内的 3 个 K^+ 与细胞外的 2 个 Na^+ 和 1 个 H^+ 进行交换，使细胞外液 H^+ 浓度降低导致低钾性碱中毒。此时可出现反常性的酸性尿。

（4）利尿剂的作用：如呋塞米和依他尼酸等可抑制肾近曲小管对 Na^+ 和 Cl^- 的重吸收，而导致低氯性碱中毒的发生。

（二）病理生理

血浆 H^+ 浓度下降致呼吸中枢受抑制，呼吸变浅变弱，使 CO_2 排出减少、$PaCO_2$ 升高，使 HCO_3^-/H_2CO_3 比值接近 20∶1，从而保持血液 pH 在正常范围内。同时，肾小管上皮细胞中的碳酸酐酶和谷氨酰酶活性降低，促进 H^+ 排出和 NH_3 的生成减少，$NaHCO_3$ 重吸收减少，经尿排出增多，从而使血 HCO_3^- 减少。

（三）临床表现

一般无明显表现，有时可有呼吸变浅变慢，或有头晕、嗜睡、谵妄、精神错乱，严重者可发生昏迷。可以有低钾血症、低钙血症和缺水的临床表现。

（四）辅助检查

（1）血气分析：动脉血 pH 高于 7.45，$[HCO_3^-]$增高，$PaCO_2$ 正常。

(2) 可伴有血清钾和血清氯降低，尿液呈碱性，但缺钾性碱中毒时也可出现反常酸性尿。

(五) 治疗原则

(1) 积极治疗原发疾病。

(2) 对于丧失胃液所致的碱中毒病人，可输注等渗盐水或葡萄糖盐水，以恢复细胞外液和补充 Cl^-，纠正低氯性碱中毒。

(3) 严重碱中毒病人（[HCO_3^-]为 45～50 mmol/L，pH＞7.65）可应用稀释的 HCl 溶液，迅速中和细胞外液中过多的 HCO_3^-。

(4) 在治疗代谢性碱中毒的同时，因病人存在低钾血症，故应适量补钾。

三、呼吸性酸中毒

呼吸性酸中毒指肺泡通气及换气功能减弱，不能充分排出体内生成的 CO_2，致血液中 $PaCO_2$ 增高引起的高碳酸血症，血 pH 低于 7.35。

(一) 病因

凡能引起肺泡通气不足的疾病都能导致呼吸性酸中毒，如呼吸道梗阻、胸部活动障碍、术后肺不张及肺炎等；全身麻醉过深、镇静剂过量、脑损伤、脊髓损伤、呼吸机使用不当、肺水肿等亦可引起。

(二) 病理生理

呼吸性酸中毒时，机体通过血液的缓冲系统进行调节，血液中的 H_2CO_3 与 Na_2HPO_4 结合，形成 $NaHCO_3$ 和 NaH_2PO_4，后者从尿中排出，使 H_2CO_3 减少，HCO_3^- 增多。还可以通过肾代偿：肾小管细胞中的碳酸酐酶和谷氨酰酶活性增高，使 H^+ 和 NH_3 的生成增加，H^+ 除与 Na^+ 交换，还与 NH_3 形成 NH_4^+，使 H^+ 排出增加，$NaHCO_3$ 的重吸收增加。这两种代偿机制使 HCO_3^-/H_2CO_3 比值接近 20∶1，从而维持血液 pH 在正常范围。

(三) 临床表现

病人可有胸闷、呼吸困难、躁动不安等。因换气不足致缺氧，可有头痛、紫绀。随着酸中毒加重，可有血压下降、谵妄、昏迷等。脑缺氧可导致脑水肿、脑疝，甚至呼吸骤停。

(四) 辅助检查

血气分析：血 pH 降低、$PaCO_2$ 增高，血浆[HCO_3^-]正常。

(五) 治疗原则

积极治疗原发疾病，必要时行气管插管和气管切开术并使用呼吸机，能有效地改善机体的通气及换气功能。对因呼吸机使用不当发生的呼吸性酸中毒，应及时调整呼吸机的各项参数，促使体内蓄积的 CO_2 排出。

四、呼吸性碱中毒

呼吸性碱中毒指由于肺通气过度，体内生成的 CO_2 排出过多，使血液中的 $PaCO_2$ 降低而导致的低碳酸血症，血 pH 高于 7.45。

（一）病因

凡是使过度通气的因素都可导致呼吸性碱中毒。常见于癔症、高热、中枢神经系统疾病、疼痛、创伤、感染、低氧血症、呼吸机辅助通气过度等。

（二）病理生理

呼吸性碱中毒时，$PaCO_2$ 降低可抑制呼吸中枢，呼吸变浅变慢，CO_2 排出减少，血中 H_2CO_3 代偿性增高。由于肾的代偿作用，肾小管细胞排泌 H^+ 减少，HCO_3^- 重吸收减少，排出增多，使血中 HCO_3^- 降低，HCO_3^-/H_2CO_3 比值接近 20∶1，从而维持血液 pH 在正常范围内。

（三）临床表现

多数病人有呼吸急促表现，可有头晕、表情淡漠或意识障碍；手足及口周麻木和针刺感、肌震颤等。常伴有心率增快。

（四）辅助检查

血气分析：血 pH 增高、$PaCO_2$ 下降，血浆[HCO_3^-]下降。

（五）治疗原则

在积极治疗原发疾病的同时对症治疗，必要时用纸袋罩住口鼻，增加呼吸道无效腔，以减少 CO_2 的呼出，或吸入含 5% CO_2 的氧气，可改善症状。

第五节　水、电解质和酸碱平衡失调病人的护理

水、电解质和酸碱失衡是外科常见的临床综合征。无论哪一种平衡失调，都会造成机体的代谢紊乱，进一步恶化则会导致器官功能衰竭，甚至死亡。水、电解质及酸碱失衡的预后除与原发疾病有关外，还因失衡的程度、速度和持续时间以及自身的代偿能力的不同，差异很大。应积极采取预防措施、严密观察，正确评估与判断，采取有效的护理措施。

一、护理评估

(一) 健康史

1. 年龄

老年人常伴有多种慢性疾病和各类药物服用史,且老年人器官功能减退、新陈代谢减慢,对内环境失衡的代偿能力相对较弱,易诱发水、电解质和酸碱平衡失调。

2. 体重

评估病人的体重变化。若在短期内迅速增加或减轻,往往提示有水钠潴留或缺失。

3. 生活习惯

包括近期饮食和液体摄入及运动等情况,有助于评估体液失衡的原因。

4. 既往史

既往是否存在有导致体液失衡的常见疾病,如腹泻、糖尿病、肝肾疾病、消化道梗阻、瘘或严重感染等;既往是否存在诱发体液失衡的治疗,如长期胃肠减压、快速输注高渗液体、应用利尿剂或强效泻剂等。

(二) 身体状况

1. 生命体征

(1) 体温:体温过高时可因大量出汗导致体液和 Na^+ 丢失;体温低于正常可能为低血容量导致。

(2) 脉搏:注意脉搏的频率、强弱和节律。脉搏增快是体液不足时人体的一种代偿;脉搏微弱可能为血容量不足;脉搏不规则可能与低钾血症有关。

(3) 呼吸:呼吸深快且呼出气体带有酮味,可能为代谢性酸中毒所致;代谢性碱中毒时,呼吸浅慢;呼吸短促或困难,可能为体液过多所致肺水肿。

(4) 血压:血压下降多为体液不足的表现,低钾血症和高钾血症时,血压均有可能下降。当细胞外液过量时,血压可升高。

2. 皮肤和黏膜情况

体液不足病人皮肤干燥,缺乏弹性,捏起皮肤放松后 30 s 以上再回复原状。皮肤黏膜干燥表现在口腔最明显,嘴唇干裂、舌面干燥、唾液减少常提示严重的体液不足;体液过多时可出现肢体水肿。

3. 神经症状

病人的精神状态、意识情况;有无感觉异常,如乏力、针刺感、麻木感或麻痹。

4. 液体出入量

入水量包括胃肠道和非胃肠道摄入的液体,如饮食、管饲和静脉输液量等。出水量包括呕吐物、汗液、尿液、粪便及从呼吸道、各类创面引流和蒸发的液体量等。尿量是反映微循环灌注的重要指标，体液缺乏常伴有尿量减少。

5. 辅助检查

血清 Na^{+}、血清 K^{+}、血清 Cl^{-}、渗透压测定、动脉血气分析、尿常规和心电图等检查，均有助于病情严重程度的判断。

（三）心理-社会状况

主要评估病人和家属对疾病及其伴随症状的认知程度、心理反应和承受能力，以便采取针对性措施。

二、主要护理诊断/问题

(1) 体液不足　与水分摄入不足、体内水分丢失等有关。
(2) 体液过多　与水分摄入过多、体内水分潴留等有关。
(3) 心输出量减少　与血容量不足有关。
(4) 有皮肤完整性受损的危险　与组织灌注不足、长时间卧床等有关。
(5) 低效性呼吸形态　与呼吸代偿或呼吸困难有关。
(6) 活动无耐力　与低钠、低钾及体液丢失所致的低血压有关。
(7) 有受伤的危险　与感觉、意识障碍和低血压有关。
(8) 潜在并发症　休克、心律失常、心搏骤停、脑水肿、窒息等。
(9) 焦虑/恐惧　与疾病造成不适、担心预后不良等有关。
(10) 知识缺乏　缺乏有关体液失衡防治的知识。

三、护理目标

病人体液恢复平衡，无缺水及水中毒症状和体征；病人皮肤完整，未发生溃破和压疮；病人活动耐力增强；恢复正常的气体交换形态；病人未发生并发症或并发症得到及时发现和处理；病人情绪稳定，焦虑恐惧程度减轻；能说出有关体液失衡的一般防治知识。

四、护理措施

（一）液体疗法的护理

对发生体液不足的病人，必须给予及时、正确的液体补充。液体疗法主要包括补多少（定量）、补什么（定性）、怎么补（方法）、补得如何（疗效观察）4 个方面。

1. 补多少

一般原则上“缺多少，补多少”，病人入院第一个24 h的补液量是纠正体液失衡的关键。

包括三个部分:生理需要量、已丧失量、继续丧失量。

(1) 生理需要量:即正常人静息状态下的日需水量。一般成人每天需水量为2 000～2 500 mL。

(2) 已丧失量:指发病到开始治疗时的体液丢失量。已丧失量按临床缺水程度补充。第一个24 h补充计算量的1/2,余下的1/2在第2个24 h补充。

(3) 继续丧失量:在治疗过程中继续损失的体液,如呕吐、腹泻、胃肠减压、高热、消化道瘘等损失量,要严格记录其实际体液丢失量,并给予补充。体温每升高1 ℃,从皮肤蒸发丢失体液约3～5 mL/kg。如出汗湿透一套衣裤时约丢失体液1 000 mL。气管切开者每日经呼吸道蒸发的水分约为800～1 200 mL。

2. 补什么

一般原则上"缺什么,补什么"。

(1) 生理需要量:一般成人每天需要5%葡萄糖1 500～2 000 mL,生理盐水500 mL(含NaCl 4～6 g),10%氯化钾30～40 mL(含KCl 3～4 g)。

(2) 已丧失量:根据体液失衡的类型和程度来补充。高渗性缺水以补充水为主,低渗性缺水以补充钠盐为主,等渗性缺水以补等渗液为主。缺钾应补充钾盐。严重的代谢性酸碱失衡,需用碱性或酸性液体纠正。

(3) 继续丧失量:在治疗过程中,仍有体液丢失,可静脉补充等量的1∶1溶液(即1份5%或10%葡萄糖溶液+1份等量的生理盐水溶液)。

常见液体如表2.3所示。晶体溶液有5%～10%葡萄糖溶液、0.9%氯化钠溶液、林格溶液、平衡盐溶液、5%碳酸氢钠溶液等。胶体溶液包括全血、血浆、人体白蛋白以及右旋糖酐等。

表2.3 常用液体的成分与用途

溶液种类	溶液名称	渗透压	用　途
非电解质溶液	5%葡萄糖	等渗	补充水分和热量
	10%葡萄糖	高渗	补充水分和热量
电解质溶液	0.9%氯化钠(生理盐水)	等渗	补充水分和钠盐
	5%葡萄糖等渗盐水	高渗	补充水分、热量和钠盐
	林格溶液	等渗	补充水分和多种电解质
	3%氯化钠	高渗	补充钠盐,用于严重低渗性缺水
水	5%氯化钠	高渗	补充钠盐,用于严重低渗性缺水
水	10%氯化钾	高渗	补充钾盐,用于低钾血症
	10%氯化钙	高渗	补充钙盐,用于低钙血症
	5%碳酸氢钠	高渗	碱性溶液,纠正代谢性酸中毒
	乳酸钠林格溶液	等渗	平衡盐溶液,扩充血容量
	碳酸氢钠等渗盐水	等渗	平衡盐溶液,扩充血容量
胶体溶液	血浆	等渗	用于扩充血容量

3. 怎么补

补液方法的一般原则是“先盐后糖、先晶后胶、先快后慢、液种交替、尿畅补钾”。

（1）先盐后糖：一般应先输入电解质溶液，然后再输葡萄糖溶液。先输入电解质溶液有利于稳定细胞外液渗透压和恢复细胞外液容量。但高渗性缺水病人应先输入5%葡萄糖溶液，以有利于迅速降低细胞外液的高渗状态。

（2）先晶后胶：一般应先输入一定量的晶体溶液进行扩容，有利于改善血液浓缩，从而改善微循环。然后再输入适量胶体溶液，维持血浆胶体渗透压，稳定血容量。

（3）先快后慢：机体代偿功能良好的病人，输液开始时要快，第一个8 h补充总液量的1/2，以迅速改善状态。剩余液体在后16 h内补充，待病人情况好转后，就应减慢滴速，以免加重心肺负担。但对于老年人、小儿、心肺等重要器官功能障碍者，或经静脉滴入钾盐时，滴速要慢，并注意观察病人的全身反应。

（4）液种交替：对盐类、碱类、酸类、糖类、胶体类各种液体要交替输入，以免在较长时间内单纯输入同种液体，造成人为的体液失衡。

（5）尿畅补钾：在纠正缺水及酸中毒后，钾随尿液排出增多，血清钾也会下降，应及时适量补钾。但尿量必须达到40 mL/h方可补钾，否则有导致高钾血症的危险。

4. 疗效观察

补液过程中，应严密观察治疗效果，注意不良反应。

（1）准确记录液体出入量：准确记录24 h出入水量可供医生参考、及时调整补液方案。

（2）精神状态：如乏力、萎靡、烦躁、嗜睡等症状的改善情况。

（3）缺水症状：如口渴、皮肤弹性下降、眼窝凹陷等表现的恢复情况。

（4）生命体征：如血压、脉搏、呼吸的改善情况。

（5）辅助检查：如尿量、尿比重检查，可作为估计补液量是否足够及判断液体疗法效果的指标。除此之外，还有血液常规检查、血清电解质检查及肝肾功能检查等。

（二）纠正体液过多

（1）严密观察病情变化，及时评估病人脑水肿或肺水肿的进展程度。

（2）停止可能继续增加体液量的各种治疗，如应用大量低渗溶液、清水洗胃、灌肠等。

（3）对易引起ADH分泌过多的高危病人，如疼痛、失血、休克、创伤、大手术或急性肾功能不全者等，严格按治疗计划补充液体，切忌过量和过速。

（4）严格控制摄入量，每天限制摄水量在700～1 000 mL以下。

（5）对重症水中毒病人遵医嘱给予高渗溶液（3%～5%氯化钠溶液）、利尿剂（如呋塞米等）和20%甘露醇静脉滴注，以排出体内过多的水分。

（6）对需透析治疗排出体内过多水分的急性肾功能衰竭病人，给予透析护理。

（三）维持皮肤和黏膜的完整性

（1）定时观察病人皮肤和黏膜状况，若发现异常应及时对症护理。

(2) 加强生活护理，保持皮肤的清洁、干燥和床单位的整洁、干净。对于长期卧床病人，应协助其翻身和定时按摩骨隆突处，避免局部皮肤长期受压，促进局部血液循环，防止压疮发生。

(3) 指导病人养成良好的口腔卫生习惯，常用漱口液清洁口腔，预防口腔炎的发生；对于有严重口腔黏膜炎症者，每2 h进行一次口腔护理，并遵医嘱给予药物治疗。

(四) 减少受伤的危险

(1) 定时监测血压，告知血压偏低或不稳定者在改变体位时动作宜慢，以免因直立性低血压造成眩晕而跌倒受伤。

(2) 移除环境中的危险物品，预防意外伤害。加强安全保护措施，如加床栏保护、适当约束及加强监护等。

(3) 建立适当且安全的活动模式，病人因水、电解质代谢紊乱可致骨骼肌收缩乏力、活动无耐力而易发生受伤的危险，应与病人及家属共同制订活动的形式、时间和量。除下床活动外，也可以协助病人在床上进行被动运动，充分活动全身关节、肌肉，以免长期卧床使肌肉更加无力。

(五) 维持正常的气体交换形态

(1) 消除或控制导致酸碱代谢紊乱的危险因素。

(2) 严密监测病人的呼吸频率、深度、呼吸肌运动情况及呼吸困难程度，以便及时处理。

(3) 协助病人取适当的体位，如半坐卧位，以增加膈肌活动，有利于呼吸。

(4) 指导病人有效深呼吸和咳嗽，痰液黏稠者给予雾化吸入，利于痰液排出。

(5) 必要时行呼吸机辅助呼吸，并做好气道护理。

(六) 预防潜在并发症

严密观察病情变化，监测病人生命体征、血电解质、血气分析和心电图变化等，一旦病人出现休克、心律失常、呼吸困难和窒息等，立即通知医生，并积极配合抢救治疗。

(七) 健康教育

(1) 高度关注和重视导致体液失衡的原发疾病及其诱因，如频繁呕吐、腹泻、长期禁食和胃肠减压者，应尽早补充液体和钾盐，以防止缺水和低钾血症的发生。

(2) 对于特殊行业或工作环境，如高温环境、高强度体育活动者，应及时补充水分及部分含盐饮料。

(3) 轻度低钾血症病人，尽量口服补钾，因 10%氯化钾口感较差，应耐心向其解释口服补钾的好处，鼓励病人克服。静脉补钾时，应告知病人及其家属，防止自行调快滴速。

(八) 护理评价

病人体液量是否恢复平衡，缺水及水中毒症状和体征有无改善；皮肤黏膜是否保持完整，有无口腔炎和压疮发生；病人有无受伤，是否掌握预防受伤的有效措施；病人是否恢复正常的气体交换形态；病人是否耐受正常活动；病人有无并发症发生；病人是否掌握体液失衡防治方面的知识。

（徐其林）

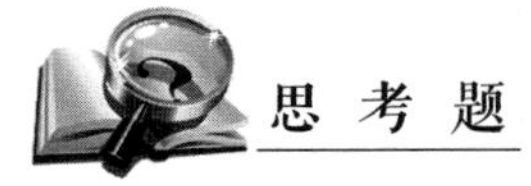

思考题

1. 为什么说平衡盐溶液比生理盐水更符合人体的生理状态？

2. 静脉补钾必须遵循的原则有哪些？

3. 一急性肠梗阻成年病人，男，体重65 kg，出现口渴、眼窝凹陷、尿少、脉搏细速，血压80/50 mmHg(10.6 kPa/6.7 kPa)，入院后当天呕吐约200 mL液体，胃肠减压吸出约500 mL液体。请估计该病人是何种缺水，应如何补液？

第三章　外科休克病人的护理

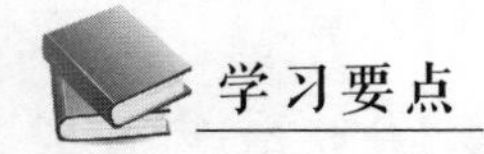

1. 休克的概念、病因和分类及休克的病理生理过程。
2. 休克病人的临床表现和处理原则。
3. 休克病人的护理措施。
4. 常见的外科休克的临床表现和处理原则。

第一节　概　　述

休克是指机体受到各种强烈的致病因素侵袭后，导致有效循环血容量锐减、组织灌注不足、细胞代谢紊乱和功能受损的病理过程，是一个由多种病因引起的综合征。氧供给不足和需求增加是休克的本质，产生炎症介质是休克的特征。因此，恢复对组织细胞的供氧、促进其有效利用、重新建立氧的供需平衡和保持细胞的正常功能是治疗休克的关键环节。休克是一个从组织灌注不足向多器官功能障碍发展的连续过程，应根据其不同的病理生理特点采取相应的防治措施。

一、病因和分类

休克的病因很多，其中低血容量性休克和感染性休克在外科最常见。

1. 低血容量性休克

低血容量性休克包括失血性休克和创伤性休克，常因大量出血或体液积聚在组织间隙导致有效循环血量降低所致，如大血管破裂或脏器（肝、脾）破裂出血引起的失血性休克，各种损伤（骨折、挤压综合征）引起的创伤性休克。

2. 感染性休克

感染性休克主要由于细菌及毒素作用所造成，常继发于以释放内毒素为主的革兰阴性杆菌感染，如急性化脓性腹膜炎、严重的胆道感染、绞窄性肠梗阻、脓毒症和菌血症等。

3. 心源性休克

心源性休克主要由心功能不全引起，常见于大面积急性心肌梗死、急性心肌炎等。

4. 神经性休克

神经性休克常由剧烈疼痛、脊髓损伤、麻醉平面过高等引起。

5. 过敏性休克

过敏性休克常由接触、进食或注射某些致敏物质，如油漆、花粉、药物、血清制剂或疫苗、异体蛋白质等引起。

二、病理生理

不同病因的休克，发病机制虽有所不同，但有效循环血量锐减、组织灌注不足和炎症介质的产生，并由此导致的微循环、代谢的改变及内脏器官继发性损害，却是共同的病理生理基础。

（一）微循环的变化

有效循环血量锐减是外科休克的最重要的基础。所谓有效循环血量是指单位时间内通过心血管系统循环的血量。有效循环血量的维持有赖于充足的血容量、有效的心输出量和良好的外周血管张力。有效循环血量不足所致休克的病理生理过程，其微循环的变化如下：

1. 微循环收缩期

微循环收缩期又称为缺血缺氧期。休克早期，有效循环血量锐减，机体通过血管舒缩中枢升压反射和交感-肾上腺轴兴奋使儿茶酚胺大量释放，加快心跳，提高心排血量，维持循环相对稳定。儿茶酚胺作用 α 受体，选择性收缩外周（皮肤、骨骼肌）和内脏（肝、脾、肾、胃肠）的小血管，使血液重新分布，保证了心、脑等重要器官的有效灌注。但除心、脑等重要器官外，机体绝大部分组织处于微循环收缩低灌注和缺氧状态。此期为休克的代偿期，如能及时去除病因、积极补充血容量，休克常易得到纠正。

2. 微循环扩张期

微循环扩张期又称为淤血缺氧期。休克继续发展，长时间的小动脉收缩和动-静脉短路开放，使组织灌注不足更加严重。细胞无氧代谢所产生的乳酸增多、蓄积，加之舒血管介质的释放，引起毛细血管前括约肌舒张，而毛细血管后括约肌因其敏感性低而处于收缩状态。结果使大量血液滞留在毛细血管网内，毛细血管内静水压升高，通透性增高，血浆外渗、血液浓缩，血液黏稠度增加。于是回心血量更加减少，心排血量降低，血压降低，心、脑等器官灌注不足，休克进入抑制期。

3. 微循环衰竭期

如休克状态仍未能得到有效控制，病情进一步发展，淤滞在微循环内的黏稠血液在酸性环境中处于高凝状态，红细胞和血小板容易凝聚，在毛细血管内形成微血栓，甚至发生弥散性血管内凝血（DIC）。此时，微循环血流基本停止，细胞缺氧和缺乏能量更加严重。细胞内的溶酶体膜破裂，溢出的酸性水解酶使细胞自溶，并损害周围细胞，最终导致大片组织、多个器官功能受损。

（二）代谢变化

休克时体内儿茶酚胺增多，促进胰高血糖素生成及抑制胰岛素分泌，以增加肝糖原和肌糖原分解及刺激垂体分泌促肾上腺皮质激素，使血糖水平升高。休克时血容量降低，抗利尿激素和醛固酮增加，通过肾使水、钠潴留，以保证血容量。

在组织灌注不足和细胞缺氧时，体内葡萄糖以无氧酵解功能产生极少的三磷酸腺苷（ATP）。体内葡萄糖的无氧酵解使丙酮酸和乳酸产生过多，而此时机体处理乳酸的能力减弱，引起代谢性酸中毒。休克时蛋白质分解加速，可使血尿素氮、肌酐、尿酸含量增加。

无氧代谢引起ATP产生不足，导致细胞膜的钠-钾泵功能失常。细胞外钾离子无法进入细胞内，而细胞外液却随钠离子进入细胞内，造成细胞外液减少及细胞过度肿胀而变性、死亡。细胞膜、线粒体膜、溶酶体膜等细胞器受到破坏时可释放出大量水解酶，引起细胞自溶和组织损伤，其中最重要的是组织蛋白酶，可使组织蛋白分解而生成多种活性肽，对机体造成不利影响，进一步加重休克。

（三）重要脏器的继发性损害

1. 肺

肺是休克时最先、最易受损的器官。休克时缺氧会使肺毛细血管内皮细胞和肺泡上皮细胞受损。内皮细胞受损可导致毛细血管的通透性增加而引起肺间质水肿；肺泡上皮细胞受损，引起肺表面活性物质减少，肺泡萎陷，肺不张，进而导致肺通气障碍，造成低氧血症，严重时出现急性呼吸窘迫综合征（ARDS），这是休克病人死亡的重要原因之一，临床上病人出现进行性呼吸困难。ARDS常发生于休克期内或稳定后48～72 h之内。

2. 肾

休克早期就因肾小球前微动脉痉挛，使肾血流量减少。若休克继续发展，肾内血流发生重新分布，髓质中动-静脉短路大量开放，肾皮质血流大量减少，最终使肾皮质内肾小管上皮变性坏死，引起急性肾衰竭。

3. 心

严重休克时，冠状动脉的灌流量减少而导致心肌缺血和缺氧，进而使心肌受损。心肌内微血栓形成，可导致心肌出现局灶性坏死。此外，休克时的缺血缺氧、酸中毒以及高血钾等均可加重心肌功能的损害。

4. 脑

休克晚期，由于持续性的血压下降，脑灌注压和血流量下降，出现脑缺氧。缺血、缺氧和酸中毒等会引起脑细胞肿胀、血管通透性增高，导致脑水肿和颅内压增高，甚至发生脑疝。

5. 胃肠道

休克时，胃肠内脏和皮肤、骨骼肌等外周血管首先收缩，以保证重要器官的灌注。缺血、缺氧可使胃肠道黏膜上皮细胞的屏障功能受损，并发应激性溃疡和肠源性感染。

6. 肝

休克可引起肝缺血缺氧性损害,破坏肝的合成与代谢功能。受损后的肝脏解毒和代谢功能均下降,严重时出现肝性脑病和肝衰竭。

三、临床表现

休克的发病过程可分为休克代偿期和休克抑制期,也可以称为休克早期和休克期。

1. 休克代偿期

休克代偿期又称为休克早期,相当于病理的微循环收缩期。由于机体的代偿反应,病人的中枢神经系统系统兴奋性增高,交感-肾上腺轴兴奋。病人表现为精神紧张、兴奋或烦躁不安;面色苍白,四肢湿冷;脉搏增快,呼吸增快,血压变化不大,但脉压小于 30 mmHg (4 kPa);尿量正常或减少。此时,休克尚属于轻度,若处理及时、得当,休克可较快逆转。

2. 休克抑制期

休克抑制期又称为休克期,相当于病理的微循环扩张期至衰竭期。中度休克病人的精神状态就由兴奋转为抑制,表情淡漠,反应迟钝,甚至出现意识模糊或昏迷。皮肤、黏膜苍白,四肢湿冷,肢端发绀,脉搏细速,血压进行性下降。严重休克时,病人全身皮肤黏膜发绀,脉搏摸不到,血压测不到,少尿或无尿。

若皮肤、黏膜出现广泛出血点、瘀斑、鼻腔出血,甚至消化道出血,表明病情已至弥散性血管内凝血阶段。表 3.1 列出了休克的临床表现和程度。

表 3.1　休克病人的临床表现和程度

分期	程度	神志	皮肤	脉搏	血压	尿量
代偿期	轻度休克	神志清楚	面色发白,皮肤湿冷	<100 次/min	收缩压基本正常,脉压<30 mmHg(4kPa)	正常
抑制期	中度休克	神志尚清,表情淡漠	面色苍白,手足发凉	细速,100～120 次/min	收缩压明显下降,70～90 mmHg(9.3～12 kPa)	减少
	重度休克	意识模糊,甚至昏迷	显著苍白,肢端青紫	微弱或摸不到	收缩压<70 mmHg (9.3 kPa)	无尿

四、辅助检查

对休克病人病情的评估有重要的参考价值。

1. 实验室检查

(1) 血、尿、粪常规检查:红细胞计数、血红蛋白值降低提示失血,反之,则提示失液;血细胞比容增高提示有血浆丢失。白细胞计数和中性粒细胞比例增高常提示感染的存在。尿比重增高常表明血液浓缩或容量不足。消化系统出血时粪便隐血试验阳性或呈黑便。

(2) 凝血机制:包括血小板、出凝血时间、凝血因子Ⅰ、凝血酶原时间及其他凝血因子。当血小板低于 80×10^9/L、凝血因子Ⅰ少于 1.5 g/L,凝血酶原时间较正常延长3 s以上时应考虑 DIC 的发生。

(3) 血生化检查:包括肝、肾功能检查,血糖,血电解质等检查,了解病人是否合并多器官功能衰竭、细胞缺氧及酸碱平衡失调的程度。

(4) 动脉血气分析:有助于了解酸碱平衡状况。休克时,可出现 pH 和 PaO_2 降低,而 $PaCO_2$ 升高。若 $PaCO_2$ 超过 45～50 mmHg(6～6.7 kPa)而通气良好,提示严重肺功能不全。若 $PaCO_2$ 高于 60 mmHg(8 kPa)、吸入纯氧后仍无改善,提示急性呼吸窘迫综合征。

2. 特殊检查

影像学检查、内镜检查和各种穿刺检查等,有助于明确病因。

3. 血流动力监测

(1) 中心静脉压(CVP):代表右心房或者胸腔段静脉内的压力,其变化可反映血容量和右心功能。CVP 正常值为 5～12 cmH_2O。当 CVP<5 cmH_2O 时,表示血容量不足;CVP>15 cmH_2O 时,则提示心功能不全、静脉血管床过度收缩或肺循环阻力增高;若 CVP>20 cmH_2O时,则提示存在充血性心力衰竭。

(2) 肺毛细血管楔压(PCWP):应用 Swan-Ganz 漂浮导管测量,反映肺静脉、左心房和右心室压力。PCWP 降低提示血容量不足,增高提示肺循环阻力增加。

(3) 心排出量(CO)和心排血指数(CI):通过 Swan-Ganz 漂浮导管、应用热稀释法可测 CO。休克时,CO 多降低,但某些感染性休克者可增高。

五、治疗原则

休克是一种由不同病因所引起、却有着共同临床表现的综合征,应针对引起休克的原因和休克不同发展阶段的重要生理紊乱采取相应的治疗措施。治疗休克的重点是尽早去除病因,迅速恢复有效循环血量,纠正微循环障碍,恢复组织灌注,增强心肌功能,恢复正常代谢和防止多器官功能障碍(MODS)。

1. 急救

(1) 积极处理引起休克的原发伤、病:如创伤的包扎、固定、制动、控制大出血等。必要时可使用抗休克裤止血。

(2) 保持呼吸道通畅:清除呼吸道异物或分泌物。早期予以鼻导管或面罩给氧,增加动脉血氧含量,改善组织缺氧状态。严重呼吸困难者,可作气管插管或气管切开,并给予呼吸机进行人工辅助呼吸。

(3) 取合适的体位:一般休克病人可取仰卧中凹位,即头和躯干抬高 20°～30°、下肢抬高 15°～20°体位,以增加回心血量。

(4) 及早建立静脉通路,并用药物维持血压,并注意保暖。

2. 补充血容量

是纠正休克引起的组织灌注不足和缺氧的关键,也是治疗休克最基本和首要的措施。

在连续监测动脉血压、尿量和CVP的基础上，结合病人皮肤温度、末梢循环、脉搏及毛细血管充盈时间等情况，判断补充血容量的效果。原则是及时、快速、足量。一般先输入扩容迅速的晶体液，再输入扩容作用持久的胶体液，必要时进行成分输血或新鲜全血。

3. 积极处理原发疾病

由外科疾病引起的休克，多需手术，如内脏大出血、消化道穿孔出血、肠绞窄、急性梗阻性化脓性胆管炎和腹腔脓肿等。应在尽快恢复有效循环血量后，及时实施手术处理原发病变，才能有效纠正休克。有些情况下需要在积极抗休克的同时施行手术，以赢得抢救时间。

4. 纠正酸碱平衡失调

主要是纠正代谢性酸中毒，处理酸中毒的根本措施是快速补充血容量，改善组织灌注，适时和适量地给予碱性药物。轻度酸中毒病人，一般无须应用碱性药物，只需在扩容治疗时输入平衡盐溶液即可纠正。但对酸中毒明显、经扩容治疗仍不能纠正者，则需使用碱性药物，如5%碳酸氢钠溶液。

5. 使用血管活性药物

一般血管活性药物应在充分扩容的前提下使用。血管活性药物辅助扩容治疗，可迅速改善循环和升高血压，尤其是感染性休克病人，提高血压是应用血管活性药物的首要目标。理想的血管活性药物既能迅速提高血压，改善心脏和脑血流灌注，又能改善肾和肠道等内脏器官的血流灌注。血管活性药物主要包括血管收缩剂、血管扩张剂和强心剂三类。

(1) 血管收缩剂：有多巴胺、去甲肾上腺素和间羟胺等。血管收缩剂使小动脉普遍处于收缩状态，虽可暂时升高血压，但也可加重组织缺氧，应慎重选用。

(2) 血管扩张剂：分α受体阻滞剂和抗胆碱能药两类。常用的α受体阻滞剂有酚妥拉明、酚卞明等，能解除去甲肾上腺素所引起的小血管收缩和微循环瘀滞并增强左心室收缩力。抗胆碱能药物有阿托品、山莨菪碱和东莨菪碱。临床上较多用于休克治疗的是山莨菪碱，可对抗乙酰胆碱所致平滑肌痉挛，使血管舒张，从而改善微循环。

(3) 强心剂：常用药物有多巴胺、多巴酚丁胺和毛花苷丙(西地兰)，可增强心肌收缩力，减慢心率。

6. 其他治疗

若休克病人发展到DIC阶段，需应用肝素或纤溶药治疗。对于感染性休克和其他较严重的休克，可使用大剂量皮质类固醇治疗等。

六、护理评估

1. 健康史

了解休克的原因，掌握导致休克的危险因素，如病人有无腹痛和发热，有无因严重烧伤、创伤、感染等引起的大量失血和失液。病人受伤、发病后的救治情况等。

2. 身体状况

(1) 精神状态：病人有无兴奋或烦躁不安的状态；有无表情淡漠、反应迟钝、意识模糊甚至昏迷。

(2) 皮肤色泽和肢体温度：病人皮肤和口唇黏膜有无苍白、发绀；四肢有无湿冷或发凉等。补充血容量后，四肢有无转暖、皮肤有无变干燥。

(3) 血压：病人的血压和脉压是否正常，一般认为收缩压<90 mmHg(12 kPa)，脉压<20 mmHg(2.7 kPa)是休克存在的表现，血压回升，脉压增大是休克好转的征象。

(4) 脉搏：休克病人早期即可出现脉搏增快，脉率变化多发生在血压变化之前，是护理人员早期发现病人病情变化的依据之一。临床根据脉率/收缩压(mmHg)计算休克指数：<0.5表示无休克；>1.0～1.5 表示休克；>2.0 为严重休克。

(5) 呼吸：注意呼吸次数和节律，有无呼吸急促、变浅；呼吸>30 次/min 或<8 次/min 提示病情危重。

(6) 体温：病人体温是否偏低或高热。一般多数病人体温偏低，感染性休克病人有高热，若体温突升至 40 ℃以上或骤降至 36 ℃以下，提示病情危重。

(7) 尿量：可反映肾血流灌注的情况，是观察休克变化简便而有效的指标。若病人尿量少于25 mL/h时，表明血容量不足；尿量大于30 mL/h时，表明休克已被纠正。

3. 辅助检查

了解各项实验室相关检查和血流动力学检测结果，有利于判断病情和制订护理计划。

4. 心理-社会状况

多数休克病人的意识是清醒的，对病情的突然变化，往往有病情危重面临死亡的紧张、恐惧、焦虑等心理反应。也有一些病人因为长期疾病的折磨、经济上的困难等原因，而情绪抑郁、意志低沉。护士应注意评估病人及亲属的这些心理改变，并了解这些不良情绪反应的原因。

七、主要护理诊断/问题

(1) 体液不足　与大量失血、失液有关。

(2) 气体交换障碍　与肺微循环障碍有关。

(3) 心输出量减少　与血容量减少、心肌缺血有关。

(4) 体温调节无效　与感染、组织灌注不足有关。

(5) 有感染的危险　与免疫力低下、抵抗力下降、侵入性治疗有关。

(6) 有受伤的危险　与微循环障碍、烦躁不安、意识不清、疲乏无力等有关。

八、护理目标

病人体液维持平衡，微循环改善(神志清楚，生命体征平稳，四肢温暖、红润，尿量>30 mL/h等)；病人呼吸道通畅，呼吸平稳；病人体温保持在正常范围；病人未发生意外损伤；病人未并发感染或感染发生后护士及时发现和处理。

九、护理措施

1. 迅速补充血容量,恢复有效循环血量,维持体液平衡

(1) 建立静脉通道:迅速建立两条以上的静脉输液通道,保持静脉输液通畅。一条选择大静脉,必要时做静脉切开或深静脉置管快速输液,并同时监测 CVP;另一条选择浅表静脉缓慢而均匀地滴入血管活性药物或其他需要控制滴数的药物。

(2) 合理补液:根据用药目的,正确执行医嘱,合理安排输液顺序。注意药物的配伍禁忌、浓度和滴数,用药后随时记录。根据心肺功能、失血失液量、血压、CVP 值调整输液量和速度。具体见表 3.2。

表 3.2　中心静脉压与补液的关系

中心静脉压	血压	原因	处理原则
低	低	血容量严重不足	充分补液
低	正常	血容量不足	适当补液
高	低	心功能不全或血容量相对过多	给强心剂,纠酸,舒张血管
高	正常	容量血管过度收缩	舒张血管
正常	低	心功能不全或容量不足	补液试验

补液试验:取等渗盐水250 mL,于 5～10 min 内经静脉滴入,若血压升高而 CVP 不变,提示血容量不足;若血压不变而 CVP 升高 3～5 cmH_2O,则提示心功能不全。

(3) 扩容常用液体:① 电解质溶液:抗休克所用液体一般以平衡盐溶液首选,其次为等渗盐溶液。用平衡盐溶液来纠正低血容量时,也部分纠正了因休克产生的代谢性酸中毒,同时也避免了高氯血症。② 右旋糖酐:可在血管内提高胶体渗透压。临床上常用的有中分子和低分子右旋糖酐。低分子右旋糖酐不仅有扩容作用,而且还有降低血液黏稠度、改善微循环的作用。③ 全血和血浆:是补充血容量的理想胶体液,在急性失血、大手术、休克、大面积烧伤治疗时极为重要。

(4) 记录液体出入量:输液时,尤其在抢救过程中,应有专人准确记录输入液体的种类、数量、时间和速度等,并详细记录24 h出入量作为后续治疗的依据。

(5) 严密观察病情变化:每 15～30 min测体温、脉搏、呼吸、血压 1 次。观察意识表情、面唇色泽、皮肤肢端温度、瞳孔及尿量。若病人从烦躁转为平静,唇色红,肢体转暖;尿量＞30 mL/h,提示休克好转。

2. 改善组织灌注

(1) 取适宜的体位:一般休克病人可取平卧位或仰卧中凹位,可增加回心血量,改善重要脏器血供。

(2) 应用血管活性药物的护理:使用血管活性药物,一般应从低浓度、慢速度开始,每 5～10 min测 1 次血压,血压平稳后,每 15～30 min 测 1 次。严防血管收缩药物外渗,若发现

注射部位红肿、疼痛，应立即更换滴注部位，患处用 0.25%普鲁卡因封闭，以免发生组织坏死。

3. 保持呼吸道通畅，维持有效气体交换

（1）改善缺氧：经鼻导管给氧，氧浓度为 40%～50%，氧流量为 6～8 L/ min，以提高肺静脉血氧浓度。严重呼吸困难者，应协助医生气管插管或气管切开，并使用呼吸机辅助呼吸。

（2）监测呼吸功能：密切观察病人的呼吸频率、节律、深浅度及面唇色泽变化。如病人出现进行性呼吸困难、发绀、PaO_2＜60 mmHg(8 kPa)，吸氧后无改善，则提示已出现呼吸衰竭或 ARDS，应立即配合医生积极抢救病人。

（3）协助病人咳嗽、咳痰：痰液及分泌物堵塞呼吸道时，及时清除，必要时给予雾化吸入。

（4）避免误吸、窒息：昏迷病人，头偏向一侧置入通气管，以免舌后坠或呕吐物、分泌物误吸而引起窒息。

4. 防治感染

严格按照无菌技术原则执行各项护理措施；遵医嘱合理应用有效抗菌药物；正确护理伤口，及时更换敷料；加强各种引流管的护理，预防感染发生。

5. 维持正常体温

休克病人往往出现体温下降，需要保暖。若外界温度过低，可以提高室温，一般室内温度以 20 ℃为宜。切忌用热水袋、电热毯等进行体表加温，以防烫伤及皮肤血管扩张增加局部组织耗氧量而加重组织缺氧，并引起重要内脏器官的血流灌注进一步减少。对感染性休克的高热病人，需采取降温措施。

6. 预防皮肤损伤和意外的发生

对于长期卧床病人，应注意预防压疮的发生；对神志不清病人，应加床护栏以防坠床，必要时使用约束带固定于床边。

7. 健康教育

加强自我保护，预防损伤或其他意外发生；了解和掌握意外损伤后的初步处理和自救知识，如伤处加压包扎；发生感染或高热后，应及时到医院就诊。积极治疗感染和各种引起感染性休克的疾病。

十、护理评价

病人体液是否恢复平衡，微循环是否改善，生命体征是否平稳，尿量是否正常；病人有无意外损伤；病人是否发生感染。

第二节　低血容量性休克

低血容量性休克是指由于各种原因引起短时间内大量失血及体液丢失，使有效循环血量降低。其中由于急性大量出血所引起的休克称为失血性休克，由于严重创伤使血液和血浆同时丢失所引起的休克称为创伤性休克。失血性休克在外科休克中很常见。

一、病因

(1) 大血管破裂、胃或十二指肠出血、肝或脾破裂、门静脉高压症所致的食管、胃底曲张静脉破裂出血、宫外孕出血等，直接丢失全血引起休克。

(2) 严重烧伤和挤压伤时，血浆大量丢失引起休克。

(3) 大量出汗、频繁呕吐和腹泻，导致严重的丢失水和电解质，引起细胞外液显著减少。

二、临床表现

低血容量性休克的主要表现为面色苍白、四肢厥冷、呼吸急促、脉搏细弱、血压下降、尿量减少、精神萎靡或烦躁不安等。

三、治疗原则

治疗原则主要包括补充血容量和积极处理原发病、制止出血两个方面。

1. 补充血容量

首先输入平衡盐溶液和人工胶体液，急性失血超过总量的30%，可输全血。血浆丢失为主的休克，以补充血浆和清蛋白为主。具体补液方法见第一节。

2. 止血

在补充血容量的同时，应积极采取止血措施。对于肝脾破裂、急性上消化道出血者，应在补充血容量的同时紧急手术止血。

（徐其林）

思 考 题

1. 如何判断休克程度的轻重？
2. 休克扩容如何以中心静脉压作为调整输液的指标？
3. 应用血管活性药物时，护士应该注意些什么？

第四章　麻醉病人的护理

1. 局部麻醉病人的评估与护理。
2. 全身麻醉病人的评估与护理。
3. 全身麻醉的并发症护理。

第一节　局 部 麻 醉

局部麻醉是应用局部麻醉药暂时阻断身体某一区域的神经传导而产生麻醉作用，简称局麻。

一、护理评估

1. 健康史

健康史及相关因素包括病人的年龄、性别、性格特征、职业和饮食习惯；近期有无呼吸道或肺部感染。同时做以下资料的评估：

(1) 个人史。

(2) 既往史：有无中枢神经系统、心血管和呼吸系统等病史；有无静脉炎；有无高血压及低血压史，是否已得到有效控制。

(3) 既往手术史、麻醉史、用药史、过敏史和家族史。

2. 身体状况

(1) 局部：有无牙齿缺少和松动、是否有义齿。拟穿刺部位皮肤有无破损或感染病灶。

(2) 全身：有无血容量不足现象，如皮肤弹性差或尿量减少等。有无皮肤黏膜出血的表现，如牙龈出血或皮下瘀斑等。有无心功能不全的表现；高血压病人的血压控制情况。麻醉术中病人有无血压下降，发生恶心呕吐、心动过缓，甚至呼吸、心搏骤停等腰麻并发症。麻醉术后病人的意识状态、血压、呼吸和心率；感觉是否恢复；有无头痛、尿潴留等麻醉后遗症。

3. 心理-社会状况

局部麻醉主要适用于各种较小型手术，以及全身情况差或伴有严重疾病不宜采用其他麻醉方法的病例。由于患者始终处于清醒状态，其心理承受能力下降，应激反应增强，出现不同程度的紧张、焦虑或恐惧，甚至影响手术的顺利进行。在手术过程中为患者提供有效的护理，能够有效地减轻患者对手术、环境的不适及有害的应激反应。

二、护理诊断及合作性问题

（1）焦虑、恐惧　与对手术室环境陌生、担心麻醉安全性和手术有关。
（2）潜在并发症　局麻药毒性反应、局麻药过敏反应。

三、护理目标

（1）病人能说出应对焦虑恐惧心理的措施，或自述焦虑恐惧情绪减轻或消失。
（2）病人无并发症的发生或并发症发生后能被及时发现和处理。

四、护理措施

1. 一般护理

局麻药对机体影响小，一般无须特殊护理。门诊手术者若术中用药过程长应于术后休息片刻，经观察无异常后方可离院，并告之病人若有不适，即刻求诊。

2. 局麻药物不良反应及护理

局麻药不良反应包括局部和全身性。局部不良反应是由于麻药和组织直接接触所致，若局麻药浓度高或与神经接触时间过长可造成神经损害，故遵循最小有效剂量和最低有效浓度的原则。全身不良反应包括高敏、变态、中枢神经毒性反应。应用小剂量局麻药即发生毒性反应者，应疑为高敏反应。一旦发生高敏反应需立即停止治疗。绝大部分局麻药过敏者是对酯类药过敏，对疑有变态反应者可行结膜、皮内注射胞脱颗粒试验。中枢毒性按程度依次表现为：舌或口唇麻木、头痛、头晕、耳鸣、视力模糊、言语不清、肌抽搐，语无伦次、意识不清、惊厥、昏迷、呼吸停止；心血管毒性表现为肌力降低、传导速度减慢、外周血管扩张。关键在于预防，注射局麻药前须反复进行“回抽实无气、无血、无脑脊液”后方可注射。

五、护理评价

（1）病人未出现体液失衡、生命体征平稳。
（2）病人无并发症、意外发生，或有症状被及时发现并有效处理。
（3）病人无发热，呼吸道通畅，呼吸平稳。

六、健康教育

耐心和病人讲解局部麻醉相关知识，术后短期内手术处有麻辣或疼痛为正常反应，不必紧张。若持续疼痛难忍,特别是四肢部位手术,可来院检查原因。

第二节 全身麻醉

全身麻醉是麻醉药作用于中枢神经系统并抑制其功能,以使病人意识和痛觉消失,肌肉松弛,反射活动减弱,可控可逆的麻醉方法。

一、护理评估

(一) 健康史

病人的年龄、性别、性格特征、职业和饮食习惯。近期有无呼吸道或肺部感染;有无影响完成气管内插管的因素;术中麻醉方式、麻醉药种类和用量;术中失血量、输血量和补液量;术中有无局麻药的全身中毒反应或呼吸心跳骤停等异常情况发生。同时,亦应重点做以下资料的评估:

(1) 个人史:包括特殊嗜好(如烟、酒)和药物成瘾史等。

(2) 既往史:有无中枢神经系统、心血管和呼吸系统等病史,有无静脉炎;有无颌关节活动受限、小下颏畸形或颈椎病等。若有高血压或甲状腺功能亢进史,是否已得到有效控制。

(3) 既往手术、麻醉史:包括手术类型、术中及术后情况、麻醉方法、麻醉药种类等。

(4) 用药史:包括药名、剂量、方法、时间及用药后不良反应;有无麻醉药物或其他药物过敏史等。

(5) 家族史:家族成员中有无过敏性疾病及其他疾病史。

(二) 身体状况

(1) 局部:包括有无牙齿缺少或松动、是否有义齿。

(2) 全身:包括意识和精神状态、生命体征;有无营养不良、发热、脱水及体重降低;有无皮肤、黏膜出血及水肿等征象。

(3) 术后生命体征:病人的意识状态、血压、心率和体温;心电图及血氧饱和度是否正常;基本生理反射是否存在;感觉是否恢复;有无麻醉后并发症征象等。

(三) 辅助检查

了解血、尿、粪常规、血生化检查、血气分析、心电图及影像学等检查结果,以评估有无重要脏器功能不全、凝血机制障碍及贫血、低蛋白血症等异常。

(四) 心理-社会状况

病人及家属对麻醉方式、麻醉前准备、麻醉中护理配合和麻醉后康复知识的了解和认识程度；是否存在焦虑或恐惧等不良情绪反应；家庭和单位对病人的身心支持程度等。病人对麻醉和术后不适（如恶心呕吐、切口疼痛等）的认识、对术后不适的情绪反应，病人家庭和单位对病人麻醉后的身心支持程度等。

（五）治疗与效果

常用的全身麻醉药有吸入麻醉和静脉麻醉药。

1. 常用的吸入麻醉药

（1）氟烷：1956年Johnston首先应用于临床，优点是术后恶心、呕吐发生率低，因其可降低心肌氧耗量，适用于冠心病病人的麻醉。缺点是安全范围小，须有精确的挥发器；有引起肝功能损害的危险；肌松作用不充分，需要肌松者应与肌松剂合用。氟烷麻醉期间禁忌用肾上腺素。

（2）恩氟烷：优点是不刺激气道，不增加分泌物，肌松弛效果好，可与肾上腺素合用。缺点是对心肌有抑制作用，当吸入浓度过高时可产生惊厥，深麻醉时抑制呼吸和循环。有癫痫病史的患者慎用。

（3）异氟烷：优点是肌松良好，麻醉诱导及复苏快，无致吐作用，循环稳定。缺点是价格贵，有刺激性气味，可使心率增快。

（4）氧化亚氮：也称笑气，1844年Wells首先用于拔牙麻醉，目前仍是广泛应用的吸入麻醉药之一。其优点是麻醉诱导及复苏迅速，镇痛效果强，不刺激呼吸道黏膜。缺点是麻醉作用弱使用高浓度时易产生缺氧。停止吸入氧化亚氮后应吸入纯氧5～10 min。

（5）七氟烷：优点是诱导迅速，无刺激性气味，麻醉深度容易掌握。缺点是遇碱石灰不稳定。

（6）地氟烷：优点是神经肌肉阻滞作用较其他氟化烷类吸入麻醉药强，在体内生物转化少对机体影响小，血、组织溶解度低，麻醉诱导及复苏快。缺点是沸点低，室温下蒸气压高，需用特殊的电子装置控制温度的蒸发器，药效较低，价格昂贵。

（7）氙：是一种无色、无味、无污染的惰性气体，麻醉效能大于氧化亚氮。目前尚不能人工合成，价格昂贵，无法在临床推广应用。

2. 常用的静脉麻醉药

（1）巴比妥类：临床麻醉中最常用的是超短效的硫喷妥钠和硫戊巴比妥钠，主要用于静脉诱导。

（2）氯胺酮：属分离性强镇痛静脉麻醉药，其特点是体表镇痛作用强，麻醉中咽喉反射存在但复苏慢。临床主要用于体表小手术的麻醉以及全身麻醉的诱导。

（3）地西泮类：临床常用的是咪达唑仑，其作用强度为地西泮的1.5～2倍，诱导剂量为0.2～0.3 mg/kg，静脉注射后迅速起效。

（4）异丙酚：属于超短效静脉麻醉药，临床主要用于全身麻醉的诱导与维持，以及人工流产等短小手术的麻醉。复苏迅速，苏醒后无后遗症。

（5）辅助性麻醉镇痛药：临床最常用的是芬太尼，属于人工合成的强镇痛药，作用强度是吗啡的75～125倍。大剂量用药可出现呼吸抑制，对循环无明显抑制。剂量超过

50 mg/kg时可抑制插管和手术刺激引起的应激反应。使用吗啡的副作用较大，目前临床已很少使用，仅用于术前用药和术后硬膜外镇痛。

(6) 肌松药：根据作用机制的不同主要分为两类：去极化肌松药和非去极化肌松药。去极化肌松药以琥珀胆碱为代表，起效快，肌松完全且短暂，主要用于全麻时的气管插管。非去极化肌松药以筒箭毒碱为代表，非去极化肌松药主要用于麻醉中辅助肌松。常用的非去极化肌松药有维库溴铵、哌库溴铵、阿曲库铵、罗库溴铵及泮库溴铵。

二、护理诊断及合作性问题

(1) 焦虑和恐惧　与对手术室环境陌生、担心麻醉安全性和手术等有关。

(2) 知识缺乏　缺乏有关麻醉前和麻醉后须注意和配合的知识。

(3) 潜在并发症　恶心呕吐、窒息、麻醉药过敏、麻醉意外、呼吸道梗阻、低氧血症、低血压、高血压、心律失常、心脏骤停、坠积性肺炎等。

(4) 有受伤的可能　与病人麻醉后未完全清醒或感觉未完全恢复有关。

(5) 疼痛　与手术、创伤和麻醉药物作用消失有关。

三、护理目标

(1) 病人能说出应对焦虑、恐惧心理的措施。或自述焦虑、恐惧情绪减轻或消失。

(2) 病人了解并能复述有关麻醉须知方面的知识。

(3) 病人无并发症发生或发生的并发症被及时发现和处理。

(4) 病人未发生意外伤害。

(5) 病人疼痛缓解或减轻，舒适感增加。

四、护理措施

(一) 缓解焦虑和恐惧

予以适当的心理护理。在访视和日常护理过程中关心病人。向病人及家属介绍麻醉师情况、麻醉方法、术中可能出现的意外、急救准备情况。术中可能出现的不适感及麻醉后常见并发症的原因、临床表现和预防、护理措施和配合方法等；并针对其顾虑的问题做耐心解释。

(二) 告知病人有关麻醉须知和配合方面的知识

1. 告知和签署麻醉同意书

术前，麻醉师应向病人和家属说明麻醉的方式、麻醉中和麻醉后可能出现的危险，征求其同意并签署麻醉同意书后方能实施麻醉。

2. 麻醉前用药

麻醉前用药是不可缺少的麻醉前准备工作。一般术前30 min给病人应用麻醉前用药。其目的为：

（1）镇静和安眠：消除病人紧张、焦虑及恐惧心理，使之在术前夜有较好的睡眠和休息，保持情绪稳定，配合手术顺利进行。常用药物为地西泮。

（2）镇痛：缓解和消除原发病或麻醉操作引起的疼痛和不适，使病人在麻醉操作过程中能充分合作；同时也可提高痛阈，减少麻醉药物的用量。常用药物为哌替啶。

（3）抑制腺体分泌：可减少涎液和呼吸道分泌物，保持术中呼吸道通畅。常用药物为阿托品。

（4）抑制不良反射：消除因麻醉药物、麻醉操作或手术引起的不良神经反射，以维持血流动力学的稳定。常用药物为苯巴比妥。

（三）并发症的观察、预防和处理

1. 恶心、呕吐

向病人及家属解释麻醉、手术后出现恶心和呕吐的原因，嘱病人放松情绪、深呼吸，以减轻紧张感。对呕吐频繁者，除保持胃肠减压通畅、及时吸除胃内潴留物外，必要时按医嘱予以甲氧氯普胺10 mg经静脉或肌内注射，多能缓解。

2. 窒息

全身麻醉时，病人意识消失、吞咽和咳嗽反射丧失、贲门松弛，若胃内容物较多且未及时吸除时易发生胃内容物反流、呕吐或误吸而引起窒息。因此，麻醉和手术前后应注意：

（1）完善术前胃肠道准备：成人择期手术前常规禁食12 h、禁饮4 h；小儿择期手术前常规禁食(奶)4～8 h、禁水2～3 h，以保证胃排空，避免术中发生胃内容物反流、呕吐或误吸。

（2）术后体位：麻醉未清醒时取平卧位，头偏向一侧；麻醉清醒后，若无禁忌，可取斜坡卧位。

（3）清理口腔：一旦病人发生呕吐，立即清理口腔等处的呕吐物，以免因口腔内残存物造成误吸。

3. 麻醉药过敏

普鲁卡因、丁卡因和利多卡因等均有引起变态反应的可能，故在术前应对部分麻醉药品常规作皮肤敏试。一旦发生麻醉药过敏应配合医生做抗过敏处理。

4. 麻醉意外

麻醉过程中，因各种因素可致麻醉意外的发生，应努力预防和保证急救。

（1）麻醉物品和急救物品的准备：手术室护士应根据手术方式、麻醉类型和病人病情等准备麻醉物品、麻醉药品、抢救器械及药物等，以保证一旦病人出现麻醉意外时抢救所需。

（2）加强观察：麻醉和手术过程中，麻醉师应随时观察病人的呼吸状态和生命体征。

5. 呼吸道梗阻

以声门为界，呼吸道梗阻分为上呼吸道梗阻和下呼吸道梗阻。

(1) 上呼吸道梗阻：常因舌后坠、口腔分泌物或异物、喉头水肿等引起的机械性梗阻；喉头水肿可因气管插管、手术牵拉或刺激喉头所致。病人主要表现为呼吸困难。不全梗阻者表现为呼吸困难及鼾声；完全梗阻者则有鼻翼扇动和三凹征。护理时应注意：① 密切观察病人有无舌后坠、口腔内分泌物积聚、发绀或呼吸困难征象。② 对舌后坠者应托起其下颌、将其头后仰；置入口咽或鼻咽通气管。③ 清除咽喉部分泌物和异物，解除梗阻。④ 对轻度喉头水肿者，可按医嘱经静脉注射皮质激素或雾化吸入肾上腺素；对重症者，应配合医师立即行气管切开术并护理。

(2) 下呼吸道梗阻：常见原因为气管导管扭折、导管斜面过长致其紧贴于气管壁、分泌物或呕吐物误吸入后阻塞气管及支气管。轻者无明显症状，仅能在肺部听到啰音。重者可表现为呼吸困难、潮气量降低、气道阻力增高、缺氧发绀、心率增快和血压降低，处理不及时可危及病人生命。护理时应注意：① 及时清除呼吸道分泌物和吸入物。② 注意观察病人有无呼吸困难、发绀；经常听诊肺部，注意有无肺部啰音、潮气量降低、气道阻力增高、心率增快和血压降低等下呼吸道梗阻的症状，若发现异常应及时报告医生并配合治疗。③ 注意避免病人因变换体位而引起气管导管扭折。

6. 低氧血症

当病人吸入空气时，其 SpO_2＜90%、PaO_2＜8 kPa(60 mmHg)或吸入纯氧时 PaO_2＜12 kPa(90 mmHg)即为低氧血症(hypoxemia)。病人表现为呼吸急促、发绀、烦躁不安、心动过速、心律失常和血压升高等。常见原因包括：麻醉机故障、氧气供应不足；气管导管插入一侧支气管或脱出气管外；呼吸道梗阻；吸入性麻醉药(如氧化亚氮)所致弥散性缺氧；误吸、肺不张、肺水肿等。应及时处理和护理，具体措施包括：

(1) 密切观察：观察病人的意识、生命体征和面色等，注意有无呼吸急促、发绀、烦躁不安、心动过速、心律不齐、心律失常、血压升高等低氧血症征象。

(2) 监测血气分析结果：加强监测 SpO_2 和 PaO_2 的变化。

(3) 供氧和通气护理：若病人出现低氧血症，应予以有效吸氧；必要时配合医师行机械通气治疗和对症护理。

7. 低血压

当麻醉病人的收缩压下降超过基础值的30%或绝对值＜80 mmHg时，即为低血压。麻醉中出现低血压的原因包括：麻醉过深引起血管扩张、术中脏器牵拉引起迷走神经反射、术中失血过多以及术中长时间血容量补充不足或不及时等。长时间低血压可致心、脑及其他重要脏器的低灌注，导致病人出现少尿或代谢性酸中毒，严重者可出现心肌缺血、中枢神经功能障碍等。护理措施包括：

(1) 加强观察：密切观察病人的意识、血压、尿量、心电图及血气分析等变化；注意病人有无皮肤弹性差、少尿、代谢性酸中毒、心肌缺血及中枢神经功能障碍等表现。

(2) 调整麻醉深度，补充血容量：一旦发现病人低血压，应根据手术刺激的强度，调整麻醉深度，并根据失血量快速补充血容量。

(3) 其他用药护理：病人血压骤降，经快速输血、输液仍不能纠正时，应及时按医嘱应用血管收缩药维持血压。因术中牵拉反射引起低血压者，应及时解除刺激，必要时静脉注射阿托品。

8. 高血压

是全身麻醉中最常见的并发症。常见原因包括：并发、原发病变，如原发性高血压、颅内压增高等；手术、麻醉操作，如气管插管等刺激引起心血管反应；麻醉浅、镇痛药用量不足；药物，如氯胺酮应用后也可引起高血压。护理措施包括：

(1) 完善高血压病人的术前护理：对术前已存在高血压的病人，应完善其术前准备并有效控制高血压。

(2) 密切观察血压变化：随时观察病人的血压变化，当其舒张压高于 100 mmHg 或收缩压高于基础值的 30%时，即应根据原因进行针对性处理。注意避免发生高血压危象。

(3) 用药护理：对因麻醉过浅或镇痛剂用量不足所致高血压者，可根据手术刺激程度调整麻醉深度和镇痛剂的用量；若为合并顽固性高血压，应按医嘱应用降压药和其他心血管药物。

9. 心律失常和心搏骤停

麻醉过浅可致窦性心动过速。低血容量、贫血及缺氧可引起心率增快。手术牵拉内脏或心眼反射可刺激迷走神经反射引起心动过缓，严重者可出现心搏骤停，此为全身麻醉中最严重的并发症。房性期前收缩多与并发心、肺疾病有关，频发房性期前收缩者有发生心房纤颤的可能。护理措施包括：

(1) 密切监测病人心律变化：注意病人有无心动过速、心率增快、心动过缓、心搏骤停及房性期前收缩等心律失常表现。一旦发现异常，应及时报告医师并配合救治。

(2) 祛除诱因：① 因麻醉过浅引起的窦性心动过速可通过适当加深麻醉得以缓解。② 由低血容量、贫血及缺氧引起的心率增决，应针对病因，按医嘱补充血容量、输血和吸氧等。③ 对心、肺并发症引起的频发房性期前收缩病人，应按医嘱予以毛花苷 C(西地兰)治疗。④ 对因手术牵拉内脏或心眼反射引起的心动过缓甚至心搏骤停，应立即停止手术，静注阿托品，并迅速施行心肺复苏术。

10. 坠积性肺炎

(1) 全麻术后发生坠积性肺炎的主要原因包括：① 呕吐物反流及误吸导致肺损伤、肺水肿及肺不张等。② 呼吸道梗阻使分泌物积聚。③ 气管插管刺激呼吸道分泌物增加。④ 血容量不足使分泌物较黏稠。⑤ 病人术后长期卧床或因伤口疼痛惧怕咳嗽，或因身体虚弱无力咳嗽等，致气道分泌物积聚。病人主要表现为发热、脉搏和呼吸增快，甚至出现气急、呼吸困难等症状；肺部听诊闻及湿啰音；血常规检查可见白细胞计数和中性粒细胞比例增加等。

(2) 预防、观察和护理措施包括：① 保持呼吸道通畅：预防呕吐物反流及误吸所致的呼吸道梗阻。② 稀释痰液：按医嘱补充血容量，定时予以雾化吸入疗法等，以稀释痰液，降低病人排痰难度。③ 促进排痰：定时协助翻身、拍背，指导并鼓励病人正确咳嗽、咳痰。若病人自主咳嗽困难，可刺激其喉部促进被动咳嗽、咳痰。对痰液过多且黏稠、不易咳出者，可经口、鼻吸痰。④ 加强观察：密切观察病人生命体征及肺部体征等变化，定期监测血常规，注意有无坠积性肺炎的表现。⑤ 积极处理：一旦发生坠积性肺炎，应立即按医嘱及时、合理应用抗生素控制感染，同时予以吸氧、全身支持治疗并加强胸部理疗等。

(四) 防止意外伤害

病人苏醒过程中常可出现躁动不安或幻觉等,容易发生意外伤害。应注意适当防护,必要时加以约束,防止病人发生坠床、碰撞及不自觉地拔出输液或引流管等意外伤害。

(五) 缓解疼痛

麻醉后切口疼痛是机体对疾病和手术创伤的一种保护性反应,传统观念认为切口疼痛是一种术后不可避免的经历,即便病人遭受着持续、剧烈的疼痛,也往往不予以积极处理,此种不及时和不充分的处理或镇痛将造成一系列不良的临床后果。如切口疼痛可影响病人休息、睡眠、早期活动和饮食状况等,造成创口愈合延迟、康复过程减慢等。故有效的麻醉后镇痛对促进病人手术后身心康复十分重要。

术后镇痛的目的在于减轻病人手术后的痛苦,预防术后并发症。镇痛方法的选择应根据术前评估结果,综合考虑病人的年龄、体重、精神状态、体质、重要脏器功能(尤其是肝、肾功能)、手术部位和范围等。因人而异,力求以最小剂量达到有效镇痛效果。术后镇痛方法包括以下两点。

1. 传统方法

护士按医嘱在病人需要时给予解热镇痛剂(小手术后)或肌注阿片类镇痛剂,如吗啡或哌替啶等(中、大型手术后)。此种方法往往未考虑病人个体、手术类型和手术时间差异等因素,且常不够及时,病人需要等待开医嘱、注射直至起效的漫长过程,其镇痛效果也不充分,大多数病人仍然存在不同程度的疼痛体验。

2. 病人自控镇痛

病人自控镇痛(patient controlled analgesia,PCA)是目前临床较普遍采用的一种经硬膜外或静脉途径的、由病人自控的镇痛方法。由麻醉医生根据病人情况和对疼痛的耐受力,预先配置好镇痛药液后,通过镇痛泵持续小剂量输入;允许病人根据自身对疼痛的感受,在需要时即可自行按压 PCA 装置键追加一定剂量的镇痛剂,达到有效的镇痛效果。该方法使用灵活、及时,电子泵系统可在预先设定的时间内对病人的第二次要求不做出反应,可防止药物过量。

(1) PCA 包括 4 种类型。

① 病人自控静脉镇痛(PCIA):以阿片类药物为主。

② 病人自控硬膜外镇痛(PCEA):以局麻药为主。

③ 皮下 PCA(PCSA):镇痛药物注入皮下。

④ 神经干旁阻滞镇痛:以局麻药为主。

(2) PCA 的护理措施包括以下几点。

① 观察并记录镇痛效果:注意观察并记录应用镇痛药物后的效果,为有效调整镇痛方案和镇痛效果提供依据。

② 提供相关知识:Ⅰ. 告知病人及家属镇痛药物的使用时间及剂量要求、镇痛泵应用及自我管理方法,教会其正确使用并保护镇痛装置。Ⅱ. 告知病人翻身、活动时避免管道折

叠、扭曲;妥善固定,防止脱管。

③ 异常情况的观察和处理:若镇痛效果不佳或病人需要作镇痛剂剂量的调整时,应及时与麻醉师联系;若遇脱管、断管等异常情况,应立即停用镇痛泵,同时请麻醉师会诊处理。

④ 并发症的观察、处理和护理:阿片类,尤其吗啡有抑制呼吸的作用;对应用此类药物的病人,应加强对生命体征的监测,尤其呼吸的频率和深度以及 SpO_2 的监测,警惕病人呼吸频率变慢。一旦出现呼吸抑制、心搏骤停等紧急情况,应立即报告医师,并积极配合抢救,同时请麻醉科医师会诊参与抢救。

五、护理评价

(1) 病人能说出应对焦虑、恐惧心理的措施,或自述焦虑、恐惧情绪减轻或缓解。

(2) 病人无发生窒息、坠积性肺炎、麻醉意外、血压不稳定和心律失常等并发症,或发生的并发症被及时发现和处理。

(3) 病人未发生意外坠床或其他伤害。

(4) 病人疼痛缓解,舒适感增加。

六、健康教育

对术后仍存在严重疼痛、需带自控镇痛泵出院的病人,教会其对镇痛泵的自我管理和护理。若出现镇痛泵脱落、断裂或阻塞情况应及时就诊处理。

(徐其林)

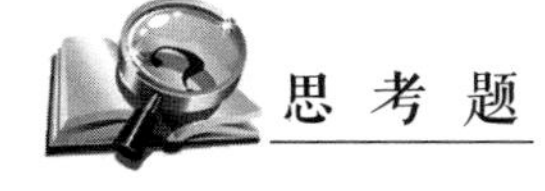

思考题

1. 全身麻醉期间可能发生哪些并发症?如何观察处理?

2. 麻醉前用药的常用药物有哪些?各有何作用?

第五章　手术前后病人的护理

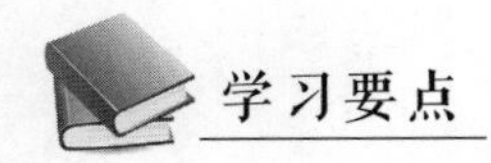

学习要点

1. 手术前后病人的护理评估和护理措施。
2. 手术后并发症的预防和护理。
3. 伤口的分类及伤口愈合的分级。

第一节　术前病人的护理

手术是治疗外科疾病的重要手段，但手术创伤、麻醉及疾病本身的刺激可引起人体生理功能的紊乱和不同程度的心理压力，从而削弱机体的防御和对手术的耐受力，直接影响手术预后，故围手术期(perioperative period)护理极为重要。

围手术期包括3个阶段，即手术前、手术中及手术后，每个阶段都有各自不同的护理内容。

手术前是指从病人决定接受手术到将病人送至手术台的时间。手术前护理的重点是在全面评估的基础上，做好必需的术前准备，纠正病人存在及潜在的生理、心理问题，加强健康指导。提高病人对手术和麻醉的耐受能力，使手术的危险性减至最低限度。

一、护理评估

1. 健康史

了解病人一般情况、既往健康状况，尤其注意与现患疾病相关的病史和药物应用情况及过敏史、手术史、家族史、遗传病史和女性病人生育史等。既往有无高血压、糖尿病及心脏疾病等，初步判断其手术耐受性。

(1) 年龄差异：新生儿和婴幼儿对手术的耐受力较差、危险大，手术时容易并发误吸、呼吸道不通畅、药物及液体过量等。老年人器官功能衰退、代谢调节和组织愈合能力差，常伴有心血管疾病等，易发生代谢紊乱、休克和切口愈合不良；男性老年病人常因前列腺肥大而易致术后尿潴留和尿路感染等。

(2) 药物治疗史：了解有无服用与手术或术后恢复有关的药物。

2. 身体状况

通过仔细询问病人主诉和全面体格检查，评估生命体征和主要体征；了解各主要内脏器官功能情况，有无心、肺、肝及肾等器官功能不全，有无营养不良、肥胖，有无水、电解质失衡等高危因素，评估手术的安全性、各系统状况和高危因素。

3. 辅助检查

了解各项实验室检查结果，如血、尿、粪三大常规和血生化检查结果，了解 X 线、B 超、CT 及 MRI 等影像学检查结果，以及心电图、内镜检查报告和其他特殊检查的结果，以助判断病情、预后及完善术前检查。

4. 心理-社会状况

手术对于病人而言虽然能解除病痛，但是创伤的经历易产生不良心理反应，如感到焦虑、恐惧、抑郁或情绪激动等，此可削弱病人对手术和麻醉的耐受力，影响创伤的愈合和手术效果。评估外科病人的常见心理反应，识别并判断其所处的心理状态，有利于及时提供有效的心理护理。

二、护理诊断及合作性问题

（1）焦虑和恐惧　与罹患疾病、接受麻醉和手术、担心预后及住院费用高等有关。

（2）知识缺乏　缺乏与手术、麻醉相关的知识及术前准备知识。

（3）营养失调：低于机体需要量　与患病后摄入不足、丢失过多或机体分解代谢增强等有关。

（4）体液不足　与疾病致体液丢失、液体量摄入不足或体液在体内分布转移等有关。

（5）睡眠形态紊乱　与疾病导致的不适、环境改变和担忧等有关。

（6）有感染的危险　与机体抵抗力低下、营养不良、糖尿病或肥胖等有关。

三、护理目标

（1）病人情绪平稳、心理状态稳定，能配合各项检查和治疗。

（2）病人对疾病和治疗的认识提高，能说出与所患疾病相关的因素、知识和相关治疗的配合要点。

（3）病人营养状态得以维持，无明显体重下降，营养素摄入充分。

（4）病人体液得以维持平衡，无水、电解质失衡或酸碱平衡紊乱的表现，各主要器官灌注良好，能发挥正常的生理功能，机体处于接受手术的最佳状态。

（5）病人每晚能安静入睡，保证每天有8 h左右的睡眠时间。

（6）病人未发生感染或感染得以及时发现和有效控制。

四、护理措施

(一) 有效缓解焦虑

针对产生焦虑、恐惧及情绪不稳等心理反应的原因,予以正确引导和及时纠正异常的心理变化。

1. 入院宣教

热情主动的入院接待可使病人尽快适应病人角色。和蔼亲切的态度、礼貌周到的语言可使病人感受到关心和尊重。病人对医护人员产生信任,有利于其充分表达情感,减轻负面情绪的影响,从而正视现实,以积极的心态接受手术。

2. 术前宣教

根据病人的年龄和文化程度等特点,结合其病情,利用图片资料、宣传手册、录音、录像或小讲课等多种形式进行术前宣教,不仅有利于纠正病人对自身疾病的错误认识,提高其健康意识,而且能使病人对自身将经历的一系列治疗过程有所了解,减少恐慌,主动配合护理措施的实施,提高参与护理活动的自觉性。术前宣教可与麻醉师及手术室护理人员的术前访视病人相结合,内容包括:

(1) 介绍手术室环境、主要仪器及其用途。

(2) 讲解麻醉方式、麻醉后可能发生的反应及注意事项。

(3) 解释术前处理的程序、意义,手术治疗的目的和主要过程、可能的不适等。

(4) 介绍术后可能留置的各类引流管及其目的和意义。

(5) 介绍术前和术后的常规护理。

(二) 提供与手术、麻醉及病人配合所需的相关知识和准备

1. 术前准备

对拟接受大、中手术者,术前应做好血型和交叉配合试验,备好一定数量的全血、血细胞或血浆。术前准备期间应同时加强病情观察和生命体征监测,以及时发现异常并给予积极的对症处理。

2. 呼吸系统的准备

对有吸烟习惯者,术前 2 周停止吸烟,以免影响呼吸道通畅。鼓励病人术前练习并掌握深呼吸、有效咳嗽和排痰等方法,即在排痰前,先轻轻咳几次,使痰松动,再深吸一口气后,用力咳嗽,使痰顺利排出。指导胸部手术者进行腹式呼吸的训练,腹部手术者进行胸式呼吸的训练。已有呼吸道感染等疾病者,给予有效的治疗。

3. 心血管系统的准备

心血管疾病可直接影响病人对手术的耐受力,故对伴有心血管疾病者应经内科治疗控制原发病,加强对心脏功能的监护。血压在 160/100 mmHg 以下者不必做特殊准备;血压过

高的病人术前应选用合适的降压药物使血压平稳在一定水平，但并非要求降至正常后才可以做手术。心力衰竭病人应在病情控制3～4周后再考虑手术。急性心肌梗死病人发病后6个月内不宜施行择期手术，6个月以上无心绞痛发作者可在严格监护下手术。

4. 消化系统的准备

成人术前12 h开始禁食、术前4 h开始禁饮水，以防麻醉或术中呕吐引起窒息或吸入性肺炎。胃肠道手术病人术前1～2天进食少渣食物；非肠道手术病人术前一般不限制饮食种类。一般性手术的病人，督促其术前晚排便，必要时使用开塞露或用0.1%～0.2%肥皂水灌肠等促使残留粪便的排出，以防麻醉后肛门括约肌松弛，粪便排出，增加污染的几率。肠道手术病人术前3天开始做好充分的肠道准备后，方可手术。

5. 改善和维持肝、肾功能

手术创伤和麻醉都将加重肝、肾的负荷。术前做好各项肝、肾功能检查，了解肝、肾功能损害程度，损害程度愈重，手术耐受力愈差。患有活动性肝炎的病人或肝功能严重受损并表现为营养不良、腹水或黄疸的病人，除急症外一般不宜手术。重度肾功能损害者需在有效的透析治疗后才能接受手术。因此，对此类病人需对症处理，减少肝、肾负荷，最大限度地改善肝、肾功能，提高病人对手术的耐受能力。

6. 纠正异常的出、凝血功能

术前常规检查出凝血时间、凝血酶原时间、血小板计数，必要时检测有关凝血因子。应特别注意患有严重肝硬化、脾功能亢进、血友病和原发性血小板减少性紫癜等病人的出凝血功能，可根据实际情况输给新鲜血或浓缩血小板，同时，可根据医嘱给补维生素C、维生素K或卡巴克洛(安络血)等药物，以改善病人的出、凝血功能。

7. 饮食和休息

术前准备期间根据病人的手术种类、方式、部位和范围，加强饮食指导，鼓励其多摄入营养素丰富、易消化的食物。督促病人活动与休息相结合，减少明显的体力消耗。

8. 术前适应性训练

多数病人不习惯于床上排尿和排便，术前即应指导其练习在床上使用便盆。男性病人学会床上使用尿壶。教会病人自行调整卧位和床上翻身的方法，以适应术后体位的变化。对有的手术病人还应指导其练习术中体位，如甲状腺手术者，术前给予肩部垫枕、头后仰的体位训练，以适应术中颈过伸的姿势。

9. 皮肤准备

是预防切口感染的重要环节。术前1日督促病人剪短指甲、理发、沐浴及更衣，必要时协助其完成。重点做好手术区皮肤准备，剃除或剪去毛发、清除皮肤的污垢，腹部手术及腹腔镜手术时尤应注意脐部的清洁，可用汽油等清洁脐部污垢。备皮时注意遮挡和保暖，动作轻巧，防止损伤表皮和增加感染的可能性。如切口周围毛发不影响手术操作，可不用剃除，反之应全部剃除。备皮时间以术前2 h为宜，皮肤准备的时间若超过24 h，应重新准备手术区皮肤准备范围。

10. 术日晨的护理

(1) 进入手术室前的准备和护理：① 认真检查、确定各项准备工作的落实情况。② 若发现病人有不明原因的体温升高，或女性病人月经来潮等情况，应延迟手术日期。③ 进入手术室前，指导病人排尽尿液；估计手术时间将持续4 h以上及接受下腹部或盆腔内手术者应予以留置导尿管并妥善固定。④ 胃肠道及上腹部手术者应放置胃管。⑤ 嘱病人拭去指甲油、口红等化妆品；取下活动的义齿、发夹、眼镜、手表、首饰和其他贵重物品。⑥ 遵医嘱给予术前药物。⑦ 备好手术需要的病历、X线检查片及药品等，将之随同病人带入手术室。⑧ 与手术室接诊人员仔细核对病人、手术部位及名称等，做好交接。

(2) 准备麻醉床：根据手术类型准备麻醉床，备好床旁用物，如胃肠减压装置、输液架、吸氧装置及心电监护仪等，以便接收手术后回病室的病人。

(三) 改善或纠正营养不良

营养不良的病人耐受失血和休克的能力、创伤修复和切口愈合的能力及防御能力均下降，易并发感染等并发症，术前应尽可能予以纠正。血浆清蛋白值在 30～35 g/L 的病人应尽可能通过饮食补充能量和蛋白质，若低于 30 g/L，则可在短期内通过输入血浆或人体清蛋白制剂等纠正低蛋白血症。对不能进食或经口摄入不足的营养不良病人，可给予肠内、外营养支持以有效改善病人的营养状况，提高对手术的耐受力。

(四) 维持体液平衡和内环境稳定

对因大量呕吐或失血，导致水、电解质和酸碱平衡失调或休克者应予及时纠正。可根据病情，通过口服或静脉途径合理输液和补充电解质。

(五) 促进病人睡眠

(1) 解除病人的不适，对因疾病导致的不适和疼痛，应及时予以对症处理，包括：① 指导其采取合适的体位。② 根据医嘱给予镇痛药物。③ 通过音乐、交谈等减轻病人的不适感。④ 给予心理护理，解除病人的担忧。

(2) 创造安静舒适的环境，促进病人的休息和睡眠。

(3) 对睡眠形态明显紊乱者给予镇静药物。

(六) 并发症的预防和护理

1. 合理应用抗菌药

处理已存在的感染灶，避免与其他感染者接触。抗菌药的预防性应用一般适用于：

(1) 涉及感染病灶或切口接近感染区域的手术。

(2) 肠道手术。

(3) 预计操作时间长、创面大的手术。

(4) 开放性创伤，创面已污染，清创时间长或清创不彻底者。

(5) 涉及大血管的手术。

（6）植入人工制品的手术。

（7）器官移植术。

2. 减轻胃肠道水肿

幽门梗阻病人术前2～3天用温盐水洗胃，以减轻胃黏膜水肿。

3. 控制血糖

糖尿病或高血糖病人易发生感染性并发症，术前应积极控制血糖水平及其相关的并发症（如心血管和肾病变）。可通过饮食控制和药物治疗使血糖水平控制在正常或轻度升高状态，尿糖为＋＋＋。若病人系应用精蛋白锌胰岛素（长效胰岛素）或口服降血糖药物，术前均应改用胰岛素皮下注射，每4～6 h一次，使血糖和尿糖控制于上述水平。为避免发生酮症酸中毒，应尽量缩短术前禁食时间，静脉输液时胰岛素与葡萄糖的比例按1单位∶5 g给予。

4. 改善肺功能

由于与术后肺部并发症相关的死亡率仅次于心血管系统，故对伴有肺功能障碍的病人术前应注意改善肺功能。伴有急性呼吸系统感染的病人，若为择期手术应推迟，待感染控制后再施行手术；若属急症手术，则需应用抗菌药并避免吸入麻醉。对有肺病史或拟行肺叶切除术、食管或纵隔手术的病人，术前应做血气分析和肺功能检查，以评估肺功能；对存在的问题可通过解痉、祛痰、控制感染及体位引流等措施改善呼吸功能。

五、护理评价

（1）病人的情绪、心理状态平稳，能配合各项检查、治疗和护理。

（2）病人能说出所患疾病的相关因素、主要表现和预防知识。

（3）病人的营养状态和体重维持良好，术前的营养不良得以纠正。

（4）病人的体液平衡得以维持，无水、电解质失衡、酸碱紊乱的表现，各主要器官功能良好，机体处于接受手术的最佳状态。

（5）病人休息情况良好，睡眠充足。

（6）病人无发生术前感染，或感染后已得到有效治疗与护理。

六、健康教育

（1）告知病人与疾病相关的知识，使之理解手术的必要性。

（2）告知麻醉、手术的相关知识，使之掌握术前准备的具体内容。

（3）术前加强营养，注意休息和适当活动，提高抗感染能力。

（4）戒烟，早晚刷牙、饭后漱口，保持口腔卫生；注意保暖，预防上呼吸道感染。

（5）指导病人做术前各种训练，包括呼吸功能锻炼、床上活动、床上使用便盆等。

第二节　手术后病人的护理

病人从手术完毕回到病室直至康复出院阶段的护理，称为手术后护理。

一、护理评估

1. 健康史

应注意评估病人经历手术的名称，术中出血、输血、输液的情况，手术中病情变化，引流管放置情况。另外应注意评估麻醉的种类、麻醉过程是否顺利、病人是否苏醒，其感觉、运动情况如何。

2. 身体状况

(1) 生命体征：包括神志、血压、脉搏、呼吸、血压。

(2) 切口状况：了解切口部位及敷料包扎情况，有无渗血、渗液及愈合不良等情况。

(3) 引流管/引流物：了解术中是否安置引流管、所置引流管的种类、数目、引流部位引流管是否通畅，引流液的色、质、量。

(4) 疼痛等不适：了解有无切口疼痛、恶心呕吐、腹胀、呃逆、尿潴留等术后不适，观察和评估不适的种类和程度。

(5) 肢体功能：了解感知觉恢复情况和四肢活动度、皮肤的温度和色泽。

3. 辅助检查

血、尿常规、生化检查、血气分析等结果，必要时可行胸部 X 摄片、B 超、CT、MRI 检查等，了解脏器功能恢复情况。

4. 心理-社会状况

了解病人术后的心理感受，有无紧张、焦虑不安、恐惧、悲观、猜疑或敏感等心理反应，进一步评估有无引起术后心理变化的原因：

(1) 失去部分肢体或身体外观改变，如截肢、乳房切除或结肠造口等。

(2) 术后出现的各种不适如切口疼痛、尿潴留或呃逆等。

(3) 留置各种导管所致的不适。

(4) 术后身体恢复缓慢及发生并发症。

(5) 担心不良的病理检查结果、预后差或危及生命。

(6) 担忧住院费用和继续治疗的问题。

二、护理诊断及合作性问题

(1) 低效性呼吸形态　与术后卧床、活动量少、切口疼痛、呼吸运动受限和使用镇静剂等有关。

(2) 有体液不足的危险　与手术创伤、术后禁食和摄入不足有关。

(3) 舒适程度的改变,疼痛、腹胀、尿潴留　与手术后卧床、留置各类导管和创伤性反应有关。

(4) 营养失调:低于机体需要量　与术后禁食、创伤后机体代谢率增高和分解代谢旺盛有关。

(5) 活动无耐力　与手术创伤所致乏力、倦怠有关。

(6) 知识缺乏　缺乏术后康复、锻炼和保健知识。

(7) 焦虑与恐惧　与术后不适、预后差及住院费用等有关。

三、护理目标

(1) 病人术后生命体征平稳,病情稳定,呼吸功能改善。

(2) 病人体液平衡得以维持,未发生水、电解质和酸碱平衡的紊乱,循环系统功能稳定。

(3) 术后不适程度减轻,得到较好休息。

(4) 病人术后营养状况得以维持或改善。

(5) 病人活动耐力增加,逐步增加活动量。

(6) 病人能复述有关术后康复知识。

(7) 病人情绪稳定,能主动配合术后治疗和护理。

四、护理措施

(一) 维持呼吸、循环等生理功能的稳定,保证病人安全

1. 迎接和安置术后回室的病人

与麻醉师和手术室护士做好床边交接。搬动病人时动作轻稳,注意保护头部及各引流管和输液管道。正确连接各引流装置,调节负压,检查静脉输液是否通畅。注意保暖,但避免贴身放置热水袋取暖,以免烫伤。遵医嘱给予吸氧。

2. 安置病人合适的体位

根据麻醉方式、术式安置病人的卧位。全身麻醉尚未清醒的病人应去枕平卧,头偏向一侧,使口腔分泌物或呕吐物易于流出,避免误吸入气管;全身麻醉清醒后根据需要调整卧位。蛛网膜下隙麻醉病人应去枕平卧12 h,防止脑脊液外渗致头痛。硬脊膜外腔麻醉病人一般取平卧位6 h,随后可根据手术部位安置成需要的卧位。休克病人取下肢抬高 15°～20°,头部和躯干抬高 20°～30°的体位。颅脑手术术后无休克或昏迷的病人可取 15°～30°头高脚低斜坡卧位。颈、胸手术术后病人多采用高半坐位卧位,便于呼吸和有效引流。腹部手术术后多采用低半坐位卧位或斜坡卧位,以减少腹壁张力。脊柱或臀部手术后病人可取俯卧或仰卧位。

3. 病情观察和记录

(1) 观察生命体征：中、小型手术的病人，手术当日每小时测量脉搏、呼吸、血压，监测6～8 h或至生命体征平稳。大手术或可能发生出血者，必须密切观察，每15～30 min监测生命体征，至病情稳定后改为1～2 h测一次，并做好观察和记录。有条件者可使用床边心电监护仪连续监测。

(2) 观察尿液的颜色和量：必要时记录24 h液体出入量。

(3) 加强巡视和观察：注意呼吸的频率和深度、有无呼吸道梗阻，有无切口、胸腹腔及胃肠道出血和休克的早期表现，若病人出现脉搏变快、弱，脉压变小，血压下降，呼吸急促，每小时尿量小于50 mL，应及时报告医师并协同处理。

4. 静脉补液和药物治疗

由于手术野的不显性液体丢失、手术创伤以及术后禁食等原因，术后多需予以病人静脉输液直至恢复饮食。根据手术大小、病人器官功能状态、疾病严重程度和病情变化，调整输液成分、量和输注速度，以补充水、电解质和营养物质，必要时根据医嘱输全血或血浆等，维持有效循环血量。

(二) 处理术后不适，增进病人舒适

1. 切口疼痛

麻醉作用消失后，病人往往因切口疼痛而感觉不舒适。切口疼痛在术后24 h内最剧烈，2～3日后逐渐减轻。剧烈疼痛可影响各器官的正常生理功能和休息，故需关心病人，观察病人疼痛的时间、部位、性质和规律，并给予相应的处理和护理。

(1) 评估和了解疼痛的程度：① 口述疼痛分级评分法：将疼痛分成无痛、轻微疼痛、中等度疼痛和剧烈疼痛，每级1分。② 数字疼痛评分法：用0～10这11个点的数字描述疼痛强度。0表示无痛，10表示无法忍受的最剧烈疼痛。③ 视觉模拟疼痛评分法(Visual analogue scale，VAS)：采用1条10 cm长的直线或标尺，两端分别为0和10，0代表无痛，10代表最剧烈的疼痛，让病人根据其感受到的疼痛程度，在直线上标出相应位置，再量出起点至记号点的距离(以cm表示)，加以评分，分值越高，表示疼痛程度越重。

(2) 提供有效缓解术后疼痛的措施：① 手术后，可遵医嘱给予病人口服镇静、止痛类药物，必要时肌内注射哌替啶等，可有效控制切口疼痛。② 大手术后1～2天内，可持续使用病人自控镇痛泵进行止痛。病人自控镇痛(patient controlled analgesia，PCA)是指病人感觉疼痛时，主动通过计算机控制的微量泵按压按钮向体内注射医师事先设定的药物剂量进行镇痛。给药途径以经静脉、硬膜外最为常用。常用药物为吗啡、芬太尼、曲马朵或合用非甾类抗炎药等。③ 将病人安置于舒适体位，有利于减轻疼痛，指导病人在咳嗽、翻身时用手按扶切口部位，减少对切口的张力性刺激。④ 鼓励病人表达疼痛的感受，并提供简单的解释。⑤ 指导病人运用正确的非药物方法减轻疼痛，如按摩、放松或听音乐等。⑥ 配合心理疏导，分散病人注意力，减轻对疼痛的敏感性。

2. 发热

发热是术后病人最常见的症状。由于手术创伤的反应，术后病人的体温可略升高，变化

幅度在0.5～1 ℃，一般不超过38 ℃，称之为外科手术热，于术后1～2天体温逐渐恢复正常。术后24 h内的体温过高（>39 ℃），常为代谢性或内分泌异常、低血压、肺不张和输血反应等，术后3～6天的发热或体温降至正常后再度发热，则要警惕继发感染的可能。对于发热病人，除了应用退热药物或物理降温对症处理外，更应结合病史进行如血、尿常规、X线胸片、B超、创口分泌液涂片和培养、血培养等检查，以寻找原因并做针对性治疗。

3. 恶心、呕吐

术后早期的恶心、呕吐常常是麻醉反应所致，待麻醉作用消失后，即可自然停止。病人呕吐时，将其头偏向一侧，并及时清除呕吐物。若腹部手术后反复呕吐，有可能是急性胃扩张或肠梗阻。若持续性呕吐，应查明原因，进行对症处理。部分病人需给予镇静、止吐药物以减轻症状。

4. 腹胀

术后早期腹胀常是由于胃肠道蠕动受抑制，肠腔内积气无法排出所致。随着胃肠功能恢复、肛门排气后症状可缓解。若手术后数日仍无肛门排气、腹胀明显或伴有肠梗阻症状，应作进一步检查和处理。除采用持续胃肠减压、肛管排气或高渗溶液低压灌肠等综合措施等，更要注意是否存在腹膜炎或其他原因所致的肠麻痹，或肠粘连等原因所致机械性肠梗阻，经非手术治疗不能改善者，需做好再次手术的准备。

5. 呃逆

术后呃逆可能是神经中枢或膈肌直接受刺激引起。术后早期发生者，可压迫眶上缘，抽吸胃内积气、积液，给予镇静或解痉药物等措施。上腹部术后病人若出现顽固性呃逆，要警惕膈下积液或感染的可能，做超声检查可明确病因。

6. 尿潴留

术后尿潴留较常见，尤其是老年病人。原因有全身麻醉后排尿反射受抑制、切口疼痛引起后尿道括约肌反射性痉挛以及病人不习惯于床上使用便器等。对术后6～8 h尚未排尿或虽排尿但尿量少、次数频繁者，应在耻骨上区叩诊检查，发现明显浊音区、明确有尿潴留时，先稳定病人情绪，采用下腹部热敷、轻柔按摩膀胱区及听流水声等多种方法诱导排尿，若无禁忌，可协助病人坐位或立起排尿。亦可根据医嘱用药物解除切口疼痛或用卡巴胆碱等促使膀胱壁肌肉收缩，以使病人自行排尿。上述措施无效时则应考虑在严格无菌技术下导尿，一次放尿液不超过1000 mL。尿潴留时间过长，导尿时尿液量超过500 mL者，应留置导尿管1～2天。

（三）加强切口和引流的护理，促进愈合

1. 管道护理和保持引流通畅

根据不同的需要，术中可能在切口、体腔和空腔内脏器官内放置各种类型的引流物。引流管的护理应做到以下几点：

（1）对留置多根引流管者，应区分各引流管的引流部位和作用，做好标记。

（2）牢固固定各引流管，换药时，协助医生将暴露在体外的管道稳妥固定，以防滑入体

腔或脱出。

(3) 经常检查管道有无堵塞、折叠、扭曲、受压,保持引流通畅。

(4) 每天观察并记录引流液的色、质、量的变化,根据引流量和病情决定拔除时间。

(5) 掌握各引流管的拔管时间、拔管指征、拔管方法。一般切口胶片引流在术后1~2天拔除,烟卷引流大都在术后4~7天拔除。作为预防性引流渗血用的腹腔引流物,若引流液甚少,可于术后1~2天拔除;如作为预防性引流渗漏用,则需保留至所预防的并发症可能发生的时间后再拔除,一般为术后5~7天。胃肠减压管在肠功能恢复、肛门排气后拔除,其他引流管则视具体情况而定。

2. 观察手术切口

了解手术切口愈合过程的相关知识,便于做好切口观察和记录。定时观察切口有无出血和渗液,切口及周围皮肤有无发红,观察切口愈合情况,以及时发现切口感染、切口裂开等异常。保持切口敷料清洁干燥,并注意观察术后切口包扎是否限制了胸、腹部呼吸运动或肢端血液循环。对烦躁、昏迷病人及不合作患儿,可适当使用约束带,防止敷料脱落。手术切口分为以下三类:

(1) Ⅰ类切口(清洁切口):指Ⅰ期缝合的无菌切口,如甲状腺大部分切除术等。

(2) Ⅱ类切口(可能污染的切口):指手术时可能带有污染的Ⅰ期缝合切口,如胃大部分切除术等。Ⅱ类切口还包括皮肤不容易彻底消毒的部位、6 h内的伤口经过清创术缝合、新缝合的切口再度切开者。

(3) Ⅲ类切口(污染切口):指邻近感染区或组织直接暴露于污染或感染物的切口,如阑尾穿孔后的阑尾切除术等。

切口的愈合分为三级:

(1) 甲级愈合:用“甲”字表示,指愈合良好,无不良反应。

(2) 乙级愈合:用“乙”字表示,指愈合处有炎症反应,如红肿、硬结、血肿、积液等,但未化脓。

(3) 丙级愈合:用“丙”字表示,指切口已化脓。

按上述分类、分级方法记录切口的愈合,如Ⅰ/甲(即清洁切口甲级愈合)或Ⅱ/乙等。当切口处理不当时,Ⅰ类切口亦可能成为“丙”级愈合,相反,Ⅲ类切口处理恰当,也可能得到甲级愈合。

切口愈合时间可因切口部位、局部血液供应情况、病人年龄及全身营养状况不同而异,因而缝线拆除时间也各异。一般而言,头、面及颈部切口在术后4~5天拆线,下腹部和会阴部切口拆线时间为术后6~7天,胸部、上腹部、背部和臀部术后7~9天拆线,四肢术后10~12天拆线,减张缝线于术后14天拆除,年老体弱、营养不良或糖尿病病人需适当延迟拆线时间,青少年可适当缩短拆线时间。

(四) 提供相关知识和护理,促进术后康复

1. 营养和饮食护理

术后饮食的恢复视手术和病人的具体情况而定。腹部手术尤其是胃肠道手术后需禁食1~3天,待肠道功能恢复、肛门排气后,开始进食少量流质,逐步递增至全量流质,至第5~

6天进食半流质，第7～9天可过渡到软食，术后10～12天开始普食。非腹部手术后，局部麻醉和无任何不适者术后即可按需进食；蛛网膜下隙麻醉和硬脊膜外腔麻醉者术后6 h可根据需要适当进食；全身麻醉者应待完全清醒、无恶心呕吐后方可进食，先给予流质饮食，以后视情况改为半流或普食。在保证一定能量的基础上可选择高蛋白和富含维生素C的食物，以刺激消化液分泌和肠蠕动。当病人不能进食或进食不足时，应由静脉供给充足的水、电解质和营养素，必要时早期提供肠内和肠外营养支持，以免严重的负氮平衡影响机体修复。禁食期间，协助病人做好口腔护理，保持口腔卫生。

2. 休息和活动

保持病室安静，减少对病人的干扰，保证其安静休息。原则上，病情稳定后鼓励病人早期床上活动，做深呼吸运动、四肢主动活动、自行翻身和坐起、足趾和距小腿关节的伸屈运动等，争取在短期内起床活动，除非有治疗方面的禁忌。早期活动有助于增加肺活量、改善全身血液循环、预防深静脉血栓形成、促进肠功能恢复和减少尿潴留的发生。对痰多者帮助叩击背部、指导其做有效咳嗽，以利痰液排出。术后第1天鼓励病人每小时至少深呼吸10次，以促进肺扩张和换气；此后，鼓励病人每2 h做数次深呼吸。向病人解释早期下床活动的重要性，督促其根据耐受程度逐步增加活动量。大部分病人术后24～48 h内可试行下床活动。腹腔镜手术病人的创伤较小，术后可尽早下床活动。活动时固定好各种导管，并给予协助。

（五）心理护理，缓解焦虑和恐惧

1. 鼓励病人表达并稳定其情绪

加强对术后病人的巡视，进行耐心细致的沟通交流，引导病人说出自身感受，帮助其分析引起焦虑等心理反应的原因，明确病人所处的心理状态，给予适当的解释和安慰。

2. 提供缓解术后不适的措施

提供适时的帮助、解除病人的病痛和不适往往是解决其心理问题的有效措施。经常询问病人感受，及时采取措施解除切口疼痛、尿潴留等不适，并通过加强皮肤护理和口腔护理缓解留置导管引起的不适。

3. 指导病人进行术后康复活动

关心病人术后的康复过程，指导病人进行早期活动和功能锻炼，加强饮食指导，教会病人自理，起到稳定病人情绪的作用。

4. 相关知识的宣教

指导病人正确面对疾病和预后，告知有关继续治疗和随访等方面的知识，提高病人对疾病的认识，从而逐步接受术后躯体的变化，调整好心态，配合治疗和护理。

五、护理评价

（1）病人术后病情、生命体征平稳。

（2）病人体液维持平衡，无水、电解质或酸碱平衡的紊乱。

（3）病人术后不适减轻，休息较好。

(4) 病人术后营养状况得以改善。

(5) 病人术后活动情况良好,活动耐力增加。

(6) 病人能复述有关术后康复知识,积极配合治疗和护理。

(7) 病人情绪稳定,积极配合术后治疗和护理。

六、健康教育

(1) 恢复期病人合理摄入均衡饮食,注意休息,劳逸结合。活动量从小到大,一般出院后2～4周仅从事一般性工作和活动。

(2) 术后继续药物治疗者,应遵医嘱按时、按量服用。

(3) 切口局部拆线后可用无菌纱布覆盖1～2天,以保护局部皮肤。若带有开放性伤口出院者,应告知病人及家属到门诊换药的时间、次数等。

(4) 一般手术病人于术后1～3个月门诊随访一次,以评估和了解康复过程及切口愈合情况。

第三节　手术后并发症的观察及护理

术后并发症分为两大类:一类为某些手术后特有的并发症,如胃手术后的倾倒综合征,另一类是多数手术后可能出现的并发症,如出血、感染等。了解其发生的原因和临床表现,掌握相应的预防及护理措施是术后护理的重要组成部分。

一、术后出血

可能原因有术中止血不完善或创面渗血、原先痉挛的小动脉断端舒张、结扎线脱落或凝血机制障碍等。术后需注意识别术后出血的临床表现。若覆盖切口的敷料被血液渗湿、疑有手术切口出血时,应打开敷料检查切口以明确出血情况和原因。了解各引流管内引流液的性状、量和色泽有助于判断体腔内出血。未放置引流管者,可通过密切的临床观察,评估有无低血容量性休克的早期表现,如烦躁、脉率持续增快、脉压减小和尿量少等。处理:少量出血时,一般经更换切口敷料、加压包扎或全身使用止血剂即可止血;出血量大时,应加快输液,同时可输血或血浆,扩充血容量,并做好再次手术止血的术前准备。

二、切口感染

引起切口感染的可能原因有创口内留有无效腔、血肿、异物或局部组织血供不良,合并有贫血、糖尿病、营养不良或肥胖等。

(1) 识别切口感染病人的局部和全身表现:常发生于术后3～5天,病人自述切口疼痛加重或减轻后又加重，局部出现红、肿、压痛或有波动感；伴体温升高、脉率加快及白细胞计数增高等全身表现。

(2) 处理：感染早期予以局部热敷或理疗，使用有效的抗菌药，促使炎症消散吸收。明显感染或脓肿形成时，应拆除局部缝线，用血管钳撑开并充分敞开切口，清理切口后，放置凡士林油纱条(布)以引流分泌物，定期更换敷料，争取二期愈合。必要时取分泌物作细菌培养和药物敏感试验。

(3) 预防：严格执行无菌技术，手术操作细致，防止残留无效腔、血肿或异物等。术后加强营养支持，增强病人抗感染的能力，合理使用抗菌药。

三、切口裂开

可能原因有营养不良、组织愈合能力低下、切口张力大、缝合不当、切口感染及腹内压突然增高，如剧烈咳嗽、呕吐或严重腹胀等。

(1) 识别切口裂开病人的临床表现：常发生于术后1周左右或拆除皮肤缝线后24 h内。切口裂开分为全层裂开和部分裂开两种。往往发生在病人突然腹部用力或有切口的关节伸屈幅度较大时，通常自觉切口疼痛和突然松开，随即有淡红色液体自切口溢出，浸湿敷料。腹部切口全层裂开者可见有内脏脱出。

(2) 处理：立即嘱病人平卧位休息，并安慰和稳定其情绪，避免惊慌，告之勿咳嗽和勿进食进饮。用无菌生理盐水纱布覆盖切口，并用腹带轻轻包扎。若有内脏脱出，切勿盲目回纳，以免造成腹腔内感染。应通知医师，将病人送手术室重新缝合和处理。

(3) 预防：对年老体弱、营养状况差，估计切口愈合不良的病人，术前加强营养支持；腹部手术者，手术时加用全层腹壁减张缝线，术后用腹带适当加压包扎伤口，减轻局部张力，延迟拆线时间。如有慢性腹内压增高的因素存在应及时处理和消除。手术切口位于肢体或关节活动部位者，拆线后应避免大幅度动作。

四、肺炎和肺不张

发生肺部并发症的可能原因包括老年，胸、腹部大手术，长期吸烟，已存在急、慢性呼吸道感染，术后呼吸运动受限，呼吸道分泌物积聚及排出不畅等。

(1) 识别肺炎、肺不张的临床表现：肺不张病人有术后早期发热、呼吸和心率增快的表现，颈部气管可能向患侧偏移。胸部体检有局限性湿性啰音和呼吸音减弱等；胸部X线检查呈现典型的肺不张征象。继发感染时，体温明显升高，白细胞计数和中性粒细胞数增加。

(2) 处理：术后卧床期间鼓励病人做深呼吸运动，帮助其多翻身、拍背，促进气道内分泌物排出，尽快解除气道阻塞。教会病人保护切口和进行有效咳嗽、咳痰的方法：用双手按住病人季肋部或切口两侧，限制胸部或腹部活动的幅度以保护切口，在深吸气后用力咳痰，并作间断深呼吸。痰液黏稠不易咳出者，嘱病人每天摄入充足的水分(2～3 L)；将抗菌药或糜蛋白酶经超声雾化吸入的方法稀释痰液，每天2～3次；同时经静脉应用敏感的抗菌药治疗。

(3) 预防：术前锻炼深呼吸，术后避免限制呼吸运动的固定或绑扎，并鼓励病人多活动。

有吸烟嗜好者于术前2周停止吸烟，以减少呼吸道分泌物。可利用体位引流或药物促使排痰，保持呼吸道通畅。合理应用抗菌药有效控制已存在的呼吸道感染。防止全身麻醉的病人呕吐物或口腔分泌物吸入肺内。

五、泌尿系统感染

诱发感染的最基本原因是尿潴留，感染常起自膀胱炎，上行感染可引起肾盂肾炎。长期留置导尿管或反复多次导尿亦可引起尿路感染。

(1) 识别泌尿系统感染的临床表现：急性膀胱炎的主要表现为尿频、尿急、尿痛，有时尚有排尿困难。一般无全身症状，尿液检查有较多红细胞和脓细胞。急性肾盂肾炎多见于女性，主要表现为畏寒发热，肾区疼痛，白细胞计数增高，中段尿镜检见大量白细胞和细菌。

(2) 处理：根据尿培养和药物敏感试验结果选用有效抗菌药控制感染。多饮水或静脉补液，维持充分的尿量(>1500 mL/d)，保持排尿通畅。

(3) 预防：指导病人术后自主排尿，防止尿潴留发生。出现尿潴留应及时处理，若残余尿超过500 mL时，应严格按照无菌操作原则留置导尿管作持续引流。

六、深静脉血栓形成或血栓性静脉炎

深静脉血栓形成多见于下肢深静脉。可能原因有术后卧床过久、活动少而引起下肢血流缓慢；血细胞凝集性增高，处于高凝状态；因手术、外伤、反复穿刺置管或输注高渗性液体、刺激性药物等致血管壁和血管内膜损伤。

(1) 识别深静脉血栓形成和血栓性静脉炎的临床表现：前者常发生于术后长期卧床、活动减少的老年病人或肥胖者。开始时病人自感腓肠肌疼痛和紧束，继之下肢出现凹陷性水肿，沿静脉走行有触痛，可扪及索状变硬的静脉。后者常表现为浅静脉发红、变硬、明显触痛，常伴有体温升高。

(2) 处理：仅为血栓性静脉炎者，立即停止经患肢静脉输液，抬高患肢、制动，局部50%硫酸镁湿敷。深静脉血栓形成者，遵医嘱静脉输入低分子右旋糖酐和复方丹参溶液，以降低血液黏滞度，改善微循环。局部严禁按摩，以防血栓脱落引起栓塞，同时监测凝血功能。发病3天以内者，溶栓治疗可用尿激酶每次8万单位，溶于低分子右旋糖酐500 mL中静脉滴注，每天2次，连续应用1周。

(3) 预防：术后病人应早期下床活动，卧床期间多作双下肢的屈伸活动，促进静脉回流。对于血液处于高凝状态的病人，可预防性口服小剂量阿司匹林或复方丹参片。

（徐其林）

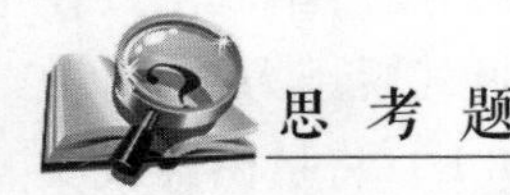

思考题

1. 手术前常规护理措施有哪些？
2. 手术后有哪些常见不适与并发症？如何预防和处理？

第六章　手术室护理工作

学习要点

1. 手术室环境清洁与消毒方法及手术室管理规定；能执行外科手消毒，穿、脱无菌手术衣及戴手套，脱手套。

2. 为手术室不同类别物品选择合适的消毒灭菌方法；能运用手术中的无菌操作原则。

3. 手术室的设置和布局要求。

第一节　手术室环境和管理

一、手术室的设置和布局

1. 手术室的位置和要求

手术室应安排在医院内环境幽静、较少污染的地段，靠近需做手术治疗类科室，以方便接送病人；与监护室、病理科、放射科、血库、中心化验室等相邻。最好有直接的通道和通信联系设备。周围道路设立安静标志。平面设计要求做到分区明确、功能流程短捷、洁污分流、无交叉污染、使用合理。病人和工作人员应由各自通道进入手术室。手术间、洗手间及无菌附属间等都布置在内走廊的两侧，手术室内走廊宽度不少于 2.5 m，以便于工作人员、无菌器械、敷料的进出和平车运送病人。手术室外围设清洁走廊，供病人及污染器械和敷料的进出。洁净级别要求高的手术间应设在手术室的尽端或干扰最小的区域。

2. 手术室的建筑要求

手术室按不同用途设计大小。普通手术间仅放置一个手术床，以每间 30～40 m^2 为宜。用作心血管直视手术等的手术间因辅助仪器设备较多，需 60 m^2 左右。门窗结构都应考虑其密闭性，一般为封闭式无窗手术间，外走廊一般也不做开窗设计。手术间的门宜宽大，最好采用感应自动开启门；地面多用易清洗、耐消毒液的材料铺设，坚硬、光滑无隙，微小倾斜度，并有下水地漏（不用时可封闭）；墙壁和天花板应光滑无孔隙，最好使用防火、耐湿和易清洁材料；墙角呈弧形，不易蓄积灰尘。室内应设有隔音、空调和净化装置，防止各手术间相互干扰和保持空气洁净。

3. 手术室内设置和配备

手术间数与手术床数应与外科的实际床位数成比例，一般为 1∶20～1∶25。手术间内只允许放置必需的器具和物品，各种物品应有固定的放置地点，各手术间内准备的术中用物应统一格式放置于壁柜内。手术间的基本配备包括多功能手术床、大小器械桌、升降台、麻醉机、无影灯、药品柜、敷料柜、读片灯、吸引器、输液轨、踏脚凳、各种扶托及固定病人的物品。现代手术室有中心供氧、中心负压吸引和中心压缩空气等装备设施，配备各种监护仪、X线摄影和显微外科装置等，有电视录像装置或参观台供教学、参观之用。各种管道、挂钩、电源和电线都应以隐蔽方式安装在墙内或天花板上，最大限度地减少地面物品。墙上设有足够的电源插座，离地面 1 m 以上，并有双电源、防火花和防水装置。手术间内光线均匀柔和，手术灯光应为无影、低温、聚光和可调。手术室内温度恒定在 22～25 ℃，相对湿度以Ⅰ、Ⅱ级手术室为 40%～60%，Ⅲ、Ⅳ级手术室以 35%～60%为宜。

4. 其他工作间的设置和要求

手术麻醉科的布局应做整体设计。麻醉准备室是为病人进入手术间前进行麻醉诱导用，以缩短连台手术的等待时间；麻醉恢复室用于手术结束后病人未完全清醒期间的观察护理，其内应备有必要的监测、急救仪器和药品，以便急救之用。物品准备用房包括器械清洗间、器械准备间、敷料间和灭菌间等，应设计在合理的作业线上，以防止物品污染。手术室应有单独的快速灭菌装置，以便进行紧急灭菌；同时设有无菌物品贮藏室以存放无菌敷料和器械等；还配有一定空间存放必要的药品、器材和仪器。洗手间设备包括感应或脚踏式水龙头、无菌刷子、洗手液、无菌擦手巾、泡手桶等。其他附属工作间，如更衣室、接待病人处、护士站、值班室、厕所、沐浴间和污物间等亦应设置齐全、布局合理，以将细菌减少至最低限度和防止交叉污染为目标。

洁净手术室(clean operating room)是指采用一定的空气洁净措施，使手术室内的细菌数控制在一定范围和空气洁净度达到一定级别。建设洁净手术室是当代医院发展的必然趋势，也是现代化医院的重要标志之一。

(1) 洁净手术室的净化标准：空气洁净的程度是以含尘浓度衡量。含尘浓度越低洁净度越高，反之则越低。

(2) 洁净手术室的空气净化技术：洁净手术室的净化系统主要由空气处理器，初、中、高效过滤器，加压风机，空气加温器，回风口及送风口等组成。目前采取的净化措施是在空调技术上采用超净化装置自动调节。手术室的空气净化技术是通过初、中和高效三级过滤控制室内尘埃含量。通过采用不同气流方式(乱流、水平层流和垂直层流)和换气次数(中国标准是万级：25 次/h，十万级：15 次/h)可使空气达到一定级别的净化。

① 乱流式气流：气流不平行、方向不单一和流速不均匀，而且有交叉回旋的气流；除尘率较差，可用于 1 万～30 万级以下的手术室，适用于污染手术间和急诊手术间。

② 垂直层流：将高效过滤器装在手术室顶棚内，垂直向下送风，两侧墙下部回风。

③ 水平层流：在一个送风面上布满过滤器，空气经高效过滤平行流经室内。采用后两种层流方式的洁净室又称为单向流洁净室。恰当流速的层流能使手术室内的气流分布均匀，不产生涡流，并能将浮动在空气中的微粒和尘埃通过风口排出手术室，基本上杜绝了手

术室内细菌传播的媒介。

洁净手术室应与辅助用房的净化空调系统分开设置，各洁净手术室宜采用独立设置的净化空调机组。

(3) 洁净手术室适用的范围：

① Ⅰ级特别洁净手术室(100 级)适用于关节置换手术、器官移植手术及脑外科、心脏外科、眼科等无菌手术。

② Ⅱ级标准洁净手术室(1000 级和 1 万级)适用于胸外科、整形外科、泌尿外科、肝胆胰外科、骨外科、卵巢手术和普通外科中的Ⅰ类无菌手术。

③ Ⅲ级一般洁净手术室(10 万级)适用于普通外科(除Ⅰ类无菌手术外)和妇产科等二类手术。

④ Ⅳ级准洁净手术室(30 万级)适用于肛肠外科及污染类手术。

5. 手术室分区

按洁净程度将手术室分为 3 个区域：洁净区、准洁净区和非洁净区。分区的目的是控制无菌手术的区域及卫生程度，减少各区之间的相互干扰，使各区手术间的空气质量达到卫生部颁布的手术室空气净化标准，防止医院内感染。

(1) 洁净区：包括手术间、洗手间、手术间内走廊、无菌物品间、药品室和麻醉准备室等，洁净要求最为严格，应设在内侧。非手术人员或非在岗人员禁止入内，此区内的一切人员及其活动都须严格遵守无菌原则。

(2) 准洁净区：包括器械室、敷料室、洗涤室、消毒室、手术间外走廊、恢复室和石膏室等，设在中间。该区实际是由非洁净区进入洁净区的过渡性区域，进入者不可大声谈笑和高声喊叫，凡已做好手臂消毒或已穿无菌手术衣者，切不可再进入此区，以免污染。

(3) 非洁净区：包括办公室、会议室、实验室、标本室、污物室、资料室、电视教学室、值班室、更衣室、更鞋室、医护人员休息室和手术病人家属等候室。一般设在最外侧。交接病人处应保持安静，核对病人及病历无误后，病人换乘手术室平车进入手术间，以防止外来车轮带入细菌。

二、手术室的环境管理

1. 手术室的清洁和消毒

清洁工作应在每天手术结束后在手术室净化空调系统运行过程中进行。不同级别手术室的清扫工具不得混用。采用湿式打扫，所使用的清洁工具一般应选用不掉纤维织物的材料制作。清洁工作完成后，净化空调系统应继续运行，直到恢复规定的洁净级别为止。继之，开启空调箱内紫外线灯，对空调箱内部进行灭菌。每周至少 1 次彻底大扫除，对吊顶和墙壁等进行擦拭清洁。手术前1 h运转净化空调系统。手术室应每天进行空气消毒，可用紫外线消毒 30～60 min。特殊感染手术后用500 mg/L有效氯消毒液进行地面及房间物品的擦拭。Bag 阳性，尤其是 Hear 阳性的病人手术时，建议使用一次性物品，术后手术室空气可用 1 g/m^3 过氧乙酸熏蒸消毒，密闭30 min；消毒后开排风机将药味排除，净化空调系统同时运行。每月做一次空气洁净度和生物微粒监测。定期对净化系统的设备和设施进行维护保养。如今，对空气与物品消毒的观念正在更新，更趋向于对手术间内物体表面、地面及墙面等的彻底清洁、干燥以及环境、空气的净化，而不强调采用消毒方法。

2. 手术室环境的制度化管理

建立健全各项规章管理制度，明确各类人员职责是提高工作效率和护理质量、防止差错事故和加强病人安全的重要保证。所有人员均应认真执行各项消毒隔离制度，除手术室人员和参加当日手术者外，与手术无关人员不得擅自进入；患有急性感染性疾病，尤其是上呼吸道感染者不得进入手术室。凡进入手术室的人员必须更换手术室的清洁鞋帽、衣裤和口罩。无菌手术与有菌手术严格分开，若在同一手术间内接台，则先安排无菌手术，后做污染或感染手术。手术室内备齐急救物品，无菌物品定期消毒，择期手术提前一天准备好手术器械和用品。加强对消防器材和安全设施的使用管理。

第二节　物品的准备和无菌处理

一、布类物品

手术室的布类用品包括手术衣和用于铺盖手术野或建立无菌区的各种手术单。应选择质地细柔且厚实的棉布，颜色以深绿色或深蓝色为宜。

1. 手术衣

分为大、中、小三号，用于遮盖手术人员未经消毒的衣着和手臂，穿上后能遮至膝下；手术衣前襟至腰部处应双层，以防手术时被血水浸透；袖口制成松紧口。便于手套腕部盖于袖口上；折叠时衣面向里，领子在最外侧，取用时不致污染无菌面。

2. 手术单

有大单、中单、手术巾、各部位手术单以及各种包布等，均有各自的规格尺寸和一定的折叠方法。各种布单也可根据不同的手术需要，包成各种手术包，如胸部手术包、开腹手术包等，较之分散包裹更能提高工作效率。

用过的布类用品若污染严重，尤其是 HBeAg 阳性病人手术用过的布类，需先放入专用污物池，用消毒剂如 500 mg/L 的有效氯溶液浸泡30 min后再洗涤。所有布类用品均经压力蒸汽灭菌后方可供手术使用。棉布包灭菌后保存时间：夏季为 7 天，冬季为 10～14 天(潮湿多雨季节应适当缩短天数)，过期包应重新灭菌。

目前，应用一次性无纺布制作并经灭菌处理的手术衣帽、布单等可直接使用，免去了清洗、折叠、消毒所需的人力、物力和时间，但不能完全替代布类物品。

二、敷料类

敷料类包括吸水性强的脱脂纱布类和脱脂棉花类，用于术中止血、拭血及压迫、包扎等，有不同规格及制作方法。

1. 纱布类

纱布类敷料包括不同大小尺寸的纱布垫、纱布块、纱布球及纱布条。手术时，干纱布垫用于遮盖切口两侧的皮肤；盐水纱布垫用于保护显露的内脏，防止损伤和干燥；纱布块用于拭血；纱布球用于拭血及分离组织；纱布条多用于耳、鼻腔内手术，长纱布条多用于阴道、子宫出血及深部伤口的填塞。

2. 棉花类

常用的有棉垫、带线棉片、棉球及棉签。棉垫用于胸、腹部及其他大手术后的外层敷料，以吸收渗出物及分泌物，保护伤口；带线棉片用于颅脑或脊椎手术时；棉球用于消毒皮肤、洗涤伤口或涂拭药物；棉签用作采集标本或涂擦药物。

各种敷料经加工制作后包成小包或存放于敷料罐内，经压力蒸汽灭菌后供手术时用。特殊敷料，如用于消毒止血的碘仿纱条，因碘仿加热后升华而失效，严禁压力蒸汽灭菌，而是严格按无菌操作技术，制成后保存于消毒、密闭容器内。对于感染性手术，尤其是特异性感染手术用过的敷料不可乱丢，要用大塑料袋集中包起，袋外注明“特异感染”，送室外指定处焚烧。

三、器械类

器械应由专人负责保管，严格按操作规程处理，定位放置、定期检查、保养和维修。任何金属器械都不能投掷、互相撞碰。每次使用前后均应常规检查各部件是否齐全，连接处有无松动，性能是否良好。术后器械的处理应干净、彻底、干燥并上油。锐利、精细器械应特别注意利刃部位的保护，处理时与一般器械分开进行。各种器械、仪器可依据其制作材料选用不同的消毒方法，原则上能用压力蒸汽灭菌，首选压力蒸汽灭菌，对于不能耐温、耐湿的物品首选环氧乙烷。对接触或跨越手术野的部件也要进行灭菌处理，如环氧乙烷气体灭菌6 h、2%戊二醛浸泡10 h，若为手术显微镜各调节部位，可套上无菌布套，手术者通过接触无菌套进行操作。

手术器械是外科手术操作必备物品，其更新与发展对手术质量和速度的提高起了很大作用，但最常用的还是刀、剪、钳、针、镊和拉钩等，如图 6.1 所示。

1. 基本器械

(1) 切割及解剖器械：有手术刀、手术剪、剥离器、骨凿和骨剪等，用于手术切割。

(2) 夹持及钳制器械：有大、小、弯和直的止血钳，用于术中止血和分离组织；大小和形状不同的钳子、镊子用于夹持不同部位组织，以便分离、切割及操作。持针器用于把持弯针。

(3) 牵拉用器械：有各种形状、大小的拉钩和胸、腹腔牵开器，用于扩开组织和脏器、暴露深部手术野，以便手术操作。

(4) 探查和扩张器：有胆道探条、尿道探子和各种探针，用于空腔、窦道探查及扩大腔隙等。

(5) 取拿异物钳：有胆石钳、膀胱或气管等专用的异物钳及活体组织钳，用于取拿各部位异物及组织。

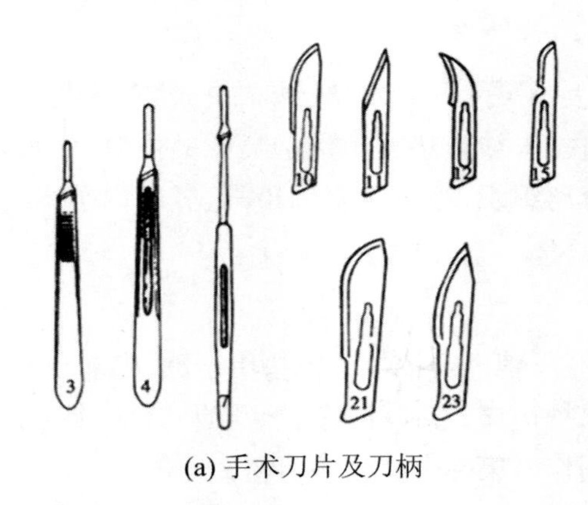

(a) 手术刀片及刀柄

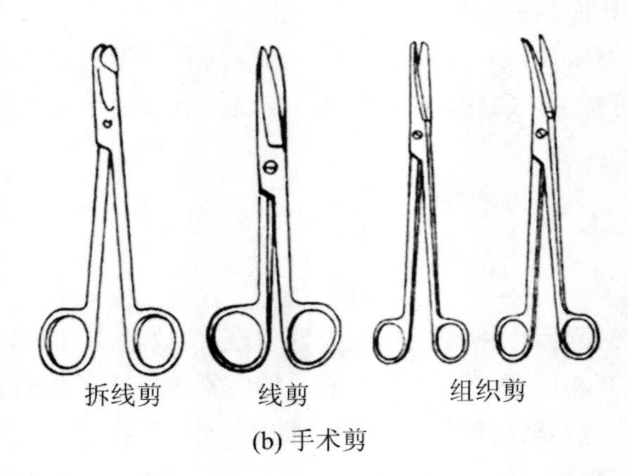

(b) 手术剪

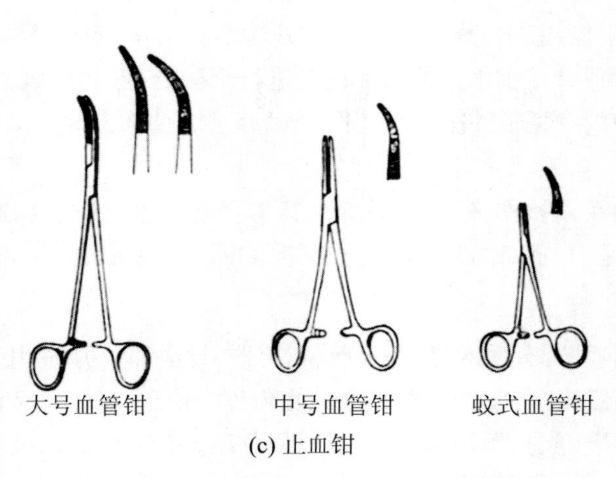

(c) 止血钳

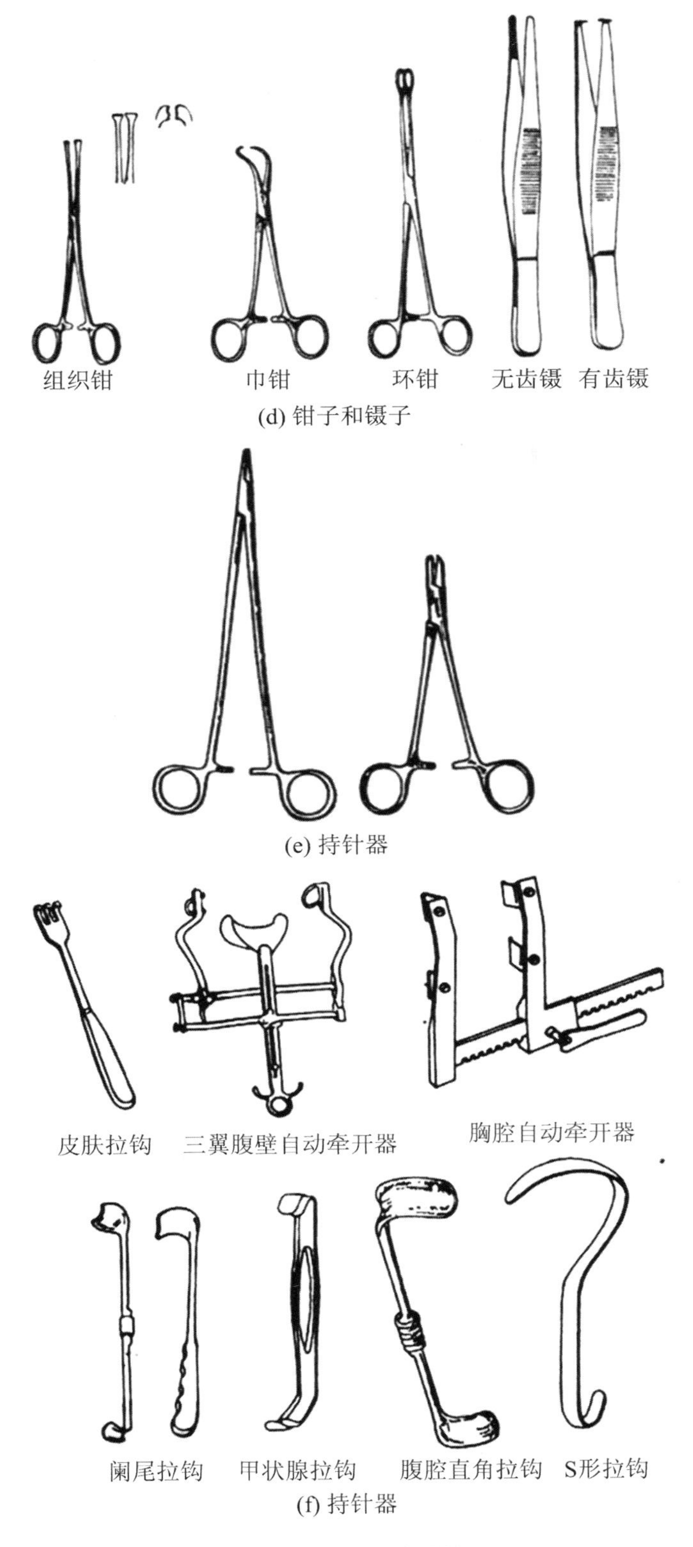
组织钳
巾钳
环钳
无齿镊
有齿镊
(d) 钳子和镊子
(e) 持针器
皮肤拉钩
三翼腹壁自动牵开器
胸腔自动牵开器
阑尾拉钩
甲状腺拉钩
腹腔直角拉钩
S形拉钩
(f) 持针器

图 6.1　常用手术器械

2. 特殊器械

(1) 内镜类:有膀胱镜、腹腔镜、胸腔镜、纤维支气管镜和关节镜等。

(2) 吻合器类:有食管、胃、直肠和血管等吻合器。

(3) 其他精密仪器:包括高频电刀、电锯、电钻、激光刀、取皮机、手术显微镜及心肺复苏仪器等。

3. 手术后器械的处理

(1) 普通器械的处理:手术用器械多为不锈钢制成,术后用洗涤剂溶液浸泡擦洗,去除器械上的血渍、油垢,再用流水冲净。对有关节、齿槽和缝隙的器械和物品,应尽量张开或拆卸后进行彻底洗刷。有条件的医院可采用超声清洗、压力清洗方法完成器械的清洗。洗净的器械放烤箱内烘干后涂上液状石蜡保护,特别是轴节部位,然后分类存放于器械柜内。手术前根据需要挑选并检查器械功能的完好性,按一定基数打包后进行压力蒸汽灭菌后置无菌柜待用。锐利手术器械、不耐热手术用品或各类导管可采用化学灭菌法,如采用2%戊二醛浸泡10 h,用灭菌水冲净后方能使用。

(2) 污染手术后器械的处理:一般感染如化脓性感染、结核杆菌感染等术后,将手术器械浸泡于消毒液中进行处理,如用500 ppm有效氯的化学消毒剂浸泡30 min或1∶1 000的苯扎溴铵浸泡1~2 h后,再按普通器械处理方法处理。乙肝抗原阳性病人术后的器械,用0.2%的过氧乙酸或2%的戊二醛或1%的84消毒液浸泡1 h后,再按普通器械处理。特异性感染如破伤风和气性坏疽等术后的器械,用0.2%的过氧乙酸或1%的84消毒液浸泡1 h后用清水冲净,然后用清洁包布包好送高压消毒,连续消毒3次,每天1次,然后按普通器械处理。

(3) 腔镜类器械的处理:手术结束立即用含酶溶液擦洗管道外部,抽吸清洁液至内镜管道中。按要求清洁气道和水道,进行漏气测试。用清洁刷反复刷洗整个吸引管道系统至无碎屑发现,流水冲净内镜及拆下附件,用压缩空气吹干所有管腔,垂直悬挂。

四、缝线及缝针

手术室所用缝线和缝针大部分已由厂家分别包装并灭菌,可于术中直接应用。

1. 缝线

用于术中缝合各类组织和脏器,使组织或器官接合,也用来结扎、缝合血管,起到止血作用。缝线分为不可吸收和可吸收两类,缝线的粗细以号码标明,常用有1~10号线,号码越大表示线越粗。细线则以0表明,0数越多、线越细。选用时尽可能选择细线且拉力大、对组织反应小的缝线。

(1) 不可吸收缝线:指不能被组织酶消化的缝线,如丝线、金属线、尼龙线等。黑色丝线是手术时最常用的缝线,特点是组织反应小、质软不滑、拉力好、打结牢、价廉和易得。常用于缝合伤口各层组织和结扎血管等。使用前先浸湿,以增加张力便于缝合。

(2) 可吸收缝线:指在伤口愈合过程中,因体内酶的消化而被组织吸收的缝线,包括天然和合成两种。天然缝线有肠线和胶原线,肠线常用于胃肠、胆管或膀胱等黏膜和肌层的吻合，分为普通肠线和铬制肠线两种。普通肠线由羊肠或牛肠黏膜下层组织制作，一般 6～12 天可被吸收；铬制肠线经过铬盐处理，经 10～20 天逐渐被吸收。近年来出现的合成缝线，如聚乳酸羟基乙酸线（XLG）和聚二氧杂环己酮线（PDS）等，比铬制肠线更易吸收，组织反应轻，但价格较高。

2. 缝针

常用有三角针和圆针两类。三角针有带三角的刃缘，用于缝合皮肤或韧带等坚韧组织；圆针对组织的损伤小，用于缝合血管、神经、脏器和肌肉等软组织。两类缝针均有弯、直两种，大小、粗细各异，可根据待缝合的组织选择适当的种类。弯针有一定的弧度，最为常用，需用持针器操作。目前发达地区多采用针线一体的缝合针，从针到线粗细一致，对组织造成的损伤小，并可防止缝针在术中操作时脱离。

五、引流物

外科引流是指将人体组织间或体腔中积聚的脓、血或其他液体通过引流物导流于体外的技术。引流物种类很多，可根据手术部位、创腔深浅、引流液量和性质等选用合适的引流物。常用的有：

（1）乳胶片引流条：一般用于浅部切口和小量渗液的引流。

（2）纱布引流条：包括干纱条、盐水纱条、凡士林纱条及浸有抗生素的纱条等，用于浅表部位或感染创口的引流。

（3）烟卷式引流条：将乳胶片卷曲粘合成圆筒状，其中充填网格纱布卷，高压灭菌后备用。常用于腹腔内较短时间的引流。

（4）引流管：有各种型号的橡胶、硅胶或塑料类制品，是目前品种最多、应用广泛的引流物。包括普通引流管、双腔（或三腔）引流套管、T 形引流管及蕈状引流管等，用途各异。普通的单腔引流管可用于创腔引流；双腔（或三腔）引流套管多用于腹腔脓肿和胃、肠、胆或胰液等的引流；T 形引流管用于胆道减压和胆总管引流；蕈状引流管用于膀胱及胆囊的引流。此类引流管可按橡胶类物品灭菌或压力蒸汽灭菌处理。

第三节　手术人员的准备

手术人员的无菌准备是避免病人伤口感染，确保手术成功的必要条件之一。位居手臂皮肤的细菌包括暂居和常驻两大类，暂居菌分布于皮肤表面，易被清除；常驻菌则深居毛囊、汗腺及皮脂腺等处，不易清除，且可在手术过程中逐渐移至皮肤表面，故手臂洗刷消毒后，还须穿无菌手术衣，戴无菌手套，防止细菌污染手术切口。

一、术前一般性准备

手术人员应保持身体清洁，进入手术室时，首先在手术室入口处的更鞋室换上手术室专用鞋，进入更衣室更衣；除去身上的所有饰物，内、外衣尽可能都换下，不换者，应避免衣领、衣袖外露，穿好专用洗手衣和裤，将上衣扎入裤中，防止衣着宽大影响消毒隔离；戴上专用手术帽和口罩，要求遮盖住全部头发及口鼻；检查自己的指甲不长且无甲下积垢，手或臂部皮肤无破损及化脓性感染，方可进入洗手间进行手臂的洗刷与消毒。

二、手臂的洗刷与消毒

手臂的洗刷与消毒是指通过机械性洗刷及化学消毒的方法，尽可能刷除双手及前臂的暂居菌和部分常驻菌，简称为外科洗手。传统的常规外科洗手方法有肥皂水刷手法和稀氨溶液洗手法。但随着各种有效消毒剂的生产和推广，新的手臂消毒法亦随之产生。

1. 肥皂水刷手法

(1) 按普通洗手方法将双手及前臂用肥皂和清水洗净。

(2) 用消毒毛刷蘸取消毒肥皂液刷洗双手及手臂，从指尖到肘上10 cm。刷洗时，把每侧手臂分成从指尖到手腕、从手腕至肘及肘上臂三个区域依次刷洗，每一区域的左、右侧手臂交替进行。刷手时尤应注意甲缘、甲沟及指蹼等处。刷完一遍，指尖朝上肘向下，用清水冲洗手臂上的肥皂水。然后，另换一消毒毛刷，同法进行第二、三遍刷洗，共约 10 min。

(3) 每侧手臂用一块无菌小毛巾从指尖至肘部擦干，擦过肘部的毛巾不可再擦手部，以免污染。

(4) 将双手及前臂浸泡在 75%乙醇桶内5 min，浸泡范围至肘上6 cm处。若有乙醇过敏，可改用苯扎溴铵溶液浸泡，也可用 1∶5 000 氯己定溶液浸泡3 min。

(5) 浸泡消毒后，保持拱手姿势待干，双手不得下垂，不能接触未经消毒的物品，否则需重新浸泡消毒。

2. 碘伏刷手法

(1) 按传统肥皂水刷手法刷洗双手、前臂至肘上10 cm约3 min。清水冲净，用无菌巾擦干。

(2) 用浸透 0.5%碘伏的纱布，从一侧手指尖向上涂擦直至肘上6 cm处，同法涂擦另一侧手臂，注意涂满，为时3 min。换纱布再擦一遍。保持拱手姿势，自然干燥。目前应用的消毒液品种还有很多，如碘尔康、活力碘等，使用方法基本相同。

3. 灭菌王刷手法

(1) 按普通洗手法用肥皂水洗净双手、前臂至肘上10 cm，用清水彻底冲净。

(2) 用消毒毛刷蘸灭菌王 3～5 mL刷手、前臂至肘上10 cm，为时3 min，流水冲净，用无菌纱布擦干。

(3) 用吸足灭菌王的纱布涂擦一遍，从手指尖到肘上6 cm处，自然待干。

三、穿无菌手术衣

(1) 自器械台上拿取折叠好的无菌手术衣，选择较宽敞处站立，手提衣领，抖开，使衣的另一端下垂。注意勿使无菌手术衣触碰到其他物品或地面。

(2) 两手提住衣领两角，衣袖向前位将衣展开，使衣的内侧面面对自己。

(3) 将衣向上轻轻抛起，双手顺势插入袖中，两臂前伸，不可高举过肩，也不可向左右侧撒开，以免碰触污染。

(4) 巡回护上在穿衣者背后抓住衣领内面，协助将袖口后拉，并系住衣领后带。

(5) 穿衣者双手交叉，身体略向前倾，用手指夹起腰带递向后方，由背后的巡回护士接住并系好腰带。穿好手术衣后，双手保持在腰以上、胸前及视线范围内，并注意双手不能触摸衣服外面或其他物品，如图 6.2 所示。

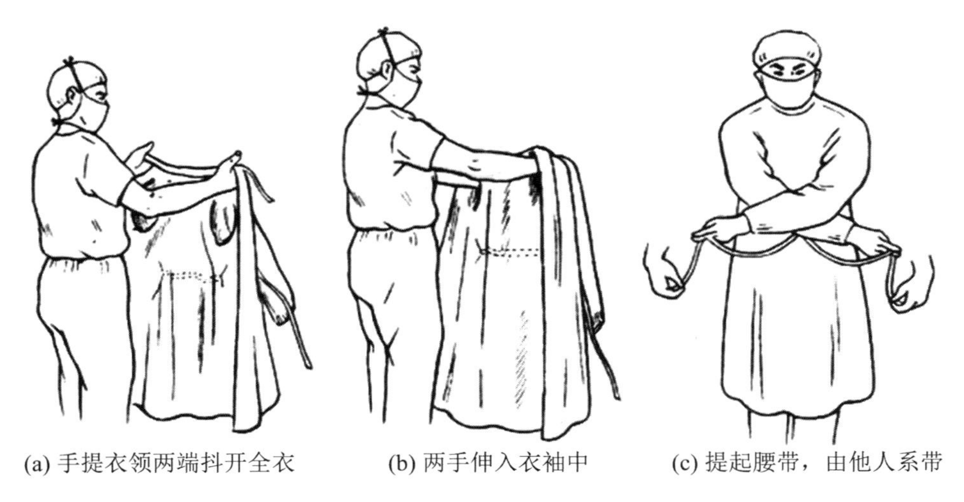

(a) 手提衣领两端抖开全衣　　(b) 两手伸入衣袖中　　(c) 提起腰带，由他人系带

图 6.2　穿无菌手术衣

四、戴无菌手套

无菌手套有干、湿两种，戴法各不相同。戴干无菌手套的程序为先穿手术衣，后戴手套；此法又分闭合式和开放式两种。戴湿无菌手套的程序是先戴手套，后穿手术衣。临床多采用前种方法。

1. 闭合式

穿上手术衣时双手不出袖口，右手隔衣袖取左手套，将手套指端朝向手臂，拇指相对，放于左手衣袖上，两手拇指隔衣袖分别插入手套反折部并将之翻转包裹于袖口上，手迅速伸入手套内；同法戴右手套。

2. 开放式

(1) 从手套袋内取出滑石粉袋，轻轻擦于手背、手掌及指间，使之光滑(一次性无菌手套已涂有滑石粉,可省略此步骤)。

(2) 掀开手套袋,捏住手套口的向外翻折部分(即手套的内面),取出手套。分清左、右侧。

(3) 左手捏住并显露右侧手套口,将右手插入手套内,戴好手套,注意未戴手套的手不可触及手套的外面(无菌面)。

(4) 用已戴上手套的右手指插入左手手套口翻折部的内面(即手套的外面),帮助左手插入手套并戴好。

(5) 分别将左、右手套的翻折部翻回,并盖住手术衣的袖口。翻盖时注意已戴手套的手只能接触手套的外面(无菌面)。

(6) 用无菌生理盐水冲净手套外面的滑石粉,如图 6.3 所示。

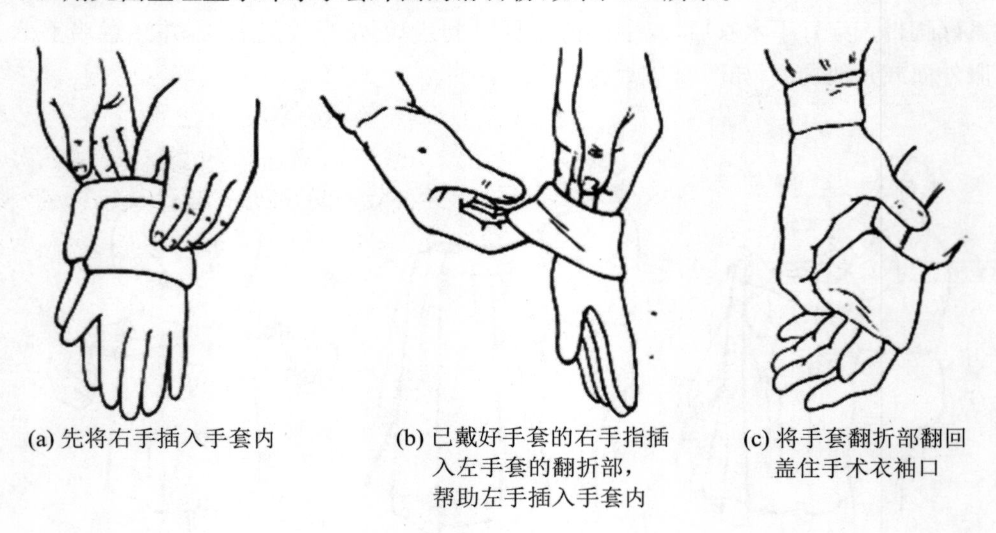

(a) 先将右手插入手套内

(b) 已戴好手套的右手指插入左手套的翻折部,帮助左手插入手套内

(c) 将手套翻折部翻回盖住手术衣袖口

图 6.3　戴无菌手套

3. 协助他人戴手套

被戴手套者的手自然下垂,由巡回护士用双手撑开一手套,拇指对准被戴者,协助其将手伸入手套并包裹于袖口上。

五、穿全遮盖式手术衣及戴手套

许多医院目前已使用全遮盖式手术衣(遮背式手术衣),它有三对系带:领口一对系带;左页背部与右页内侧腋下各一系带组成一对;右页宽大,能包裹术者背部,其上一系带与左腰部前方的腰带组成一对。穿戴方法为:

(1) 同传统方法穿上无菌手术衣,双手向前伸出袖口外,巡回护士协助提拉并系好领口的一对系带及左页背部与右页内侧腋下的一对系带。

(2) 按常规戴好无菌手套。

(3) 术者解开腰间活结(由左腰带与右包围页上的带子结成)。

(4) 由手术护士直接或巡回护士用持物钳夹取右页上的带子,由术者后面绕到前面,使手术衣右页遮盖左页，将带子交术者与左腰带一起系结于左腰部前。

六、连台手术更换手术衣及手套

手术完毕，若需进行另一台手术时，必须更换手术衣及手套。先由巡回护士解开腰带及领口系带，再由他人帮助或自行脱下手术衣，最后脱去手套。

1. 脱手术衣法

(1) 他人帮助脱手术衣法：手术人员双手抱肘，由巡回护士将手术衣肩部向肘部翻转，再向手的方向拉扯脱下手术衣，手套的腕部亦随之翻转于手上。

(2) 自行脱手术衣法：左手抓住手术衣右肩并拉下，使衣袖翻向外，同法拉下手术衣左肩，脱下手术衣，使衣里外翻，保护手臂及洗手衣裤不被手术衣外面所污染。

2. 脱手套法

(1) 手套对手套脱下第一只手套：用戴手套的手抓取另一手的手套外面翻转脱下。

(2) 皮肤对皮肤脱下另一只手套：用已脱手套的拇指伸入另一手套的里面翻转脱下。注意保护清洁的手不被手套外面所污染。

无菌性手术完毕，如果手套未破，在需连续施行另一手术时可不用重新刷手，在巡回护士的协助下先脱手术衣再脱手套，注意皮肤不与手术衣、手套的外面接触。用75%的乙醇泡手5 min，或用0.5%的碘伏擦手和前臂3 min，再穿上无菌手术衣，戴上无菌手套。若前一台手术为污染手术，则接连施行下一台手术前应重新洗手。

第四节　手术病人相关准备

手术病人须提前送达手术室，作好手术准备。

一、一般准备

一般根据麻醉方法和准备工作的复杂程度决定到达手术室的具体时间。全身麻醉或椎管内麻醉的病人应在术前30～45 min到达，低温麻醉的病人需提前1 h到达手术室。手术室护士应热情接待病人，按手术安排表仔细核实病人，确保手术部位(如左侧或右侧)准确无误，点收所带药品，认真作好“三查七对”和麻醉前的准备工作。同时，加强对手术病人的心理准备，减轻其焦虑、恐惧等心理反应，以配合手术的顺利进行。

二、手术体位

手术时需将病人置于一定的体位，才能充分显露手术野，使手术顺利进行。一般由巡回护士根据病人的手术部位安置合适的手术体位，利用手术床的转动和附件的支持，应用枕垫、沙袋及固定带等物件保持病人的位式，必要时由手术人员核实或配合，共同完成病人手术体位的安置。其要求是：① 最大限度地保证病人的安全与舒适。② 充分暴露手术区域，同时减少不必要的裸露。③ 肢体及关节托垫须稳妥，不能悬空。④ 保证呼吸和血液循环通畅，不影响麻醉医师的观察和监测。⑤ 妥善固定，避免血管、神经受压、肌内扭伤及压疮等并发症的发生。

常用的手术体位有以下五种。

1. 仰卧位

仰卧位是最常见的体位。适用于腹部、颌面部、颈部、骨盆及下肢手术等。病人仰卧于平置的手术床上，头部垫软枕，用中单固定两臂于体侧，掌面向下，膝下放一软枕并用较宽的固定带固定膝部，足跟部用软垫保护。手术床的头端放置麻醉架或升降器械台，病人口鼻部外露，以利观察呼吸及病情变化；足端放置升降器械台，距离病人身体约20 cm 高度。

乳腺手术时注意将手术侧靠近手术床边，肩胛下垫以卷折的中单，上臂外展置于臂托上；对侧上肢仍用中单固定于体侧。甲状腺等颈前部手术时，注意将手术床上部抬高 10°～20°，头板放下 60°～70°，使颈部过伸，呈垂头仰卧位，颈后垫以卷枕，头部两侧用沙袋固定。

2. 侧卧位

侧卧位适用于胸、腰部及肾手术。胸部手术时，病人侧卧 90°，背、胸、肋处各垫一软橡皮枕，使手术野暴露，双手伸直固定于托手架上，上面一腿成 90°屈曲，下面一腿伸直，两腿间垫以软枕，用固定带固定髋部及膝部。肾手术时，病人 90°侧卧，肾区对准手术床腰桥架，两手臂伸展固定于托手架上，腰部垫软枕，摇起手术床桥架，适当摇低手术床的头尾部，使腰部抬高、暴露手术野；用固定带约束臀部及膝部。

半侧卧位适用于胸腹联合手术。病人半侧卧于手术床(30°～50°)，手术侧在上，肩背部、腰、臀部各放一软枕，术侧上肢固定于托手架上。

3. 俯卧位

俯卧位用于脊柱及其他背部手术。病人俯卧于手术床上，头侧向一边，双肘稍屈曲，置于头旁。胸部、耻骨下垫以软枕，使腹肌放松。足背下垫小枕，如图 6.4 所示。颈椎部手术时，头面部应置于头架上，口鼻部位于空隙处，稍低于手术床面。腰椎手术时，在病人胸腹部垫一弧形拱桥，足端摇低，使腰椎间隙拉开，暴露手术野。

4. 膀胱截石位

膀胱截石位适用于会阴部、尿道和肛门部手术。病人仰卧，臀部位于手术床尾部摇折处，必要时垫一小枕，两腿套上袜套，分别置于两侧搁脚架上，腘窝部垫以软枕，用固定带固定。

5. 半坐卧位

半坐卧位适用于鼻咽部手术。将手术床头端摇高 75°足端摇低 45°两腿半屈，头与躯干依靠在摇高的手术床上，整个手术床后仰 15°，两臂用中单固定于体侧。

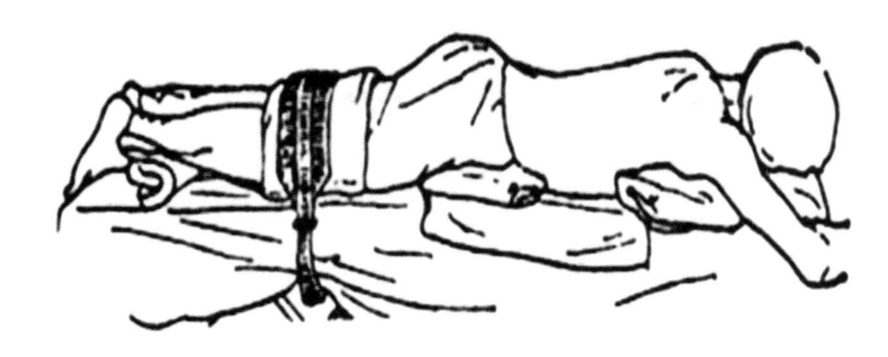

图 6.4　俯卧位

三、手术区皮肤消毒

安置好手术体位后，须对已确定的手术切口及周围皮肤消毒，目的是杀灭切口及其周围皮肤上的病原微生物。

先检查手术区皮肤的清洁程度、有无破损及感染，若皮肤表面有较多油脂或胶布粘贴的残迹，先用汽油或松节油拭去，然后用浸透 0.5%碘伏的纱球或棉球涂擦一遍，换消毒钳再消毒 2 次。碘过敏者可选用其他皮肤消毒剂，如灭菌王；对婴儿、面部皮肤、口腔、会阴部消毒可选用 1∶1 000 苯扎溴铵溶液的纱球消毒；供皮区可用 75%的乙醇消毒 2～3 次。手术区消毒的原则是自清洁处逐渐向污染处涂擦，已接触污染部位的药液纱球不可再返擦清洁处。若为腹部手术，以切口为中心向四周涂擦；若为肛门、会阴部手术或感染伤口，则自手术区外周擦起，涂向感染伤口、会阴或肛门处。病人手术区皮肤消毒的范围要包括手术切口周围 15～20 cm的区域。若估计手术时有延长切口的可能，则应适当扩大消毒范围。

皮肤消毒一般由第一助手完成，故其手臂消毒后暂不穿手术衣，待消毒、铺巾完毕后，用 0.5%的碘伏涂擦双手，再穿无菌手术衣及戴无菌手套。

第五节　手术室的无菌操作原则及手术配合

一、手术室的无菌操作原则

手术中的无菌操作是预防切口感染和保证病人安全的关键，也是影响手术成功的重要因素，所有参加手术的人员必须充分认识其重要性，严格执行外科无菌技术原则，并且贯穿手术的全过程。

1. 无菌操作的表现

(1) 明确无菌概念和无菌区域：树立无菌观念，手术人员一经洗手，手臂即不准接触未经消毒之物品。穿无菌手术衣及戴好无菌手套后，背部、腰部以下和肩部以上均应视为有菌区，不能再用手触摸。手术人员的手臂应肘部内收，靠近身体，既不可高举过肩，也不可下垂过腰或交叉放于腋下。手术床边缘以下的布单不可接触，凡下坠超过手术床边缘以下的器械、敷料、皮管及缝线等一概不可再取回使用。无菌桌仅桌缘平面以上属无菌，参加手术人员不得扶持无菌桌的边缘。器械护士和巡回护士都不能接触无菌桌桌缘平面以下的桌布。

(2) 保持无菌物品的无菌状态：无菌区内所有物品都必须是灭菌的，若无菌包破损、潮湿或可疑污染时均应视为有菌。手术中若手套破损或接触到有菌物品，应立即更换无菌手套，前臂或肘部若受污染应立即更换手术衣或加套无菌袖套。无菌区的布单若被水或血浸湿即失去无菌隔离作用，应加盖干的无菌巾或更换新的无菌单。巡回护士取用无菌物品时须用无菌持物钳夹取，并与无菌区域保持一定距离。任何无菌包及容器的边缘均视为有菌，取用无菌物品时不可触及。

(3) 保护皮肤切口：皮肤虽经消毒，只能达到相对无菌，残存在毛囊中的细菌对开放的切口有一定潜在威胁，因此，切开皮肤前，一般先用无菌聚乙烯薄膜覆盖，再经薄膜切开皮肤，以保护切口不被污染。切开皮肤和皮下脂肪层后，边缘应以大纱布垫或手术巾遮盖并固定，仅显露手术野。凡与皮肤接触的刀片和器械不应再用，延长切口或缝合前再用75%的乙醇消毒皮肤一次。手术中途因故暂停时，切口应用无菌巾覆盖。

(4) 正确传递物品和调换位置：手术时不可在手术人员背后或头顶方向传递器械及手术用品，手术者或助手需要器械时应由器械护士从器械升降台侧正面方向递给。手术过程中，手术人员须面向无菌区，并在规定区域内活动，同侧手术人员如需调换位置时，应先退后一步，转过身背对背地转至另一位置，以防触及对方背部不洁区。

(5) 沾染手术的隔离技术：进行胃肠道、呼吸道或宫颈等沾染手术时，切开空腔脏器前，先用纱布垫保护周围组织，并随时吸除外流的内容物，被污染的器械和其他物品应放在专放污染器械的盘内，避免与其他器械接触，污染的缝针及持针器应在等渗盐水中刷洗。完成全部沾染步骤后，手术人员应用灭菌用水冲洗或更换无菌手套，尽量减少污染的机会。

(6) 减少空气污染、保持洁净效果：手术进行时门窗应关闭，尽量减少人员走动。不用电扇，室内空调机风口也不能吹向手术床，以免扬起尘埃、污染手术室内空气。手术过程中保持安静，不高声说话嬉笑，避免不必要的谈话。尽量避免咳嗽、打喷嚏，不得已时须将头转离无菌区。请他人擦汗时，头应转向一侧。口罩若潮湿，应更换。若有参观手术者，每个手术间参观人数不宜超过 2 人，参观手术人员不可过于靠近手术人员或站得过高，也不可在室内频繁走动。

2. 无菌器械台

无菌器械台的结构要简单、坚固、轻便、可推动和易于清洁；台面四周有围栏，栏高 4～5 cm。一般分为大、小两种，其长、宽、高规格为：大号器械台 110 cm×60 cm×90 cm，小号器械台 80 cm×40 cm×90 cm，应根据手术的性质、范围进行选择。无菌台的准备由巡回护士和器械护士联合完成。

(1) 巡回护士：于术日晨准备清洁、干燥、平整和合适的器械桌。将手术包、敷料包放于桌上，用手打开包布(双层)，注意只能接触包布的外面，由里向外展开各角，手臂不可跨越无菌区。用无菌持物钳打开第二层包布,先对侧后近侧。

(2) 器械护士:刷洗完手后,用手打开第三层包布。铺在台面上的无菌巾共6层,无菌单应下垂至少30 cm。器械护士穿好无菌手术衣和戴好无菌手套后,将器械按使用先后分类,顺序从左向右摆于器械桌上,一般顺序为血管钳、刀、剪、镊、拉钩、深部钳和备用器械(海绵钳及吸引器皮管放于拉钩上),如图6.5所示。放置在无菌桌内的物品不能伸于桌缘以外。如果无菌器械台单被水浸湿则认为已被污染,应立即加盖无菌单。若为备用无菌器械台(连台手术),应该用双层无菌巾盖好,有效期为4 h。

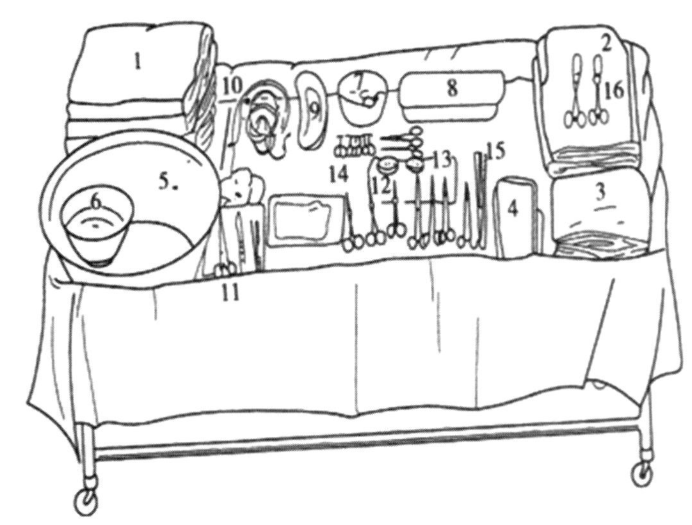

1. 手术衣; 2. 手术单类; 3. 手术巾; 4. 纱垫纱布; 5. 大盆; 6. 盐水碗; 7. 酒精碗; 8. 标本盘; 9. 弯盘; 10. 吸引管及橡皮管; 11. 手术刀、剪子及镊子; 12. 针盒(内置各式缝针、盒盖内置线轴); 13. 针持及剪线剪;14. 手巾钳;15. 平镊及大号血管钳; 16. 皮肤灭菌拭子

图6.5　无菌器械台无菌物品的摆放

3. 手术区铺单

手术区皮肤消毒后,由第一助手和器械护士铺盖无菌手术布单,除显露手术切口所必需的最小皮肤区外,其余部位均予以遮盖,以避免和减少术中污染。铺单原则是除手术区外,手术区周围要求有4~6层无菌布单覆盖,外周最少2层。以腹部手术为例,一般铺以下三重巾/单,如图6.6所示。

(1) 铺皮肤巾:又称切口巾,即用4块无菌巾遮盖切口周围。

① 器械护士立于无菌桌边,把无菌巾折边1/3,第一、二、三块无菌巾的折边朝向第一助手,第四块巾的折边朝向器械护士自己,按顺序传递给第一助手。

② 第一助手接过折边的无菌巾,分别铺于切口下方、上方及对侧,最后铺自身侧。每块巾的内侧缘距切口线3 cm以内,铺下的手术巾若需少许调适,只允许自内向外移动。如果铺巾的医师已穿好无菌手术衣,则铺巾顺序改为:先(病人)足侧方向后头侧方向,再(铺巾者)近侧后对侧。

③ 手术巾的四个交角处分别用布巾钳夹住。现临床多用无菌塑料薄膜粘贴,皮肤切口

薄膜仍黏附在伤口边缘，可防止皮肤上残存的细菌在术中进入伤口。铺完切口巾后，第一助手应再次消毒手臂并穿无菌手术衣，戴无菌手套后再铺其他层的无菌单。

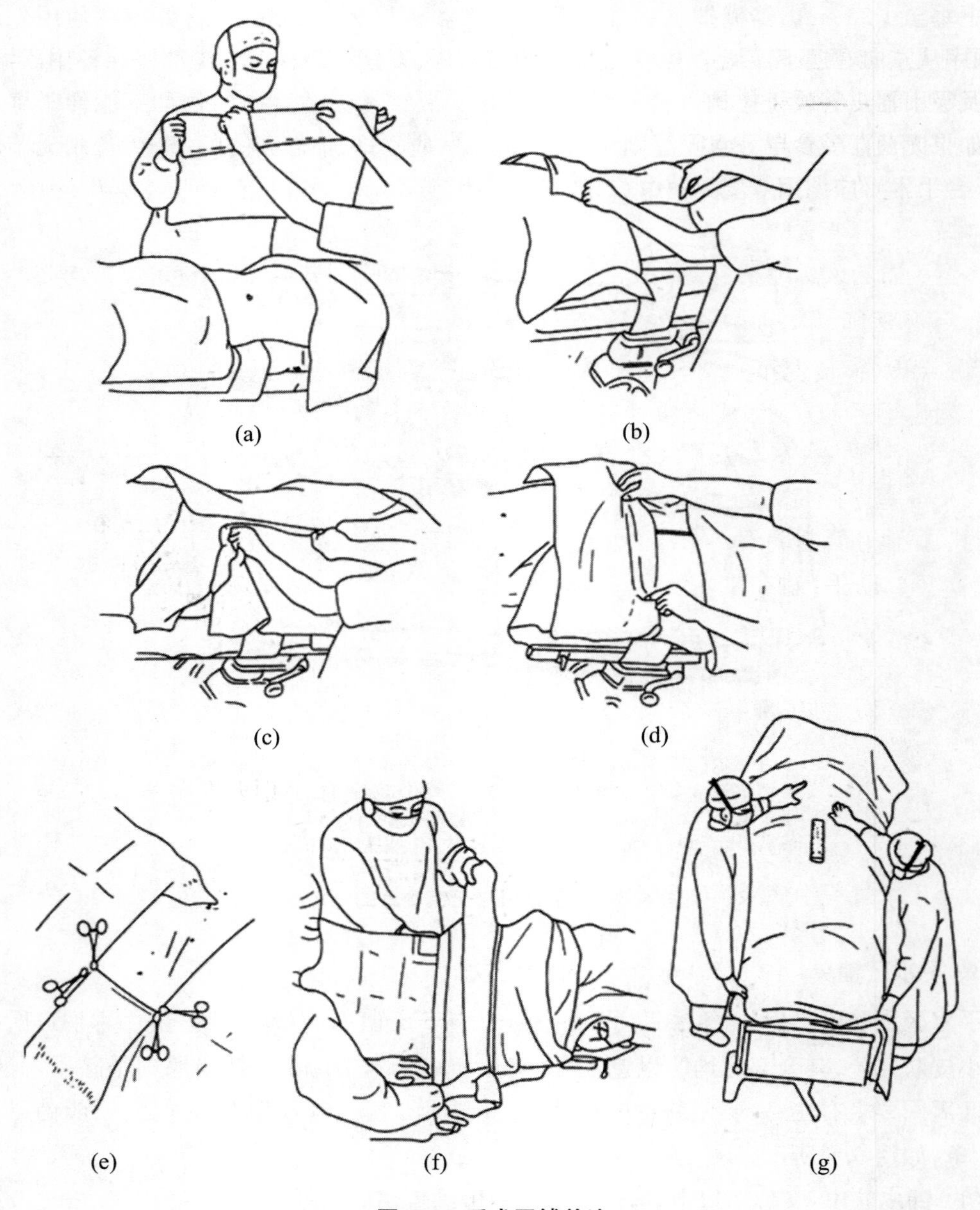

图 6.6　手术区铺单法

(2) 铺手术中单：将两块无菌中单分别铺于切口的上、下方，铺巾者需注意避免自己的手或手指触及未消毒物品。

(3) 铺手术洞单：将有孔洞的剖腹大单正对切口，短端向头部、长端向下肢，先向上方再向下方分别展开，展开时手卷在剖腹单里面，以免被污染。要求短端盖住麻醉架，长端盖住器械托盘，两侧和足端应垂下超过手术床边30 cm。已铺下的无菌单只能由手术区向外拉，不可向内移动，可用组织钳予以固定。

二、手术配合

手术是集体智慧和劳动的集中体现，手术人员必须有明确的分工和职责，但又需互相协同和配合才能安全顺利完成手术。手术中护士的配合可分为直接配合与间接配合两类。直接配合的护士直接参与手术，配合手术医师完成手术的全过程，被称为器械护士或洗手护士。间接配合的护士不直接参与手术操作的配合，而是被指派在固定的手术间内，与器械护士、手术医师、麻醉医师配合和完成手术，被称为巡回护士。

每台手术的人员配备包括手术医师、麻醉师、护士和其他工勤人员等。

1. 手术医师

(1) 手术者：负责并主持整个手术操作的全过程（切开、分离、止血、结扎和缝合）。除按术前计划执行手术方案和操作步骤等外，还应根据手术中的某些发现做出决定。手术者需站在手术操作最方便的位置，如腹部手术时站在病人的右侧。

(2) 第一助手：完成手术野皮肤的消毒和铺巾。站在手术者的对面，协助手术者进行止血、结扎、拭血和暴露手术野等各种操作，与手术者共同完成手术。

(3) 第二助手：站在手术者的左侧，帮助显露手术野、拉钩和剪线等，维持手术区的整洁。

若遇大手术或疑难手术，还可设立第三助手。其主要职责是拉钩，协助手术者充分暴露手术野，协同第二助手维护手术区整洁。各助手的位置可根据手术需要做临时调整。

2. 麻醉师

负责手术病人的麻醉、给药、监测及处理，保证手术顺利进行。协助巡回护士做好输液和输血等工作。随时观察和及时发现病人病情的变化，并通知手术者，配合抢救处理。认真记录整个手术过程中病人生命体征变化的数据。术毕，协同手术室人员将病人送回病房。

3. 器械护士

主要职责是负责手术全过程中所需器械、物品和敷料的供给，主动配合手术医师完成手术。手术中其工作范围只限于无菌区内，站在手术者对侧器械桌旁。其他工作还包括术前访视和术前准备等。

(1) 术前访视：术前一天访视病人，了解病情和病人的需求，根据手术种类和范围准备手术器械和敷料。

(2) 术前准备：术前 15～20 min洗手、穿无菌手术衣和戴无菌手套，做好无菌桌（器械桌）的整理和准备工作。检查各种器械和敷料等物品是否齐全完好。根据手术步骤及使用先后，将各种物品分类、顺序放置。协助医师做手术区皮肤消毒和铺手术单工作。

(3) 清点、核对用物：分别于手术前和术中关腹、关胸前及体腔关闭后缝合切口前与巡回护士共同准确清点各种器械、纱布、纱垫和缝针等的数目，核实后登记。术中需增减器械、缝针等用物时，必须反复核对清楚并记录。术毕再自行清点一次，以防异物遗留在手术区内导致严重后果。

(4) 正确传递用物：手术过程中按常规及术中情况向手术医师传递器械、纱布、纱垫和缝针等手术用物，做到主动迅速、准确无误。传递时，均以器械柄端轻击手术者伸出的手掌，注意手术的刀锋朝上；弯钳、弯剪之类应将弯曲部向上；弯针应以持针器夹住中后 1/3 交界处；缝线用无菌巾保护好。传递针线时，应事先将线头拉出 6～9 cm，防止线脱出。

(5) 保持器械和用物整洁：保持手术野、器械托盘及器械桌的整洁、干燥和无菌物品的无菌状态。器械用毕后及时取回擦净，做到“快递、快收”。随时整理器械及用物，排放整齐。随时清理缝线残端，防止带入创腔。吸引器头每次使用后需用盐水吸洗，以免血液凝固堵塞管腔。暂时不用的器械可放在器械台一角；用于不洁部位如肠道的器械要分开放置，以防污染扩散。

(6) 配合抢救：密切注意手术进展，若病人出现大出血、心搏骤停等意外时，应沉着冷静、果断，及时与巡回护士联系，尽快备好抢救用品，积极配合医师抢救。

(7) 留取标本：保留手术中采集的各种标本，如胆汁、脓液，穿刺抽吸或切除的任何组织(液)或标本等，妥善放于器械台角上；术后面交术者。

(8) 包扎和固定：术毕协助医师处理、包扎伤口，固定好各种引流物。

(9) 整理用物：术后处理手术器械、用物并协助整理手术间。

4. 巡回护士

主要任务是在台下负责手术全过程中物品、器械、布类和敷料的准备和供给，主动配合手术和麻醉，根据手术需要，协助完成输液、输血及手术台特殊物品、药品的供给。按整体护理要求护理病人。其工作范围是在无菌区以外，在病人、手术人员、麻醉师及其他人员之间巡回。具体工作如下所示。

(1) 术前物品准备：检查手术间内各种药物、物品是否备齐，电源、吸引装置和供氧系统等固定设备是否安全有效。认真检查器械的性能，调试好术中需用的特殊仪器如电钻、电凝器(刀)等。调节好适宜的室温及光线，准备无菌桌，创造最佳的手术环境及条件。

(2) 核对病人：热情接待手术病人，按手术通知单仔细核对床号、姓名、性别、年龄、住院号、手术名称、手术部位、术前用药、手术同意书和手术间。点收随病人带至手术室的病历、X线片和药品等。检查病人术前皮肤准备及个人卫生状况，饰物、义齿及贵重物品等是否取下。验证病人血型、交叉试验结果，做好输血准备。给病人戴好帽子，为病人开通静脉并输液。

(3) 安置体位：根据麻醉要求安置病人体位并注意看护，必要时用约束带，以防坠床。麻醉后，再按照手术要求摆放体位，正确固定好手术体位，确保病人舒适安全。若需使用高频电刀，电极板应放平整并与病人肌肉丰富部位全面接触，以防灼伤。病人意识清楚时应给予解释和安慰，消除其恐惧、紧张心理，取得合作。

(4) 协助手术准备：帮助手术人员穿手术衣，安排各类人员就位。暴露病人手术区、协助手术者消毒。调整好照明光源、接好电刀、电凝器及吸引器等。

(5) 清点核对：详细清点、登记手术台上的器械、敷料等数目，于术前、术中关闭体腔前及切口缝合前，与器械护士共同清点、核对，以防遗留。

(6) 手术中的配合：手术过程中应在岗尽职，注意手术进展情况，随时调整灯光，供应术中所需物品。密切观察病情变化，保证输血、输液径路通畅。术中用药、输血应 2 人核对，用有可能导致过敏的药物前应核对病历，紧急情况下执行口头医嘱时要复诵一遍。充分估计可能发生的意外，做好急救准备，主动配合抢救。用过的各种药物空瓶、储血袋，应保留在指定位置，待手术后统一处理。

(7) 保持手术间整洁安静：根据手术需要及时补充不足的物品。监督手术人员严格执行无菌操作技术，若见违反，及时予以纠正。关心手术人员，及时解决问题。

(8) 手术毕安置病人和整理手术间：手术完毕，协助手术者包扎伤口和妥善固定各种引流管道，并注意病人的保暖。向护送人员清点病人携带的物品。整理手术间，物归原处，进行日常的清扫和空气消毒等。

（徐其林）

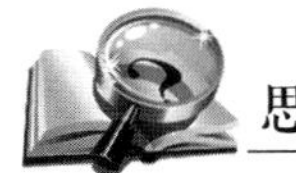

思考题

1. 手术中需穿无菌衣、戴无菌手套的无菌区域是哪些？
2. 器械护士与巡回护士的工作职责有何不同？

第七章　外科感染病人的护理

学习要点

1. 外科感染的特点及分类、病因、病理生理、临床表现、治疗原则。
2. 全身性感染的分类、病因及临床表现与诊断、治疗原则。
3. 常见浅部软组织化脓性感染的临床表现、辅助检查手段、治疗原则及护理措施。
4. 破伤风的病因、病理生理及临床表现。
5. 破伤风的治疗原则、常见的护理问题及护理措施。

第一节　概　　述

感染通常指病原体侵入人体，破坏集体防御功能，在一定的部位滞留与繁殖产生毒素，引起机体组织产生一系列局部或全身性的炎症反应，病原体包括病毒、细菌、真菌与寄生虫等。外科感染是指需要外科手术治疗的感染，包括创伤、手术、烧伤等并发的感染。

外科感染的特点：① 多数为几种细菌引起的混合感染，少数在感染早期为单一细菌所致，以后发展为几种细菌的混合感染。② 大部分患者有明显而突出的局部症状和体征。③ 感染常局限于局部，发展后会导致化脓、坏死，使组织遭到破坏，最终形成瘢痕组织而影响局部功能。

一、病因和分类

(一) 分类

外科感染的致病微生物（以下简称致病菌）种类较多，可侵入人体不同部位的组织、器官而引起多种病变。临床可从致病菌种类、病变性质或病变进程过程进行分类。

1. 按致病菌种类和病变性质分类

（1）非特异性感染：又称化脓性或一般性感染，占外科感染的大多数。常见致病菌有金黄色葡萄球菌、溶血性链球菌、大肠埃希菌、变形杆菌和铜绿假单胞菌（绿脓杆菌）等。感染可由一种或几种致病菌共同导致，一般先有急性炎症反应，进而可导致局部化浓，如疖、痈、手部感染、淋巴结炎、乳腺炎、阑尾炎和腹膜炎等。另外手术后感染多属此类。

(2) 特异性感染：是指由一些特殊的病菌、真菌等引起的感染。如结核杆菌、破伤风杆菌、产气荚膜杆菌、白色念珠菌、新型隐球菌等。不同的病菌可分别引起比较独特的病理变化过程。

2. 按病变进程分类

(1) 急性感染：病变以急性炎症为主，病程多在 3 周以内。

(2) 慢性感染：病程持续超过 2 个月的感染。

(3) 亚急性感染：病程介于急性与慢性感染之间。

3. 按发生条件分类

伤口直接污染造成的感染称原发性感染；在伤口愈合过程中发生的感染称继发性感染。病原体由体表或外界环境侵入人体造成的感染为外源性感染；由原存体内的病原体引起的感染称内源性感染。还可按发生条件分类，如条件性(机会性)感染、二重感染(菌群交替症)、医院内感染等。

(二)病因

引起外科感染的病原微生物主要是细菌。致病菌污染组织是感染发生的首要条件，但以下两个因素也和感染是否发生密切相关。

1. 病原菌的致病因素

主要取决于致病菌的毒力和数量。毒力越强，数量越多，感染发生的可能性就越大。其毒力主要表现在对组织的侵袭能力和病原菌产生毒素的能力。

2. 机体的易感性

与局部组织结构、血液循环、局部创伤严重程度及全身抵抗力有关，是外科感染是否发生的又一个重要因素。局部皮肤黏膜病变或缺损可使其屏障功能和完整性受损，管腔堵塞、内容物瘀滞、压力升高可引起局部组织血流障碍，二者均能导致局部组织抵抗力下降，易致致病菌的侵入和繁殖，诱发感染。长时期大量使用糖皮质激素、慢性疾病、严重营养不良、肿瘤患者的放疗或化疗，均可使全身抵抗力下降，诱发感染。

二、病理生理

1. 感染后的炎症反应

局部组织损伤后，致病菌侵入组织并繁殖，产生多种酶与毒素。激活凝血、补体、激肽系统和巨噬细胞等，导致炎症介质生成；组织释放的组胺、激肽和血管活性物质等引起血管扩张与通透性增加，白细胞与吞噬细胞进入感染部位发生吞噬作用。渗出液中的抗体与细菌表面的抗原结合，激活补体，参与炎症反应。炎症反应是使入侵的微生物局限化并最终清除，同时引起局部组织红、肿、热、痛等炎症的特征性表现。部分炎症介质、细胞因子和毒素等还可进入血液，引起体温升高、血白细胞计数增加等全身反应。

2. 感染的转归

感染的病程演变受致病菌毒力、局部抵抗力、全身免疫力及治疗措施等诸多因素影响。

(1) 炎症局限：当人体抵抗力占优势、治疗及时或有效时，炎症即被局限、吸收或形成局部脓肿。若局部形成小脓肿，可自行吸收；而较大的脓肿可破溃或经手术切开排脓后，转为修复过程，感染部位逐渐长出肉芽组织、形成瘢痕而痊愈。

(2) 炎症扩散：致病菌毒性大、数量多和(或)宿主抵抗力低下时，感染难以控制并向感染灶周围或经淋巴、血液途径迅速扩散，导致全身感染，如脓毒症或菌血症，严重时可危及生命。

(3) 转为慢性感染：当人体抵抗力与致病菌毒性处于相持状态，感染灶可被局限。但其内仍有致病菌；组织炎症持续存在，局部由于中性颗粒细胞浸润减少而成纤维细胞和纤维细胞增加，形成慢性感染。一旦人体抵抗力下降，致病菌可再次繁殖，慢性感染又重新变为急性感染。

三、临床表现

1. 局部表现

红、肿、热、痛、功能障碍是非特异性感染的五大典型症状，但各种症状的程度和范围可随感染的部位、轻重和病程而不同，早期感染范围小或位置较深时，局部症状可不明显；晚期感染范围大或部位浅时，局部症状十分明显。慢性感染可有溃疡、窦道、亦可局部红肿、肿块或硬结，但疼痛和触痛大多不明显。体表感染形成脓肿后，触之有波动感。深度组织感染者局部症状不明显；其器官感染时，可出现该器官受损的相应症状，如胆道感染或肝脓肿时，患者可出现腹痛和黄疸。

2. 全身症状

全身症状随感染轻重等因素而表现不一。轻者可无全身表现；较重感染者可出现发热、头痛、腰背痛、精神不济、焦虑不安、乏力、纳差、出汗、心悸等一系列全身不适症状；严重感染者可出现代谢紊乱、营养不良、贫血甚至并发感染性休克和多器官系统功能障碍。

3. 特异性表现

特异性感染的患者可因致病菌不同而出现各自特殊的症状和体征。如破伤风患者可表现为肌肉直性痉挛；气性坏疽和其他产气菌引起的蜂窝织炎可出现皮下捻发音等。

四、辅助检查

1. 实验室检查

白细胞计数、中性粒细胞比例增加，当白细胞计数大于 12×10^9/L 或小于 4×10^9/L 或发现未成熟的白细胞时，常提示感染加重。表浅感染灶可取脓液或病灶渗出液作涂片或细菌培养以鉴定致病菌。较深的感染灶，可经穿刺取得脓液。全身性感染时，可取血、尿或痰做涂片检查、进行细菌培养和药物敏感试验，必要时重复培养。

2. 影像学检查

X 线摄片、CT、MRI、超声波等影像学检查有助于深部脏器及组织感染的诊断，如肝脓肿、肺脓肿、脓胸、膈下脓肿、盆腔脓肿等。

五、治疗原则

局部治疗与全身性治疗并重。消除感染因素和毒性物质（脓液、坏死组织等），积极控制感染，增强人体抗感染和组织修复能力。

（一）局部处理

1. 非手术治疗

（1）患部制动：避免局部受压，有利于炎症局限和消退。肢体感染者，抬高患肢，必要时加以固定。

（2）局部用药：浅表的急性感染在未形成脓肿阶段可选用中、西药，如消肿散、鱼石脂软膏、芙蓉膏外敷或 50%的硫酸镁溶液湿敷，以促进局部血液循环、肿胀消退和感染局限。

（3）理疗：超短波、红外射线或湿敷法等可以改善血液循环，促进炎症吸收、消退或局限。

2. 手术治疗

包括脓肿切开引流和严重感染者的切除。部分感染者尚未形成脓肿，但局部炎症严重、全身中毒明显者，做局部切开减压，引流渗出物，以减轻局部和全身症状，避免感染扩散。深部脓肿可在 B 超、X 线引导下做穿刺引流。

（二）全身治疗

1. 支持治疗

保证休息；提供富含能量、蛋白质和维生素的饮食，补充水分和电解质，以维持体液平衡和营养状态；明显摄入不足者，可提供肠内或肠外营养支持；严重贫血、低蛋白血症或白细胞减少者，适当输血或补充血液成分。

2. 抗菌药物治疗

严格掌握应用指征，对轻症感染，可不使用抗生素；使用窄谱抗生素有效的，就不用广谱抗生素；单独使用有效的就不要联合用药，以免二次感染；对严重感染或脓毒症（菌血症）应早期、足量、联合、经静脉输入抗生素。根据细菌学检查及药物敏感试验结果调整抗生素种类，检测药物毒性。

3. 其他

体温过高时，可用物理降温或给予镇静退热的中、西药；体温过高时应注意保暖。疼痛剧烈者，适时应用止痛剂。

第二节 全身性外科感染

全身化脓性感染是指致病菌侵入人体血液循环，生长繁殖，产生毒素，引起严重的全身感染症状或中毒症状。

一、病因及分类

(一) 病因

全身性外科感染常继发于严重创伤后的感染和各种化脓性感染，常见的致病菌是金黄色葡萄球菌和革兰氏染色阴性杆菌。胃肠外全营养时留置在深静脉内的导管也是引起败血症的原因之一。在使用广谱抗生素治疗严重感染的过程中，也有发生真菌性败血症的危险。病原微生物自伤口或体内感染病灶侵入血液引起的急性全身性感染。

(二) 分类

随着对感染病理生理的进一步认识，国际上通常将全身性感染分为两种：脓毒症和菌血症。脓毒症是伴有全身炎性表现，如体温、循环、呼吸等明显改变的外科感染的统称。菌血症则指血中培养出致病菌且又有明显的临床感染症状，但不包括短暂的一过性菌血症。

二、临床表现

全身性外科感染均由致病菌大量入血繁殖产生毒素所致，起病急骤，发展快，病情重；全身症状明显，如高热，体温可高达 40～41 ℃，且呼吸急促，脉搏加快，尚有头痛、头晕、关节疼痛、食欲不振、恶心、呕吐、腹胀、大汗、贫血，甚至神智淡漠、烦躁、谵妄或昏迷；肝、脾肿大，严重时出现黄疸，皮下瘀血或出血；白细胞（20～30）$\times 10^9$/L 以上，中性粒细胞增多，核左移，出现中毒颗粒；如病人抵抗力减弱时，白细胞计数可降低。病情发展严重时可出现感染性休克。

三、辅助检查

实验室检查可发现血液白细胞升高，可达（20～30）$\times 10^9$/L，中性粒细胞升高；严重时可降低，核左移，幼稚型增多，出现中毒颗粒。尿液中可出现尿蛋白及红细胞。病人寒战、发热时采血进行细菌或真菌培养可发现致病菌，并可进行药物敏感试验。

四、治疗原则

(1) 局部治疗:及早切开,保持引流通畅,有的需行原发感染病灶切除术。

(2) 抗生素的应用:可根据细菌培养,选用广谱抗生素,用量要大,时间要长些,应在临床症状好转、体温下降、局部病源控制 1～2 周后停药。

(3) 一般支持疗法:卧床休息,高热量饮食,多种维生素的应用,少量多次输新鲜血液。

(4) 对症处理:降温、镇静,补液纠正电解质与酸碱平衡,必要时应用激素。

第三节　浅部软组织急性化脓性感染

一、疖和痈

(一) 疾病概述

1. 疖

疖是一个毛囊及其所属皮脂腺的急性化脓性感染,常扩展到皮下组织。致病菌大多金黄色葡萄球菌和表皮葡萄球菌。人体皮肤的毛囊和皮脂腺通常都有细菌的摩擦和刺激,都可导致疖的发生。疖常发生于毛囊和皮脂丰富的部位,如颈、头、面部、背部、腋部、腹股沟部及会阴部,如图 7.1 所示。

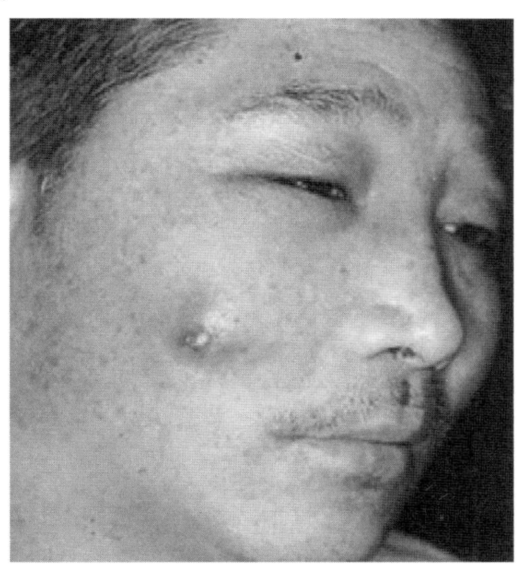

图 7.1　疖

2. 痈

痈是多个相邻的毛囊及其所属皮脂腺或汗腺的急性化脓性感染，或由多个疖融合而成。致病菌为金黄色葡萄球菌。由于皮肤厚，感染只能沿阻力较弱的皮下脂肪柱蔓延至皮下组织，沿着深筋膜向四周扩散，侵及附近的许多脂肪术，再向上传入毛囊群而形成具有多个"脓头"的痈。常见于成年人尤其是糖尿病及免疫力低下的病人，如图7.2所示。

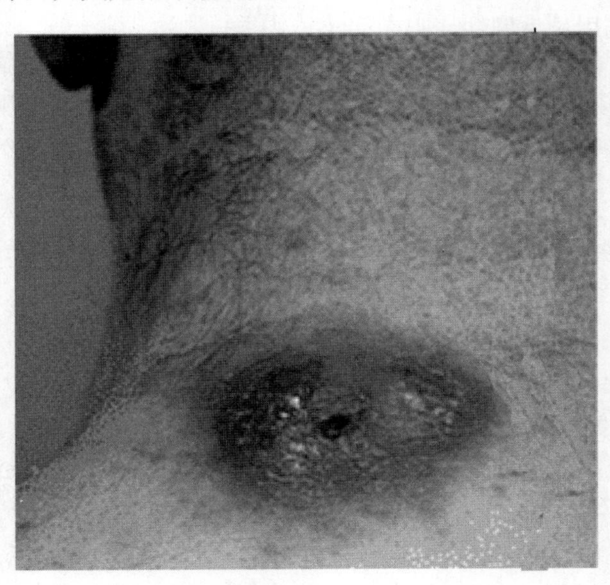

图7.2 痈

(二)临床表现

1. 疖

最初局部出现红、肿、痛的小结节，以后逐渐肿大，呈锥形隆起。数日后，结节中央因组织坏死而变软，出现黄白色小脓栓；红、肿、痛范围扩大。再数日后，脓栓脱落，排出脓液，炎症便逐渐消失而愈。疖一般无明显的全身症状。面部发生的疖，特别是所谓"危险三角区"的上唇周围和鼻部疖，如被挤压或挑刺，感染容易沿内眦静脉和眼静脉进入颅内的海绵状静脉窦，引起化脓性海绵状静脉窦炎，出现延及眼部及其周围组织的进行性红肿和硬结，伴疼痛和压痛，并有头痛、寒战、高热甚至昏迷等，病情十分严重，死亡率很高。

2. 痈

痈呈一片稍隆起的紫红色浸润区，质地坚韧，界限不清，在中央部的表面有多个脓栓，破溃后呈蜂窝状。以后，中央部逐渐坏死、溶解、塌陷，像"火山口"，其内含有脓液和大量坏死组织。痈易向四周和深部发展，周围呈浸润性水肿，局部淋巴结有肿大和疼痛。除有局部剧痛外，病人多有明显的全身症状，如畏寒、发热、食欲不佳、白细胞计数增加等。痈不仅局部病变比疖重，且易并发全身性化脓性感染。唇痈容易引起颅内的海绵静脉窦炎，危险性更大。

（三）治疗原则

局部处理包括保护感染部位，适当限制活动或加以固定，以免感染范围扩大。用理疗与外用药物，促进炎症消退或局限成脓；脓液形成后及时手术切开引流，排除脓液。

1. 疖

早期红肿阶段选用热敷、超短波、红外线等理疗措施，或敷贴鱼石脂软膏；局部化脓时及早排脓，疖顶见脓点或有波动感时用石炭酸点涂脓点，或用针头、刀尖将脓栓剔出，禁忌挤压。糖尿病者给予降糖药物或胰岛素等相应治疗措施。

2. 痈

(1) 全身治疗病人应适当休息和加强营养。必要时用镇痛剂。可选用磺胺甲唑加甲氧嘧啶或青霉素、红霉素等抗菌药物。如有糖尿病，应根据病情同时给予胰岛素及控制饮食等治疗。

(2) 局部处理初期红肿阶段，治疗与疖同。如红肿范围大，中央部坏死组织多，或全身症状严重，应做手术治疗，但唇痈不宜采用。一般用"＋"字或"＋＋"字形切口，有时亦可作"|||"形。切口的长度要超出炎症范围少许，深达筋膜，尽量剪去所有坏死组织，伤口内用纱布或碘仿纱布填塞止血。

（四）主要护理诊断/问题

(1) 疼痛　与感染炎性产物刺激神经末梢有关。

(2) 体温过高　与感染有关。

(3) 营养失调：低于机体需要量　与高代谢和营养摄入不足有关。

(4) 潜在并发症　水电解质和酸碱平衡失调、感染性休克。

（五）护理目标

病人的疼痛能够缓解；局部症状逐渐减轻或消失；体温逐渐恢复正常；没有全身性感染或并发症的发生。

（六）护理措施

1. 防止感染扩散

(1) 保持疖、痈周围皮肤清洁、干燥、完整，以防止感染扩散；观察并记录痈的范围，局部皮肤颜色、温度及脓液性状改变等。对痈表面已破溃或脓肿切开引流者，在严格无菌操作下及时换药并更换敷料，清除坏死组织和脓液。

(2) 促进局部血循环，疖初期按医嘱给予中西药外敷或理疗，促进炎症消退。

(3) 促进创口愈合，做排脓或脓肿切开引流者，及时清洁创面并换药，保持敷料干燥，促进创口愈合。

(4) 合理应用抗生素，按医嘱及时、合理予以抗生素。

(5) 维持正常体温。高热病人予以物理降温，必要时按医嘱给予退热药物。鼓励病人多饮水，必要时按医嘱予以静脉输液并监测24 h出入量。对大汗病人应做好相应的皮肤护理。

(6) 休息和营养：注意休息，加强营养，鼓励摄入含丰富蛋白质、能量及维生素的饮食，提高机体免疫力。

2. 预防颅内化脓性海绵状静脉窦炎、脓毒血症

(1) 避免挤压未成熟的疖，尤其是“危险三角区”的疖，以免感染扩散引起颅内化脓性海绵状静脉窦炎。

(2) 注意观察，注意病人有无寒战、发热、头痛、呕吐及意识障碍等颅内化脓性感染征象；注意有无血白细胞计数增加、血液细菌培养阳性等全身化脓性感染征象；若发现异常，及时报告医师处理。

（七）护理评价

病人疼痛是否减轻；局部症状是否消失；体温是否恢复正常；有无并发症或感染病灶发生，能否被及时发现和处理。

二、急性蜂窝织炎

（一）疾病概述

急性蜂窝组织炎的致病菌主要是溶血性链球菌，其次为金黄色葡萄球菌，亦可为厌氧性细菌。急性蜂窝组织炎是皮下、筋膜下、肌间隙或深部蜂窝组织的一种急性弥漫性化脓性感染。其特点是病变不易局限，扩散迅速，与正常组织无明显界限。炎症可由皮肤或软组织损伤后感染引起，亦可由局部化脓性感染灶直接扩散经淋巴、血流传播而发生。

（二）临床表现

表浅急性蜂窝织炎，局部明显红肿、剧痛，并向四周迅速扩大，病变区与正常皮肤无明显分界。病变中央部位常因缺血发生坏死。深部急性蜂窝织炎，局部红肿多不明显，常只有局部水肿和深部压痛，但病情严重，全身症状剧烈，有高热、寒战、头痛、全身无力、白细胞计数增加等。口底、颌下和颈部的急性蜂窝织炎，可发生喉头水肿和压迫气管，引起呼吸困难，甚至窒息；由厌氧性链球菌、拟杆菌和多种肠道杆菌所引起的蜂窝织炎，又称捻发音性蜂窝织炎，可发生在被肠道或泌尿道内容物所污染的会阴部、腹部伤口，局部可检出捻发音，蜂窝组织和筋膜有坏死，且伴有进行性皮肤坏死，脓液恶臭，全身症状严重。

（三）治疗原则

1. 局部处理

急性蜂窝织炎早期一般性蜂窝织炎，敷贴金黄散、玉露散等，若病变进展，形成脓肿应切开引流；口底及颌下急性蜂窝织炎应及早切开减压，以防喉头水肿、压迫气管。注意改善病人全身状态，高热时行物理降温；进食困难者输液维持营养和体液平衡；呼吸急促时给予氧气或辅助通气等。

2. 全身治疗

严重感染或发生全身化脓性感染时，积极处理感染病灶，加强抗感染治疗，并给予全身支持治疗和对症处理。

（四）主要护理诊断/问题

（1）疼痛　与感染炎性产物刺激神经末梢有关。

（2）体温过高　与感染有关。

（3）营养失调：低于机体需要量　与高代谢和营养摄入不足有关。

（4）潜在并发症　水电解质和酸碱平衡失调、感染性休克。

（五）护理目标

病人的疼痛能够缓解；局部症状逐渐减轻或消失；体温逐渐恢复正常；没有全身性感染或并发症的发生。

（六）护理措施

参照疖痈的护理。

（七）护理评价

病人疼痛是否减轻；局部症状是否消失；体温是否恢复正常；有无并发症或感染病灶发生，能否被及时发现和处理。

三、急性淋巴管炎和淋巴结炎

（一）疾病概述

急性淋巴管炎是指病菌经破损的皮肤、黏膜，或其他感染灶侵入淋巴管，引起淋巴管及其周围组织的急性炎症。急性淋巴管炎波及周围淋巴结时，即是急性淋巴结炎。致病菌主要有乙型溶血性链球菌、金黄色葡萄球菌等。急性淋巴管炎分为网状淋巴管炎（丹毒）和管状淋巴管炎两种。

（二）临床表现

1. 急性淋巴管炎

（1）丹毒：丹毒的好发部位为下肢和面部。起病急，病人常有头痛、畏寒、发热。局部表现为片状红疹，颜色鲜红，边缘清楚，并略隆起。手指轻压可使红色消退，但在压力除去后，红色即很快恢复。红肿区有时可发生水泡。局部有烧灼样痛。附近淋巴结常肿大、足癣或血丝虫感染可引起下肢丹毒的反复发作,有时可导致淋巴水肿,甚至发展为象皮肿。

(2) 管状淋巴管炎:皮下浅层淋巴管炎,表现为伤口近侧表皮下有一条或多条"红线",质硬有压痛;皮下深层淋巴管炎无"红线",但可出现肿胀。两种淋巴管炎都可出现全身症状。

2. 急性淋巴结炎

轻者仅有局部肿大、触痛,多能自愈;重者可有多个淋巴结肿大,融合成块,表面皮肤发红发热,并伴有全身症状。

(三) 治疗原则

主要是对原发病灶的处理,全身应用有效抗生素,抬高患肢,局部用50%的硫酸镁湿敷、理疗,以促使炎症消退。急性淋巴结炎一旦形成脓肿则要切开引流。丹毒有接触传染性,应予以接触隔离。

常见护理诊断和护理措施见疖、痈的护理。

第四节 破伤风

破伤风是由破伤风梭菌经皮肤或黏膜伤口侵入人体,在缺氧环境下生长繁殖,产生毒素而引起阵发性肌肉痉挛的特异性感染。常继发于各种创伤后,亦可发生于不洁条件下分娩的产妇和新生儿。

一、病因

破伤风杆菌是厌氧菌,属条件致病菌,病菌只有在无氧的条件下或伤口较深并合伴有有氧菌感染的情况下易生长繁殖。破伤风杆菌多生长在泥土及铁锈中,所以在伤口较深且沾染泥土或被铁锈类铁器扎伤时均应注射破伤风抗毒素。如果只是蹭破表皮而已,伤口不深,只要做好适当的清创,不必注射破伤风抗毒素。或用些消毒药水如红药水外擦一下就可以了。如果创面已干燥,没有渗出液,可不必再擦拭。

二、病理生理

破伤风梭菌是一种革兰染色阳性的厌氧性芽孢杆菌,广泛存在于泥土和人畜粪便中。破伤风杆菌必须通过皮肤或黏膜的伤口侵入,并在缺氧的伤口局部生长繁殖,产生两种外毒素:一种是痉挛毒素,对神经有特殊亲和力,作用于脊髓前角细胞或神经肌肉终板,而引起特征性的全身横纹肌持续性收缩或阵发性痉挛;另一种是溶血毒素,可引起局部组织坏死和心肌损害。因此,破伤风是一种毒血症。

三、临床表现

(一) 症状

1. 潜伏期

长短不一,往往与曾经是否接受过预防注射、创伤的性质和部位及伤口的处理等因素有关。潜伏期通常 7～8 天,但也有仅24 h或长达几个月或数年。

2. 前驱期

乏力,头晕,头痛,咀嚼无力,反射亢进,烦躁不安,局部疼痛,肌肉牵拉,抽搐及强直,下颌紧张,张口不便。

3. 发作期

肌肉持续性收缩。最初是咀嚼肌,以后的顺序是脸面、颈项、背、腹、四肢,最后是膈肌、肋间肌。典型表现为肌肉持续性强直收缩及阵发性抽搐,最初出现咀嚼不便,咀嚼肌紧张。疼痛性强直,张口困难,苦笑面容,吞咽困难,颈项强直,角弓反张,呼吸困难,紧张,甚至窒息。

(二) 体征

对声、光震动、饮水、注射可诱发阵发性痉挛。患者神志始终清楚,感觉也无异常。一般无高热。

(三) 并发症

强烈肌痉挛可致肌肉断裂,甚至骨折。膀胱括约肌痉挛可引起尿潴留。持续呼吸肌群和膈肌痉挛可致呼吸骤停,甚至窒息。肌痉挛及大量出汗可致水电解质、酸碱平衡失调,严重者可发生心力衰竭。

四、辅助检查

伤口分泌物培养可得到破伤风杆菌。

五、治疗原则

(1) 清除毒素来源:清除伤口内的异物和坏死组织,并用 3%的过氧化氢或 1∶5 000 的高锰酸钾溶液冲洗和湿敷,伤口敞开。同时肌内注射青霉素 120 万 U,可抑制破伤风梭菌。有的伤口已愈,不再需要处理伤口。

(2) 中和游离毒素:注射破伤风抗毒血清,用前先做过敏试验。TAT 10 万～20 万 U,或 5 万 U 加入 5%的葡萄糖溶液 500～1 000 mL 静滴。以后每日肌注 5 000～10 000 U,直至症状好转。用前必须皮试,伤口周围也可注射 5 000～10 000 U,必要时鞘内注射,人体破伤风免疫球蛋白也可应用,免于皮试。

(3) 控制、解除肌肉强直性收缩:可用冬眠灵或苯巴比妥钠、10%水合氯醛、安定、杜冷丁等;抽搐严重时可用硫喷妥钠液体静注。有呼吸困难时应用预防性气管切开,切开后应加强护理,及时吸痰。

(4) 防治并发症。

六、主要护理诊断/问题

(1) 窒息　与喉头呼吸肌持续性痉挛和黏痰堵塞气管有关。

(2) 肺部感染　与喉头痉挛、呼吸道不畅、支气管分泌物淤积、长期卧床有关。

(3) 有体液不足的危险　与反复痉挛、大量出汗有关。

七、护理目标

病人保持呼吸通畅;没有肺部感染发生;保持病人水电解质和酸碱平衡。

八、护理措施

(1) 一般护理:隔离病室,专人护理,安静、避光、轻声等尽量减少一切刺激,在护理治疗中的操作尽量集中,并在应用解痉剂之后进行。

(2) 严格执行解除隔离制度。所有器械、敷料专用,使用后予以灭菌处理,用后的敷料需焚烧。病人排泄物需经消毒后再处理。

(3) 加强基础护理、口腔护理、皮肤护理、心理护理和防外伤等。必要时加用约束带,以防止痉挛发作时病人坠床和自我伤害;抽搐时,应用合适的牙垫,防止舌咬伤。

(4) 保持呼吸道通畅,吸出呼吸道内分泌物,防止堵塞,注意喉痉挛,准备好或施行气管切开。

(5) 密切观察病情,根据病情定时测生命体征等。病人抽搐发作时,观察、记录发作的次数、时间、症状。

(6) 支持疗法的护理,给患者以高热量、高维生素的流食或半流食,可用鼻饲或输液等。

九、护理评价

病人是否出现呼吸不畅、喉头水肿甚至窒息;有无肺部感染发生;是否出现体液失衡。

十、健康教育

(1) 出现下列情况应及时到医院就诊,注射破伤风抗毒素:任何较深而窄的外伤切口,如木刺、锈钉刺伤；伤口虽浅，但沾染了人畜粪便；医院外未经消毒处理的急产或流产；陈旧性异物摘除术前。

(2) 对破伤风知识的教育，防止损伤及伤后正确处理，对新生儿实行新法接生等。

(3) 预防：自动免疫，按计划免疫注射破伤风类毒素，使机体自行产生抗体达到预防的目的。被动免疫，注射破伤风抗毒血清，一般伤后 12 h 内注射 1 500 U(1 mL)，成人、儿童剂量相同，如就医较晚或伤口污染严重则剂量加倍，必要时 2～3 天后可重复注射。注射前需做过敏试验，只有阴性者一次全量皮下或肌内注射，如过敏试验阳性要脱敏注射。

（王文栋）

思考题

1.【案例分析】

患者，38 岁，男性，农民，因“肌肉强直性抽搐及阵发性抽搐 1 天”入院。患者 8 天前因在田间劳动时不慎被工具刺伤脚部，伤口小而深，未予清创处理，伤口自然止血，一天前出现肌肉强直性痉挛及阵发性抽搐症状，病人神志清楚、大汗，面部表情呈“苦笑”面容。今就诊于我院，予收入院治疗。T 39.4 ℃，P 128 次/min，R 24 次/min，BP 120/80 mmHg，病人神志清晰，典型表现肌肉持续性强直收缩及阵发性抽搐，面部表情呈“苦笑”面容；血常规示白细胞计数增高。伤口分泌物检查：破伤风杆菌。

请问：

(1) 该病人存在的最主要的护理诊断/护理问题是什么？

(2) 应采取哪些护理措施？

2. 破伤风病人的一般护理措施有哪些？

3. 局部病灶感染后有哪些典型的临床表现？

第八章　损伤病人的护理

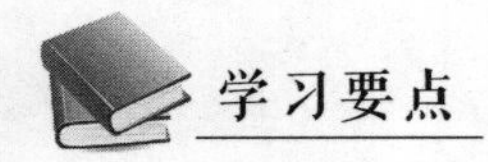

1. 创伤的概念、分类、病理生理、修复过程、临床表现及处理原则。
2. 烧伤的病理生理过程、伤情评估与临床表现。
3. 烧伤病人的现场抢救和处理原则。
4. 创伤、烧伤病人的护理措施。

第一节　创　　伤

创伤是指机械性致伤因素作用于机体，引起组织结构完整性破坏或功能障碍，是临床最常见的一种损伤。

一、病因和分类

1. 按受伤部位分类

可分为颅脑、颌面部、颈部、胸(背)部、腰腹部、骨盆和四肢损伤等。

2. 按受伤组织分类

可分为软组织、骨骼或内脏器官损伤等。

3. 按皮肤完整性分类

(1) 闭合性损伤:损伤后皮肤黏膜保持完整，包括挫伤、扭伤、挤压伤、震荡伤、关节脱位和半脱位等。

(2) 开放性损伤:损伤部位皮肤或黏膜有破损，包括擦伤、刺伤、切割伤、撕裂伤等。

二、病理生理

创伤后机体在局部和全身两方面可发生一系列病理变化，以维持机体自身内环境稳定，严重创伤性反应超过机体调节功能时，可损害机体本身。

1. 局部反应

创伤的局部反应是由于组织结构破坏，或细胞变性坏死、微循环障碍、异物入侵及异物存留所致。局部变化是在多种细胞因子参与下所发生的创伤性炎症增生和组织修复过程。局部反应轻重与致伤因素的种类、作用时间、组织损害程度和是否有异物存留有关。创伤发生时，由于局部组织细胞损伤较重，多存在邻近组织细胞严重变性坏死。如果伤口有污染、异物存留、局部微循环障碍、缺血、化学物质生成而造成的继发性损伤，会使局部炎症反应更为严重，血管通透性及渗出、局部炎症细胞浸润更为显著，炎症持续时间可能更长，对全身的影响将更大。局部炎症特异性的防御反应，有利于清除坏死组织、杀灭细菌及组织修复。

2. 全身性反应

全身性反应是因受到严重创伤时，机体受刺激所引起的非特异性应激反应，为维持自身稳定所必需。损伤后受伤组织发生炎症，局部充血、渗出。渗出过程中，纤维蛋白原转变为纤维蛋白，可充填组织损伤裂隙和作为细胞增生的网架。中性粒细胞经过趋化、吞噬作用，可清除组织内的细菌，单核细胞转变为巨噬细胞后吞噬组织中的坏死组织碎片、异物颗粒。故一般情况下的创伤性炎症有利于创伤修复，但有时不利于创伤愈合。

3. 组织修复

创伤修复是由伤后增生的细胞和细胞间质充填、连接或代替缺损组织。

修复过程分为纤维蛋白充填（局部炎症性渗出，伤口内形成纤维蛋白网）、细胞增生与成纤维细胞构成肉芽组织，再合成胶原纤维，同时上皮细胞增生覆盖，使伤口塑形（肉芽组织退化变成以胶原纤维为主的瘢痕组织，再吸收软化）。创伤愈合分为两种：

（1）一期愈合（又称原发愈合）：组织修复以同类细胞为主，仅含少量纤维，组织充填好，伤口愈合快，功能良好。

（2）二期愈合（又称瘢痕愈合）：组织修复以纤维组织为主，影响结构和功能恢复，创口较大，创缘不齐，主要通过肉芽组织增生和伤口收缩，应采取恰当措施，创造条件，争取达到一期愈合。

三、临床表现

因创伤的原因、部位、程度等不同，临床表现各异。此节介绍常见创伤的共性表现。

（一）局部表现

1. 疼痛

其程度与创伤部位、性质、范围、炎症反应强弱有关。伤处活动时疼痛减轻。2～3天后疼痛逐渐缓解，如持续存在，甚至加重，表示可能并发感染。

2. 肿胀

疏松和血管丰富的部位，肿胀尤为明显。严重肿胀可致局部组织或远端肢体血供障碍。

3. 功能障碍

因解剖结构破坏、疼痛或炎症反应所致。

4. 伤口或创面

是开放性创伤特有的征象。按伤口清洁度可分为以下三类。

(1) 清洁伤口：通常指无菌手术切口，也包括经清创术处理的无明显污染的创伤伤口。

(2) 污染伤口：指有细菌污染，但未构成感染的伤口。适用于清创术。

(3) 感染伤口：伤口有脓液、渗出液及坏死组织等，周围组织红肿。

5. 伤口并发症

影响伤口愈合甚至威胁生命的主要并发症有伤口出血、伤口感染、伤口裂开。

(二) 全身表现

1. 发热

创伤出血或组织坏死分解产物吸收以及外科术后均可发生吸收热症引起的发热，体温一般在 38 ℃左右。如发生脑损伤或继发感染，病人将出现高热。

2. 生命体征变化

创伤后释放的炎症介质及疼痛、精神紧张、血容量减少和心率增加，血压稍高或下降，呼吸加深加快等变化。

3. 其他

因失血、失液，病人有口渴、尿少、疲倦、失眠等症状。妇女可出现月经异常。

四、辅助检查

1. 实验室检查

血常规和红细胞比容可判断失血或感染情况；尿常规可提示肾损伤和糖尿病；血电解质和血气分析可了解水、电解质、酸碱平衡失调状况。其他血生化检查有助于了解肝肾功能状况。

2. 穿刺和导管检查

各种穿刺技术有较可靠的诊断价值，如胸腹腔穿刺可用于胸部脏器受损破裂情况；放置导尿管或膀胱灌洗可诊断尿道、膀胱损伤；留置导尿管可观察尿量，作为补充液体、观察休克变化的参考；监测中心静脉压可辅助判断血容量和心功能。

3. 影像学检查

X 线平片可证实骨折、气胸、肺实变、气腹等；超声检查可诊断胸腔积血及肝脾包膜内破裂；CT 检查可辅助诊断颅脑损伤和某些腹部实质性器官损伤；MRI 有助于诊断颅脑、脊柱、脊髓等损伤。

五、治疗原则

1. 闭合性损伤

若无内脏合并伤、出血、血管或神经受压，多不需特殊处理；有骨折、脱位者，宜及时复位，并妥善固定，逐步进行功能锻炼；若有颅内血肿、内脏破裂等，应紧急手术。

2. 开放性损伤

大多数开放性损伤需要手术处理，以修复断裂的组织。根据伤口的情况选择不同的方法。

(1) 清洁伤口：可直接缝合。

(2) 污染伤口：开放性创伤早期为污染伤口，采用清创术将污染伤口变为清洁伤口，为组织愈合创造良好条件。清创时间越早越好，伤后 6～8 h为宜，此时一般可达一期缝合。若伤口污染较重或超过12 h后处理，清创后放置引流条并行延期缝合。

(3) 感染伤口：已发生感染，应先引流，再更换敷料。

六、护理评估

1. 健康史

详细询问受伤史，了解致伤原因、部位、时间，受伤当时和伤后的情况；何种治疗，既往健康状况，有无药物过敏史等。致伤原因不同，造成的损伤类型也不同。

2. 身体状况

密切观察病人的全身状况，如神志、面色、生命体征、尿量及尿色改变并详细记录。通过体检、化验、各种穿刺术、必要的特殊检查了解病人的情况。

3. 辅助检查

了解各项实验室相关检查和血流动力学检测结果，有利于判断病情和制订护理计划。

4. 心理-社会状况

了解病人的心理反应、病人及家属对疾病的态度和家庭经济状况。

七、主要护理诊断/问题

(1) 疼痛　与损伤刺激神经末梢、炎性物质刺激细胞壁，致通透性增加，引起组织水肿有关。

(2) 组织完整性受损　与开放性伤口、皮肤的防御和保护功能受损等有关。

(3) 体液不足　与组织出血、体液丢失或液体补充不足有关。

(4) 焦虑或恐惧　与创伤刺激或伤口的视觉刺激、忧虑伤残等因素有关。

(5) 潜在并发症　休克、挤压综合征、多器官功能不全综合征、伤口或其他部位感染。

八、护理目标

病人疼痛得到缓解或消失；伤口未发生感染，组织逐渐修复；水、电解质、酸碱平衡得以维持，代谢稳定；能正确面对创伤事件，焦虑、恐惧感减轻或消失。

九、护理措施

（一）急救护理

妥善的现场急救是挽救病人生命的重要保证，并与病人预后密切相关。在紧急情况下先处理危及病人生命的紧急问题。健全阶梯式的救治系统，做到轻伤就地治疗，中度伤收医院，重伤经急救后及时送往大医院或创伤中心进行专科处理。救治工作原则：保存生命第一，恢复功能第二，顾全解剖完整性第三。

(1) 抢救生命：优先处理危及生命的紧急情况，如心搏骤停、窒息、活动性大出血等，防止再次受伤。

(2) 判断伤情：经紧急处理后，迅速进行全面、简略且有重点的检查，注意有无异常情况，并做出相应处理。

(3) 呼吸支持：维持呼吸道通畅，立即清理口腔异物、使用通气道、加压面罩等。

(4) 迅速有效止血：根据条件，以无菌或清洁的敷料包扎伤口。用压迫法、肢体加止血带或器械迅速控制伤口大出血。使用止血带止血时，要注意正确的缚扎部位、方法，一般每隔1 h放松 1 次止血带，避免引起肢体缺血性坏死。

(5) 恢复有效循环血量：积极抗休克，主要是止痛、有效止血和扩容。立即开放 2～3 条静脉输液通路。

(6) 严密包扎、封闭体腔伤口：颅脑、胸部、腹部伤应用无菌敷料或干净布料包扎开放的胸壁伤口，用敷料或器具保护由腹腔脱出的内脏。熟练掌握绷带包扎技术。

(7) 迅速、平稳、安全地转运病人。

（二）软组织闭合性创伤的护理

(1) 观察病情：对伤情较重者要注意观察局部症状、体征的发展，密切观察生命体征。注意有无深部组织器官损伤；对挤压伤病人应观察尿量、尿色、尿比重，注意是否发生急性肾衰竭。伤情较重者卧床休息，其体位应利于呼吸和促进伤处静脉回流。

(2) 局部制动：抬高患肢 15°～30°以减轻肿胀和疼痛。伤处先行复位，再选用固定方法制动，以缓解疼痛，利于修复。

(3) 配合局部治疗：小范围软组织创伤后早期局部冷敷，以减少渗血，促进吸收和炎症消退。血肿较大者，应在无菌操作下穿刺抽液。促进功能恢复，病情稳定后，配合应用理疗、按摩和功能锻炼。

(三) 软组织开放性创伤的护理

(1) 术前准备:做好备皮、药物过敏试验、配血、输液、局部X线摄片,在抗休克的同时积极准备手术止血。

(2) 配合医师进行清创手术:对污染伤口进行清洁处理,防止感染。

(四) 深部组织或器官损伤的护理

疑有颅脑、胸部、腹部和骨关节等任何部位的损伤,除了处理局部,还要兼顾其对心、肺、肾、脑等重要器官功能的监测,采取相应的措施防治休克和多器官功能障碍,最大限度地降低病人死亡率。

十、护理评价

病人疼痛是否被有效控制,能否配合治疗;伤口处理是否妥当,有无感染发生;内环境是否平衡,有无脱水、电解质及酸碱紊乱发生;机体结构和功能是否完整统一,有无并发症发生。

第二节　烧　　伤

烧伤是指由于热力所引起的组织损伤的统称,包括由火焰、热力、光源、化学腐蚀剂、放射线等因素所致的损伤。

一、病理生理过程

根据烧伤后的病理生理反应及临床特点,一般将烧伤的临床过程分为三期,但并非所有烧伤病人都经过该三期,三期之间可互相重叠和影响。

1. 急性渗出期

烧伤后迅速发生的反应为体液渗出和各类炎症介质的释放。小面积浅度烧伤,体液渗出量有限,主要表现为局部水肿;烧伤面积大而深者,由于体液的渗出量大,机体不足以代偿迅速发生的体液缺失时,致有效循环血量明显下降,可发生休克。烧伤后的体液渗出可自伤后数分钟开始,2～3 h最快,8 h达高峰,12～36 h减缓,48 h后趋于稳定并开始回吸收。因此,烧伤后48 h内,最大的危险是发生低血容量性休克,故又称此期为休克期。

2. 急性感染期

烧伤后皮肤完整性和生理屏障被损坏。创面的坏死组织和富含蛋白质的渗出液成为致病菌的良好培养基;在深度烧伤区的周围还因血栓形成导致局部组织发生缺血和代谢障碍,使机体抗感染因子如白细胞、抗体和抗感染药物难以达到创面而不利于控制细菌的繁殖；加之严重烧伤后，机体防御能力降低，对致病菌的易感染性增加，通常在休克的同时即可并发局部和全身性感染。

烧伤面积越大、越深，程度越严重，感染的机会也越多、越重，并且感染的危险将持续至创面完全愈合。深度烧伤形成的凝固性坏死及焦痂，至伤后2～3周可进入广泛的组织溶解期，此阶段为并发全身性感染的另一峰期。在创面处理不当或病人抗感染能力极低的情况下，大量致病菌可侵入临近的非烧伤组织引起侵入性感染，创面表现晦暗、污秽、腐烂，出现褐色、绿色坏死斑，并有臭味，即使细菌未侵入血液，也可致死，称为烧伤创面脓毒症。

3. 修复期

创面修复过程在创面出现炎症改变后不久就开始。Ⅰ度烧伤：生发层存在，再生能力强，3～7天痊愈，脱屑，无瘢痕；浅Ⅱ度烧伤：2周左右痊愈，不遗留瘢痕；深Ⅱ度烧伤：3～4周愈合，可产生瘢痕；Ⅲ度烧伤或严重的深Ⅱ度烧伤：因皮肤及其附件已全部烧毁，无上皮再生的来源，创面的纤维化修复不可避免，形成瘢痕或挛缩，导致肢体畸形和功能障碍。

二、伤情判断与临床表现

（一）烧伤面积估计

1. 中国九分法

根据实测人体体表面积而获得的估计方法，适用于较大面积烧伤的评估。将全身体表面积划分为11个9%的等份，另加1%，构成100%。即头颈部＝1×9%；双上肢＝2×9%；躯干＝3×9%；双下肢＝5×9%＋1%；共为＝11×9%＋1%，如图8.1所示。可简记为：3、3、3（头、面、颈），5、6、7（双上肢），13、13、1（躯干、会阴），5、7、13、21（臀、双下肢）。

儿童头大、下肢短，估计烧伤面积时应予以注意，可按下列简易公式计算，如图8.2所示。头颈部面积%＝9%＋（12－年龄）%；双下肢面积%＝49%－（12－年龄）%。

2. 手掌估计法

不论性别、年龄，五指并拢后的手掌面积约为体表面积的1%，如图8.3所示，此法简易，常用于小面积的估计，辅助九分法评估烧伤面积。

（二）烧伤深度估计

1. Ⅰ度烧伤

又称红斑烧伤，仅伤及表皮浅层。表现为皮肤红斑，轻度红肿，干燥无水疱，局部温度微高，2～3天内症状消退。

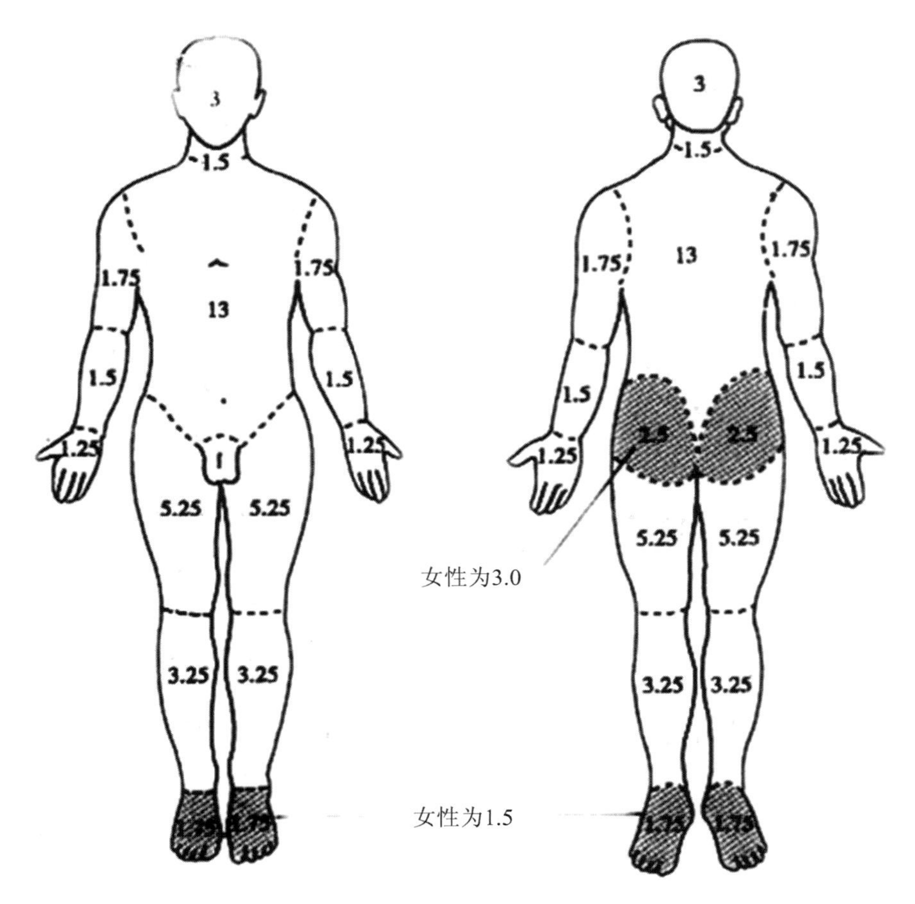

图 8.1　成年人各部位体表面积(%)的计算

(以成年男性为标准,成年女性双足及臀部各为 6%)

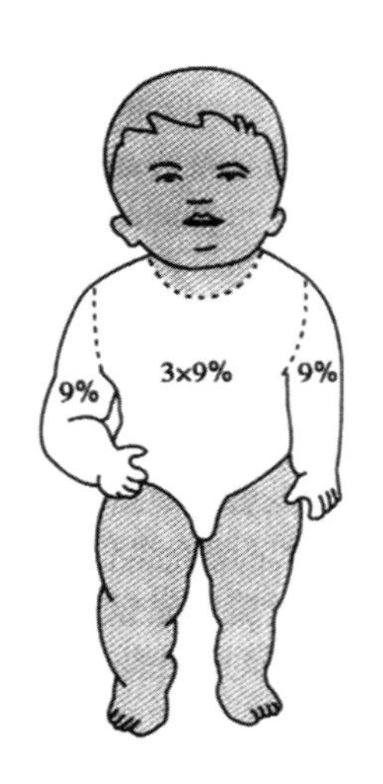

图 8.2　儿童各部位体表面积(%)的计算

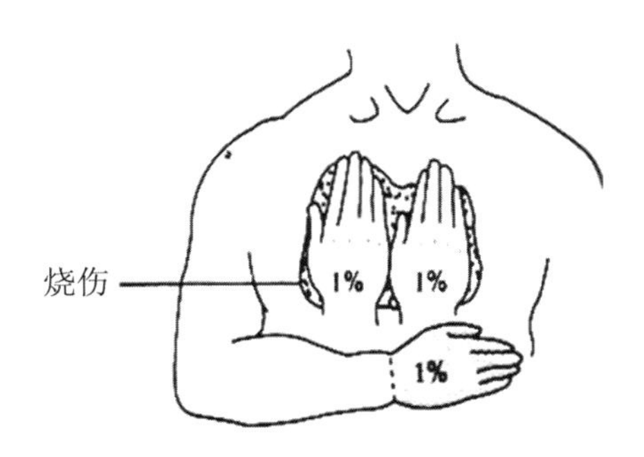

图 8.3　手掌估计法

2. 浅Ⅱ度烧伤

伤及表皮的生发层甚至真皮乳头层，有大小不一的水疱形成，泡壁较薄、内含黄色澄清液体，去疱皮后，创面基底潮红、湿润、水肿，感觉过敏，局部温度增高。

3. 深Ⅱ度烧伤

伤及皮肤真皮层，表皮下积薄液或水疱较小，疱壁较厚，去疱皮后，创面稍湿，基底苍白与潮红相间，痛觉迟钝，有拔毛痛，局部温度略低。3～4周愈合，有瘢痕。

4. Ⅲ度烧伤

伤及皮肤全层，可达皮下、肌或骨骼。创面无水疱，无弹性，干燥如皮革样或呈蜡白、焦黄色甚至炭化成焦痂，痂下水肿，痂下创面可见树枝状栓塞的血管。

5. 吸入性烧伤

头面、颈、口鼻周围常有深度烧伤的表现，鼻毛烧伤，口鼻有黑色分泌物；有呼吸道刺激症状，咳出炭末样痰，声音嘶哑，呼吸困难，肺部可闻及哮鸣音。

(三) 全身表现

小面积烧伤后无全身症状；严重烧伤后不久心输出量即有明显下降，表现为面色苍白、呼吸急促、脉搏细数、皮肤湿冷、尿量减少等低血容量性休克的症状；部分大面积烧伤病人可出现体温升高等反应。

(四) 烧伤程度判断

目前国际上无通用的分类标准，国内对烧伤程度的分类多依据烧伤面积和烧伤深度进行综合性评估。

(1) 轻度烧伤：总面积在9%以下的Ⅱ度烧伤。

(2) 中度烧伤：总面积在10%～29%之间的Ⅱ度烧伤，或Ⅲ度烧伤面积不足10%。

(3) 重度烧伤：烧伤总面积达30%～49%；或Ⅲ度烧伤面积达10%～19%；或虽然Ⅱ度、Ⅲ度烧伤面积不足上述比例，但有下列情况之一者：发生休克等严重并发症；吸入性烧伤；复合伤。

(4) 特重烧伤：烧伤总面积达50%以上，或Ⅲ度烧伤面积在20%以上。

三、治疗原则

(一) 现场急救

1. 迅速脱离热源

将伤员救离火源现场后，迅速脱去着火衣物，立即卧倒就地慢慢滚动，或扑盖灭火，或用水浇灭，切勿惊慌乱跑、呼喊或用手扑打，以免火借风势燃烧更旺和引起呼吸道烧伤，或引起双手烧伤。

2. 保护创面

将创面用清洁的被单、衣物等简单包裹，以免污染和再损伤，也不要用有颜色的外用药，以免影响以后对烧伤深度的估计。

3. 保持呼吸道通畅

呼吸道受刺激后可很快出现喉头水肿引起窒息，要严密观察，做好气管切开准备。胸部的环行深度烧伤也可限制呼吸，要注意及时切痂松解。

4. 其他救治措施

对于轻度烧伤患者可给以口服含盐饮液，较大面积或大面积烧伤患者应及早给以静脉补液；烧伤患者都有较剧烈的疼痛并烦躁不安，应给以安慰和鼓励，使其情绪稳定、安静合作；酌情使用镇痛剂（如杜冷丁）。

（二）防治休克

此为休克期护理要点，主要以补液维持有效血容量。成人浅度烧伤面积小于15%，小儿小于10%（非头部烧伤），可口服烧伤饮料补充液体的丢失，一般不需静脉补液；大面积烧伤患者必须采用静脉补液，根据烧伤的面积做出输液计划。

1. 补液总量

（1）伤后第一个24 h：

第一个24 h补液量＝体重(kg)×烧伤面积×1.5＋2 000 mL

儿童系数为1.8，婴儿为2.0。补液总量的一般应在伤后8 h内输完。

（2）伤后第二个24 h：电解质液和胶体液为第一个24 h总量的一半，再加每日生理需要量2 000 mL。

2. 补液种类

晶体液首选平衡盐溶液，胶体液首选血浆，生理需要量一般用5%的葡萄糖溶液。中、重度烧伤病人晶体液和胶体液的比例为2∶1，特重度烧伤病人晶体液和胶体液的比例为1∶1。

（三）创面处理

1. 初期处理

创面初期处理，又称为烧伤清创术，目的是尽量清除创面污染。剔除创面部位及附近的毛发，修剪手指甲；以灭菌生理盐水冲洗创面，轻拭去表面黏附物，使创面清洁；正确处理水泡：浅Ⅱ度创面水泡小者可不予处理，大者可于底部剪破排空；深Ⅱ度创面水泡应剪除以防感染。Ⅲ度创面的残留表皮要尽量去除，外涂碘伏或磺胺嘧啶银，择期手术。

2. 处理方法

（1）包扎疗法：采用敷料对烧伤创面包扎封闭固定的方法。

（2）暴露疗法：将创面直接暴露于空气中，为创面局部提供一个凉爽、干燥、不利于细菌生长繁殖的环境，可预防与控制创面感染，对深度烧伤则可抑制焦痂液化与糜烂。

包扎疗法可以保护创面、防止外源性污染、吸收渗液，适用于面积小或四肢的浅Ⅱ度烧伤，但包扎后不利于观察创面变化。

暴露疗法可以随时观察创面变化、便于处理创面，适用于头面、会阴部烧伤及大面积烧伤或严重感染者，但可能有外源性污染或再损伤，所以两种方法应根据具体情况选择。

3. 植皮手术

植皮手术的常用植皮方法有以下三种。

(1) 自体皮片邮票移植术：将取下的自体皮根据需要处理成为各种大小、邮票状，移植于所需之处。

(2) 自体皮浆移植、异体皮覆盖术：将取下的自体皮处理为皮浆样，均匀移植于彻底清创后的创面上，再用大块异体皮覆盖。

(3) 瘢痕切除、自体皮移植术：一般多采用整张皮移植，以保证植皮处的良好功能。自体皮按所需形状和大小取下，移植于受皮区。

4. 防治感染

注意改善机体防御功能；正确处理烧伤创面；合理应用抗菌药物。

四、护理评估

1. 健康史

包括病人的一般情况、受伤史、既往史等。

2. 身体状况

评估烧伤创面的深度、面积、程度等。

3. 心理-社会状况

病人对突受打击的心理承受能力以及心理变化。

五、主要护理诊断/问题

(1) 有窒息的危险　与头面部、呼吸道或胸部等部位烧伤有关。

(2) 体液不足　与烧伤后大量体液自创面丢失、血容量减少有关。

(3) 皮肤完整性受损　与烧伤导致组织破坏有关。

(4) 自我形象紊乱　与烧伤后毁容、肢体残障及功能障碍有关。

(5) 营养失调：低于机体需要量　与烧伤后机体处于高分解状态和摄入不足有关。

(6) 潜在并发症　感染、应激性溃疡。

六、护理目标

病人呼吸平稳，无气急、发绀；病人血容量恢复，平稳度过休克期；生命体征平稳，尿量正常；病人烧伤创面得到有效处理，创面逐渐愈合；病人认同自我，情绪稳定，敢于面对伤后的自我形象，能逐渐适应生活及现状；能配合治疗及护理；病人营养状况得到改善，体重保持相对稳定；病人未发生并发症或并发症能被及时发现和处理。

七、护理措施

（一）维持有效呼吸

1. 保持呼吸道通畅

（1）及时清除口鼻和呼吸道分泌物：鼓励病人深呼吸、用力咳嗽及咳痰；对衰弱无力、咳痰困难、气道内分泌物多或呼吸道黏膜水肿、坏死组织脱落者，应及时经口鼻或气管插管或气管切开予以吸净。

（2）促进分泌物排出：对气道分泌物多者，定时帮助其翻身、叩背、改变体位，以利于分泌物排出。

（3）加强观察：当发现病人有刺激性咳嗽或咳黑痰、呼吸困难、呼吸频率增快、血氧饱和度下降、血氧分压下降等表现时，应积极做好气管切开或气管插管的准备。

2. 吸氧

中、重度呼吸道烧伤病人多有不同程度缺氧，一般用鼻导管或面罩给氧，氧浓度40%左右，氧流量4～5 L/min。合并一氧化碳中毒者可经鼻导管给高浓度氧或纯氧吸入，有条件者应积极采用高压氧治疗。

3. 加强气管插管或气管切开术后的护理

（1）严格无菌操作，正确进行气管内吸引。

（2）给予蒸气吸入、雾化吸入含有抗菌药物、糜蛋白酶的液体，保持呼吸道湿润，以控制呼吸道炎症及稀释痰液。

（二）补充液体、维持有效循环

1. 建立静脉输液通道

迅速建立2～3条能快速输液的静脉通道，保证各种液体及时输入，尽早恢复有效的循环血量。

2. 合理安排输液种类和速度

遵循“先晶后胶，先盐后糖，先快后慢”的输液原则，合理安排输液种类和速度。

3. 观察液体复苏效果

根据尿量、心率、末梢循环、精神状态及中心静脉压等判断液体复苏的效果。

（1）尿量：成人应维持在30～50 mL/h，一般小儿20 mL/h，吸入性烧伤或合并颅脑伤的病人，每小时尿量应维持在20 mL左右；若尿量过少，说明有效循环血量不足，应加快补液速度，反之则应减慢补液速度；如为血红蛋白尿或肌红蛋白尿时，应输入5%的碳酸氢钠溶液，以碱化尿液,防止肾小管阻塞而致急性肾衰竭。

(2) 若病人心率快、烦躁、口渴、皮肤弹性差等,提示液体量不足,应加快补液速度。

(3) 中心静脉压:有助于了解循环血量和右心功能,小于 0.49 kPa(5 cmH_2O)表示血容量不足,大于 1.47～1.96 kPa(15～20 cmH_2O)表示右心功能不良。

(三) 加强创面护理,促进愈合

1. 抬高肢体

肢体烧伤者,保持关节各部位尤其是手的功能位和髋关节外展位,适当进行局部肌锻炼。观察肢体末梢血液循环情况,如皮温和动脉搏动。

2. 保持敷料清洁和干燥

采用吸水性强的敷料,若敷料被渗液浸湿、污染或有异味应及时更换,包扎时压力均匀,达到要求的厚度和范围。身体大面积包扎者,夏季应预防中暑。

3. 适当约束肢体

极度烦躁或意识障碍者,适当予以肢体的约束,以防止无意抓伤。

4. 定时翻身

用翻身床定时为病人翻身,以避免创面因长时间受压而影响愈合。

5. 用药护理

定期做创面、血液及各种排泄物的细菌培养和药物敏感试验,合理应用广谱、高效抗菌药物及抗真菌药物,注意药物配伍,观察用药效果及不良反应。

6. 病室温度

接受暴露疗法病人的病室温度宜控制在 28～32 ℃,相对湿度为 50%～60%。

7. 特殊烧伤部位的护理

(1) 眼部烧伤:因眼睑水肿,眼不能睁开,渗出液不能及时排出,易造成结膜或角膜炎症,应及时用无菌棉签清除眼部分泌物,局部涂烧伤膏或用烧伤膏纱布覆盖加以保护,以保持局部湿润;眼睑闭合不全者,用油纱条覆盖、保护眼球;白天定时用氯霉素眼药水滴眼,晚上用红霉素眼膏封眼,防止发生眼内感染。

(2) 耳部烧伤:外耳道内烧伤时创面分泌物常引流不畅。应及时将流出的分泌物清理干净,并在外耳道入口处放置无菌干棉球并经常更换;耳周部烧伤应用无菌纱布铺垫,尽量避免侧卧和使耳廓受压,防止发生中耳炎或耳软骨炎。

(3) 鼻烧伤:及时清理鼻腔内分泌物及痂皮,鼻黏膜表面涂烧伤湿润膏以保持局部湿润,预防因干燥出血;合并感染者用庆大霉素等抗菌药液滴鼻。

(4) 口唇烧伤:因口唇肿胀外翻导致口腔黏膜外露者,应涂烧伤湿润膏或抗菌软膏,以保持局部湿润、使痂皮软化和防止感染。病人进食时早期用吸管吸食流质类饮食,进食后清洁口腔;经常用盐水或复方硼酸液等漱口或予以口腔护理。

(5) 会阴部烧伤:多采用湿润暴露疗法。剃净阴毛,清创后,在严格无菌操作下留置导尿管。床上用品均进行高压灭菌，创面分泌物多时应及时清理，保持创面干燥、清洁；用油纱隔开阴唇，防止因粘连而形成畸形愈合；每次大便时先在创面上涂一层药物，避免大便直接污染创面，大便结束、经冲洗消毒后再涂药；定时放尿，并每日用0.02%的呋喃西林冲洗膀胱、0.1%的苯扎溴铵溶液冲洗会阴，预防尿路及会阴部感染。

（四）心理护理

1. 耐心倾听

烧伤病人的心理压力尤为严重，特别担心因容貌和形体的改变而影响生活、工作和社交。故应耐心倾听病人对意外打击、损伤、手术刺激等的不良感受，对病人态度和蔼，给予真诚的安慰和劝导，取得病人的信任。

2. 耐心解释病情

说明手术治疗的必要性和安全性，使其了解病情、创面愈合和治疗的过程，并消除顾虑、积极合作。

3. 利用社会支持系统的力量

请有亲身经历和同样感受的康复者与病人交流，鼓励病人面对现实，乐观对待疾病，增强生活信念，树立战胜疾病的信心。动员亲朋好友对其安慰和交谈，鼓励病人通过参与社交活动和工作减轻心理压力、放松精神和促进康复。

（五）营养支持护理

由于烧伤后的超高代谢，机体需要大量的热量和各类营养素，以补偿消耗和用于组织修复。吸入性烧伤病人更因舌、面颊、会厌等黏膜水肿造成吞咽困难或误咽。通常采用鼻饲或肠外营养支持。

（1）饮食：指导病人进食清淡易消化饮食，少量多餐；口周烧伤者可用吸管吸入牛奶、菜汤、骨头汤等，由少到多，以后给予高蛋白、高热量、高维生素饮食。

（2）营养支持：经口摄入不足者，经鼻饲肠内营养剂或经肠外营养补充，以保证摄入足够的营养素，增强抗病能力。

（六）并发症的观察和护理

1. 感染

（1）严格消毒隔离制度：保持病室空气流通，定期进行病室空气消毒，每日用紫外线照射消毒2次；床单、被套均经高压蒸汽灭菌处理，其他室内物品每天用84消毒液擦拭消毒，便器用消毒液浸泡；接触新鲜创面时要戴无菌手套，接触另一烧伤病人创面时要更换手套或泡手，防止发生医院内交叉感染。

（2）加强观察和创面护理：① 若病人出现寒战、高热和脉搏加快，创面出现脓性分泌物、坏死和异味，外周血白细胞计数和中性粒细胞计数明显升高，应警惕是否并发感染。② 遵医嘱合理应用抗菌药物，根据血培养及药敏结果及时调整抗菌药。③ 及时交换创面敷料，保持创面清洁和干燥。

(3) 预防压疮:定时翻身,避免骨突部位因长时间受压而发生压疮。

(4) 加强营养支持护理:对应用肠内或肠外营养支持的病人,加强导管的固定和护理,保持鼻饲管通畅,避免因鼻饲管滑出而导致的误吸和吸入性肺炎,以及导管性感染或败血症。

2. 应激性溃疡

应激性溃疡(stress ulcer)指继发于严重烧伤、休克、多器官功能衰竭等严重应激反应的胃十二指肠黏膜急性溃疡和黏膜糜烂出血。若烧伤病人呕吐咖啡样物或呕血、柏油样大便或胃肠减压管内吸引出咖啡样液体或新鲜血,提示发生了应激性溃疡,应立即报告医生并协助处理。

(1) 胃肠减压:留置胃肠减压管,及时吸出胃内容物,经鼻胃管以冷冻生理盐水洗胃。

(2) 体位:平卧病人,嘱其呕吐时将头偏向一侧,以免误吸。

(3) 用药护理:遵医嘱静脉滴注雷尼替丁或奥美拉唑及生长抑素、前列腺素等,以抑制胃酸分泌,保护胃黏膜,防止应激性溃疡再出血。同时使用维生素 K 和氨甲苯酸等药物。

八、护理评价

(1) 病人呼吸是否正常,SpO_2 和 PaO_2 是否在正常范围内。

(2) 病人血容量是否恢复,生命体征是否稳定。

(3) 病人创面是否逐渐愈合。

(4) 病人情绪是否稳定,睡眠是否充足;是否能正确面对伤后自我形象的改变,逐渐适应外界环境及生活。

(5) 病人营养素摄入是否足够,营养状况是否得以维持或改善,体重变化情况。

(6) 病人是否发生消化道感染及其他并发症或并发症是否得到及时发现与处理。

九、健康教育

(1) 提供防火、灭火和自救等安全教育知识。

(2) 制订康复计划并予以指导。

① 早期康复锻炼:烧伤早期应采取舒适体位并维持各部位的功能位置,如颈部烧伤应取轻度过伸位,四肢烧伤应保持在微屈的伸直位,手部固定在半握拳姿势且手指间以油纱条隔离防止发生粘连;伤口愈合后应尽早下床活动,逐渐进行肢体及关节的活动锻炼。

② 出院康复锻炼:若病人患处或患肢疼痛,可以在水浴中进行主动和被动训练,以减轻疼痛并逐渐恢复功能;避免对瘢痕性创面的机械性刺激,如搔抓和局部摩擦等。

③ 鼓励病人在日常生活中尽量克服困难,做自己能做的事,增强参与家庭生活和社会活动的意识,恢复自信心,提高生活质量。

④ 对肢体功能障碍、严重挛缩或畸形病人,鼓励其和家属做整形手术和功能重建术的

心理准备，以尽早恢复形体和功能，早日回归社会。

（王文栋）

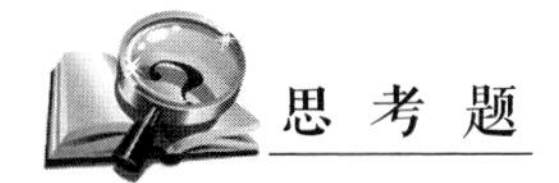

思考题

【案例分析】

张先生，24岁，体重80 kg，因被火焰烧伤2 h急诊入院。体格检查：脉搏114次/min，血压106/86 mmHg，神志清楚，烦躁，痛苦表情。面部、双上臂、前胸、腹部、双小腿布满大小不等的水泡，右股（大腿）有散在大小不等的水泡，范围共约3个手掌面积，局部剧痛，水泡破损处的基底部潮湿均匀发红，水肿明显。颈部轻度红肿，未起水泡，表面干燥。

请问：

(1) 烧伤深度及面积是多少？

(2) 休克期第一个24 h的补液总量，晶体液、胶体液及水分各为多少，液体如何分配？

第九章　肿瘤病人的护理

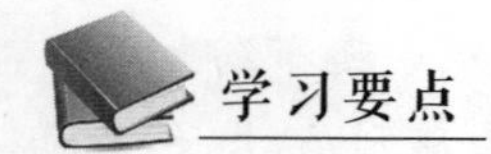

1. 肿瘤的概念、病因和分类及典型临床表现。
2. 肿瘤病人的处理原则和三级预防。
3. 肿瘤病人的护理措施。

肿瘤是正常细胞在不同始动与促进因素长期作用下所产生的增生与异常分化所形成的新生物。新生物一旦形成后，不因病因消除而停止增长。它不受机体生理调节正常生长，而是破坏正常组织与器官。肿瘤的发病率正在不断地上升，已经成为严重危害人类健康的常见疾病。

一、病因和分类

1. 肿瘤发病率增加的原因

(1) 环境致癌物增多。

(2) 人口老龄化。

(3) 肿瘤诊断水平的提高。

2. 肿瘤分类

(1) 良性肿瘤。

(2) 交界性肿瘤。

(3) 恶性肿瘤。

二、病理生理

良性肿瘤多为膨胀性生长，生长速度慢，病程长；恶性肿瘤主要呈浸润性生长，生长迅速，病程较短。恶性肿瘤的发生发展可分为癌前期、原位癌、浸润癌 3 个阶段。依据恶性肿瘤细胞的分化程度分为高分化、中分化和低分化(或未分化)3 类，或称Ⅰ、Ⅱ、Ⅲ级。高分化(Ⅰ级)细胞形态接近正常，恶性程度低；未分化(Ⅲ级)细胞核分裂较多，高度恶性，预后差；中分化(Ⅱ级)的恶性程度介于二者之间。恶性肿瘤易发生转移，可通过直接浸润、淋巴转移、血行转移和种植性转移等方式或途径产生广泛播散和损害。

恶性肿瘤的临床分期有助于制订合理的治疗方案、正确评价治疗效果、判断预后。国际抗癌联盟(UICC)提出了TNM分期法:“T”代表原发肿瘤,“N”为淋巴结,“M”为远处转移。根据肿块大小、浸润深度在字母后标以数字0～4,表示肿瘤的发展程度。1代表小,4代表大,0代表无;ML指有远处转移,M0是没有发生远处转移;若无法判断肿瘤体积则用Tx表示。根据TNM的不同组合,临床将之分为Ⅰ、Ⅱ、Ⅲ、Ⅳ期,各类肿瘤TNM分类的具体标准由各专业会议协定。

三、临床表现

(一)局部表现

(1) 肿块。

(2) 疼痛:良性肿瘤除直接压迫神经干外,一般无疼痛。恶性肿瘤晚期侵犯神经,疼痛比较明显,可出现局部刺痛、跳痛、隐痛、烧灼痛或放射痛,常常难以忍受,尤以夜间为重。

(3) 梗阻:肿瘤膨胀生长造成空腔脏器阻塞,可发生绞痛及相应的梗阻表现。

(4) 溃疡。

(5) 出血:恶性肿瘤生长过程中发生组织破溃或血管破裂可有出血,如呕血、黑便、血便、血尿、咯血等。

(6) 转移症状:当肿瘤转移至淋巴结,可有区域淋巴结肿大。发生骨转移时可有疼痛、病理性骨折等症状,肺转移有咳嗽、胸痛等。

(二)全身表现

良性、恶性肿瘤早期多无明显全身症状。恶性肿瘤中晚期病人常出现非特异性全身症状,如贫血、低热、乏力、消瘦等,发展至全身衰竭时可表现为恶病质。

四、辅助检查

1. 实验室检查

血、尿、粪的阳性结果常可提供诊断肿瘤的线索。

2. 影像学检查

利用X线透视、摄片、造影、体层扫描、超声波检查、放射性核素扫描、磁共振成像(MRI)等各种方法,可判断肿瘤的部位、形态、大小和性质。

3. 内镜检查

能直接观察病变,采取细胞和组织进行病理学检查,也可经内镜插管做造影检查,对于肿瘤的诊断具有重要价值。临床上常用的有支气管镜、胃镜、结肠镜、膀胱镜、腹腔镜、关节镜等。

4. 病理学检查

是目前确定肿瘤的直接而可靠的方法，包括细胞学检查与组织学检查两种。

五、治疗原则

良性肿瘤应完整手术切除，交界性肿瘤必须彻底手术切除，否则极易复发或恶性变。恶性肿瘤常伴浸润和转移，可根据病情采用手术治疗、化学药物治疗（化疗）、放射治疗（放疗）、生物治疗、内分泌治疗、中医中药治疗及心理治疗等综合疗法。

1. 手术治疗

早期手术切除是恶性肿瘤最主要和最有效的治疗方法。根据目的不同，手术可分为以下几种。

（1）预防性手术：切除癌前期病变的治疗。

（2）诊断性手术：经不同方式，如活检或探查术获取肿瘤组织标本并经病理学检查明确诊断后再进行相应的治疗。

（3）根治性手术：是手术治疗的目的，包括原发癌所在器官的部分或全部，连同周围正常组织和区域淋巴结整块切除。在根治范围基础上进一步扩大手术范围，适当切除附近器官及区域淋巴结，称为扩大根治术。

（4）复发或转移灶的手术治疗：对术后出现的肝、肺、脑的单个转移灶作切除治疗，仍可争取 5 年生存率，应持积极态度。

（5）姑息性手术：可以解除或减轻症状而非根治性手术，如晚期大肠癌伴肠梗阻时行肠造口术以减轻病人痛苦、延长生命。

2. 化学药物治疗

简称化疗，是一种应用特殊化学药物杀灭恶性肿瘤细胞或组织的治疗方法。对于中晚期肿瘤病人往往是综合治疗中的重要手段，某些肿瘤可因此获长期缓解。化疗药物可分为细胞毒素类（环磷酰胺）、抗代谢类（甲氨蝶呤）、抗生素类（阿霉素）、生物碱类（长春新碱）、激素类（他莫昔芬）等几种类型。一般通过静脉滴注、注射、口服、肌内注射、肿瘤内注射、腔内注射或动脉内灌注等途径提供。

3. 放射治疗

简称放疗，是利用放射线的电离辐射作用，破坏或杀灭肿瘤细胞，从而达到治疗目的的一种方法，是治疗恶性肿瘤的主要手段之一。放疗有外照射和内照射两种方法。各种肿瘤对放射线敏感度不一，分化程度越低、代谢越旺盛的癌细胞对放射线越敏感，治疗效果越好；反之，则治疗效果差，不宜选用。主要副作用是骨髓抑制、皮肤黏膜改变、胃肠道反应、疲劳、脱发等。

4. 生物治疗

应用生物学方法治疗肿瘤病人，改善宿主个体对肿瘤的应答反应及直接效应的治疗，包括免疫治疗和基因治疗。

5. 内分泌治疗

某些肿瘤的发生和发展与体内激素水平密切相关，可进行内分泌治疗，如增添激素或内分泌去势疗法等。

6. 预防

肿瘤是由环境、营养和饮食、遗传、病毒感染以及生活方式等多种因素相互作用而引起的疾病。约80%以上由环境因素所致，约1/3癌症可以得到预防，1/3癌症若能早期诊断是可以治疗的。因此，应在人群中广泛开展健康教育，加强卫生知识宣传，预防肿瘤发生和改善预后。癌症预防可分为三级。

(1) 一级预防：为病因预防，消除或减少可能致癌的因素，降低发病率。实现一级预防的措施在于保护环境，控制大气、水源、土壤等污染；改变不良的饮食习惯、生活方式，如戒烟、酒，多食新鲜蔬菜水果，忌食高盐、霉变食物；减少职业性暴露于致癌物，如石棉、苯、甲醛等；接种疫苗等。

(2) 二级预防：即早期发现、早期诊断、早期治疗，以提高生存率，降低死亡率。二级预防的主要手段是对无症状的自然人群进行以早期发现癌症为目的的普查工作。一般以某种肿瘤的高发区及高危人群为对象进行选择性筛查，可改善检出肿瘤病人的预后。

(3) 三级预防：是诊断和治疗后的康复，包括提高生存质量、减轻痛苦、延长生命。三级预防重在对症治疗，世界卫生组织提出了癌症三级止痛阶梯治疗方案，将有效改善晚期肿瘤病人的生存质量。

六、主要护理诊断/问题

(1) 焦虑 与担忧疾病预后和手术、放疗、化疗、在家庭和社会中的地位以及经济状况改变有关。

(2) 营养失调：低于机体需要量 与肿瘤所致高代谢状况、摄入减少、吸收障碍、化疗、放疗所致味觉改变、食欲下降、进食困难、恶心、呕吐等有关。

(3) 疼痛 与肿瘤生长侵及神经、肿瘤压迫及手术创伤有关。

(4) 知识缺乏 缺乏肿瘤防治、术后康复、放疗、化疗等知识。

(5) 潜在并发症 感染、出血、皮肤黏膜受损、静脉炎、静脉栓塞及脏器功能障碍。

七、护理目标

病人焦虑程度减轻；病人营养状况得以维持或改善；病人的疼痛得到有效控制；病人对肿瘤防治、手术、放疗、化疗、康复等方面知识基本了解；病人未发生并发症，或并发症被及时发现和处理。

八、护理措施

（一）心理护理

肿瘤病人在未确诊前常出现焦虑情绪，确诊之后产生一系列心理变化。包括震惊否认期、愤怒期、磋商期、抑郁期和接受期。

1. 震惊否认期

明确诊断后，病人一般比较震惊，表现为不言不语、知觉淡漠、眼神呆滞甚至晕厥，继之极力否认，希望诊断有误。这是病人面对疾病应激产生的保护性心理反应，但易导致治疗延误。

2. 愤怒期

病人不得不接受患癌的事实后，表现出恐慌、哭泣、愤怒、悲哀、烦躁、不满的情绪，部分病人为了发泄内心痛苦而拒绝治疗或迁怒于家人和医护人员，甚至出现冲动行为。

3. 磋商期

此期病人求生欲最强，会祈求奇迹出现。病人易接受他人的劝慰，有良好的遵医行为。

4. 抑郁期

由于病情加重，病人心情抑郁，感到无助和绝望，甚至有轻生念头。

5. 接受期

病人心境变得平和，通常不愿多说话。

（二）放疗的护理

1. 照射野护理

照射前做好定位标志，保持局部皮肤清洁、干燥、防破损；对照射野内的组织器官进行必要辅助治疗及护理，如头颈部病变特别是照射野通过口腔时，应做好口腔卫生，并拔除龋齿，对牙周炎或牙龈炎者也应采取相应治疗后再进行放射治疗。

2. 放射反应护理

（1）局部反应。

① 皮肤反应：放疗照射部位，常出现不同程度的皮肤损害，轻者出现红斑、灼痛、刺痒感、脱屑，重者出现充血、水肿、溃疡等反应。

护理：保护皮肤，选择宽松、柔软、吸湿性强的内衣；照射部位保持干燥，清洗时应轻柔，勿用力擦洗和使用肥皂；避免照射部位冷、热刺激和日光直射。促进皮肤反应修复，干反应涂0.2%薄荷淀粉或羊毛脂止痒，湿反应涂2%甲紫或氢化可的松霜，不必包扎。

② 黏膜反应：表现为充血、水肿、黏膜表面出现白点或白斑、出血点等。

护理：治疗期间加强局部清洁如口腔含漱、阴道冲洗、鼻咽用抗生素及润滑剂滴鼻等。

③ 照射器官反应：如口腔、胃肠道黏膜出血、水肿、坏死；膀胱照射后出现血尿；胸部照射后发生放射性肺纤维变等。

护理：治疗期间加强照射器官反应的病情观察，给予相应护理，反应严重时暂停放疗。

(2) 全身反应：放疗后病人常出现虚弱、乏力、头痛、厌食、恶心、呕吐等症状，应嘱病人照射前后30 min内禁食，可避免条件反射性厌食；照射后静卧30 min，鼓励多饮水，加强营养，补充大量B族维生素及维生素C，必要时按医嘱适当补充清蛋白、氨基酸、血浆等。监测体温和白细胞计数，若白细胞计数过低，应保护性隔离，遵医嘱给予升白细胞药物；若白细胞计数低于 3×10^9/L 或血小板降至 80×10^9/L 时，应暂停放疗。

(三) 化疗的护理

护士应了解化疗方案，熟悉化疗药物剂量、给药方法及毒副作用，做到按时、准确给药。化疗药物要现配现用，不可久置。推注过程中注意控制速度，并严密观察病人的反应，了解病人的不适主诉，准确记录出入量，并且做好各种毒性反应的护理。

1. 组织坏死和栓塞性静脉炎

对强刺激性药物如氮芥、阿霉素、长春新碱、丝裂霉素等，不慎注入皮下可引起组织坏死，甚至经久不愈。

(1) 预防组织坏死：应了解药物的刺激性，并熟练掌握穿刺和注射刺激性药物的技术。如药物不慎溢出需立即停止注药或输液，保留针头接注射器回抽后，注入解毒剂再拔针；皮下注入解毒剂；局部涂氢化可的松，冰敷24 h；报告医师并记录。

(2) 保护静脉：药物适当稀释以减轻对血管壁的刺激；长期治疗需制订静脉使用计划，左右臂交替使用，使损伤的静脉得以修复。如出现静脉炎则停止滴注，热敷、硫酸镁湿敷或理疗。

2. 胃肠道反应

化疗病人常出现恶心、呕吐、食欲减退等胃肠道反应，抗代谢药大剂量应用时可出现腹痛、腹泻，甚至黏膜坏死脱落、穿孔。要关心病人的进食情况，反应较重者可安排在晚饭后给药并加服镇静止吐药，避免影响病人进食，针刺对减轻恶心、呕吐有一定帮助。密切观察腹痛的性质和排便情况。

3. 骨髓抑制

由于抗肿瘤药物对骨髓的抑制，病人常有白细胞计数下降，血小板减少，多数药物对机体免疫功能也有影响。每周查血常规1～2次，当白细胞计数降至 4×10^9/L，血小板计数降至 8×10^9/L 时，需暂停给药；白细胞计数降至 1×10^9/L 时，需保护性隔离。

4. 口腔黏膜反应

抗代谢药特别是大剂量应用时，常因严重的口腔炎形成溃疡。保持口腔清洁，必要时做细菌培养及药物敏感试验，如合并真菌感染，用3%苏打水漱口，并用制霉菌素10万U/mL含漱。

5. 皮肤反应

甲氨蝶呤常引起不同程度的皮肤反应，表现为皮肤干燥，色素沉着，有时全身瘙痒，可用炉甘石洗剂止痒。

6. 脱发

因毛囊上皮生长迅速，对药物敏感。脱发常见于阿霉素、甲氨蝶呤、环磷酰胺的应用。可用头皮降温方法，于注药前 5～10 min，头部放置冰帽，注药后维持 30～40 min，可防止药物对毛囊的刺激。

九、护理评价

病人焦虑程度是否减轻；病人营养状况是否得以维持或改善；病人的疼痛是否得到有效控制；病人对肿瘤防治、手术、放疗、化疗、康复等方面知识是否基本了解。

（王文栋）

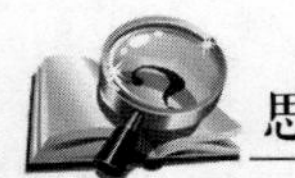

思 考 题

1. 简述良性肿瘤与恶性肿瘤的区别。
2. 简述防止放疗病人皮肤损伤的措施。
3. 简述化疗病人感染的预防。

第十章　颅脑疾病病人护理

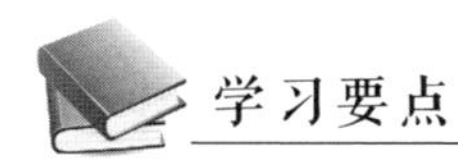

1. 颅内压增高护理措施、健康教育；脑疝病人的临床表现及急救护理。
2. 内压增高身体状况、辅助检查、心理及社会状况、治疗与效果、护理诊断。
3. 头皮损伤、颅骨骨折、脑损伤等病人的护理评估和护理措施。

第一节　颅内压增高症

一、护理评估

(一) 健康史

1. 病因

(1) 颅内容物体积增加：如脑组织损伤、炎症、缺血缺氧、中毒等导致脑水肿；脑脊液分泌和吸收失调导致脑积水；脑血流量持续增加，如颅内动静脉畸形和恶性高血压等；颅内占位性病变，如肿瘤、血肿、脓肿和脑寄生虫病等。

(2) 颅腔容量缩减：如狭颅畸形、颅底陷入症、颅骨异常增生症、向内生长的颅骨肿瘤、凹陷性颅骨骨折等使颅腔狭小。

2. 病理生理

(1) 与颅内压增高相关的因素。

① 年龄：婴幼儿及小儿颅缝未完全闭合，老年人脑组织萎缩，均可使颅腔的代偿能力增加，延缓病情的进展。

② 病变进展速度：病变进展速度越快，颅内压的调节能力越小，调节功能存在一临界点。越过该临界点以后，细微的容量增加即可引起颅内压骤然上升。

③ 病变部位：位于颅中线和颅后窝的病变，容易阻塞脑脊液循环通路；位于颅内大静脉附近的病变，容易阻塞颅内静脉的回流和脑脊液的吸收，两者均可导致颅内压增高。

④ 脑水肿程度：脑组织损伤、炎症、缺血缺氧、中毒、尿毒症及肝昏迷等导致脑水肿，使

脑组织体积增加，导致颅内压增高，并发生恶性循环。

(2) 颅内压增高的后果。

① 脑组织灌注不足：因调节颅内压，脑血流量减少，脑组织缺血缺氧，加重脑水肿，使颅内压更趋增高。当脑血流调节作用失效，颅内压接近平均动脉压时，脑灌注基本停止。

② 脑疝：是颅内压增高的严重并发症，即脑组织从压力高处向压力低处移位，压迫脑干、血管和神经而产生的一系列严重病变。小脑幕切迹疝(颞叶钩回疝)，是颞叶的海马回、钩回通过小脑幕裂孔向幕下移位。枕骨大孔疝(小脑扁桃体疝)是小脑扁桃体及延髓经枕骨大孔向椎管移位。

(二) 身体状况

(1) 头痛：是最早和最主要的症状，系脑膜血管和神经受刺激所致，多位于前额和两颞，以清晨和夜间为重，程度与颅内压成正变关系，以胀痛和撕裂样痛为多见，咳嗽、打喷嚏、用力、弯腰和低头时加重。

(2) 呕吐：常出现在剧烈头痛时，可伴有恶心，系迷走神经受刺激所致，喷射状，与进食无直接关系，但多见于餐后，呕吐后头痛可缓解。

(3) 视乳头水肿：重要的客观体征，因视神经受压、静脉回流受阻所致，表现为视神经乳头充血、水肿、边缘模糊不清、生理凹陷变浅或消失，视网膜静脉曲张等，严重者乳头周围可见火焰状出血。早期视力无明显障碍或仅有视野缩小，继而视力下降甚至失明。

头痛、呕吐、视乳头水肿三项合称为颅内压增高三主征。

(4) 意识障碍：进行性发展，由嗜睡、迟钝逐渐发展至昏迷，慢性者表现为神志淡漠、反应迟钝，或时轻时重。

(5) 生命体征紊乱：早期代偿时，表现为血压增高，脉搏缓慢有力，呼吸加深变慢；后期失代偿时，表现为血压下降，脉搏细快，呼吸浅快不规则。此种生命体征的变化称为库欣反应。

(6) 脑疝：① 小脑幕切迹疝，表现为剧烈头痛和频繁呕吐，烦躁不安，意识障碍进行性加重，患侧瞳孔短暂缩小后逐渐扩大，病变对侧肢体自主活动减少或消失，生命体征紊乱，最后呼吸心跳停止。② 枕骨大孔疝，表现为剧烈头痛和频繁呕吐，颈项强直，强迫头位，生命体征紊乱出现较早，意识障碍较晚，瞳孔忽大忽小，早期可发生呼吸骤停而死亡。

(7) 其他：一侧或双侧展神经麻痹、复视、阵发性黑蒙、头晕、猝倒、头皮静脉怒张、头颅增大、囟门饱满、颅缝增宽、头颅叩诊时呈破罐声等。

(三) 辅助检查

1. X 线

表现为颅缝增宽、蝶鞍骨质稀疏、蝶鞍扩大、蛛网膜颗粒压迹增大加深脑回压迹增多等。

2. CT、MRI

CT 是诊断颅内占位性病变的首选检查，CT 和 MRI 检查均能做出较准确的定位诊断并可帮助定性诊断。

3. 脑造影检查

脑造影检查包括脑血管造影、脑室造影、数字减影血管造影(DSA)等,可提供颅内占位性病变的定位、定性诊断。

4. 腰椎穿刺

腰椎穿刺能间接反映颅内压状态,并可检查脑脊液生化指标,但有引起脑疝的危险。对颅内压增高症状和体征明显者应禁用。

(四) 心理-社会状况

颅内压增高的病人可因头痛、呕吐等引起烦躁不安、焦虑、紧张等心理反应。要了解病人对疾病的认识程度和恢复信心,了解家属对疾病的认知和心理反应、对病人关心程度及家庭经济状况等。

(五) 治疗与效果

颅内压增高的诊断一般可明确诊断,主要依据颅内压增高三主征、神经系统检查进行,辅助检查有助于定性和定位诊断。

1. 处理原发病

手术切除颅内占位性病变,引流脑积水。

2. 降低颅内压

对病因不明或暂时不能解除病因者,可先使用:

(1) 脱水剂和利尿剂能减轻脑水肿。

(2) 激素能改善毛细血管通透性,可防治脑水肿。

(3) 过度换气或给氧。使脑血管收缩,减少脑血流量。

(4) 冬眠低温治疗,降低脑代谢率和耗氧量。

(5) 紧急情况下,脑室穿刺引流脑脊液,以缓解颅内压增高。

3. 对症处理

疼痛者给予镇痛剂,但禁用吗啡和哌替啶;抽搐者给予抗癫痫药物;烦躁不安者给予镇静剂;外伤和感染者给予抗生素;呕吐者应禁食和维持水、电解质及酸碱平衡。

二、护理诊断及合作性问题

(1) 疼痛　与颅内压增高有关。

(2) 组织灌注量改变　与颅内压增高有关。

(3) 营养失调:低于机体需要量　与呕吐和长期不能进食有关。

(4) 焦虑/恐惧　与颅脑疾病的诊断有关。

(5) 潜在并发症　脑疝、窒息等。

三、护理目标

(1) 病人主诉头痛减轻,舒适感增强。

(2) 脑组织灌注正常,意识障碍得到改善,生命体征平稳。

(3) 营养状态得到改善,体液恢复平衡。

(4) 异常反应和行为状况有好转。

(5) 呼吸道通畅,无脑疝、呛咳、误咽的发生。

四、护理措施

1. 一般护理

(1) 体位:平卧位,或抬高床头 15°~30°,以利于颅内静脉回流,减轻脑水肿。

(2) 给氧:持续或间断吸氧,使脑血管收缩,降低脑血流量。

(3) 饮食与补液:神志清醒者,低盐普通饮食;不能进食者,应输液,要控制速度和水、电解质和酸碱平衡;保证热量、蛋白质和维生素等基本营养的供应。

(4) 生活护理:满足病人日常生活需要,避免意外损伤。

2. 病情观察

(1) 意识状态:可反映大脑皮层和脑干结构的功能状态,意识障碍分级法如表 11.1 所示。

表 11.1　意识障碍分级法

意识	语言刺激反应	痛刺激反应	生理反应	大小便自理	配合检查
清醒	灵敏	灵敏	正常	能	能
模糊	迟钝	不灵敏	正常	有时不能	尚能
浅昏迷	无	迟钝	正常	不能	不能
昏迷	无	无防御	减弱	不能	不能
深昏迷	无	无	无	不能	不能

(2) 瞳孔改变:对比双侧瞳孔是否等大、同圆及对光反射的灵敏度。

(3) 生命体征改变:包括脉搏的频率、节律、强度,血压及脉压差,呼吸的频率和幅度及类型等。

(4) 脑疝:注意对病人意识、瞳孔、生命体征和肢体活动的观察。

3. 防止颅内压骤升的护理

(1) 休息:劝慰病人安心休养,避免情绪激动。

(2) 保持呼吸道通畅:防止颈部过伸、过屈,及时清理呼吸道分泌物和呕吐物,舌根后坠者应托起下颌或置口咽通气管,必要时行气管切开。

(3) 避免剧烈咳嗽和便秘：避免并及时治疗感冒和咳嗽，防止肺部感染；多吃蔬菜和水果或给予缓泻剂以防便秘。

(4) 及时控制癫痫发作：按医嘱定时、定量给抗癫痫药物，一旦发作应及时抗癫痫和降低颅内压。

4. 对症护理

(1) 高热：及时给予有效降温措施，39 ℃以上给予物理降温，必要时应用冬眠低温疗法。

(2) 头痛：适当应用止痛剂，但禁用吗啡和哌替啶，避免头痛加剧因素如咳嗽、打喷嚏、弯腰、低头等。

(3) 躁动：寻找原因，适当镇静，禁忌强制约束。

(4) 呕吐：及时清理呼吸道，防止误吸，观察并记录呕吐物的量和性状。

(5) 尿潴留：诱导刺激排尿，无效者可导尿，注意会阴部清洁卫生。

(6) 便秘：用缓泻剂或润滑剂帮助排便，禁止高压灌肠。

5. 脱水治疗的护理

20%甘露醇250 mL，15～30 min内滴完，每天 2～4 次，滴后 10～20 min起效，维持 4～6 h。速尿 20～40 mg，静脉或肌内注射，每天 2～4 次。脱水治疗可导致水、电解质紊乱和血糖升高。注意观察和记录24 h出入水量。

6. 激素治疗的护理

地塞米松 5～10 mg，或氢化可的松100 mg静脉注射。激素可引起消化道应激性溃疡和增加感染机会，应加强观察和护理。

7. 脑疝的急救与护理

(1) 快速静脉输注 20%甘露醇 200～400 mL，利用留置导尿管以观察脱水效果。

(2) 保持呼吸道通畅并给氧，呼吸功能障碍者，应气管插管行人工辅助呼吸。

(3) 密切观察病人呼吸、心跳、意识和瞳孔的变化。

(4) 做好紧急手术的准备。

8. 脑室引流的护理

(1) 严格无菌操作，妥善固定引流管并确保通畅，每日更换引流袋。

(2) 引流高度 10～15 cm，每日引流量<500 mL，观察并记录脑脊液性状和量。

(3) 引流时间：开颅手术后 3～4 天，引流术后 5～7 天。

(4) 拔管前应夹管或抬高引流袋，观察有无颅内压增高现象。

9. 冬眠低温疗法的护理

(1) 安置于单人房间，光线宜暗，室温 18～20 ℃。

(2) 给予冬眠药物 30 min 后，机体御寒反应消失，进入睡眠状态后，方可加用物理降温措施。降低温度以每小时下降 1 ℃为宜，以肛温 32～34 ℃为宜。

(3) 密切观察意识、瞳孔、生命体征和神经系统征象，收缩压<70 mmHg 时，或脉搏>100 次/min、呼吸次数减少或不规则时，应终止冬眠疗法。

(4) 液体输入量每日不宜超过1 500 mL，鼻饲饮食温度应与当时体温相同。

(5) 预防肺部、泌尿系感染,防止冻伤和压疮。

(6) 冬眠低温治疗时间一般为 3～5 天,先停止物理降温,然后停冬眠药物,注意保暖,让体温自然回升。

10. 心理护理

及时发现病人的心理异常和行为异常,查找并去除原因,协助病人对人物、时间、地点定向力的辨识,用爱心、细心、同情心、责任心照顾病人,有助于改善病人的心理状况。

五、护理评价

(1) 病人头痛、呕吐是否得到有效控制。

(2) 脑组织灌注是否正常,意识障碍有无改善

(3) 基本营养是否得到满足,体液平衡是否得到维持。

(4) 心理及社会反应是否减轻。

(5) 并发症的发生是否被及时发现和处理。

六、健康教育

(1) 心理指导:颅脑疾病后,病人及家属均对脑功能的康复有一定的忧虑,担心影响今后的生活和工作,应鼓励病人尽早自理生活,对恢复过程中出现的头痛、耳鸣、记忆力下降等给予适当的解释,树立起病人的信心。

(2) 康复训练:颅脑疾病手术后,可能遗留语言、运动或智力障碍,伤后 1～2 年内仍有恢复的可能,制订康复计划,进行语言、记忆力等方面的训练,以改善生活自理能力和社会适应能力。

第二节 颅 脑 损 伤

颅脑损伤(head injury)占全身损伤的 15％～20％,仅次于四肢损伤,常与其他部位损伤并存,伤残率和死亡率均居首位。颅脑损伤包括头皮损伤、颅骨骨折和脑损伤,三者可单独或合并存在。对预后起决定作用的是脑损伤的程度及处理效果。

一、头皮损伤

头皮损伤(scalp injury)是因外力作用使头皮完整性或皮内发生改变,是最常见的颅脑损伤。

(一) 护理评估

1. 健康史

了解受伤的经过,评估病人有无暂时性意识障碍、有无其他部位损伤等,同时应了解现场急救情况。

头皮损伤可以分为以下三种。

(1) 头皮血肿:头皮分5层,如图10.1所示。头皮血肿多因钝器伤所致,按血肿的部位分为皮下血肿、帽状腱膜下血肿和骨膜下血肿。

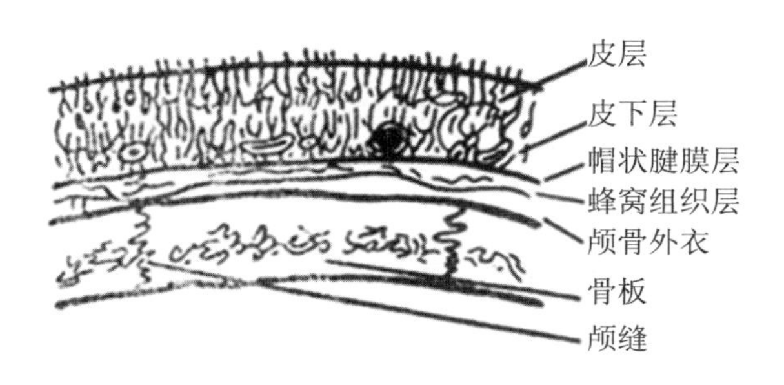

图10.1　头皮各层示意图

(2) 头皮裂伤:头皮裂伤多由锐器或钝器致伤。裂口大小,深度不一,创缘整齐或不整齐,有时伴有皮肤挫伤或缺损,由于头皮血管丰富,血管破裂后不易自行闭合,即使伤口小出血也较严重,甚至因此发生休克。

(3) 头皮撕脱伤:因头皮受到强力牵拉,大块头皮自帽状腱膜下层连同颅骨骨膜被撕脱或整个头皮甚至连额肌、颞肌及骨膜一并撕脱,试骨膜或颅骨外板暴露。因剧烈疼痛和大量失血常导致创伤性休克。

2. 身体状况

(1) 头皮血肿。

① 皮下血肿:位于皮肤层和帽状腱膜层之间,因皮下组织与皮肤层和帽状腱膜层之间的连接紧密,故在此层内的血肿不易扩散而范围较局限。血肿周围软组织肿胀,触之有凹陷感,易与凹陷骨折混淆。

② 帽状腱膜下血肿:位于帽状腱膜和骨膜之间,由该层内小动脉破裂引起。帽状腱膜下层疏松,血肿易于扩展甚至蔓延至整个帽状腱膜下层,波动感明显,失血量多。

③ 骨膜下血肿:位于骨膜和颅骨外板之间,多见于钝器损伤时因颅骨发生变形或骨折所致。由于骨膜在颅缝处附着牢固,故血肿范围局限于某一颅骨范围内,张力高。

(2) 头皮裂伤:头皮裂伤多由锐器或钝器致伤。裂口大小,深度不一,创缘整齐或不整齐,有时伴有皮肤挫伤或缺损,由于头皮血管丰富,血管破裂后不易自行闭合,即使伤口小出血也较严重,甚至因此发生休克。

(3) 头皮撕脱伤:头皮缺失、颅骨外露、剧烈疼痛及大量出血可导致休克。

3. 辅助检查

单纯头皮损伤的诊断一般不难，要注意检查有无颅骨骨折和颅脑损伤及休克等发生，必要时做 X 线、CT、MRI 等检查。

4. 心理-社会状况

由于头皮损伤出血多，常引起病人紧张、焦虑，因此应了解病人的情绪变化及对疾病的认知程度。

5. 治疗原则

(1) 头皮血肿：小血肿无须特殊处理，1～2 周可自行吸收，伤后给予冷敷以减少出血和疼痛，24 h后改用热敷以促进血液吸收，忌用力揉搓；血肿较大时在无菌操作下穿刺抽血后加压包扎。处理头皮血肿的同时，应警惕合并颅骨损伤及脑损伤的可能。

(2) 头皮裂伤：现场急救可加压包扎止血，及早进行清创缝合，因头皮血供丰富，清创缝合时间可放宽至24 h。注射破伤风抗毒素或破伤风免疫球蛋白，应用抗生素预防感染。

(3) 头皮撕脱伤：用无菌敷料覆盖创面，加压包扎止血，同时注射破伤风抗毒素或破伤风免疫球蛋白、抗生素及止痛药。完全撕脱的头皮用无菌敷料包裹，干燥冷藏法随病人一起送至医院，争取在伤后 6～8 h内清创后行头皮再植。及时止血和补充血容量，防治休克。

(二) 护理诊断及合作性问题

(1) 疼痛　与头皮损伤有关。

(2) 皮肤完整性受损　与头皮开放性损伤有关。

(3) 有感染的危险　与头皮开放性损伤有关。

(4) 潜在并发症　休克。

(三) 护理目标

(1) 疼痛减轻，不适感逐渐消失。

(2) 组织受损得以妥善处理。

(3) 感染得到防治，损伤得到修复。

(4) 血容量保持相对稳定。

(四) 护理措施

(1) 病情观察：密切监测血压、脉搏、呼吸、尿量和神志变化，注意有无休克和脑损伤的发生。

(2) 伤口护理：注意创面有无渗血、有无皮瓣坏死和感染，保持敷料清洁和干燥。

(3) 预防感染：严格无菌操作规程，观察有无全身和局部感染的表现，遵医嘱使用抗生素。

(4) 疼痛预防：必要时给予镇静剂和镇痛剂，对合并脑损伤伤者禁用吗啡类药物。

二、颅骨骨折

颅骨骨折(skull injury)是指颅骨受暴力作用致颅骨结构改变,常合并脑损伤。按骨折部位分为颅盖骨折和颅底骨折;按骨折与外界是否相通可分为开放性骨折和闭合性骨折;按骨折形态可分为线形骨折和凹陷性骨折。

(一) 护理评估

1. 健康史

了解受伤的过程,如暴力的性质、大小、方向和着力点及身体状况等,当时有无意识障碍、口鼻流血流液等情况,了解有无其他合并伤及其他疾病。

2. 身体状况

(1) 颅盖骨折:

① 线形骨折:局部压痛、肿胀,可伴有头皮下血肿、头皮裂伤和骨膜下血肿等。确诊主要依靠X线和CT检查,应警惕合并脑损伤和颅内血肿。

② 凹陷性骨折:局部可扪及颅骨凹陷,若骨折位于脑重要功能区,可出现偏瘫、失语、癫痫等神经系统定位病症。

(2) 颅底骨折:常为线形骨折,多因间接暴力作用于颅底所致。依骨折部位分为颅前窝、颅中窝和颅后窝骨折,其具体表现见表10.1。颅底部的硬脑膜与颅骨贴附紧密,故颅底骨折时易撕裂硬脑膜,产生脑脊液外漏而成为开放性骨折。

表10.1　颅底骨折的临床表现

骨折部位	脑脊液漏	瘀斑部位	可能累及的脑神经
颅前窝	鼻漏	眶周、球结膜下("熊猫眼"征)	Ⅰ～Ⅱ
颅中窝	鼻漏或耳漏	乳突区(Battle征)	Ⅶ～Ⅷ
颅后窝	无	乳突部、咽后壁	Ⅸ～Ⅻ

3. 辅助检查

X线可帮助了解骨折片陷入的深度和有无合并脑损伤,但对颅底骨折的诊断意义不大。CT可确定有无骨折,并有助于脑损伤的诊断。

4. 心理-社会状况

病人常因头部损伤而表现焦虑等心理反应,对伤后的恢复缺乏信心,故应了解病人的心理反应,同时了解病人的家属对疾病的认知和对病人的关心及支持程度。

5. 治疗原则

(1) 颅底骨折。

① 单纯线形骨折:无须特殊处理,卧床休息,对症治疗如止痛、镇静,注意有无继发性脑损伤的发生。

② 凹陷性骨折:凹陷不深,范围不大者可等待观察。若凹陷性骨折位于脑重要功能区表面,有脑受压症状或颅内压增高表现者,凹陷直径>5 cm或深度>1 cm,或开放性粉碎性凹陷骨折,应手术复位或摘除碎骨片。

(2) 颅底骨折:本身无须特殊治疗,重点在于观察有无脑损伤和处理脑脊液漏、脑神经等合并伤。脑脊液漏多在1~2周内自行愈合,超过4周应手术修补硬脑膜。应使用破伤风抗毒素或破伤风免疫球蛋白及抗生素等预防感染。

(二) 护理诊断及合作性问题

(1) 疼痛　与颅骨骨折有关。

(2) 感知改变　与颅神经损伤有关。

(3) 有感染的危险　与逆行颅内感染有关。

(4) 潜在并发症　颅内压增高、颅内血肿、颅内出血等。

(三) 护理目标

(1) 疼痛减轻,不适感逐渐消失。

(2) 颅神经损伤症状减轻。

(3) 感染得到防治,损伤得到修复。

(4) 并发症能够得到控制或及时发现并处理。

(四) 护理措施

1. 病情观察

密切观察病人意识、瞳孔、生命体征、颅内压增高症状和肢体活动等情况,及时发现和处理并发症。

2. 明确病因

协助病人做好头颅的检查,明确诊断,便于治疗及护理。

3. 脑脊液外漏的护理

(1) 取头高位:床头抬高15°~30°,头偏向患侧。其目的是借助重力的作用,使脑组织移向颅底,贴附于硬脑膜漏口处,使漏口粘连封闭。

(2) 保持外耳道、鼻腔、口腔清洁,及时用盐水、乙醇棉签消毒外耳道、鼻前庭。

(3) 观察并记录脑脊液漏出量:在鼻、耳道口松松地放置干棉球吸附脑脊液,随湿随换,24 h计算棉球数,估计漏出量并记录。

(4) 避免颅内压骤升降:避免剧烈咳嗽、打喷嚏、擤鼻涕、屏气、用力排便等。禁忌做腰椎穿刺。

(5) 严禁经耳鼻进行护理操作,防止逆行颅内感染。禁止经鼻腔放置胃管、吸痰、鼻导管给氧,禁止耳腔、耳道填塞、冲洗和滴药。告知患者勿挖耳、抠鼻。

(6) 遵医嘱给予抗生素和破伤风抗毒素或破伤风免疫球蛋白。

4. 心理护理

指导患者正确面对损伤，调整心态，配合治疗。

三、脑损伤病人的护理

脑损伤是指脑膜、脑组织、脑血管及脑神经的损伤。

（一）护理评估

1. 健康史

(1) 病因及分类：根据伤后脑组织是否与外界相通分为开放性和闭合性脑损伤。前者多为锐器或火器伤，常伴头皮破裂、颅骨骨折和脑膜破裂；后者多为钝器伤或间接暴力所致，脑膜完整。

(2) 病理生理：根据损伤病理改变的先后分原发性和继发性脑损伤。前者指暴力作用头部后立即发生的损伤，包括脑震荡和脑挫裂伤；后者指受伤一段时间后出现的脑受损病变，包括脑水肿和颅内血肿等。

2. 身体状况

(1) 脑震荡：为一过性脑功能障碍，无肉眼可见的神经病理改变。表现为伤后立即出现的短暂意识障碍，一般不超过30 min；同时出现皮肤苍白、出汗、血压下降、生理反射迟钝等；清醒后不能回忆伤前及当时情况的称逆行性遗忘；常伴有头痛、头晕、呕吐、恶心等症状，神经系统检查无阳性体征；脑脊液无明显改变，CT 无阳性发现。

(2) 脑挫裂伤：为脑实质性损伤，包括脑挫伤和脑裂伤，两者常并存。

① 意识障碍：伤后立即出现，程度与持续时间、损伤程度和范围相关。

② 局灶症状和体征：依损伤程度和部位而不同，如在功能区，立即出现相应症状和体征，如失语、失聪、锥体束征、偏瘫等。

③ 头痛、呕吐：与颅内压增高、自主神经功能紊乱或蛛网膜下腔出血相关。

④ 颅内压增高与脑疝：脑水肿和颅内血肿所致，表现为颅内压增高三主征、意识障碍和瞳孔改变等。

⑤ 生命体征紊乱：颅内压增高、脑疝或脑干损伤所致，表现为呼吸节律紊乱、心率及血压明显波动、体温升高等。

(3) 颅内血肿：按血肿部位分为硬膜外、硬膜下和脑内血肿三种类型。按发病时间分为急性（<3 天）、亚急性（3 天～3 周）和慢性（>3 周）三种类型。因血肿压迫脑组织，引起占位性病灶症状和体征及颅内压增高等，可导致脑疝危及生命。

① 意识障碍：血肿导致颅内压增高和脑疝所致。硬膜外血肿典型表现为原发性意识障碍后经过，中间清醒期，再度意识障碍，并逐渐加重。

② 颅内压增高及脑疝表现：头痛、呕吐、视神经乳头水肿，患侧瞳孔先缩小后扩大，对光反射迟钝或消失。

③ 生命体征紊乱：血压升高，心率缓慢，呼吸深慢，体温升高；合并脑疝时，血压下降，心

率衰弱，呼吸快而不规则。

④ 局灶症状和体征：病变对侧肢体肌力减退、偏瘫、失语、局灶性癫痫等，脑挫裂伤或脑疝或血肿压迫所致。

⑤ 其他：脑萎缩、脑供血不足表现等，慢性硬膜下血肿常表现为智力障碍、精神失常、记忆力减退。

3. 辅助检查

(1) 脑脊液检查：脑挫裂伤时脑脊液常有红细胞。

(2) X线：了解颅骨骨折情况。

(3) CT：脑震荡常无异常改变。CT可显示脑挫裂伤的部位、范围，脑水肿程度和有无脑室受压及中线结构移位等，可明确定位颅内血肿，并计算出血量，对开放性脑损伤可了解伤道及碎骨片和异物定位等。

(4) 颅脑超声：对幕上血肿有定侧价值，中线移位超过3 cm有诊断意义。

(5) 脑血管造影：对颅内血肿有定位意义，典型征象为无血管区。

4. 心理-社会状况

因脑损伤多有不同程度的意识障碍和肢体功能障碍，故清醒病人在伤后对脑损伤及其功能的恢复有较重的心理负担，常表现为焦虑、悲观、恐惧等；病人意识和智力的障碍使家属也有同样表现；此外，家庭对病人的支持程度和经济能力也影响着病人的心理状态。

5. 治疗原则

根据健康史、身体状况和辅助检查，颅脑损伤诊断多可明确。注意确定损伤的部位和类型，有无颅内压增高和脑疝的表现。

(1) 休息：脑震荡一般无须特殊处理，卧床休息1～2周，可完全恢复。

(2) 对症处理：镇痛、止痛、抗癫痫，禁吗啡和哌替啶。

(3) 保持呼吸道畅通：对严重脑损伤者做气管切开或气管内插管辅助呼吸。

(4) 维持体征平衡：营养支持和维持水、电解质及酸碱平衡。

(5) 严密观察病情：定期观测呼吸、脉搏、血压、意识、瞳孔、肢体活动，及时发现和处理颅内压增高和脑疝等并发症。

(6) 防治脑水肿：是治疗脑挫裂伤的关键。用脱水剂、利尿剂、激素、过度换气和吸氧等对抗脑水肿和降低颅内压，严格限制入水量，必要时应用冬眠低温治疗。

(7) 促进脑功能恢复：应用神经营养药物和高压氧治疗等。

(8) 手术治疗：清除血肿和处理脑疝。重度脑挫裂伤，出现脑疝迹象时，应做减压术或局部病灶清除术；急性颅内血肿，一经确诊应立即手术清除血肿；慢性硬膜下血肿多采用颅骨钻孔引流术。

（二）护理诊断及合作性问题

(1) 意识障碍　与脑损伤、颅内压增高有关。

(2) 清理呼吸道无效　与意识障碍有关。

(3) 营养失调：低于机体需要量　与呕吐、长期不能进食有关。

（4）焦虑/恐惧　与脑损伤的诊断和担心治疗效果有关。

（5）潜在并发症　颅内压增高、脑疝、癫痫、感染、压疮、失用综合征等。

（三）护理目标

（1）病人意识逐渐恢复，能够进行有效语言沟通。

（2）呼吸道保持畅通，无缺氧征象。

（3）营养状态能够维持，体液平衡得到维持。

（4）情绪稳定，能配合治疗和护理，遵从指导。

（5）并发症未出现或出现后能够被及时发现和处理。

（四）护理措施

1. 现场急救

（1）保持呼吸道畅通：颅脑损伤病人有意识障碍，丧失正常咳嗽反射和吞咽功能，呼吸道分泌物不能有效排除，血液、脑脊液、呕吐物等可引起误吸，舌根后坠可引起窒息。尽快清除口咽部血块、呕吐物和分泌物，将病人侧卧，昏迷者置口咽通气管，必要时行气管切开或人工辅助呼吸。

（2）妥善处理伤口：开放性颅脑损伤者应剪短伤口周围头发，并消毒，伤口局部不冲洗，不用药，用消毒纱布保护外露脑组织，避免局部受压。尽早应用抗生素和破伤风抗毒素。

（3）防止休克：有休克征象出现时，应查明有无颅外损伤，补充血容量。

（4）做好护理记录：准确记录受伤经过、急救处理经过及生命体征、意识、瞳孔、肢体活动等病情变化。

2. 病情观察

动态病情观察是鉴别原发性与继发性脑损伤的重要手段。每 15～30 min观察记录一次，稳定后可适当延长观察时间间隔。

（1）意识：意识障碍的程度可反映脑损伤的轻重。出现的迟早和有无加重，可作为区别原发性和继发性脑损伤的重要依据。对意识障碍程度的分级有 2 种。

① 意识障碍分级法：分为清醒、模糊、浅昏迷、昏迷和深昏迷。

② 格拉斯哥(Glasgow)昏迷评分法，分别对病人的睁眼、言语、运动三方面的反应进行评分，再累及得分，最高分为 15 分，最低分为 3 分，8 分以下为昏迷，分数越低表明意识障碍越严重，具体见表 10.2。

表 10.2　格拉斯哥昏迷评分法

睁眼反应	计分	言语反应	计分	运动反应	计分
自动睁眼	4	回答正确	5	能按指令动作	6
呼之睁眼	3	回答错误	4	对疼痛能定位	5
刺痛睁眼	2	语无伦次	3	对疼痛能躲避	4

续表

睁眼反应	计分	言语反应	计分	运动反应	计分
不能睁眼	1	有声无语	2	疼痛肢体屈曲	3
		不能发声	1	疼痛时肢体过伸	2
				对疼痛无任何反应	1

(2) 生命体征:伤后可出现生命体征紊乱,应先测呼吸,再测脉搏,最后测血压。因组织创伤反应可出现中度发热,若累及脑干,可出现体温不升或中枢性高热,伤后数日后体温升高,常提示有感染存在;注意呼吸、脉率、血压和脉压的变化,及时发现颅内血肿和脑疝。

(3) 瞳孔:瞳孔变化可因动眼神经、视神经及脑干损伤引起。密切观察瞳孔大小、形态和对光反射、眼裂大小、眼球位置及活动情况,注意两侧对比。正常瞳孔等大、同圆、直径3～4 mm、直接和间接对光反射灵敏。伤后一侧瞳孔散大、对侧肢体瘫痪,提示脑受压或脑疝;双侧瞳孔散大、光反应消失、眼球固定,多为原发性脑干损伤或临终状态;双侧瞳孔缩小,对光反应迟钝,可能为脑桥损伤或蛛网膜下腔出血;双侧瞳孔大小多变,光反射消失伴眼球分离,提示中脑损伤。有无间接对光反射可鉴定视神经损伤与动眼神经损伤。某些药物、惊骇、剧痛可影响瞳孔变化,吗啡、氯丙嗪使瞳孔缩小;阿托品、麻黄碱使瞳孔散大。

(4) 神经系统体征:原发性脑损伤引起的局灶症状,伤后即出现,不再继续加重。继发性脑损伤的症状,在伤后逐渐出现,多呈进行性加重。

(5) 其他:观察有无脑脊液漏,有无呕吐及呕吐物性质,有无剧烈头痛等颅内压增高或脑疝症状,及时查明颅内压增高的原因并处理。

3. 降低颅内压

避免呼吸道梗阻、高热、咳嗽、癫痫发作等颅内压增高因素,应用20%甘露醇、速尿、激素等药物控制脑水肿和降低颅内压,必要时手术引流减压或清除血肿。

4. 维持水、电解质和酸碱平衡

每日输液量控制在1 500～2 000 mL内,输液速度不宜过快,注意补充电解质和维持酸碱平衡。

5. 加强营养支持

及时补充能量和蛋白质。早期可用胃肠外营养,肠蠕动恢复后改用肠内营养,以高维生素和高蛋白质的混合物为佳,定期评估病人营养状况,及时调整营养供应。

6. 保持正确体位

采取斜坡卧位,抬高床头15°～30°,以利于脑静脉回流和减轻脑水肿,亦可防止不良卧姿造成呼吸道梗阻。

7. 对症护理

(1) 排尿异常:导尿及留置导尿管易引起尿路感染,尽量少用。使用时应严格执行无菌操作。

尿管留置导尿3～5天,需长期导尿者,可做膀胱造瘘术,保持会阴清洁,注意训练定期排尿功能。

(2) 便秘:便秘可引起腹胀、腹痛等,影响病人情绪和食欲,用力排便可诱发脑疝。应用润滑剂排出大便,保持大便畅通。

(3) 躁动:避免引起躁动的因素,如呼吸不畅/缺氧、膀胱充盈、冷热刺激、饥饿、便秘等。寻找并解除引起躁动的原因,慎用镇静剂,不可强行约束,防止坠床等意外伤害。

(4) 中枢性高热:常用物理降温,必要时应用冬眠低温疗法。

(5) 五官及皮肤护理:去除口、鼻腔分泌物和血痂,用消毒棉球清洁;定期清除眼分泌物,并滴抗生素眼药水,防止发生角膜炎和角膜溃疡。3～4 h定时翻身,保持皮肤清洁干燥,骶骨尾部、足跟等隆突部位用棉垫保护,防止压疮发生。

(6) 外伤性癫痫:可用苯妥英钠预防,发作时用地西泮 10～20 mg,静脉注射,每天总量不超过100 mg。癫痫完全控制后,继续用药 1～2 年,逐渐减量后停药,突然停药可使癫痫再发。

(7) 应激性溃疡:严重颅脑损伤及激素应用可诱发急性胃肠黏膜病变。停用激素和使用胃酸分泌抑制剂如西咪替丁等。

(8) 关节痉挛、肌萎缩:保持肢体功能位,防止足下垂,每天做 2～3 次四肢关节被动活动和肌按摩。

(9) 肺部感染:加强呼吸道管理,定时翻身拍背,保持呼吸道畅通,防止呕吐物误吸引起窒息和呼吸道感染。

8. 健康教育

(1) 心理指导:鼓励和指导病人尽早自理生活,对恢复过程中出现的头痛、头晕、记忆力减退给予适当解释和安慰,鼓励病人树立正确的人生观,克服悲观消极情绪,树立起战胜疾病的信心。

(2) 加强安全意识教育:外伤性癫痫病人,应按时服药,不可单独外出、登高、游泳等,防止意外伤害。

(3) 康复训练:脑外伤遗留的语言、运动和智力障碍,伤后 1～2 年内有部分恢复的可能,制订康复计划,进行废损功能训练,尽可能改善生活自理能力和社会适应能力。

(五) 护理评价

(1) 病人意识状态是否逐渐恢复,生活需要是否得到满足。

(2) 呼吸道是否通畅,呼吸是否平稳,有无缺氧征象。

(3) 营养状态如何,营养供给是否得到保证。

(4) 能否正确对待损伤所致的改变。

(5) 并发症的发生是否被及时发现和处理。

(徐其林)

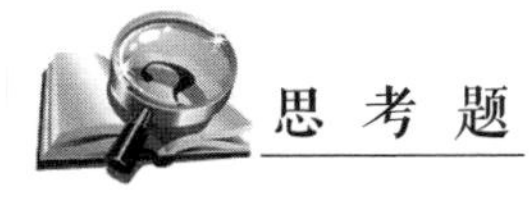

思考题

1. 脑脊液漏的病人如何护理?

2. 脑疝分为哪几种? 如何急救护理?

第十一章　颈部疾病病人的护理

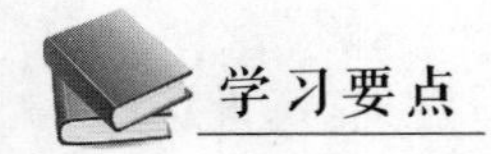
学习要点

1. 甲状腺功能亢进的分类及临床表现;识记单纯性甲状腺肿的临床表现及处理原则
2. 甲状腺功能亢进病人的辅助检查手段和处理原则。
3. 甲状腺功能亢进病人的护理措施。

第一节　甲状腺功能亢进

一、解剖和生理概要

甲状腺位于甲状软骨下方、气管两侧,分左右两叶,中间以峡部相连,峡部有时向上伸出一锥体叶,可与舌骨相连。在甲状腺两叶的背面、两层被膜的间隙内,一般附有四个甲状旁腺,正常情况下,颈部检查时既不能被清楚地看到也不易被摸到。

甲状腺血液供应丰富,主要由两侧的甲状腺上动脉和甲状腺下动脉供应。甲状腺有三条主要的静脉,即甲状腺上、中、下静脉。

喉返神经来自迷走神经,支配声带运动,其多穿行于甲状腺下动脉的分支之间。喉上神经也来于迷走神经,分内支和外支:内支为感觉支,外支为运动支。

甲状腺有合成、贮存和分泌甲状腺素的功能。甲状腺素分三碘甲状腺原氨酸(T_3)和四碘甲状腺原氨酸(T_4)两种,与甲状腺球蛋白结合,贮存于甲状腺滤泡中。T_3的量虽远少于T_4,但活性强且迅速,生理作用较T_4高4～5倍。

甲状旁腺分泌甲状旁腺素,其主要靶器官是骨和肾,对肠道也有间接作用,其生理功能主要是调节体内钙的代谢并维持钙和磷的平衡。

二、病因和分类

1. 病因

原发性甲亢的病因迄今尚未完全阐明。近年来认为原发性甲亢是一种自身免疫性疾病，其淋巴细胞产生的两类G类免疫球蛋白能抑制垂体前叶分泌促甲状腺激素，并与甲状腺滤泡壁细胞膜上的促甲状腺激素受体结合，从而导致甲状腺分泌大量甲状腺素。至于继发性甲亢和高功能腺瘤的发病原因也未完全明确。一般认为是甲状腺结节内的滤泡群无抑制地自主分泌甲状腺素，因而抑制了垂体前叶促甲状腺激素的分泌，以致结节周围的甲状腺组织功能被抑制而呈现萎缩状态。

2. 分类

按引起甲亢的原因，甲亢可分为原发性、继发性和高功能腺瘤三类。

(1) 原发性甲亢：最常见，指在甲状腺肿大的同时出现功能亢进症状。病人多在20～40岁。腺体多呈弥漫性肿大，两侧对称，常伴有眼球突出，故又称“突眼性甲状腺肿”，有时伴颈前黏液性水肿。

(2) 继发性甲亢：较少见，肿大腺体呈结节状，两侧不对称，容易发生心肌损害。

(3) 高功能腺瘤：少见，腺体内有单个的自主性高功能结节，结节周围的甲状腺组织呈萎缩改变，放射性碘扫描显示结节的聚碘量增加，呈现“热结节”。

三、病理生理

甲亢的病理学改变为甲状腺腺体内血管增多、扩张，淋巴细胞浸润。滤泡壁细胞多呈高柱状并增生，形成伸入滤泡腔内的乳头状突起，滤泡腔内胶体减少。

四、临床表现

1. 甲状腺肿大

多无局部压迫症状。由于腺体内血管扩张、血流加速，扪诊有震颤感，听诊时闻及杂音，尤其在甲状腺上动脉进入上极处更为明显。

2. 交感神经功能亢进

病人常多语，性情急躁，容易激动，失眠，双手常有细速颤动，怕热，多汗，皮肤常较温暖。

3. 突眼征

典型者双侧眼球突出，眼裂增宽。个别突眼严重者，上下眼睑难以闭合，甚至不能盖住角膜；凝视时瞬目减少，眼向下看时上眼睑不随眼球下闭，两眼内聚能力差等。

4. 心血管功能改变

患者多诉心悸、胸部不适；脉快有力；脉率常在100次/min以上，休息和睡眠时仍快。收缩压升高、舒张压降低，因而脉压增大。脉率增快及脉压增大常作为判断病情程度和治疗效果的重要标志。若左心逐渐扩张、肥大，可有收缩期杂音，严重者出现心律失常、心力衰竭。

5. 基础代谢率增高

其程度与临床症状相平行。食欲亢进但消瘦，体重减轻，易疲乏，工作效率降低。

部分病人可出现停经、阳痿等内分泌功能紊乱或肠蠕动亢进、腹泻等症状。极个别病人伴有局限性颈前黏液性水肿，常与严重突眼同时或先后发生。

五、辅助检查

1. 基础代谢率测定

用基础代谢检测装置（代谢车）测定，较可靠，也可根据脉压和脉率按公式计算：基础代谢率%=（脉率+脉压）-111。±10%为正常，+（20%～30%）为轻度甲亢，+（30%～60%）为中度甲亢，+60%以上为重度甲亢。测定必须在清晨空腹静卧时进行。

2. 甲状腺摄^{131}I率测定

正常甲状腺24 h内摄取的^{131}I量为总入量的30%～40%，如果2 h内甲状腺摄^{131}I量超过25%，或24 h内超过50%，且吸^{131}I高峰提前出现，都表示有甲亢，但不反映甲亢的严重程度。

3. 血清T_3、T_4含量测定

甲亢时T_3值的上升较早而快，可高于正常值的4倍左右；T_4上升则较迟缓，仅高于正常的2.5倍，故测定T_3，对甲亢的诊断具有较高的敏感性。

六、治疗原则

甲状腺大部切除术仍是目前治疗中重度甲亢的一种常用而有效的方法。

(1) 手术指征：① 继发性甲亢或高功能腺瘤。② 中度以上的原发性甲亢。③ 腺体较大，伴有压迫症状或胸骨后甲状腺肿等类型的甲亢。④ 抗甲状腺药物或^{131}I，治疗后复发者。

(2) 手术禁忌证：① 青少年患者。② 症状较轻者。③ 老年病人或严重器质性疾病不能耐受手术治疗者。

七、护理评估

(1) 健康史：了解病人的发病情况，病程长短；是否患有结节性甲状腺肿、甲状腺腺瘤或其他自身免疫性疾病；有无甲状腺疾病的用药或手术史；有无甲亢家族史。

(2) 身体状况。

(3) 辅助检查。

(4) 心理-社会状况：病人常处于精神紧张、敏感多疑、急躁易怒状态，易与他人发生争执，家庭内外人际关系紧张，在诊疗活动中可出现不协调或不依从行为，事后难免自责、神情沮丧。病人也可因甲状腺肿大、突眼等外形改变，造成社交心理障碍。

八、主要护理诊断/问题

(1) 营养失调：低于机体需要量　与甲亢时基础代谢率显著增高有关。

(2) 清理呼吸道无效　与咽喉部及气管受刺激、分泌物增多、切口疼痛有关。

(3) 焦虑　与颈部肿块性质不明、环境改变、担心手术及预后有关。

(4) 潜在并发症　窒息、呼吸困难、甲状腺危象、喉返神经损伤、喉上神经损伤或手足抽搐。

九、护理目标

病人营养状况改善,体重得以维持;病人有效清除呼吸道分泌物,保持呼吸道通畅;病人情绪稳定,焦虑程度减轻;术后生命体征平稳,未发生并发症。若发生并发症,能被及时发现和处理。

十、护理措施

(一) 术前护理

充分而完善的术前准备和护理是保证手术顺利进行和预防甲状腺手术后并发症的关键。

(1) 完善术前各项检查。

(2) 心理支持。

(3) 饮食护理:给予高热量、高蛋白质和富含维生素的食物,并给予足够的液体摄入以补充出汗等丢失的水分。少量多餐,加强营养支持,保证术前营养状态良好。禁用对中枢神经有兴奋作用的浓茶、咖啡等刺激性饮料,戒烟、酒。

(4) 其他措施:术前教会病人头低肩高体位,可用软枕每天练习数次,使机体适应术时颈过伸的体位。指导病人深呼吸,学会有效咳嗽的方法,有助于术后保持呼吸道通畅。突眼者注意保护眼睛,睡前用抗生素眼膏敷眼,可戴黑眼罩或以油纱布遮盖,以避免角膜过度暴露后干燥受损,发生溃疡。术日晨准备麻醉床时,床旁备引流装置、无菌手套、拆线包及气管切开包。

(5) 甲亢病人的药物准备:术前通过药物降低基础代谢率是甲亢病人手术准备的重要环节。通常的药物准备主要有以下几点。

① 开始即用碘剂,2 周后甲亢症状得到基本控制,病人情绪稳定,睡眠好转,体重增加,脉率稳定在每分钟 90 次以下,脉压恢复正常,基础代谢率＋20%以下,便可进行手术。常用的碘剂是复方碘化钾溶液,每日 3 次,口服,第 1 日每次 3 滴,第 2 日每次 4 滴,依此逐日每次增加 1 滴至每次 16 滴止,然后维持此剂量。

② 先用硫脲类药物,待甲亢症状基本控制后停药,再单独服用碘剂 1～2 周,再行手术。

③ 少数病人服碘剂 2 周后症状改善不明显,可加服硫脲类药物,待甲亢症状基本控制、停用硫脲类药物后再继续单独用碘剂 1～2 周后手术。在此期间应严密观察药物准备的反应与效果。碘剂的作用在于抑制蛋白水解酶,减少甲状腺球蛋白的分解,逐渐抑制甲状腺素的释放,有助避免术后甲状腺危象的发生。但由于碘剂不能抑制甲状腺素的合成,因此一旦

停服后,贮存于甲状腺滤泡内的甲状腺球蛋白大量分解,将使甲亢症状重新出现甚至加重,因此凡不准备施行手术治疗的甲亢病人均不能服用碘剂。由于硫脲类药物能使甲状腺肿大充血,手术时极易发生出血,增加手术困难和危险,而碘剂能减少甲状腺的血流量,减少腺体充血,使腺体缩小变硬,因此服用硫脲类药物后必须加用碘剂。对于不能耐受碘剂或合并应用硫脲类药物,或对此两类药物无反应的病人,主张与碘剂合用或单用普萘洛尔做术前准备,每6 h服药 1 次,每次 20~60 mg,一般服用 4~7 天后脉率即降至正常水平。由于普萘洛尔半衰期不到8 h;故最末一次服用须在术前 1~2 h,术后继续口服 4~7 天。术前不用阿托品,以免引起心动过速。

(二) 术后护理

1. 体位和引流

病人回病室后取平卧位。手术野常规放置橡皮片或引流管引流 24~48 h,便于观察切口内出血情况和及时引流切口内的积血,预防术后气管受压。待病人血压平稳或全麻清醒后取半坐卧位,以利于呼吸和引流。

2. 加强术后病情观察

监测呼吸、体温、脉搏、血压的变化,若脉率过快,遵医嘱肌肉注射苯巴比妥钠或冬眠合剂Ⅱ号。观察伤口渗血情况,注意引流液的量和颜色,及时更换浸湿的敷料,估计并记录出血量。鼓励病人发音,注意有无声调降低或声音嘶哑。观察病人进食流质饮食后的反应,如有无呛咳或误咽,以早期判断有无神经损伤。

3. 指导病人康复锻炼

保持头颈部于舒适位置。在床上变换体位,起身、咳嗽时可用手固定颈部以减少震动。病人切口疼痛明显并影响休息和活动时可给予哌替啶等药物止痛。指导病人深呼吸、有效咳嗽,必要时行超声雾化吸入帮助其及时排出痰液,保持呼吸道通畅,预防肺部并发症。

4. 饮食与营养

术后清醒病人可给予少量温、凉水,若无呛咳、误咽等不适,可逐步给予便于吞咽的微温流质饮食,注意过热可使手术部位血管扩张,加重创口渗血。以后逐步过渡到半流质和软食。

5. 特殊药物的应用

甲亢病人术后继续服用复方碘化钾溶液,每天 3 次,以每次 16 滴开始,逐天每次减少 1 滴,直至病情平稳。年轻病人术后常口服甲状腺素,每天 30~60 mg,连服 6~12 个月,以抑制促甲状腺激素的分泌和预防复发。

6. 并发症的观察和护理

(1) 呼吸困难和窒息:是最危急的并发症,多发生于术后48 h内。常见原因:① 切口内出血压迫气管。② 喉头水肿。③ 气管塌陷。④ 双侧喉返神经损伤。表现为进行性呼吸困难、烦躁、发绀甚至窒息;可有颈部肿胀,切口渗出鲜血等。对于血肿压迫所致呼吸困难和窒息,需进行床边抢救,剪开缝线,敞开伤口,迅速除去血肿,结扎出血血管。若呼吸无法改善,则行气管切开、给氧。

(2) 喉返神经损伤：大多数是手术处理甲状腺下极时损伤，被切断、缝扎、钳夹或牵拉过度。一侧喉返神经损伤可致声音嘶哑，不可恢复原音色。两侧喉返神经损伤可致失声或严重的呼吸困难，甚至窒息，需立即行气管切开术。

(3) 喉上神经损伤：多由处理甲状腺上极时损伤喉上神经内支或外支所致。若损伤外支，可使环甲肌瘫痪，引起声带松弛、声调降低；若损伤内支，则使喉部黏膜感觉丧失，易发生误咽和呛咳。

(4) 手足抽搐：系手术时甲状旁腺被误切除、挫伤或其血液供应受累，致甲状旁腺功能低下、血钙浓度下降、神经肌肉应激性显著增高，引起手足抽搐。预防的关键在于切除甲状腺时注意保留腺体背面的甲状旁腺。最有效的治疗是口服双氢速甾醇油剂。抽搐发作时，立即遵医嘱静脉注射 10%葡萄糖酸钙或氯化钙 10～20 mL。

(5) 甲状腺危象：甲亢术后严重并发症，与术前准备不足、甲亢症状未能很好控制及手术应激有关。临床表现为高热(>39 ℃)、大汗、心动过速(>120 次/min)、烦躁、焦虑不安、谵妄、恶心、呕吐、腹泻，严重患者可有心衰、休克和昏迷等。术后早期加强巡视和病情观察，一旦发生危象，立即通知医生予以处理：① 复方碘溶液 3～5 mL，口服，紧急时可用 10%碘化钠 5～10 mL加入 500 mL 10%葡萄糖液中静脉滴注，以减少甲状腺素的释放。② 用β受体阻滞剂或抗交感神经药，常用的有心得安5 mg，加入 5%葡萄糖液100 mL静脉滴注，或口服 40～80 mg，每6 h一次；利血平2 mg肌肉注射，每6 h一次。③ 氢化可的松，每日 200～400 mg，分次静脉滴注。④ 镇静剂：常用鲁米那100 mg或冬眠合剂Ⅱ号半量，肌肉注射，6～8 h一次。⑤ 降温：一般配合冬眠药物物理降温，使病人体温尽量保持在 37 ℃左右。⑥ 静脉输入大量葡萄糖液并保持水、电解质及酸碱平衡。⑦ 吸氧，以减轻组织的缺氧。⑧ 如有心衰者可给予洋地黄制剂，如有肺水肿可给予速尿。

十一、护理评价

术前准备是否充分；营养状况有无改善；病人术后能否有效咳嗽、及时清除呼吸道分泌物，保持呼吸道通畅；病人情绪是否平稳，能否安静地休息；病人及其家属对甲状腺手术的接受程度和治疗护理配合情况；术后生命体征是否稳定，有无呼吸困难、出血、甲状腺危象等术后并发症出现。

第二节　单纯性甲状腺肿

一、病因

碘缺乏是地方性甲状腺肿的主要原因。

二、临床表现

主要表现为甲状腺肿大，多无其他症状，血清 T_3、T_4、TSH 水平正常。自幼碘缺乏，可出现地方性呆小病；病人摄入过多的碘时，可诱发甲状腺功能亢进。

三、治疗原则

(1) 可使用碘剂、甲状腺制剂，但应避免大剂量碘治疗。

(2) 用单纯性甲状腺肿一般不宜手术治疗。当出现压迫症状、药物治疗无好转者，或疑有甲状腺结节癌变时应手术治疗。

(3) 补充碘盐是预防缺碘性地方性甲状腺肿最有效的措施。

(4) 碘缺乏病人和妊娠期妇女多进食含碘丰富的食物和药物，如紫菜、海带等海产类食品。

（王文栋）

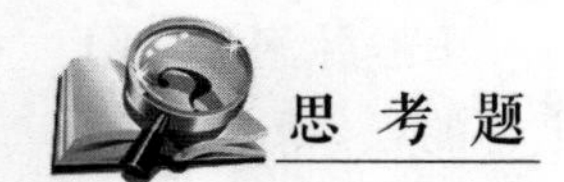

思考题

1. 甲亢术前应做哪些准备？
2. 甲亢术后最危急的并发症是什么，引起的原因有哪些？

第十二章　乳房疾病病人的护理

学习要点

1. 乳房疾病的护理措施和健康教育，能正确制订护理计划并实施。
2. 乳房疾病的身心状况、辅助检查、心理-社会状况、治疗原则、护理诊断。
3. 乳房疾病的病因和病理。

第一节　急性乳腺炎

急性乳腺炎是乳腺的急性化脓性感染，多见于产后哺乳期的妇女，往往发生在产后3～4周，尤以初产妇更为多见。致病菌多为金黄色葡萄球菌。

一、护理评估

（一）病因

1. 乳汁淤积

乳汁淤积是急性乳腺炎最重要的病因。乳汁是细菌良好的培养基，淤积的乳汁有利于入侵的细菌生长繁殖。乳汁淤积的主要原因有：

(1) 乳头发育不良（过小或凹陷），妨碍正常哺乳。

(2) 乳汁过多或婴儿吸乳过少，导致乳汁不能完全排空。

(3) 乳管不通畅，影响乳汁排出。

2. 细菌入侵

乳头破损或皲裂是细菌入侵造成感染的主要途径。细菌也可直接经乳头开口侵入乳房。

（二）病理生理

急性乳腺炎早期，局部出现炎性肿块，一般在数日后形成单房或多房性脓肿。浅部脓肿可向外破溃或破入乳管自乳头流出；深部脓肿可渗透至乳房与胸大肌之间的疏松组织中，形成乳房后脓肿。感染严重者可并发脓毒症。

(三) 临床表现

1. 局部表现

患侧乳房胀痛,乳房表面皮肤红肿、发热,有压痛性肿块。常伴有患侧腋窝淋巴结肿大和触痛,数日后形成脓肿,根据脓肿位置分为乳房内脓肿、乳房后脓肿和乳晕区脓肿。浅部脓肿有波动感,如果未及时切开引流,脓肿可自行破溃。

2. 全身表现

随着炎症发展,可出现寒战、高热、脉搏加快、食欲不振等表现,严重者可并发脓毒症。

(四) 辅助检查

1. 实验室检查

血常规可见白细胞计数及中性粒细胞比例升高。

2. 诊断性穿刺

乳房深部脓肿可进行穿刺,抽出脓液即可确诊。抽出的脓液应做细菌培养和药物敏感试验。

3. B超

脓肿区有液性回声,并且可以了解脓肿的位置、大小及数目。

(五) 处理原则

1. 一般处理

(1) 患侧乳房停止哺乳,及时排空患侧乳房,避免乳汁淤积。

(2) 局部热敷或理疗,促进血液循环,促进早期炎症消散,如水肿明显,可用25%硫酸镁溶液湿热敷。

(3) 断乳治疗,感染严重或伴有乳瘘的患者需终止乳汁分泌,可口服己烯雌酚 1～2 mg,每日 3 次,共 2～3 天;或炒麦芽60 g水煎服。

2. 抗感染治疗

(1) 早期、足量应用抗生素,首选青霉素。也可根据脓液的细菌培养和药物敏感试验结果选择,但要注意抗生素可分泌至乳汁,因此要避免使用对婴儿有不利影响的药物,如氨基糖甙类、磺胺类和甲硝唑等。

(2) 也可应用清热解毒类中药治疗,如蒲公英、野菊花等。

3. 脓肿处理

脓肿形成后应及时手术切开引流。手术时应注意以下几点。

(1) 为减少乳管损伤选择合适的切口:乳房内脓肿,采取放射状切口;乳晕区脓肿,沿乳晕边缘作弧形切口;乳房后深部脓肿,在乳房下皱襞处做弧形切口。

(2) 切开后用手指轻轻分离多房脓肿的房间隔膜以利于引流。

(3) 脓腔较大时,可在脓腔最低位做对口引流。

二、护理诊断及合作性问题

(1) 焦虑　与担心婴儿喂养和乳房形态改变有关。

(2) 疼痛　与乳汁淤积、炎症肿胀有关。

(3) 体温过高　与细菌或细菌毒素入血有关。

(4) 皮肤完整性受损　与手术切开引流或脓肿破溃有关。

(5) 知识缺乏　缺乏哺乳卫生和预防急性乳房炎的相关知识。

三、护理目标

(1) 病人情绪稳定,配合治疗和护理。

(2) 病人疼痛减轻。

(3) 病人体温恢复正常。

(4) 乳房炎症得到有效控制。

(5) 病人了解哺乳卫生及乳房炎预防知识。

四、护理措施

(1) 病情观察:定时测量体温、脉搏、呼吸、血压,了解白细胞计数及分类变化,必要时做血培养及药物敏感试验。

(2) 患侧乳房暂停哺乳:定时用吸乳器排空乳汁,防止乳汁淤积。

(3) 局部热敷:局部热敷可加速血液循环,促进炎症吸收消散。

(4) 控制感染:遵医嘱使用抗生素控制感染。

(5) 对症护理:高热者给予物理降温,必要时给予药物降温。疼痛显著者给予止痛药物。

五、护理评价

(1) 病人是否情绪稳定,配合治疗与护理。

(2) 病人疼痛是否减轻。

(3) 病人体温是否恢复正常。

(4) 病人乳房炎症是否得到控制。

(5) 病人是否掌握哺乳卫生和预防急性乳房炎的知识。

六、健康教育

(1) 保持乳房清洁:孕期经常用肥皂和温水清洗乳房,妊娠后期每天清洗1次。产后哺乳前后均要用温开水清洗,保持局部清洁干燥。

(2) 纠正乳头内陷:乳头内陷者在妊娠期和哺乳期每天牵拉、挤捏乳头;内陷严重者,可在产前手术纠正。

(3) 养成良好的哺乳习惯:定时哺乳,哺乳时双侧乳房轮流交替哺乳;哺乳结束后,应将乳房内乳汁及时排空,避免乳汁淤积,这是预防急性乳房炎的关键;避免让婴儿含着乳头睡觉。

(4) 及时处理乳房破损:乳房发生破损后,患侧乳房应暂停哺乳,改用吸乳器吸出乳汁哺育婴儿;局部用温开水清洗后涂抗生素软膏,待伤口愈合后再进行哺乳;症状严重者应及时诊治。

第二节 乳 腺 癌

乳腺癌是女性发病率最高的恶性肿瘤之一,也是女性最常见的癌症死亡原因。在我国,乳腺癌的发病率呈逐年上升趋势,部分大城市报告乳腺癌占女性恶性肿瘤首位。

一、护理评估

(一) 病因与发病机制

乳腺癌的病因尚不清楚,目前认为与下列因素有关。

1. 激素作用

乳腺是多种内分泌激素的靶器官,其中雌酮及雌二醇对乳腺癌的发病有直接关系。20岁前乳腺癌较少见,20岁以后发病率迅速上升,45～50岁较高,绝经后仍然继续上升,可能与老年女性体内雌酮含量升高有关。

2. 家族史

一级亲属中有乳腺癌病史者的发病风险性是普通人的2～3倍。

3. 月经婚育史

月经初潮年龄早、绝经年龄迟、不孕及初次足月产年龄较大者发病机会增加。

4. 乳腺良性疾病

乳腺良性疾病与乳腺癌的关系尚有争论,多数认为乳腺小叶有上皮高度增生或不典型增生可能与本病有关。

5. 饮食与营养

营养过剩、肥胖和高脂肪饮食可加强或延长雌激素对乳腺上皮细胞的刺激，从而增加发病机会。

6. 环境和生活方式

如北美、北欧地区乳腺癌发病率约为亚、非、拉美地区的4倍，而低发区居民移居到高发区后，第二、三代移民的发病率逐渐升高。

（二）病理生理

乳腺癌多数起源于乳腺导管上皮，少数起源于腺泡，通常分为以下几种类型。

1. 非浸润性癌

非浸润性癌是指癌细胞生长局限于末梢乳管或腺泡的基底膜内，无间质浸润，又称为原位癌。包括导管内癌、小叶原位癌及乳头湿疹样癌（伴发浸润性生长者除外）。此类癌属早起癌，预后较好。

2. 早期浸润性癌

早期浸润性癌是指癌细胞穿破基底膜开始向间质浸润的癌，包括早期浸润性导管癌和早期浸润性小叶癌。该类型癌仍属于早期癌，预后较好。

3. 浸润性特殊癌

此类型乳腺癌一般分化较高，预后尚好。包括乳头状癌、髓样癌（伴大量淋巴细胞浸润）、黏液腺癌、腺样囊性癌、小管癌、鳞状细胞癌、大汗腺样癌等。

4. 浸润性非特殊癌

此类型乳腺癌最常见，占80%左右，此型分化程度低，预后较其他类型差，临床需结合疾病分期等因素综合判断预后。此类型癌包括腺癌、浸润性导管癌、浸润性小叶癌、髓样癌（无大量淋巴细胞浸润）、硬癌、单纯癌等。

5. 其他罕见癌

如炎性乳癌、分泌型（幼年型癌）等。

乳腺癌转移途径包括：

（1）局部浸润：癌细胞沿导管或筋膜间隙蔓延，侵犯皮肤、胸筋膜、胸大肌及Cooper韧带。

（2）淋巴转移：是乳腺癌的主要转移途径。以同侧腋下、锁骨下和锁骨上淋巴结转移较为常见。

（3）血行转移：癌细胞可经淋巴途径进入静脉，亦可直接侵入血液循环向远处转移。常转移至肺、肝、骨。少数乳腺癌早期即可发生血行转移。

（三）临床表现

1. 乳房肿块

无痛性单发乳房肿块是乳腺癌转移常见的症状，多位于乳房外上象限。早期肿块较小，病人常无意中发现。后期肿块逐渐增大，质硬，表面不光滑，与周围组织分界不清，活动度差。癌肿侵犯表面皮肤，可导致皮肤破溃形成溃疡，易出血，常伴恶臭。

2. 乳房外形改变

随着乳房肿块逐渐增大，乳房表面可出现隆起。若癌肿侵犯Cooper韧带，，使韧带短缩而导致乳房表面皮肤凹陷，称为“酒窝征”；邻近乳头或乳晕的癌肿可侵入乳管使之缩短，将乳头牵拉至癌肿一侧，导致乳头偏斜、抬高或凹陷。如皮下淋巴管被癌细胞堵塞，引起淋巴回流障碍导致真皮水肿。由于皮肤在毛囊处与皮下组织连接紧密，毛囊处皮肤凹陷，皮肤外观似橘皮样改变，称为“橘皮样变”。

3. 同侧腋窝淋巴结肿大

乳腺癌淋巴结转移最初多见于患侧腋窝，早期散在、质硬、无痛，活动度良好，随之逐渐增多、增大，相互粘连、融合成团块状，与皮肤和深部组织粘连，不易推动。

4. 特殊类型乳腺癌

(1) 炎性乳腺癌：发病率低，一般见于年轻女性。表现为患侧乳房皮肤红、肿、热、痛，类似急性炎症，开始较局限，短期内迅速扩展到乳房大部分皮肤，常累及对侧乳房。本病恶性程度高，发展迅速，病人往往在发病数月后死亡。

(2) 乳头湿疹样癌：少见，恶性程度低，病情发展缓慢，淋巴转移较晚。表现为乳头瘙痒，有烧灼感，随之出现乳头和乳晕皮肤发红、糜烂，类似湿疹，继而糜烂形成溃疡；亦有患者表面覆盖黄褐色鳞屑样痂皮，患处皮肤较硬。部分患者可在乳晕区触及肿块。

(四) 辅助检查

1. B超

可显示乳房肿块的大小、位置、形态，主要用来鉴别囊性或实质性病灶。如结合彩色多普勒观察血液供应情况，可提高判断的敏感性，为肿瘤的定性诊断提供依据。

2. X线检查

钼靶X线摄片可以显示乳房软组织结构。乳腺癌X线表现为密度增高的肿块影，边缘不规则，呈毛刺状。诊断正确率达90%以上，是早期发现乳腺癌的最有效方法。

3. 活组织病理检查

(1) 切片检查：对怀疑乳腺癌的患者，将乳房肿块及周围少许正常组织整块切除，作快速病理检查，同时做好进一步手术的准备。

(2) 针吸细胞学检查：对不同意切片检查的病人，可采取肿块细针穿刺抽吸涂片做细胞学检查，多数病人可获得较肯定的细胞学诊断，但有刺激肿瘤生长、转移的可能。

二、处理原则

手术治疗是乳腺癌的主要治疗方法，辅以化疗、放疗、内分泌治疗等综合治疗

1. 手术治疗

对于病变仍局限于局部及区域淋巴结的患者，手术治疗是首选。手术适应证为 TNM 分期的 0、Ⅰ、Ⅱ期和部分Ⅲ期的病人。已有远处转移、全身情况较差或年老体弱不能耐受手术者为手术禁忌。乳腺癌的手术方式有以下 5 种。

(1) 乳腺癌根治术：手术切除整个乳房、胸大肌、胸小肌、腋窝及锁骨下淋巴结的整块组织。

(2) 乳腺癌扩大根治术：在乳腺癌根治术的基础上行胸廓内动、静脉及其周围淋巴结清除术。因手术创伤过大，目前已不再采用。

(3) 乳腺癌改良根治术：是在乳腺癌根治术的基础上加以改良。有 2 种术式：① 保留胸大肌，切除胸小肌。② 胸大肌和胸小肌均保留。该术式保留了胸肌，术后外观效果较好，适用于Ⅰ、Ⅱ期乳腺癌病人，与乳腺癌根治术的术后生存率无明显差异，目前已成为临床上常用的手术方式。

(4) 全乳房切除术：切除包括腋尾部及胸大肌筋膜在内的整个乳房。该术式适用于原位癌、微小癌和年老体弱不能耐受根治术的病人。

(5) 保留乳房的乳腺癌切除术：手术完整切除肿块及其周围1 cm的组织，并行腋窝淋巴结清扫。适用于Ⅰ、Ⅱ期病人，且乳房有适当体积，术后能有效保持乳房外观者。术后必须辅以放疗、化疗等综合治疗措施。

2. 化学药物治疗

乳腺癌是实体瘤中应用化疗最有效的肿瘤之一，可以提高手术治疗的效果，提高生存率，在乳腺癌的治疗中占有重要地位。化疗应于术后早期开始，联合化疗的效果更好。治疗期不宜过长，以 6 个月左右为宜。常用的化疗方案有 CMF(环磷酰胺、甲氨蝶呤、氟尿嘧啶)、CAF(环磷酰胺、阿霉素、氟尿嘧啶)、MFO(丝裂霉素、氟尿嘧啶、长春新碱)等。主要化疗反应有呕吐、静脉炎、骨髓抑制及肝、肾功能损害等。

3. 内分泌治疗

肿瘤细胞中雌激素受体(ER)含量高者，称为激素依赖性肿瘤，此类病人对内分泌治疗有效；ER 含量低者称为激素非依赖性肿瘤，对内分泌治疗效果差。术后可根据切除标本检测雌激素受体和孕激素受体(PgR)。ER 阳性者优先应用内分泌治疗，阴性者优先应用化疗。ER 阳性者可使用雌激素拮抗剂他莫昔芬(三苯氧胺)治疗，以抑制肿瘤细胞生长，降低乳腺癌术后复发及转移，减少对侧乳腺癌的发生率。他莫昔芬的用量为每天20 mg，一般服用 5 年，至少 3 年。绝经前的病人还可切除卵巢或 X 线照射卵巢，称为卵巢去势治疗。

4. 放射治疗

放射治疗是乳腺癌局部治疗的手段之一。手术前后均可采用，以减少局部的复发率，提高 5 年生存率。对保留乳房的乳腺癌手术后病人，应在使用肿块局部广泛切除后给予较高剂量放射治疗。

5. 生物治疗

近年来在临床上推广使用曲妥珠单抗注射液治疗乳腺癌患者，取得了一定的疗效。

三、护理评估

（一）术前评估

1. 健康史

评估乳腺癌的高危因素，包括既往史、月经史、婚育史、哺乳史、家族史等；既往有无乳房良性肿瘤，有无长期应用雌激素病史。评估有无高脂饮食、营养过剩和肥胖等。

2. 身体状况

(1) 局部：① 双侧乳房外观是否对称；有无皮肤隆起或凹陷，有无橘皮样改变；有无乳头内陷；乳房皮肤有无发红、糜烂。② 乳房肿块的位置、大小、质地、活动度，表面是否光滑，边界是否清楚。

(2) 全身：① 评估病人有无转移征象，锁骨上、腋窝和其他部位有无淋巴结肿大，淋巴结的位置、大小、数目、质地和活动度；有无肺、骨和肝转移征象。② 评估病人全身营养状况及心、肺、肝、肾等重要器官的功能状况。

3. 辅助检查

包括特殊检查和术前常规检查。

4. 心理-社会状况

评估病人了解病人对乳腺癌的治疗，尤其是对手术的认知程度；了解病人的年龄、职业、文化程度、婚姻状况、家庭经济状况等；评估患者对自我形象改变的关注程度。

（二）术后评估

1. 术中情况

了解手术方式、麻醉方式与效果、病变组织切除情况、术中出血、输液（输血）情况和术后诊断。

2. 术后情况

了解皮瓣和切口愈合情况，有无皮瓣下积液，患侧上肢有无水肿，肢端血液循环情况；患肢功能锻炼计划的实施及肢体功能恢复状况；病人对康复训练和疾病相关知识的了解和掌握程度。

四、护理诊断及合作性问题

(1) 焦虑或恐惧　与下列因素有关：① 环境改变。② 对癌症的恐惧。③ 担心治疗效果。④ 担心术后身体外观改变。⑤ 担心手术后影响夫妻生活质量等。

(2) 疼痛　与手术创伤、癌肿压迫、转移有关。

(3) 有组织完整性受损的危险　与留置引流管、患侧上肢淋巴引流不畅、腋静脉栓塞或感染有关。

(4) 身体活动障碍　与手术影响肩关节和手臂的活动有关。

(5) 知识缺乏　缺乏乳腺癌自我检查及预防知识。

(6) 潜在并发症　皮瓣下积液、皮瓣坏死和患侧上肢水肿等。

五、护理目标

(1) 病人情绪稳定,积极配合治疗和护理。

(2) 病人疼痛缓解或消失。

(3) 术后伤口愈合良好,无感染发生。

(4) 病人能掌握正确的患肢功能锻炼方法,并能积极正确地进行功能锻炼。

(5) 病人掌握乳房自我检查方法、减少疾病复发的危险因素。

(6) 手术后并发症能得到及时发现和处理。

六、护理措施

(一) 术前护理

1. 饮食护理

给予高蛋白、高热量、富含维生素的食物,加强营养支持,为术后伤口愈合创造有利条件。

2. 妊娠与哺乳

对于妊娠及哺乳期的患者,应立即终止妊娠或停止哺乳,以抑制溶血的发展。

3. 皮肤准备

按照手术要求的范围进行皮肤准备,特别注意乳头和乳晕部位的清洁。对于切除范围大、考虑植皮的患者,应同时做好供皮区的皮肤准备。如乳房表面有癌性溃疡,术前加强换药使创面好转。

4. 术前常规护理

做好术前常规检查和准备。

5. 心理护理

乳腺癌患者不仅要承受疾病和手术的打击,还会因术后身体外观的改变产生恐惧、焦虑等不良心理反应。要了解和关心的病人的心理状况,多与病人交流和沟通,鼓励病人表达对手术和预后的顾虑与担心,有针对性地进行心理护理。向患者及家属介绍手术的必要性和安全性,根据患者情况做好病情、治疗方法和预后相关情况的介绍。告知病人术后行乳房重建的可能性,打消患者对术后身体外观改变的思想顾虑。对已婚患者,还应同时对其丈夫进行心理辅导,鼓励夫妻双方坦诚相待,取得丈夫的理解、关心和支持,让丈夫能接受妻子手术后身体外观的改变。

(二) 术后护理

1. 体位

乳腺癌手术多采用全身麻醉,麻醉未清醒前取平卧位,头偏向一侧;麻醉清醒、血压平稳后改为半卧位,以利于呼吸和伤口引流。手术侧上臂固定于躯干,肘部弯曲,上臂垫枕,以利于淋巴液回流,减轻患侧上肢水肿。

2. 病情观察

严密观察生命体征变化及患侧肢体的感觉、运动及血液循环情况;乳腺癌扩大根治术有损伤胸膜的可能,术后病人如出现胸闷、呼吸困难,应及时报告医生,以便早期发现和处理肺部并发症。对于术后化疗或放疗的患者应注意有无化疗或放疗的毒副反应。

3. 饮食

术后6 h无恶心、呕吐等麻醉反应,生命体征平稳,可给予流质饮食,注意营养补充,以利于患者术后恢复。

4. 伤口护理

手术后伤口弹力绷带加压包扎,使皮瓣紧贴胸壁,防止皮瓣下积液。注意包扎松紧度,以维持正常血运,不影响呼吸为宜。加压包扎一般维持 7～10 天,包扎期间不能松解,若绷带松脱,应及时重新加压包扎包扎期间密切观察患侧上肢远端血运情况,如发现脉搏扪不清、皮温低、皮肤颜色暗红等,应考虑腋窝部血管受压,立即调整绷带松紧度。定时换药,注意观察皮瓣颜色及伤口愈合情况,正常皮瓣颜色红润,并与胸壁紧贴;若皮瓣颜色暗红,提示血液循环欠佳,有可能发生坏死,应及时报告医生处理。

5. 引流管护理

(1) 术后伤口内留置负压引流管,注意保持有效负压吸引。

(2) 妥善固定引流管:引流管不宜过长,卧床时固定于床旁,起床时固定于上衣。

(3) 保持引流通畅:防止引流管受压或扭曲。

(4) 观察、记录引流液的量和性状:术后 1～2 天,每日引流血性液体 50～200 mL,以后颜色逐渐变淡、减少。

(5) 拔管:术后 4～5 天,若引流液转为淡黄色,每日引流量少于 10～15 mL,创面与皮肤紧贴,手指按压伤口周围皮肤无空虚感,即可考虑拔管。如拔管后仍有皮瓣下积液,可给予无菌穿刺抽吸并加压包扎。

6. 术后并发症的防治与护理

(1) 皮瓣下积液:乳腺癌术后发生皮瓣下积液较为常见,除手术本身因素以外,术后要特别注意包扎松紧度适宜,保持引流通畅,避免过早外展患侧上肢。如发现积液,及时穿刺或引流派出。

(2) 皮瓣坏死:乳腺癌手术后,皮瓣缝合张力大是产生皮瓣坏死的主要原因,皮瓣下脂肪切除过多影响皮肤血供也可引起皮瓣坏死。术后注意绷带包扎不能过紧,及时处理皮瓣下积液。如出现坏死，应加强伤口换药，去除坏死组织，必要时植皮。

(3) 患侧上肢水肿：乳腺癌手术后绷带加压包扎导致患侧上肢淋巴及静脉回流不畅，易引起上肢水肿。为减轻患侧上肢水肿，术后可在上肢下方垫软枕，局部肢体按摩，以促进淋巴和静脉回流；严禁在患侧上肢测血压、抽血、静脉或皮下注射；指导病人进行握拳、屈肘运动，促进回流。

7. 功能锻炼

由于手术切除了胸部肌肉、筋膜和皮肤，皮肤缝合张力大，使患侧肩关节活动明显受限。因此术后应加强肩关节活动以增强肌肉力量，预防和松懈粘连，最大限度地恢复肩关节的活动范围。为减少和避免术后肩关节活动障碍，鼓励和协助病人早期开始患侧上肢的功能锻炼。

(1) 术后24 h内：活动手指和腕部，可做伸指、握拳、屈腕等练习。

(2) 术后 1～3 天：进行上肢肌肉等长收缩，促进淋巴和血液回流；可用健侧上肢或他人协助患侧上肢进行屈肘、伸臂等练习，逐渐过渡到肩关节的小范围前屈、后伸运动(前屈小于30°，后伸小于 15°)。

(3) 术后 4～7 天：鼓励患者用患侧手洗脸、刷牙、进食等，并进行用患侧手触摸对侧肩部和同侧耳朵的练习。

(4) 术后 1～2 周：术后 1 周皮瓣基本愈合后，开始做肩关节活动，以肩部为中心，前后摆臂。术后 10 天左右皮瓣与胸壁黏附已较为牢固，可循序渐进逐步开始做抬高患侧上肢、手指爬墙、拉绳运动、梳头等练习。指导病人进行功能锻炼应根据病人的实际情况而定，一般以每日 3～4 次，每次 20～30 min为宜；循序渐进，逐渐增加锻炼项目。另外，术后 7 天内不做上举，10 天内不做肩关节外展；不要以患侧上肢支撑身体，以防皮瓣滑动而影响愈合。

七、护理评价

通过治疗与护理，病人是否：

(1) 清醒稳定，积极配合治疗与护理。病人及家属能够接受手术引起的乳房外形改变。

(2) 疼痛缓解或消失。

(3) 术后伤口愈合良好，无感染发生。

(4) 正确掌握术后患肢功能锻炼方法，积极进行功能锻炼。

(5) 正确掌握乳房自我检查方法。

(6) 术后并发症得到预防或及时发现和处理。

八、健康教育

(1) 活动：术后短期内避免患侧上肢搬动或提拉过重物品，继续进行功能锻炼。

(2) 避孕：术后 5 年内避免妊娠，防止乳腺癌复发。

(3) 乳房自我检查：定期进行正确的乳房自我检查有助于及早发现乳房的病变，因此 20

岁以上的女性，特别是高危人群应每月进行1次乳房自我检查。乳腺癌术后病人进行乳房自我检查，可以早期发现复发征象。检查时间最好选择在月经后的7～10天，此时乳房最松软、乳房组织较薄，有利于发现病变。

① 视诊：脱去上衣，完全暴露整个胸部，立于镜前。采取各种姿势，从镜中观察双侧乳房的大小和外形是否对称；有无局限性隆起、凹陷或皮肤橘皮样改变；皮肤有无红肿；有无乳头凹陷或抬高；乳房表面有无曲张静脉等。

② 触诊：检查时可采取平卧位，检查时手指并拢，以手指指腹平触乳房表面，禁用手指对乳房进行抓捏。检查时通常从外上象限开始，依次是外下、内下、内上象限，然后检查乳头、乳晕，最后检查腋窝。

（王文栋）

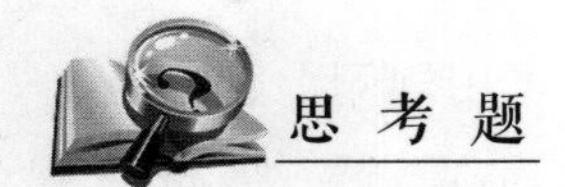

思考题

【案例分析】

李某，女，26岁，产后第3周，因"右侧乳房红肿、疼痛伴发热3天"入院。体检：T 39 ℃，P 92次/min，右侧乳房红肿，皮温升高，触痛明显，未触及肿块，无波动感。血常规示：WBC 12.6×10^9/L。

请问：

(1) 请列出该病人的护理诊断及合作性问题。

(2) 如何对该病人进行健康宣教？

第十三章　胸部外科疾病病人的护理

学习要点

1. 胸部损伤的病因、分类及病理生理过程。
2. 胸部损伤病人的临床表现和处理原则。
3. 胸部损伤病人的护理措施。
4. 肺癌、食管癌的概念、病因及分类。
5. 肺癌、食管癌的病人的临床表现和处理原则。
6. 肺癌、食管癌的病人的护理措施。

第一节　胸部损伤

一、解剖生理

胸部由胸壁、胸膜和胸腔内器官三部分组成。

1. 胸壁

由骨性胸廓及附着其表面的肌群、软组织和皮肤构成。骨性胸廓有支撑、保护胸腔内器官和参与呼吸的作用。

2. 胸膜及胸膜腔

脏胸膜和壁胸膜移行形成左右两个互不相通的胸膜腔。胸膜腔为潜在的密闭腔隙，其内少量浆液起润滑作用。腔内的压力为负压，吸气时负压增大，呼气时减小。腔内负压的稳定对维持正常呼吸非常重要，并能防止肺萎陷。

3. 胸腔及胸腔内器官

胸腔分为左肺间隙、右肺间隙和纵隔三个部分。纵隔位于胸腔中央，两侧胸膜腔负压的均衡是维持纵隔位置恒定居中的根本保证。若一侧胸腔积液或积气会挤压伤侧肺，严重时可导致纵隔移位压向健侧肺，甚至影响腔静脉回流。

二、病因和分类

胸部损伤多由于交通事故、危房倒塌、地震或刀枪伤害而致，胸部有人体的重要器官如心脏、肺脏等。胸部损伤可直接影响人体血液循环和呼吸功能。一般根据是否穿破全层胸壁包括胸膜，造成胸膜腔与外界沟通，而分为闭合性和开放性两大类。

三、病理生理

1. 闭合性损伤

轻者可仅有胸壁软组织挫伤和(或)单纯肋骨骨折，重者多造成胸内器官或血管的损伤导致气胸、血胸，甚至心脏挫伤、裂伤、心包腔内出血。

2. 开放性损伤

重者可伤及胸内器官或血管，导致气胸、血胸，严重者可危及生命，甚至死于呼吸和循环功能衰竭。

四、临床表现

(一) 肋骨骨折

肋骨骨折部位疼痛，深呼吸、咳嗽或转动体位时疼痛加剧。受伤处胸壁肿胀、压痛，挤压胸部时疼痛加重。骨折移位时可触及骨磨擦音。连枷胸的病人，出现胸壁反常呼吸运动，病人常伴有明显的呼吸困难。刺破肺脏时出现血、气胸表现。

(二) 气胸

1. 闭合性气胸

肺萎陷 30％以下者，多无明显症状。大量积气常有明显的呼吸困难，气管向健侧移位，伤侧胸部叩诊呈鼓音，呼吸音减弱或消失。

2. 开放性气胸

病人常有明显的呼吸困难、发绀，甚至休克。胸壁伤口处能听到空气出入胸膜腔的吹风声。伤侧胸部叩诊呈鼓音，听诊呼吸音减弱或消失。

3. 张力性气胸

病人表现为严重或极度呼吸困难、发绀、大汗淋漓、意识障碍等。查体可见伤侧胸部饱满，常触及皮下气肿，叩诊呈高度鼓音，呼吸音消失。

(三) 血胸

病情根据出血量、出血速度和病人体质而有所不同。少量血胸，可无明显症状。中量血胸和大量血胸，尤其急性失血时，可出现气促、脉搏增快、血压下降等低血容量性休克症状，以及气管向健侧移位，伤侧胸部叩诊浊音，呼吸音减弱的胸膜腔积液体征。

五、辅助检查

1. 实验室检查

血常规检查显示血红蛋白和血细胞比容下降，若继发感染，血细胞计数增高。

2. 影像学检查

胸部X线检查可明确有无肋骨骨折及其部位、性质，有无气胸、血胸或肺萎陷等。

3. 诊断性穿刺

行胸膜腔或心包腔诊断性穿刺，可助诊断有无气胸、血胸或心包腔积血。

六、治疗原则

（一）肋骨骨折

1. 闭合性单处肋骨骨折

治疗的重点是镇痛、固定胸廓和防治并发症。固定胸部使用多头胸带或宽胶布。鼓励、协作病人咳嗽排痰，减少呼吸系统并发症发生。

2. 闭合性多根多处肋骨骨折

现场急救可用坚硬的垫子或手掌施压于胸壁软化部位。无任何物品时可采用患侧向下压迫胸壁软化部位。软化的胸壁应予以固定，胸壁固定的方法有：

(1) 包扎固定法：适用小范围胸壁软化。

(2) 牵引固定法：用于范围大的胸壁软化。用无菌巾钳夹住中央处游离段肋骨，另一端通过滑轮重力牵引，使浮动胸壁复位。

(3) 内固定法：用于骨折错位较大的病人。

3. 开放性肋骨骨折

清创伤口，固定骨折断端，如胸膜腔已穿破，行闭式胸腔引流。

（二）气胸

根据临床表现，结合胸部X线结果，一般可明确诊断。

1. 闭合性气胸

少量积气的病人，无须特殊处理。大量气胸应行胸膜腔穿刺，抽尽气体，或行闭式胸腔引流术。

2. 开放性气胸

开放性气胸的急救要点为：立即封闭伤口，将开放性气胸变为闭合性气胸。紧急时利用手边任何物品，如围巾、衣服或手掌紧密盖住伤口。有张力性气胸表现，需暂时打开敷料，放出高压气体。

3. 张力性气胸

张力性气胸是可迅速致死的危急重症，抢救要争分夺秒，一旦发现应立即进行胸膜腔排气减压。可用粗针头，在伤侧锁骨中线第二肋间刺入胸腔。插入针头的接头处，绑缚一个橡胶手指套，将指套顶端剪1 cm开口，可起到活瓣作用。送达医院后吸氧、闭式胸腔引流。

(三) 血胸

可通过床旁B超或胸、腹腔穿刺而迅速得到证实。

胸腹联合伤应急诊手术探查。首先处理威胁生命的损伤，如张力性气胸、开放性气胸。对于胸腔、腹腔内活动性出血者，在补充血容量纠正休克的同时，迅速手术探查。

七、护理评估

(1) 健康史：根据胸部损伤程度不同，病人可有不同的心理反应。一般病人情绪比较稳定；当出现反常呼吸、气急，甚至呼吸困难时，病人可出现紧张、烦躁及恐惧的情绪反应。

(2) 身体状况：① 局部：评估受伤部位和性质；有无开放性伤口，有无活动性出血；是否有肋骨骨折、反常性呼吸运动或空气进出伤口时的吸吮样音，气管位置是否偏移；有无颈静脉怒张或皮下气肿。② 全身：评估生命体征是否平稳，有无呼吸困难或发绀，有无休克或意识障碍；有无咯血，咯血次数和量等。③ 辅助检查：根据胸部X线等检查结果评估。

(3) 心理-社会状况。

八、主要护理诊断/问题

(1) 气体交换受损　与胸部实质性损伤、胸部活动受限有关。

(2) 心输出量减少　与失血和心脏、血管受损有关。

(3) 体液不足　与失血有关。

(4) 疼痛　与组织受损有关。

(5) 恐惧　与强烈的意外损伤及担忧预后有关。

(6) 潜在并发症　肺不张、肺内感染、呼吸功能衰竭。

九、护理目标

气体交换状态得到改善。心脏功能和有效循环血容量维持正常；恐惧心理消除；疼痛缓解；伤后并发症得到预防或及时处理；掌握恢复期的康复要点。

十、护理措施

（一）心理护理

由于病程长及担心预后，病人常会产生恐惧、焦虑的情绪，应为病人提供安静舒适的环境，多与病人交流，讲解有关疾病的知识，帮助病人树立战胜疾病的信心。

（二）非手术治疗病人的护理

(1) 严密观察病情：伤后病情变化快，必须密切观察呼吸、血压、心率、意识等。
(2) 保持呼吸道通畅：清除呼吸道、气管插管或气管切开给氧、吸痰或辅助呼吸。

（三）维持正常换气功能

(1) 疼痛限制病人深呼吸及有效咳痰，影响气体交换，需采取有效的止痛措施。
(2) 胸带包扎胸廓的病人，注意调整胸带的松紧度。
(3) 血气胸病人定时观察胸腔内积气、积血变化。

（四）维持心血管功能

动态观察病情变化，发生低血容量性休克时，迅速建立静脉通路，补充血容量。

（五）并发症预防及护理

(1) 卧床期间，每小时协助病人施行深呼吸及有效咳痰，以促进肺膨胀，减少感染的发生。
(2) 严重失血者，除积极止血外，输血补液，尽早应用利尿剂，预防肾功能衰竭。
(3) 严重肺损伤者记录液体出入量，避免输液过快、过量而引发肺水肿。

（六）闭式胸腔引流及护理

1. 闭式胸腔引流的目的

闭式胸腔引流又称水封闭式引流，其目的包括排除胸腔内液体、气体，恢复和保持胸膜腔负压，维持纵隔的正常位置，促使患侧肺迅速膨胀，防止感染。

2. 闭式胸腔引流的方法

引流气体一般选在锁骨中线第 2 肋间或腋中线第 3 肋间插管；引流液体选在腋中线和腋后线之间的第 6～8 肋间。沿肋骨上缘刺入胸膜腔，将胶管经切口插入胸膜腔内 4～5 cm，其外端连接于无菌引流瓶。缝合切口，固定引流管。

3. 胸腔引流装置的固定

引流管可垂直降到引流瓶，但不能垂下绕圈。因引流液积聚环圈处而使引流中断并造成回流压，阻碍引流。引流瓶放置应低于胸腔引流出口60 cm以上。搬运病人前，先用止血钳夹住引流管,将引流瓶放在病床上以利于搬运。

4. 维持引流通畅

引流管通畅时有气体或液体排出,或引流管长管中的水柱随呼吸上下波动。

5. 体位与活动

最常采用的体位是半坐卧位。当病情稳定,病人可在床上或下床活动。发生引流瓶意外打破时,立即将胸侧引流管折曲。在病房发生引流管脱落时首先应迅速用无菌敷料堵塞、包扎胸壁引流管处伤口。搬动病人时夹紧胸腔引流管。

6. 胸腔引流的观察与记录

观察引流液量、性状。

7. 胸腔引流管的拔除及注意事项

24 h引流液少于50 mL,脓液小于10 mL,无气体溢出,病人无呼吸困难,听诊呼吸音恢复,X线检查肺膨胀良好,可去除胸管。拔胸腔引流管时应让病人深吸气后屏气时拔管。

十一、护理评价

病人气体交换状态得到改善,呼吸功能良好;心脏功能和有效循环血容量正常;病人自述恐惧心理消除;病人自述疼痛缓解;病人未发生伤后并发症或并发症得到控制;病人能自述恢复期的康复要点。

第二节 肺 癌

肺癌多数起源于支气管黏膜上皮,因此也称支气管肺癌。全世界肺癌的发病率明显增高,发病年龄大多在40岁以上,以男性多见。但近年来,女性肺癌的发病率也明显增加。

一、病因

肺癌的病因尚不完全明确,现认为与下列因素有关:

(1) 长期大量吸烟。

(2) 某些化学和放射性物质的致癌作用。

(3) 人体内在因素。

(4) 近年,在肺癌分子生物学方面的研究表明,p53基因、转化生长因子β_1基因、Mm23-H1基因表达的变化及基因突变与肺癌的发病有密切的联系。

二、病理生理

肺癌起源于支气管黏膜上皮，分布以右肺多于左肺，上叶多于下叶。起源于主支气管、肺叶支气管的肿瘤，位置靠近肺门者称为中心型肺癌。起源于肺段支气管以下的肿瘤，位置在肺的周围者称为周围型肺癌。

（一）分类

临床一般按细胞类型将肺癌分为下列四种类型。

1. 鳞状细胞癌（鳞癌）

鳞状细胞癌（鳞癌）在肺癌中约占50%。50岁以上的男性占大多数。鳞癌大多起源于较大的支气管，常为中央型；生长速度缓慢，病程较长，对放射和化学药物治疗较敏感，通常先经淋巴转移，血行转移发生较晚。

2. 小细胞癌（未分化小细胞癌）

小细胞癌发病率比鳞癌低，发病年龄较轻，多见于男性。一般起源于较大支气管，多为中央型；恶性程度高，生长快，较早出现淋巴和血行转移，对放射和化学药物治疗虽较敏感，但在各型肺癌中预后最差。

3. 腺癌

腺癌发病年龄较小，女性相对多见。

4. 大细胞癌

大细胞癌较少见，多为中央型。

（二）转移途径

1. 直接扩散

癌肿沿支气管壁并向支气管腔内生长，可以造成支气管腔部分或全部阻塞。癌肿亦可直接扩散侵入邻近肺组织，并穿越肺叶间裂侵入相邻的其他肺叶。还可侵犯胸内其他组织和器官。

2. 淋巴转移

淋巴转移是最常见的扩散途径。

3. 血行转移

多发生在肺癌晚期，通常癌细胞直接侵入肺静脉，然后经左心随大循环血流转移到其他器官和组织，常见的有肝、骨骼、脑、肾上腺转移等。

三、临床表现

与肺癌的部位、大小，是否压迫、侵犯邻近器官以及有无转移等密切相关。

1. 早期

特别是周围型肺癌多无症状。癌肿增大后，常出现刺激性咳嗽，痰中带血点、血丝或断续地少量咯血，大量咯血则很少见。少数肺癌病人，由于肿瘤造成较大的支气管不同程度的阻塞，可出现胸闷、哮鸣、气促、发热和胸痛等症状。

2. 晚期

肺癌压迫、侵犯邻近器官、组织或发生远处转移时，可发生与受累组织相关的征象：

(1) 压迫或侵犯膈神经：同侧膈肌麻痹。

(2) 压迫或侵犯喉返神经：声带麻痹、声音嘶哑。

(3) 压迫上腔静脉：面部、颈部、上肢和上胸部静脉怒张，皮下组织水肿，上肢静脉压升高。

(4) 侵犯胸膜：胸膜腔积液，常为血性，大量积液可引起气促。

(5) 癌肿侵犯胸膜及胸壁，有时可引起持续性剧烈胸痛。

(6) 侵入纵隔，压迫食管，引起吞咽困难。

(7) 上叶顶部肺癌，亦称 Pancoast 肿瘤：可以侵入纵隔和压迫位于胸廓上口的器官或组织，如第 1 肋间、锁骨下动静脉、臂丛神经、颈交感神经等而产生剧烈胸肩痛、上肢静脉怒张、上肢水肿、臂痛和运动障碍，同侧上眼睑下垂、瞳孔缩小、眼球内陷、面部无汗等颈交感神经综合征(Honer 征)。

少数肺癌组织可自主性产生内分泌物质，病人可出现非转移性的全身症状，如骨关节综合征(杵状指、骨关节痛、骨膜增生等)、Cushing 综合征、重症肌无力、男性乳腺增大、多发性肌肉神经痛等。

四、辅助检查

1. 胸部 X 线检查

在肺部可见块状阴影、边缘不清或呈分叶状，周围有毛刺。若有支气管梗阻，可见肺不张；若肿瘤坏死液化，可见空洞。

2. 痰细胞学检查

肺癌，尤其起源于较大支气管的中央型肺癌，表面脱落的癌细胞随痰咳出，若痰中找到癌细胞即可明确诊断。

3. 支气管镜检查

诊断中央型肺癌的阳性率较高，可在支气管腔内直接看到肿瘤大小、部位及范围，并可取或穿刺组织做病理学检查，亦可经支气管取肿瘤表面组织或支气管内分泌物进行细胞学检查。

4. 其他

纵隔镜、放射性核素扫描、经胸壁穿刺活组织、转移病灶活组织检查、胸水检查等。

五、治疗原则

综合治疗，以手术治疗为主，结合放射、化学药物、中医中药以及免疫治疗等。

1. 手术治疗

目的是彻底切除肺部原发癌肿病灶和局部及纵隔淋巴结。

肺切除术的范围取决于病变的部位和大小。周围型肺癌一般施行肺叶切除术；中央型肺癌，多施行肺叶或一侧全肺切除术。若癌肿位于一个肺叶内，但已侵及局部主支气管或中间支气管，为保留正常的邻近肺叶，避免作一侧全肺切除术，可以切除病变的肺叶及一段受累的支气管，再吻合支气管上下切端，临床称之为支气管袖状肺叶切除术。如果相伴的肺动脉局部受侵，也可同时作部分切除，端端吻合，称为支气管袖状肺动脉袖状肺叶切除术。

2. 放射治疗

是从局部消除肺癌病灶的一种手段。在各类型肺癌中，小细胞癌对放射疗法敏感性较高，鳞癌次之，肺癌和细支气管肺泡癌最低。

3. 化学治疗

对有些分化程度低的肺癌，特别是小细胞癌，疗效较好。亦可单独用于晚期肺癌，以缓解症状，或与手术、放射疗法综合应用，以防止癌肿转移复发，提高治愈率。

六、护理评估

(1) 健康史：① 一般情况：年龄、性别、婚姻和职业，有无吸烟和被动吸烟史、吸烟的时间和数量等。② 家庭史：了解家庭有无肺部疾病患病史。③ 既往史。

(2) 身体状况：① 主要症状和体征。② 辅助检查。

(3) 心理-社会状况。

七、主要护理诊断/问题

(1) 气体交换受损 与肺组织病变、手术、麻醉等因素有关。

(2) 低效性呼吸形态 与肿瘤阻塞支气管、肺膨胀不全、呼吸道分泌物潴留、肺换气功能降低等有关。

(3) 焦虑/恐惧 与担心手术、疼痛、疾病的预后等因素有关。

(4) 营养失调：低于机体需要量 与肿瘤引起机体代谢增加、手术所致组织损伤有关。

(5) 潜在并发症 出血、感染、肺不张、心律失常、哮喘发作、支气管胸膜瘘、肺水肿、急性呼吸窘迫综合征。

八、护理目标

气体交换状态得到改善;病人维持正常的呼吸形态;恐惧心理消除;疼痛缓解;营养不良状况得到改善;伤后并发症得到预防或及时处理。

九、护理措施

(一) 术前护理

(1) 减轻焦虑,做好心理护理。

(2) 纠正营养和水分的不足。

(3) 做好术前呼吸道准备。

(二) 术后护理

1. 病情观察

(1) 手术后 2~3 h内,每15 min测生命体征一次。

(2) 脉搏和血压稳定后改为 0.5~1 h测量一次。

(3) 注意有无呼吸窘迫的现象。若有异常,立即报告医师。

(4) 手术后 24~36 h,血压常会有波动现象,需严密观察。若血压持续下降,应考虑是否为心脏疾病、出血、疼痛、组织缺氧或循环血量不足所造成。

2. 予以合适体位

(1) 病人意识未恢复时取平卧位,头偏向一侧,以免呕吐物、分泌物吸入而致窒息或并发吸入性肺炎。

(2) 血压稳定后,采用半坐卧位。

(3) 肺叶切除者,可采用平卧或左右侧卧位。

(4) 肺段切除术或楔形切除术者,应避免手术侧卧位,最好选择健侧卧位,以促进患侧肺组织扩张。

(5) 全肺切除术者,应避免过度侧卧,可采取 1/4 侧卧位,以预防纵隔移位和压迫健侧肺而导致呼吸循环功能障碍。

(6) 若有血痰或支气管瘘管,应取患侧卧位并通知医师。

(7) 避免采用垂头仰卧式,以防因横膈上升而妨碍通气。若有休克现象,可抬高下肢或穿弹性袜以促进下肢静脉血液回流。

3. 维持液体平衡和补充营养

(1) 严格掌握输液的量和速度,防止前负荷过重而导致肺水肿。全肺切除术后病人应控制钠盐摄入量,一般而言24 h补液量宜控制在2 000 mL内,速度以 30 滴/min 为宜。

(2) 记录出入水量,维持体液平衡。

(3) 当病人意识恢复且无恶心现象，拔除气管插管后即可开始饮水。

(4) 肠蠕动恢复后，即可开始进食清淡流质、半流质饮食；若病人进食后无任何不适可改为普食，饮食宜为高蛋白、高热量、丰富维生素、易消化，以保证营养，提高机体抵抗力，促进伤口愈合。

4. 活动与休息

(1) 鼓励病人早期下床活动，目的是预防肺不张，改善呼吸循环功能，增进食欲，振奋精神。术后第 1 天，生命体征平稳，应鼓励及协助病人下床或在床旁站立移步，带有引流管者要妥善保护；严密观察病人病情变化，出现头晕、气促、心动过速、心悸和出汗等症状时，应立即停止活动。术后第 2 天起，可扶持病人围绕病床在室内行走 3～5 min，以后根据病人情况逐渐增加活动量。

(2) 促进手臂和肩膀的运动，预防术侧肩关节强直及失用性萎缩。病人麻醉清醒后，护士可协助病人进行臂部、躯干和四肢的轻度活动，每 4 h 一次；术后第 1 天开始作肩臂的主动运动。全肺切除术后的病人，鼓励取直立的功能位，以恢复正常姿势。

5. 维持胸腔引流通畅

(1) 按胸腔闭式引流常规进行护理。

(2) 密切观察引流液量、色、性状，当引流出多量血液(每小时 100～200 mL)时，应考虑有活动性出血，需立即通知医师。

(3) 对全肺切除术后所置的胸腔引流管一般呈钳闭状态，以保证术后患侧胸腔内有一定的渗液，以减轻或纠正明显的纵隔移位。可酌情放出适量的气体或引流液，以维持气管、纵隔于中间位置。每次放液量少，不宜超过100 mL，速度宜慢，避免快速多量放液引起纵隔突然移位，导致心脏骤停。术后 24～72 h病人病情平稳，无气体及液体引流后，可拔除胸引流管。

十、护理评价

(1) 病人呼吸功能是否改善，有无气促、发绀等缺氧征象。

(2) 病人是否维持正常的呼吸形态。

(3) 病人心境如何，能否应对现状并有效地与医务人员配合。

(4) 病人的营养状况得到改善。

(5) 病人有无并发症，如出血、感染、肺不张、心律失常、哮喘发作、支气管胸膜瘘、肺水肿、成人呼吸窘迫综合征的发生。

第三节　食　管　癌

食管癌是常见的一种消化道癌肿。其发病率和死亡率各国差异很大，我国是世界上食管癌高发地区之一，发病年龄多在40岁以上。全世界每年约有20万人死于食管癌。

一、病因

食管癌的病因尚不完全明确，现认为与下列因素有关：

(1) 亚硝胺及真菌。

(2) 遗传因素和基因。

(3) 营养不良及微量元素缺乏。

(4) 饮食习惯。

二、病理生理

食管癌以胸中段食管癌较多见，下段次之，上段较少，贲门部腺癌可向上延伸累及食管下段，大多为鳞癌。

1. 分类

按病理形态可将食管癌分为四类。

(1) 髓质型：约占70%，食管壁明显增厚并向腔内外扩展，瘤体的上下缘呈坡状隆起，多数累及食管周径的全部或大部分，恶性程度高。

(2) 蕈伞型：约占10%，瘤体呈卵圆形扁平肿块状，向腔内呈蘑菇样突出。

(3) 溃疡型：约占2.8%，瘤体的黏膜面呈溃疡深陷入肌层，而边缘清楚。

(4) 缩窄型(硬化型)：约占4.4%，瘤体部位形成明显的环状狭窄，累及食管全周，较早出现梗阻症状。

2. 转移途径

食管癌主要通过淋巴转移，血行转移发生较晚。

(1) 直接扩散。

(2) 淋巴转移：最主要途径。

(3) 血行转移：通过血液循环向远处转移。

三、临床表现

(一) 症状

1. 早期

常无明显症状，仅在吞咽粗硬食物时有不同程度的不适感，包括哽噎感，胸骨后烧灼样、针刺样或牵拉摩擦样疼痛，食物通过缓慢，食管癌合并有停滞感或异物感。

2. 中晚期

进行性吞咽困难，先是难咽干硬食物，继而只能进半流质、流质，最后滴水难进。病人逐渐消瘦、贫血、无力、明显脱水症状及营养不良。癌肿侵入喉返神经,可发生声音嘶哑;侵入主动脉,溃烂破裂,可引起大量呕血;侵入气管,可形成食管气管瘘;高度阻塞可致食物反流,引起进食时呛咳及肺部感染;持续胸痛或背痛为晚期症状,表示癌肿已侵犯食管外组织;最后出现恶病质。

(二) 体征

中晚期病例可有锁骨上淋巴结肿大,肝转移者可触及肝肿块,恶病质者有腹水症。

四、辅助检查

1. 食管吞钡 X 线双重对比造影

(1) 食管黏膜皱襞紊乱、粗糙或有中断现象。

(2) 充盈缺损。

(3) 局限性管壁僵硬,蠕动中断。

(4) 龛影。

(5) 食管有明显的不规则狭窄,狭窄以上食管有不同程度的扩张。

2. 脱落细胞学检查

我国自创用带网气囊食管细胞采集器作食管拉网检查脱落细胞,是一种简便易行的普查筛选诊断方法。

3. 纤维食管镜检查

对临床已有症状或怀疑而又未能明确诊断者,应早做纤维食管镜检查,可直视肿块部位、大小及钳取活组织做病理组织学检查。

4. 其他

CT、超声、内镜检查等可用于判断食管癌的浸润层次、向外扩展程度以及有无纵隔、淋巴结或腹内脏器转移等。

五、治疗原则

以手术治疗为主,辅以放射、化学药物等综合治疗。

(1) 手术治疗:适用于全身情况和心肺功能储备良好、无明显远处转移征象的病人。一般以颈段癌长度＜3 cm、胸上段癌长度＜4 cm、胸下段癌长度＜5 cm者切除的机会较大。

(2) 放射疗法。

(3) 化学药物治疗:采用化疗与手术治疗相结合或与放疗、中医中药相结合的综合治疗,有时可提高疗效,或使食管癌病人症状缓解,延长存活期。

六、护理评估

(1) 健康史:① 一般情况:了解病人的年龄、职业、居住地和饮食习惯,是否有饮酒、吸烟嗜好等。② 家族史:病人家庭中有无肿瘤病人。③ 既往史:了解病人有无患食管癌的癌前疾病,何时出现吞咽改变。

(2) 身体状况:① 主要症状和体征。② 辅助检查。

(3) 心理-社会状况。

七、主要护理诊断/问题

(1) 营养失调:低于机体需要量　与进食量减少或不能进食、消耗增加有关。

(2) 体液不足　与吞咽困难、水分摄入不足有关。

(3) 焦虑　与对癌症的恐惧和担心疾病预后等有关。

(4) 潜在并发症　出血、肺不张、肺炎、吻合口瘘、乳糜胸等。

八、护理目标

病人营养状况改善;病人的水、电解质维持平衡;病人自述焦虑减轻,表现为情绪稳定;病人未发生并发症或并发症得到及时发现和控制。

九、护理措施

(一) 术前护理

(1) 心理护理。

(2) 营养支持:大多数食管癌病人因不同程度的吞咽困难而出现营养不良、水电解质失衡,使机体对手术的耐受力下降,故术前应保证病人的营养摄入。

(3) 保持口腔卫生。

(4) 胃肠道准备:

① 食管癌可导致不同程度的梗阻和炎症,术前 1 周遵医嘱给予病人分次口服抗生素溶液可起到局部消炎抗感染作用。

② 术前 3 天改流质饮食,术前 1 天禁食。

③ 对进食后有滞留或反流者,术前 1 天晚遵医嘱予以生理盐水加抗生素经鼻胃管冲洗食管及胃,可减轻局部充血水肿,减少术中污染,防止吻合口瘘。

④ 结肠代食管手术病人,术前 3～5 天口服抗生素,如甲硝唑、庆大霉素或新霉素等;术前 2 日进食无渣流质,术前晚行清洁灌肠或全肠道灌洗后禁饮禁食。

⑤ 手术日晨常规置胃管,通过梗阻部位时不能强行进入,以免穿破食管。可置于梗阻

部位上端，待手术中直视下再置于胃中。

(二) 术后护理

(1) 监测并记录生命体征，每 30 min 一次，平稳后可 1～2 h 一次。

(2) 维持胸腔闭式引流通畅，观察引流液量、性状并记录。若术后3 h内胸腔闭式引流量为每小时100 mL，呈鲜红色并有较多血凝块，病人出现烦躁不安、血压下降、脉搏增快、尿少等血容量不足的表现，应考虑有活动性出血；若引流液中有食物残渣，提示有食管吻合口瘘；若引流液量多，由清亮渐转浑浊，则提示有乳糜胸，应及时报告医师，协助处理。待术后 2～3 天，胸腔闭式引流出的暗红色血性液体逐渐变淡，量减少，24 h量＜50 mL时，可拔除引流管。拔管后注意伤口有无渗出，有无胸闷、气促，是否有胸腔内有较多残留积液的征象，若有异常及时报告医生，行 X 线胸片证实后行胸腔穿刺排液。

(三) 饮食护理

(1) 术后禁食期间不可下咽唾液，以免感染造成食管吻合口瘘。

(2) 术后 3～4 天吻合口处于充血水肿期，需禁饮禁食。

(3) 禁食期间持续胃肠减压，注意经静脉补充水分和营养。

(4) 术后 2～4 天待肛门排气、胃肠减压引流量减少后，拔除胃管。

(5) 停止胃肠减压24 h后，若无呼吸困难、胸内剧痛、患侧呼吸音减弱及高热等吻合口瘘的症状，可开始进食。先试饮少量水，术后 5～6 天可给予全量清流质，每 2 h 给 100 mL，每日 6 次。术后 3 周后病人若无特殊不适可进普食，但仍应注意少食多餐，细嚼慢咽，防止进食量过多、速度过快。

(6) 避免进食生、冷、硬食物(包括质硬的药片和带骨刺的肉类、花生、豆类等)，以免导致后期吻合口瘘。

(7) 进食量多、过快或因吻合口水肿可导致进食时呕吐，严重者应禁食，给予肠外营养，待 3～4 天水肿消退后再继续进食。

(8) 术后 3～4 周再次出现吞咽困难，应考虑吻合口狭窄，可行食管扩张术。

(9) 食管胃吻合术后病人，可能有胸闷、进食后呼吸困难，应告知病人是由于胃已拉入胸腔，肺受压暂不能适应所致。建议病人少食多餐，经 1～2 个月后，此症状多可缓解。

(10) 食管癌、贲门癌切除术后，可发生胃液反流至食管，病人可有返酸呕吐等症状，平卧时加重，应嘱病人饭后2 h内勿平卧，睡眠时将枕头垫高。

(四) 并发症的护理

(1) 吻合口瘘：是食管癌手术后极为严重的并发症，死亡率高达 50%。发生吻合口瘘的原因有：① 食管的解剖特点，如无浆膜覆盖、肌纤维呈纵形走向易发生撕裂。② 食管血液供应呈节段性，易造成吻合口缺血。③ 吻合口张力太大。④ 感染、营养不良、贫血、低蛋白血症等。吻合口瘘临床表现为呼吸困难、胸腔积液、全身中毒症状，包括高热、血白细胞计数升高，休克甚至脓毒血症。吻合口瘘多发生在术后 5～10 天，在此期间应密切观察有无上述症状，一旦出现，应立即通知医生并配合处理，护理措施包括：① 嘱病人立即禁食，直至吻合口瘘愈合。② 行胸腔闭式引流术后的常规护理。③ 加强抗感染治疗及肠外营养支持。④ 严密观察生命体征，若出现休克症状，应积极抗休克治疗。⑤ 需再次手术者，应积极配合医生完善术前准备。

(2) 乳糜胸：食管、贲门癌术后并发乳糜胸是比较严重的并发症，多因伤及胸导管所致。乳糜胸多发生在术后 2～10 天，少数病例可在 2～3 周后出现。术后早期由于禁食，乳糜液含脂肪甚少，胸腔闭式引流可为淡血性或淡黄色液，但量较多。恢复进食后，乳糜液漏出量增多，大量积聚在胸腔内，可压迫肺及纵隔并使之向健侧移位。病人表现为胸闷、气急、心悸，甚至血压下降，由于乳糜液中 95%以上是水，并含有大量脂肪、蛋白质、胆固醇、酶、抗体和电解质，若未及时治疗，可在短时期内造成全身消耗、衰竭而死亡。因此术后应密切观察有无上述症状，若诊断成立，应迅速处理，即置胸腔闭式引流，及时引流胸腔内乳糜液，使肺膨胀。可用2.5 kPa负压持续吸引，有利于胸膜形成粘连，一般主张行胸导管结扎术，同时给予肠外营养支持治疗。

十、护理评价

(1) 病人的营养状况能否维持，体重是否下降或增加，贫血有无改善。

(2) 病人的水、电解质是否平衡，尿量是否正常，有无脱水或电解质紊乱的表现。

(3) 病人的心理问题是否得到解决，睡眠是否充足，能否配合治疗护理。

(4) 病人有无并发症发生。

（王文栋）

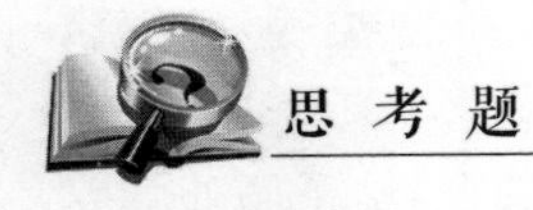

思考题

案例分析

李先生，42 岁，3 h前驾车被后车追尾，车辆翻入沟内，树枝刺入右胸部。伤后半小时由救护车送入院，病人主诉胸痛、胸闷、呼吸困难、呼吸受限。查体：心率 105 次/min，BP 90/62 mmHg，R 26 次/min。右胸壁一直径约3 cm树枝刺入但未闻及空气出入的声音，右胸部触压痛明显。胸部 X 线提示：右侧 4、5、6 肋多发肋骨骨折，右肺萎陷 40%，右侧胸腔积气，气管、纵隔略向左移位。此病人初步诊断为开放性气胸，多根多处肋骨骨折。

请问：

(1) 针对以上情况，现场应采取哪些急救措施？

(2) 此病人主要的护理诊断有哪些？主要的护理措施有哪些？

第十四章　急性化脓性腹膜炎病人的护理

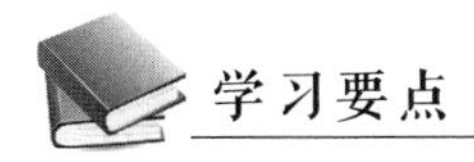

1. 急性化脓性腹膜炎的临床表现和护理措施。
2. 急性化脓性腹膜炎的病因、分类和治疗原则。
3. 急性化脓性腹膜炎的护理目标、护理评价。
4. 运用专业知识,密切关注病人病情。

一、解剖生理概要

腹膜是衬于腹壁、盆壁内面和覆盖于腹腔、盆腔脏器表面的一层浆膜,分为相互连续的壁腹膜和脏腹膜两部分。壁层腹膜衬覆于腹壁、盆壁的内面,脏层腹膜覆盖于内脏表面,成为其浆膜层。腹膜腔是壁腹膜和脏腹膜之间的潜在腔隙,是人体最大的体腔,解剖位置如图14.1所示。

腹膜的动脉来自肋间动脉和腹主动脉分支,静脉汇入门静脉和下腔静脉。壁腹膜的神经支配来自肋间神经和腰神经的分支,属体神经系统,对各种刺激敏感,痛觉定位准确。脏腹膜的神经支配来自交感神经和迷走神经末梢,属于自主神经,对牵拉、胃肠腔内压力增高及炎症、压迫等刺激较为敏感,表现为钝痛,定位较差。

腹膜具有保护、支持、分泌、吸收、防御和修复等功能。壁腹膜和脏腹膜互相移行,并形成网膜、系膜和韧带等,对脏器起着支持和固定的作用。腹膜分泌少量浆液,可减少脏器活动时腹膜的摩擦。腹膜能吸收腹膜腔的液体。严重腹膜炎时,腹膜吸收大量毒性物质,可导致感染性休克。膈下区腹膜的吸收能力比下腹部和盆部的腹膜强,故腹膜炎时或腹部手术后让病人多采取半卧位,以减缓腹膜对渗出液的吸收。炎症或外伤时,腹膜产生大量纤维蛋白,使局部组织或器官粘连,从而防止感染扩散和修复病变组织。但是,严重粘连可引起肠梗阻等。

二、分类

按发病机制腹膜炎(peritonitis)可分为原发性与继发性两类;按病因分为细菌性与非细菌性两类;按临床过程分为急性、亚急性和慢性三类;按累及范围分为弥漫性与局限性两类;各类型之间可以相互转化。

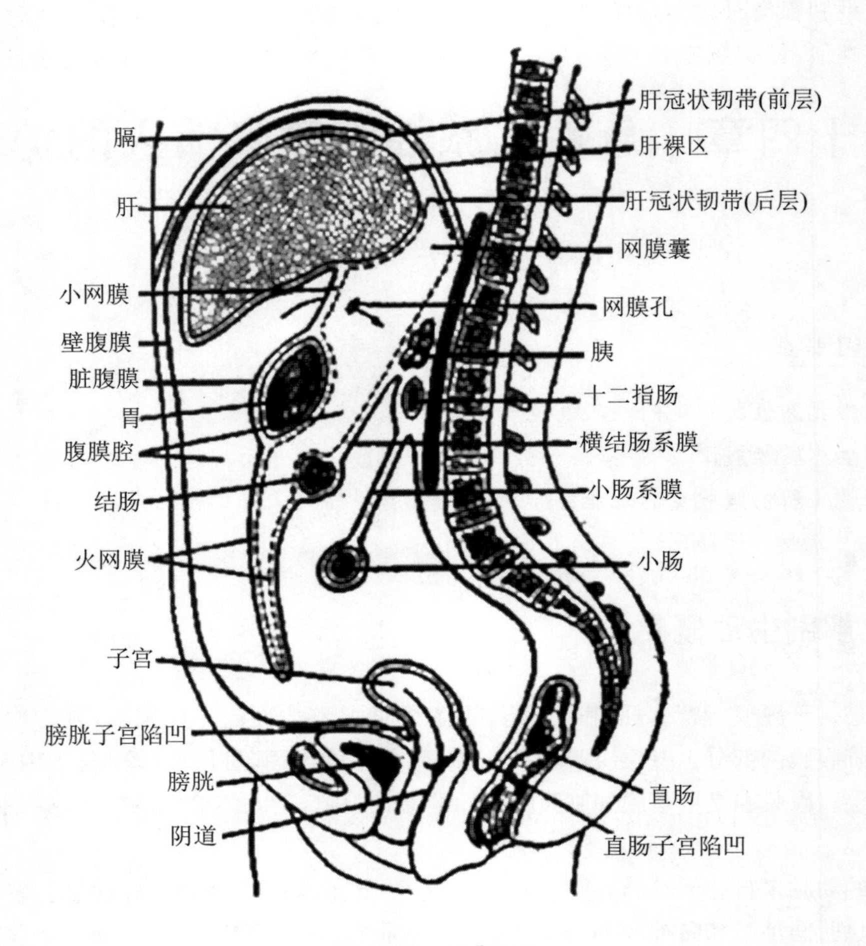

图 14.1 腹膜腔图

本章主要介绍的是急性化脓性腹膜炎，它是一种常见的外科急腹症，是由化脓性细菌包括需氧菌和厌氧菌或两者混合引起的腹膜的急性炎症，累及整个腹膜腔时称为急性弥漫性腹膜炎。

三、病因

1. 继发性腹膜炎

继发性腹膜炎(secondary peritonitis)是指在腹腔某些疾病或损伤的基础上发生的腹膜炎，是急性腹膜炎中最常见的一种，占98%。引起继发性腹膜炎的细菌主要是胃肠道内的常驻菌群，其中大肠杆菌最多见，其次为厌氧拟杆菌和链球菌等，继发性腹膜炎的常见原因如图14.2所示。

(1) 腹腔内脏器官穿孔或破裂：胃、十二指肠溃疡急性穿孔、腹部损伤引起的内脏破裂是继发性腹膜炎最常见的原因，常先引起化学性腹膜炎，继发感染后形成化脓性腹膜炎。

(2) 腹腔内脏器官缺血、渗出及炎症扩散：见于绞窄性疝、绞窄性肠梗阻、急性化脓性阑尾炎及急性胰腺炎时病变器官缺血、含有细菌的渗出液在腹腔内扩散引起腹膜炎。

（3）其他：如胃肠吻合口瘘，肠瘘、胆瘘，腹前、后壁的严重感染等也可引起继发性腹膜炎。

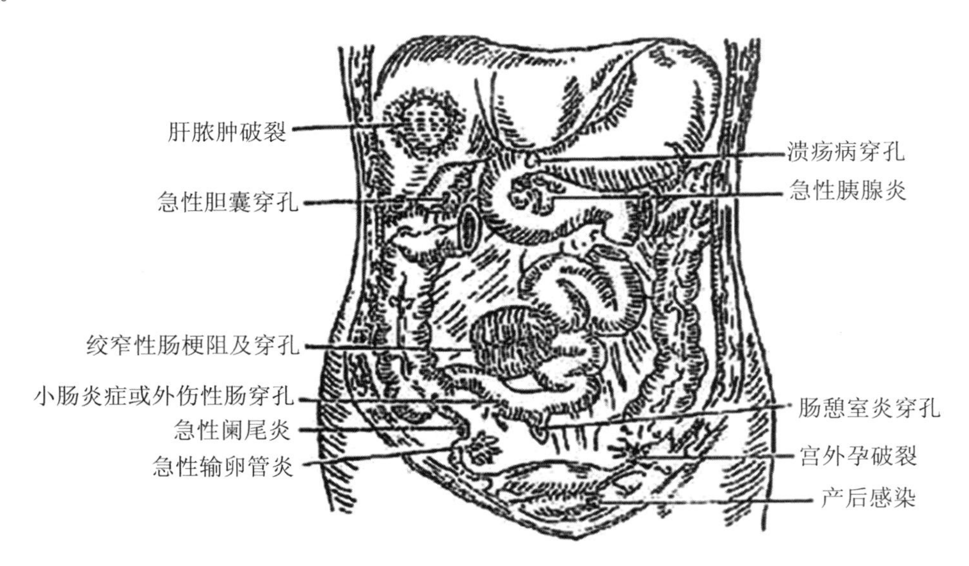

图 14.2　继发性腹膜炎的常见原因

2. 原发性腹膜炎

原发性腹膜炎(primary peritonitis)是指腹膜内无原发病灶，细菌经血行、泌尿道及女性生殖道等途径播散至腹膜腔并引起炎症，称原发性腹膜炎，占2%。病原菌多为溶血性链球菌、肺炎双球菌或大肠杆菌。多见于儿童、肝硬化并发腹水或肾病等，病人常伴有营养不良或抵抗力低下。

四、病理生理

腹膜受到细菌、胃肠道内容物、血液或者尿液刺激后，立即出现充血、水肿等炎症反应，接着产生大量浆液性渗出液，以稀释腹腔内的毒素。渗出液中出现大量的巨噬细胞、中性粒细胞，加以坏死组织、细菌和凝固的纤维蛋白等，使渗出液逐渐转变为浑浊的脓液。细菌及内毒素刺激病人的细胞防御机制，激活许多炎性介质，如肿瘤坏死因子α(TNFα)、白细胞介素-1(IL-1)和白细胞介素-6(IL-6)等，可引起全身炎症反应，造成多器官衰竭和死亡。此外，腹腔大量液体渗出及肠腔积液、呕吐、高热等因素，可引起脱水和电解质失衡；腹腔内器官浸泡在脓液中可形成麻痹性肠梗阻，肠管扩张，加之大量腹腔积液，可使膈肌抬高影响心肺功能，加重病情。

腹膜炎病情轻的，病变可被包裹、局限，渗出物逐渐被吸收、消散而痊愈。如脓液积聚在腹腔内某部位，并与游离腹腔隔开，可形成腹腔脓肿(abdominal abscess)。腹膜炎痊愈后，腹腔内多有不同程度的纤维性粘连，部分肠管的粘连或成角可导致粘连性肠梗阻。

五、临床表现

随腹膜炎的不同阶段而有所不同,早期常仅为腹膜炎的表现,后期则可因并发腹腔脓肿而有不同表现。

(一)急性腹膜炎

依病因而不同,因腹腔内脏器官破裂或穿孔引起者,发病较突然;由阑尾炎、胆囊炎等引起者多先有原发病症状,后逐渐出现腹膜炎表现。

1. 症状

(1) 腹痛:是最主要的症状,为持续性、剧烈腹痛,常难以忍受。深呼吸、咳嗽、转动身体时疼痛加剧。腹痛范围多自原发病变部位开始,随炎症扩散而波及全腹,但仍以原发病灶处最显著。

(2) 恶心、呕吐:最初为腹膜受到刺激引起的反射性恶心、呕吐,多较轻微,呕吐物为胃内容物;发生麻痹性肠梗阻时可出现持续性呕吐,呕出黄绿色胆汁,甚至粪汁样内容物。

(3) 体温、脉搏:骤然发病的病例,体温由正常逐渐升高;原有炎性病变者,体温已升高,继发腹膜炎者更趋增高,但年老体弱者体温可不升。一般脉搏加速多与体温成正比。若脉搏快而体温下降,提示病情恶化。

(4) 感染中毒症状:随着病情进展,病人可相继出现高热、寒战、脉速、呼吸急促、面色苍白、口唇发绀、肢端发凉、血压下降、神志恍惚或不清等全身感染中毒的表现。

2. 体征

腹胀明显,腹式呼吸运动减弱或消失,腹部压痛、反跳痛、腹肌紧张,是腹膜炎的标志性体征,称为腹膜刺激征。以原发病灶处最明显。腹肌紧张的程度与病人体位、年龄、病因有关。胃肠、胆囊穿孔时腹肌可呈“木板样”强直。因胃肠胀气而呈鼓音;胃肠穿孔时肠内气体移至膈下使肝浊音界缩小或消失;腹腔内积液较多时移动性浊音呈阳性。因肠麻痹导致肠鸣音减弱或消失。直肠指诊,若直肠前窝饱满且触痛,提示盆腔感染或脓肿形成。局限性腹膜炎时,病人临床表现相对较轻,腹膜刺激征局限于病灶部位。

(二)腹腔脓肿

脓液在腹腔内积聚,由肠管、内脏、网膜及肠系膜等粘连包围,形成与游离腹腔隔离的脓肿称腹腔脓肿,可分为膈下脓肿、盆腔脓肿和肠间脓肿。

(1) 膈下脓肿:脓液积聚于膈肌之下、横结肠及其系膜以上的间隙内的脓肿。病人可出现明显的高热、脉快、消瘦、乏力等全身症状;患侧上腹部持续性钝痛,深呼吸时加重;患侧胸部下方叩击痛,呼吸音减弱。脓肿刺激膈肌可引起顽固性呃逆。

(2) 盆腔脓肿:盆腔处于腹腔最低位置,腹腔内炎性渗出物及脓液易积聚于此,故盆腔脓肿在腹腔脓肿中最多见。盆腔腹膜面积小,吸收毒素能力低,因而全身中毒症状轻,主要表现为直肠或膀胱刺激症状,如排便次数增多而量少、黏液便、里急后重或尿频、排尿困难等。直肠指检：直肠前壁饱满，有触痛和波动感。

(3) 肠间脓肿：指脓液被包围在肠管、肠系膜与网膜之间的脓肿。病人多有化脓性感染的症状，伴有腹痛、腹胀、腹部压痛或扪及压痛性包块。部分病人有不完全性肠梗阻表现。

六、辅助检查

1. 实验室检查

血常规检查示白细胞计数及中性粒细胞比例升高，血液浓缩。血生化检查可发现电解质紊乱和代谢性酸中毒。

2. 影像学检查

腹部X线检查可见肠胀气或多个液气平面的肠麻痹征象，胃肠穿孔时可见膈下游离气体；B超检查、CT检查对腹腔内实质性脏器病变有诊断价值，并能明确脓肿位置大小。

3. 诊断性腹腔穿刺或腹腔灌洗

根据抽出液性状、气味、浑浊度、涂片、细菌培养以及淀粉酶等有助判断。

七、治疗原则

积极处理原发病灶，消除引起腹膜炎的病因，清理或引流腹腔，促使脓性渗液局限，控制及消除炎症。

1. 非手术疗法

对病情较轻或病程较长已超过24 h，且腹部体征已减轻或炎症已有局限化趋势以及原发性腹膜炎者可行非手术治疗。包括禁食、胃肠减压，静脉输液、纠正水、电解质紊乱。合理应用抗生素，补充热量和营养支持，以及镇静、止痛、吸氧等对症处理。非手术治疗也可作为手术前的准备工作。

2. 手术治疗

多数继发性腹膜炎病人需手术治疗。

(1) 手术指征：① 经非手术治疗 6～8 h后(一般不超过12 h)，腹膜炎症状和体征无缓解或反而加重者。② 腹腔内原发病严重，如胃肠道胆囊穿孔、绞窄性肠梗阻或腹腔内脏器官破裂等。③ 腹腔内炎症较重，出现严重的肠麻痹或中毒症状，或合并休克。④ 腹膜炎病因不明且无局限趋势者。

(2) 手术处理：① 探查腹腔，明确病因，处理原发病灶。② 清理腹腔，充分引流。③ 引流已形成的腹腔脓肿。

八、护理评估

1. 健康史

了解病人既往有无胃、十二指肠溃疡、慢性阑尾炎、其他腹内器官疾病和手术史，近期有无上呼吸道感染、泌尿道感染及腹部外伤史，女性有无盆腔炎或白带增多史。

2. 身体状况

(1) 腹部症状和体征：了解腹痛发生的时间、部位、性质、程度、范围及其伴随症状等；注意有无腹部压痛、反跳痛、肌紧张及其部位、程度和范围；了解有无肠鸣音减弱或消失，有无移动性浊音。

(2) 全身情况：了解病人精神状态、体温、脉搏、呼吸、血压的改变以及饮食和活动的情况，有无感染性中毒反应，如寒战高热、脉速、呼吸浅快、面色苍白或口唇发绀等，有无水、电解质紊乱、酸碱失衡表现，有无休克现象，如口干、血压下降或神志恍惚等。

(3) 辅助检查：了解血常规、腹部X线、B超、CT检查及腹腔穿刺等辅助检查的结果。

3. 心理-社会状况

本病常由于起病急、病情重，病人和亲属感到焦虑、恐惧，甚至烦躁不安。病因未明确前，不允许用止痛剂，或需剖腹探查手术以明确病因，病人及亲属可能有不理解的情绪和言行，护士应耐心解释。此外，护士还应询问病人对本病的认知程度和心理承受能力，了解病人的经济承受能力和付费方式等。

九、主要护理诊断/问题

(1) 腹痛、腹胀　与腹膜炎炎症反应和刺激、毒素有关。
(2) 体温过高　与腹膜炎毒素吸收有关。
(3) 体液不足　与大量腹腔渗出、高热、体液丢失过多有关。
(4) 焦虑/恐惧　与病情严重、躯体不适、担心预后等有关。
(5) 潜在并发症　腹腔脓肿。

十、护理目标

(1) 病人腹痛、腹胀等不适程度减轻或缓解。
(2) 病人体温得以控制，逐渐降至正常范围。
(3) 病人水、电解质维持平衡，未发生酸碱失衡。
(4) 病人焦虑/恐惧程度减轻，情绪稳定，配合治疗和护理。
(5) 病人并发症得到预防或护士能及时发现并发症的发生并积极配合治疗。

十一、护理措施

（一）非手术治疗病人的护理

1. 一般护理

（1）体位：无休克情况下一般取半卧位，尽量减少搬动和按压腹部。病情稳定时，鼓励病人活动双腿，预防血栓性静脉炎的发生。休克病人取平卧位或头、躯干抬高20°～30°和下肢均抬高15°～20°。

（2）禁食、胃肠减压：留置胃管胃肠减压，吸出胃肠道内容物和气体，改善胃、肠壁的血液循环和减少消化道内容物继续流入腹腔，以减轻腹胀和腹痛。

（3）营养支持：炎症、应激状态下，分解代谢增强，营养素补充不足易致营养不良，影响病人的抵抗力和愈合能力。长时间禁食时，可考虑经肠外途径补给人体所需的营养素。

2. 病情观察

定时测量生命体征，必要时监测尿量、中心静脉压、血清电解质以及血气分析等指标，记录液体出入量。加强巡视，多询问病人主诉，观察病人腹部症状和体征的变化。注意治疗前后对比、动态观察。

3. 静脉输液

迅速建立静脉输液通道，遵医嘱补液，纠正水、电解质及酸碱失衡，并根据病人丢失的液体量和生理需要量计算补液量，安排好输液的顺序。根据病人临床表现和补液的监测指标及时调整输液的量、速度和种类，保持每小时尿量达30 mL以上，维持体液出入量平衡，必要时输血、血浆，维持有效的循环血量。

4. 控制感染

继发性腹膜炎多为混合性感染，根据细菌培养及药敏结果选用抗生素。

5. 对症护理

高热病人，给予物理降温。已确诊的病人，可用哌替啶类止痛剂，减轻病人的疼痛与恐惧。诊断不明或病情观察期间，暂不用止痛药物，以免掩盖病情。

6. 心理护理

做好病人、家属的解释安慰工作，稳定病人情绪；向病人介绍有关腹膜炎的疾病知识，使其积极配合治疗和护理。

（二）手术治疗的护理

1. 手术前护理

按非手术治疗的护理进行，同时做好急诊手术术前备皮、用药等准备工作。一般禁止灌肠、禁服泻药，以免造成感染扩散或病情加重。

2. 手术后护理

（1）体位：病人回病室后，给予平卧位。全麻清醒或硬膜外麻醉病人平卧6 h，待血压、脉搏平稳后改为半卧位。

(2) 禁食、胃肠减压和营养支持：术后继续禁食、胃肠减压，待肠蠕动恢复，拔除胃管后逐步恢复经口饮食，禁食期间口腔护理每天2次，给予肠外营养支持，提高防御能力。

(3) 病情观察：术后密切监测生命体征的变化，定时监测生命体征。经常巡视、倾听病人主诉，观察腹部体征的变化，了解有无膈下或盆腔脓肿的表现，若发现异常，及时通知医师。危重病人，尤其注意其循环、呼吸、肾功能的监测和维护。

(4) 静脉输液：根据医嘱合理补充液体、电解质和维生素，必要时输新鲜血、血浆，维持水、电解质、酸碱平衡。

(5) 控制感染：遵医嘱合理使用抗生素，控制感染。抗生素使用时要注意给药的浓度、时间和药物的毒副反应。

(6) 切口的护理：观察手术切口敷料是否干燥，有渗血、渗液时及时更换，观察切口愈合情况，发现切口红肿及时处理，防止切口感染。

(7) 引流管护理：观察腹腔引流情况，对负压引流者及时调整负压，维持有效引流。妥善固定引流管，防止脱出或受压；记录引流液的量、颜色、性状，经常挤捏引流管以防血块或脓痂堵塞，保持腹腔引流通畅，预防腹腔内残余感染。当引流量减少、引流液颜色澄清、病人体温及白细胞计数恢复正常，可考虑拔管。

十二、护理评价

(1) 病人的舒适程度，腹部症状和体征是否缓解。

(2) 体温是否降至正常，腹腔内感染有否得到控制。

(3) 体液平衡情况，有无脱水、电解质、酸碱失衡或休克表现。

(4) 焦虑/恐惧程度是否减轻，情绪是否稳定，能否配合治疗和护理。

(5) 有无发生腹腔脓肿，若发生，是否得到及时发现和积极处理。

十三、健康教育

(1) 有消化系统疾病者应及时治疗。

(2) 消化系统疾病史者若出现恶心、呕吐、腹痛、发热或原有消化系统症状加重，应立即就诊。

(徐陈浩)

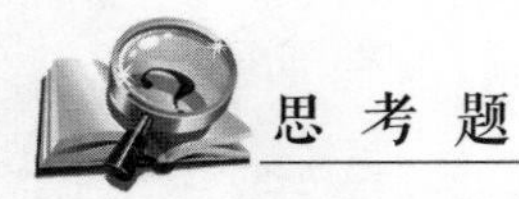

思考题

1. 继发性腹膜炎引起的原因有哪些？临床表现如何？

2. 膈下脓肿的临床特点和防治措施分别是什么？

第十五章　腹部损伤病人的护理

学习要点

1. 腹部损伤的常见症状、体征及辅助检查的临床意义。

2. 腹部损伤患者常见护理问题，并运用护理程序正确评估患者，制订护理计划并实施，为患者制订术后健康教育计划。

腹部损伤(abdominal injury)是指由各种原因所致的腹壁和(或)腹腔内器官损伤。多见于平时和战时，约占平时各种损伤的0.4%～1.8%；战争场合可高达50%左右。近年来，随着我国交通运输业的发展，事故增多，各种创伤有所增加，腹部损伤也逐渐增多，但救护组织不断完善和救护技术的不断提高，使腹部损伤的死亡率已显著下降。

一、病因和分类

根据腹壁有无伤口和损伤的脏器不同，腹部损伤可有不同的分类。

1. 根据体表有无伤口分类

(1) 开放性腹部损伤：多因刀刺、枪弹、弹片等各种锐器或火器伤所引起。根据腹膜是否破损，开放性损伤又可分为以下两种。

① 穿透伤：多伴腹腔内器官损伤。在穿透伤中，致伤物有入口、出口者为贯通伤；只有入口无出口者为盲管伤。

② 非穿透伤：偶伴腹腔内器官损伤。

(2) 闭合性腹部损伤：常因坠落、碰撞、冲击、挤压、拳击等钝性暴力所致。损伤可仅累及腹壁，也可以累及腹腔内器官，但体表无伤口。

2. 根据损伤的腹内器官性质分类

(1) 实质性脏器损伤：肝、脾、肾、胰等位置比较固定，组织结构脆弱、血供丰富，受到暴力打击后，比其他内脏器官更容易破裂。实质性腹腔内器官损伤的排序依次为脾、肾、肝和胰。

(2) 空腔脏器损伤：上腹受到碰撞、挤压时，胃窦、十二指肠水平部等可被压在脊柱上而断裂；上段空肠、末段回肠因比较固定而易受伤；充盈的空腔脏器比排空时更易破裂。空腔脏器损伤的排序依次是小肠、胃、结肠、膀胱等，直肠因位置较深而损伤的发生概率较低。

二、病理生理

腹部损伤的病理生理变化多取决于损伤的类型、部位、器官和程度。

1. 实质性脏器损伤

(1) 脾破裂:脾血运丰富,组织结构脆弱,易受钝性打击、剧烈震荡、挤压和术中牵拉而发生破裂,病理性脾更易发生损伤。脾破裂约占所有腹部器官损伤的40%,是最常见的腹部损伤。脾损伤可分为中央破裂、被膜下破裂和真性破裂三种类型。前两种脾包膜完整,出血限于脾实质内或包膜下,出血量较小,不做影像学检查易被漏诊,部分病例可继发包膜破裂,出现大出血,使得诊治措手不及。临床上绝大多数脾损伤为真性脾破裂,伤口穿过脾包膜达脾实质,导致不易自行停止的腹腔内出血。

(2) 肝破裂:肝是腹腔内最大的实质性器官,血供丰富,质地柔软而脆弱,在外界致伤因素的作用下易发生损伤,占腹部器官损伤的第二位。肝外伤时,不但损伤肝内血管导致出血,还常同时损伤肝内胆管,引起胆汁性腹膜炎。肝内血肿和包膜下血肿,可继发性向包膜外或肝内穿破,出现活动性大出血,也可向肝内胆管穿破,引起胆道出血。肝内血肿可继发细菌感染形成肝脓肿。

(3) 胰腺损伤:胰腺位于上腹部腹膜后脊柱前,损伤常系上腹部强力挤压暴力直接作用于脊柱所致,损伤常位于胰的颈、体部,占腹腔器官损伤的1%～2%。因位置较深,早期不易发现。胰腺损伤后常并发胰液漏或胰瘘。因胰液侵蚀性强,进入腹腔后,可出现弥漫性腹膜炎,又影响消化功能,故胰腺损伤的死亡率较高,部分病例渗液被局限在网膜囊内,形成胰腺假性囊肿。

2. 空腔脏器损伤

(1) 胃十二指肠损伤:腹部闭合性损伤时胃很少受累,上腹或下胸部的穿透伤则常导致胃损伤,多伴其他器官损伤。十二指肠大部分位于腹膜后,损伤的发病率很低,但因与胰、胆总管、胃、肝等重要器官和结构相毗邻,局部解剖关系复杂,十二指肠损伤的诊断和处理存在不少困难,故死亡率和并发症发生率都相当高。而腹腔内部分的十二指肠损伤破裂时,胰液、胆汁流入腹腔则引起严重的腹膜炎。

(2) 小肠损伤:成人小肠全长5～6 m,占据中下腹大部分空间,发生损伤的机会较多。闭合性损伤时,钝性致伤因素常导致小肠破裂、小肠系膜血肿,且小肠多部位穿孔在临床上较为多见。小肠破裂后,大量肠内容物进入腹腔,引起急性弥漫性化脓性腹膜炎,一部分病人的小肠裂口不大,或穿破后被食物渣、纤维蛋白素甚至突出的黏膜所堵塞,可能无弥漫性腹膜炎的表现。

(3) 结肠及直肠损伤:结肠、直肠损伤的发生率较低。但由于其内容物含有大量细菌,而液体成分少,受伤后早期腹膜炎较轻,后期会出现严重的细菌性腹膜炎,处理不及时常可危及生命。医源性致伤因素也占有一定的比例。

三、临床表现

腹部损伤根据致伤原因及伤情的不同，临床表现差异较大。单纯闭合性腹壁损伤的症状和体征较轻，主要表现为受损部位疼痛、肿胀、压痛，少数可见瘀斑。腹部开放性损伤或合并腹内脏器损伤，伤情常较重，甚至呈濒死状态。

1. 实质性脏器损伤

（1）症状。

① 腹痛：多呈持续性，一般不剧烈。如肝、胰破裂时，可因大量胆汁、胰液或血液进入腹腔，导致化学性、弥漫性腹膜炎，出现明显的腹痛和腹膜刺激征，还可因膈肌受刺激而出现肩背部放射痛。

② 失血性休克：肝、脾、肾、胰等损伤时，以腹腔内（或腹膜后）出血症状为主。病人出现面色苍白，脉搏细速、脉压变小，尿量减少、神情淡漠等。根据出血速度和量的不同，有不同程度的失血表现，严重者血压可在短时间内迅速下降，发展成重度休克。

（2）体征：有腹膜刺激征，伴有明显腹胀，部分病人出现移动性浊音。肝、脾被膜下破裂伴血肿时可触及腹部包块。

2. 空腔脏器损伤

（1）症状：肠、胃、胆囊、膀胱等破裂时，主要表现为弥漫性腹膜炎，病人出现持续性剧烈腹痛，伴恶心、呕吐，稍后出现体温升高、脉快、呼吸急促等全身性感染的表现，严重者可发生感染性休克。空腔脏器损伤也可有不同程度的出血，胃、十二指肠损伤可有呕血，直肠损伤时出现鲜红色血便等。

（2）体征：有典型腹膜刺激征，其程度与空腔脏器内容物不同有关，通常是胃液、胆汁、胰液刺激性最强，肠液次之。腹腔内游离气体可致肝浊音界缩小，肠鸣音减弱或消失。腹腔内继发感染后病人出现腹胀。直肠损伤时直肠指检可发现直肠内有出血，有时还可扪到直肠破裂口。

四、辅助检查

1. 实验室检查

实质性脏器破裂时，血常规见红细胞、血红蛋白、红细胞比容等数值明显下降，白细胞计数可有不同程度的升高，胰腺损伤时，血、尿和腹腔穿刺液中淀粉酶含量增高。空腔脏器破裂时，白细胞计数和中性粒细胞计数明显增高。尿常规检查若发现红细胞，常提示有泌尿系统损伤。

2. 影像学检查

（1）B超检查：主要用于诊断实质性脏器的损伤，确诊率达90%左右，能提示脏器损伤的部位和程度。若发现腹腔内积液和积气，则有助于空腔脏器破裂或穿孔的诊断。

(2) X线检查:腹部立位片(伤情较重者尽量避免)对于诊断腹腔内或腹膜后积气有较高价值。胃肠破裂,特别是胃、十二指肠破裂,可表现为膈下新月形阴影,腹膜后积气常见于腹膜后十二指肠或结直肠穿孔。

(3) CT检查:对软组织和实质性器官具有较高的分辨力,通过观察肝、脾的包膜是否完整、大小及形态结构有无异常,可较为准确地判断这些实质器官有无损伤及其严重程度,还有助于判断腹腔内的出血量以及腹膜后的损伤情况,比B超更为精确。

3. 诊断性腹腔穿刺或灌洗术

(1) 诊断性腹腔穿刺:可判断腹内器官损伤的情况,穿刺点多选择脐和髂前上棘连线的中、外1/3交界处或经脐水平线与腋前线相交处,若抽出不凝固的暗红色或鲜红色血液,提示实质性器官损伤或血管损伤;若抽出的血液很快凝固,多系误穿血管或刺入血肿所致;若抽出浑浊液体或胃肠内容物,提示空腔脏器破裂;对穿刺液进行实验室检查如淀粉酶升高,对胰腺损伤有一定的诊断参考价值。

(2) 腹腔灌洗术:穿刺方法同诊断性腹腔穿刺,经穿刺针置入细塑料管,管的尾端连接一盛有500~1 000 mL无菌生理盐水输液瓶,向腹腔内缓慢灌入。然后借虹吸作用灌洗液流回输液瓶。取瓶中液体进行肉眼或显微镜下检查,必要时涂片、培养或检测淀粉酶含量。

4. 其他检查

CT血管造影、MRI检查、腹腔镜检查等,病情允许的病人,在诊断困难时可提供有益帮助。

五、治疗原则

腹壁闭合性损伤和非穿透伤与其他软组织损伤的处理原则是一致的。腹腔内器官损伤伤情复杂,早期及时、正确处理,对于其转归和预后意义重大。

对于不能确定有无腹腔内脏器损伤或已明确腹腔内脏器损伤轻微,且生命体征平稳,无腹膜刺激征者,可暂时予非手术治疗,如禁食、补液、抗感染、对症支持治疗等。非手术治疗期间,严密观察病情变化,必要时及时改为手术治疗。

手术方法主要为剖腹探查术,明确损伤部位及损伤情况后做相应处理,如破裂器官或血管的止血;损伤器官的修补、切除或部分切除;腹腔清理与引流等。

六、护理评估

1. 健康史

(1) 一般情况:病人的性别、年龄、婚姻、职业及饮食情况;女性病人有无停经、月经过期或不规则阴道流血现象。

(2) 受伤史:了解受伤的原因、时间、地点、部位、姿势、伤情,致伤物的性质及暴力的方向和强度,受伤至就诊之间的病情变化及就诊前采取的急救措施,效果如何;腹部损伤后是否发生腹痛、腹痛的特点、部位、程度和持续时间,有无放射痛和进行性加重。病人有无昏迷。

(3) 既往史：病人有无结核病、糖尿病、冠心病、高血压等疾病；有无酗酒和吸烟史；有无腹部手术史及药物过敏史等。

2. 身体状况

(1) 局部：有无腹部压痛、肌紧张和反跳痛，其程度和范围如何；肝浊音界是否缩小或消失；腹部有无移动性浊音；肠蠕动是否减弱或消失，直肠指检有无阳性发现。随损伤部位和脏器不同，腹部体征有所不同：① 空腔脏器破裂时，腹部有明显的固定压痛、反跳痛、肌紧张，肝浊音界缩小或消失，肠蠕动减弱或消失。② 实质性脏器损伤时，腹膜刺激征不典型，腹部有移动性浊音。

(2) 全身：评估病人神志是否清醒、有无昏迷或呼吸困难；有无面色苍白、出冷汗、脉搏细速、脉压减小等休克的早期征象；伤后是否很快出现体温升高、脉搏增快等全身感染中毒症状；是否伴有呕吐、呕血及鲜红色血便；有无合并头部、胸部、躯干和四肢的损伤或骨折。

(3) 辅助检查：① 血常规是否见红细胞、血红蛋白、红细胞比容等数值明显下降，白细胞计数和中性粒细胞比例是否明显升高。血、尿中淀粉酶含量是否正常；尿常规是否见红细胞。② 腹腔穿刺或腹腔灌洗术有无阳性结果。③ 影像学及腹腔镜检查有无异常发现。

3. 心理-社会状况

评估病人和家属对遭受突如其来的伤害的心理承受能力及对于本次损伤相关的知识了解程度。

七、主要护理诊断/问题

(1) 体液不足　与损伤致腹腔内出血、渗出及呕吐致体液丢失过多有关。

(2) 疼痛　与腹部损伤、出血刺激腹膜及手术切口有关。

(3) 焦虑/恐惧　与意外创伤的刺激、出血及内脏脱出等视觉刺激等有关。

(4) 潜在并发症　腹腔感染、腹腔脓肿。

八、护理目标

(1) 病人体液平衡能得到维持，生命体征平稳。

(2) 病人自诉疼痛缓解或得到控制，舒适感增加。

(3) 病人焦虑/恐惧程度缓解或减轻，情绪稳定。

(4) 病人未发生并发症或护士能及时发现并发症的发生并处理。

九、护理措施

1. 急救护理

腹部损伤常合并多发性损伤，急救时应分清轻重缓急。首先检查呼吸情况，保持呼吸道通畅；包扎伤口，控制外出血，将伤肢妥善外固定；有休克表现者应尽快建立静脉通路，快速输液。开放性腹部损伤者应妥善处理，伴有肠管脱出者，可用消毒碗覆盖保护，勿予强行回纳，以免加重腹腔污染，

2. 非手术治疗的护理

腹部损伤病人手术后，原则上执行急性腹膜炎非手术疗法的护理，但应注意以下几点。

(1) 一般护理。

① 体位：卧床休息，不随意搬动病人。在病情许可的情况下宜取半卧位。如病人腹痛剧烈，应让其平卧屈膝，使腹部肌肉放松，减轻疼痛。休克病人头和躯干抬高 20°～30°，下肢抬高 15°～20°，以增加回心血量。

② 禁食、胃肠减压：病人禁食，防止加重腹腔污染。怀疑空腔器官破裂或腹胀明显者应进行胃肠减压。禁食期间全量补液，必要时输血，积极补充血容量，防止水、电解质及酸碱平衡失调。

(2) 严密观察病情：每 15～30 min监测脉搏、呼吸、血压一次。观察腹部体征的变化，尤其注意腹膜刺激征的程度和范围，肝浊音界范围，移动性浊音的变化等。有下列情况之一者，考虑有腹内器官损伤：① 受伤后短时间内即出现明显的失血性休克表现。② 腹部持续性剧痛且进行性加重伴恶心、呕吐者。③ 腹部压痛、反跳痛、肌紧张明显且有加重的趋势者。④ 肝浊音界缩小或消失，有气腹表现者。⑤ 腹部出现移动性浊音者。⑥ 有便血、呕血或尿血者。⑦ 直肠指检盆腔触痛明显、波动感阳性，或指套染血者。

观察期间需特别注意：① 尽量减少搬动，以免加重伤情。② 诊断不明者不予注射止痛剂，以免掩盖伤情。③ 怀疑结肠破裂者严禁灌肠和使用泻药。

(3) 用药护理：遵医嘱应用广谱抗生素防治腹腔感染，注射破伤风抗毒素。必要时，进行肠外营养支持。

(4) 心理护理：主动关心病人，提供人性化服务。向病人解释腹部损伤后可能出现的并发症、相关的治疗和护理知识，缓解其焦虑和恐惧，稳定情绪，积极配合各项治疗和护理。

3. 手术治疗的护理

(1) 手术前护理：参照非手术治疗护理进行。同时做好急诊手术前准备。除常规准备外，还应包括交叉配血试验，有实质性器官损伤时，配血量要充足；留置胃管；补充血容量。

(2) 手术后护理。

① 安置卧位：术后麻醉解除、血压平稳仍宜采取半卧位。病情许可时及早下床活动，预防肠粘连，促进胃肠功能恢复。但对并发内出血病人，多取平卧位，禁止随便搬动病人，以免诱发或加重出血。

② 观察病情：监测生命体征；观察并记录腹腔引流管引流情况；伤口敷料是否干燥，有无渗血渗液；腹部原有病情是否好转，有无各种主观不适。发现异常情况，及时告知医生，并积极配合处理。

③ 禁食、输液：手术后常规禁食、胃肠减压，静脉输液，维持体液平衡，同时注意补充热量及营养支持。胃肠道蠕动恢复后，拔除胃管进流质饮食。

④ 对症处理：高热者给予物理降温或药物降温。术后 48 h 内，可给予镇痛剂止痛。

⑤ 并发症的预防和护理：腹腔内器官损伤后的主要并发症是损伤部位的再出血和腹腔感染或脓肿形成。腹腔内出血主要表现为病人面色苍白、血压下降、脉搏增快、四肢湿冷、尿少等症状；血常规检查红细胞计数进行性下降；腹腔引流管引流出较多新鲜血液。应立即通知医生并协助处理，在吸氧、输液、输血抗休克的同时做好急诊手术止血准备。术后数日病人体温升高，同时有腹痛、腹胀、呃逆或直肠、膀胱刺激症状，或腹腔引流管引流出较多浑浊液体，提示腹腔脓肿形成。此时，病人血白细胞计数及中性粒细胞比例常明显增高。应及时调整抗生素的使用、加强支持治疗，给予病人高蛋白、高热量、高维生素饮食，必要时肠内外营养支持。脓肿较大需穿刺抽脓或切开引流，盆腔脓肿较小或未形成时也可用温盐水保留灌肠或物理透热等治疗，促使炎症消退。

⑥ 腹腔引流管护理：妥善固定引流管和引流袋，防止病人变换体位时引流管受压或脱出。保持引流通畅，及时检查管腔有无阻塞或引流管有无脱落。观察引流液颜色、量、气味、残渣等，准确记录 24 h 引流液总量。观察引流管周围皮肤，有无红肿、破损，观察引流液是否外漏或渗出。定期更换引流袋及敷料，更换引流袋时应先消毒引流管口后再连接，以免逆行性感染。

十、护理评价

(1) 病人体液平衡能否得以维持，生命体征是否稳定，有无水电解质紊乱征象。

(2) 病人腹痛有无缓解或减轻，舒适感是否增加。

(3) 病人焦虑/恐惧程度是否得到缓解或减轻，情绪是否稳定，能否配合各项治疗和护理。

(4) 病人有无腹腔感染或脓肿发生，若发生是否得到及时发现和处理。

十一、健康教育

(1) 加强安全教育：宣传劳动保护、安全行车、遵守交通规则的知识，避免意外损伤的发生。

(2) 普及急救知识：在意外事故现场，能进行简单的急救或自救。

(3) 出院指导：适当休息，加强锻炼，增加营养，促进康复。若有腹痛、腹胀、肛门停止排气排便等不适，应及时到医院就医。

（徐陈浩）

第十六章 腹外疝病人的护理

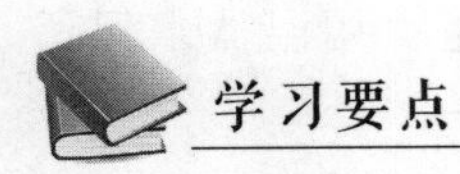

1. 护理措施、健康教育；能正确制订护理计划并实施。

2. 腹股沟疝临床表现、辅助检查、心理及社会状况、治疗与效果、护理诊断/合作性问题、护理评价。

3. 腹外疝的病因和病理生理。

第一节 概 述

疝(hernia)是指体内某个器官或组织离开其正常解剖部位，通过先天或后天形成的薄弱点、缺损或裂隙进入另一部位。疝以腹部多见，根据突出途径不同，腹部疝分为腹外疝和腹内疝。腹内器官或组织连同腹膜壁层经腹壁的薄弱处、缺损或裂隙向体表突出形成的疝称腹外疝，腹外疝常在体表形成包块，临床最常见。

一、病因

腹外疝形成的因素有两个方面。

1. 腹壁强度降低

引起腹壁强度降低的最常见因素有：

(1) 某些组织穿过腹壁的部位，如精索或子宫圆韧带穿过腹股沟管、股动静脉穿过股管等处。

(2) 腹白线因发育不全也可成为腹壁的薄弱点。

(3) 手术切口愈合不良、外伤、感染、腹壁神经损伤、肥胖所致肌萎缩等。

2. 腹内压力增高

引起腹内压力增高的常见原因有慢性咳嗽、慢性便秘、排尿困难(如良性前列腺增生、膀胱结石)、腹水、妊娠、举重、婴儿经常啼哭等。正常人因腹壁强度正常，虽时有腹内压增高情况，但不致发生疝。

二、病理生理

典型的腹外疝由疝环、疝囊、疝内容物和疝外被盖等组成。

(1) 疝囊：是壁层腹膜向体表突出的囊袋状部分，由疝囊颈和疝囊体组成。

(2) 疝环：又称疝门，是疝突向体表的门户，即腹壁薄弱区或缺损所在。腹部疝常以疝环为命名依据，如腹股沟疝、股疝、脐疝、切口疝等。

(3) 疝内容物：是进入疝囊的腹内器官或组织，以小肠为最多见，大网膜次之。较少见的，如盲肠、阑尾、乙状结肠、膀胱等也可作为疝内容物进入疝囊。

(4) 疝外被盖：指疝囊以外的各层组织。

三、临床分类

腹外疝有易复性、难复性、嵌顿性、绞窄性等类型。

1. 易复性疝

凡腹外疝在病人站立、行走或腺内压增高时突出，平卧、休息或用手向腹腔推送时疝内容很容易回纳入腹腔的，称为易复性疝。

2. 难复性疝

疝内容不能或不能完全回纳入腹腔内者，称难复性疝。常见原因是疝内容物反复突出，致疝囊颈受摩擦而损伤，并产生粘连，导致内容物不能回纳，内容物多数是大网膜。疝内容物进入疝囊并成为疝囊的一部分，称滑动性疝，多在盲肠、膀胱等腹膜间位器官成为疝内容物时发生，滑动性疝系难复性疝的特殊类型。

3. 嵌顿性疝

疝环较小而腹内压突然增高时，疝内容物可强行扩张囊颈而进入疝囊，随后因囊颈的弹性收缩，又将内容物卡住，使其不能回纳，称为嵌顿性疝。疝发生嵌顿后，如其内容物肠壁及系膜在疝门处受压，先使静脉回流受阻，导致肠壁瘀血和水肿，疝囊内肠壁及系膜渐增厚，颜色由正常的淡红逐渐转为深红，囊内可有淡黄色渗液积聚。肠管受压情况加重，更难回纳。肠管嵌顿后，可导致急性机械性肠梗阻。

4. 绞窄性疝

嵌顿如不能及时解除，肠管及系膜受压情况不断加重可使动脉血流减少，最终导致完全阻断，即为绞窄性疝。此时肠系膜动脉搏动消失，肠壁逐渐失去光泽、弹性和蠕动能力，终于坏死变黑。疝囊内渗液变为淡红色或暗红色。如继发感染，疝囊内的渗液则为脓性。

第二节　常见腹外疝

一、腹股沟疝

发生于腹股沟区的腹外疝称为腹股沟疝，分为腹股沟斜疝(oblique inguinal hernia)和腹股沟直疝(direct inguinal hernia)。腹股沟斜疝是最常见的腹外疝，疝内容物从腹壁下动脉外侧的腹股沟管内环处突出体表。腹股沟斜疝的发病占腹外疝总数的90%，或占腹股沟疝的95%，多见于男性青壮年，右侧多于左侧。直疝系从腹壁下动脉内侧的直疝三角直接突出体表而形成，多发于老年人。

(一) 病因

1. 解剖因素

(1) 腹股沟区解剖层次由浅至深可分为：① 皮肤、皮下组织和浅筋膜。② 腹外斜肌。③ 腹内斜肌和腹横肌。④ 腹横筋膜。⑤ 腹膜外脂肪和壁腹膜。腹壁肌层在腹股沟区发育不完善、滞后或老年性萎缩，成为腹股沟疝发生的原因之一。

(2) 腹股沟管解剖：成人腹股沟管长4～5 cm，起自腹壁深层的内环(深环)，向下、内、前走行，止于外环(浅环)。腹股沟管有2个口和4个壁：内口即深环，外口为浅环，大小可容纳一指尖。腹股沟管的前壁由皮肤、皮下组织、腹外斜肌腱膜及其外侧1/3的腹内斜肌覆盖；后壁为腹横筋膜和腹膜，其内侧1/3有腹股沟镰；上壁为腹内斜肌和腹横肌的弓状下缘；下壁为腹股沟韧带和腔系韧带。男性有精索、女性有子宫圆韧带通过腹股沟管。腹股沟斜疝经腹股沟管突出。

(3) 直疝三角(hesselbach triangle)：此三角由腹壁下动脉、腹直肌外缘和腹股沟韧带组成，其外缺乏完整的肌肉覆盖，而该处腹横筋膜相对薄弱，故易形成直疝。

2. 胚胎发育因素

胚胎期，睾丸下降过程推挤腹膜形成鞘突，婴儿出生后不久，部分鞘突成为睾丸固有鞘膜，余鞘突萎缩闭锁。若鞘突未闭锁或闭锁不全，则成为先天性疝的疝囊。

3. 生理因素

年老体衰、肥胖、腹肌缺乏锻炼等可导致腹壁强度下降，在腹内压增高等因素作用下，促使疝的发生。

(二) 临床表现

1. 腹股沟斜疝

主要的临床表现是腹股沟区有一突出的肿块。有的病人开始时肿块较小，仅通过深环刚进入腹股沟管，疝环处仅有轻度坠胀感。

(1) 易复性斜疝：除腹股沟区有肿块和偶有胀痛外，并无其他症状。肿块常在站立、行走、咳嗽或劳动时出现，多呈带蒂柄的梨形，可降至阴囊或大阴唇。用手按肿块同时嘱病人咳嗽，可有膨胀性冲击感。若病人平卧休息或用手将肿块向腹腔推送，肿块可向腹腔回纳而消失。疝内容物如为肠袢，则肿块触之柔软、光滑，叩之呈鼓音。

(2) 难复性斜疝：在临床表现方面除胀痛稍重外，主要特点是疝块不能完全回纳。

(3) 嵌顿性斜疝：发生在强力劳动或用力排便等腹内压骤增时。表现为疝块突然增大，并伴有明显疼痛。平卧或用手推送不能使疝块回纳。肿块紧张发硬，有明显触痛。嵌顿内容物如为大网膜，局部疼痛常较轻微；如为肠袢，不但局部疼痛明显，还可伴有腹部绞痛、恶心、呕吐、停止排便排气、腹胀等机械性肠梗阻的表现。

(4) 绞窄性斜疝：临床症状多较严重，但在肠袢坏死穿孔时，疼痛可因疝块压力骤降而暂时有所缓解。故疼痛减轻但肿块仍存在者，不可认为是病情好转。绞窄时间较长者，由于疝内容物发生感染，侵及周围组织，引起疝外被盖组织的急性炎症。严重者可发生脓毒症。

2. 腹股沟直疝

临床特点有别于腹股沟斜疝。常见于年老体弱者，主要表现为病人直立时，在腹股沟内侧端、耻骨结节上外方出现一半球形肿块，并不伴疼痛或其他症状。自于直疝囊颈宽大，疝内容物又直接由后向前顶出，故平卧后疝块多能自行消失，不需用手推送复位。直疝绝不进入阴囊，极少发生嵌顿。疝内容物常为小肠或大网膜。斜疝和直疝的临床特点区别如表16.1所示。

表 16.1　斜疝和直疝的临床特点区别

	斜疝	直疝
发病年龄	多见于儿童及青壮年	多见于老年
突出途径	经腹股沟管突出，可进阴囊	由直疝三角突出，不进阴囊
疝块形状	椭圆或梨形，上部呈蒂柄状	半球形，基底较宽
回纳疝块后压住深环	疝块不再突出	疝块仍可突出
精索与疝囊的关系	精索在疝囊后方	精索在疝囊前外方
疝囊颈与腹壁下动脉的关系	疝囊颈在腹壁下动脉外侧	疝囊颈在腹壁下动脉内侧
嵌顿机会	较多	极少

(三) 辅助检查

了解阴囊透光试验结果。若为鞘膜积液，多为透光(阳性)，而疝块不能透光；周围血细胞计数和中性粒细胞比例是否升高；粪便检查是否显示隐血试验阳性或见白细胞；X线检查是否有肠梗阻表现。

(四) 治疗原则

根据病人病史、典型临床表现，腹股沟疝一般可明确诊断，但重要的是鉴别腹股沟斜疝还是直疝。腹股沟疝一般均应尽早施行手术治疗。

1. 非手术治疗

半岁以下婴幼儿可暂不手术，可采用棉线束带或绷带压住腹股沟管深环，防止疝块突出。年老体弱或伴有其他严重疾病而禁忌手术者，白天可在回纳疝内容物后，将医用疝带一端的软压垫对着疝环顶住，阻止疝块突出。

2. 手术治疗

腹股沟疝最有效的治疗方法是手术修补。基本原则是关闭疝门即内环口，加强或修补腹股沟管管壁。术前应积极处理引起腹内压力增高的情况，如慢性咳嗽、排尿困难、便秘等，否则术后易复发。

疝手术主要可归为两大类，即单纯疝囊高位结扎术和疝修补术。

(1) 单纯疝囊高位结扎术：因婴幼儿的腹肌在发育中可逐渐强壮而使腹壁加强，单纯疝囊高位结扎常能获得满意的疗效，无须施行修补术。

(2) 疝修补术：成年腹股沟疝病人都存在程度不同的腹股沟管前壁或后壁的薄弱或缺损，只有在疝囊高位结扎后，加强或修补薄弱的腹股沟管前壁或后壁，治疗才彻底。常用的手术方法有传统的疝修补术、新兴的无张力疝修补术及经腹腔镜疝修补术。

嵌顿性疝和绞窄性疝的处理有其特殊性。嵌顿性疝在下列情况下可先试行手法复位。

(1) 嵌顿时间在 3～4 h内，局部压痛不明显，也无腹部压痛或腹肌紧张等腹膜刺激征者。

(2) 年老体弱或伴有其他较严重疾病而估计肠袢尚未绞窄坏死者分复位手法须轻柔，切忌粗暴；复位后还需严密观察腹部情况，如有腹膜炎或肠梗阻的表现，应尽早手术探查。

除上述情况外，嵌顿性疝原则上需紧急手术治疗。绞窄性疝的内容物已坏死，更需手术，术前应纠正缺水和电解质紊乱。

(五) 护理评估

1. 健康史

包括病人的一般情况、腹外疝的病因和诱因、伴随疾病情况等。重点询问有无腹内压增高的因素，如慢性咳嗽、习惯性便秘、严重的排尿困难、大量腹水、多次妊娠、婴幼儿啼哭等；病人有无糖尿病，是否有恶心、呕吐和肛门停止排便排气情况。

2. 身体状况

重点了解腹股沟区或外阴部有无包块，包块的大小、质地、形状、有无触痛以及能否回纳等。注意有无腹部压痛、肌紧张和反跳痛。疝因嵌顿或绞窄引起肠梗阻，可出现脱水、电解质紊乱。注意病人有无脱水体征，如唇舌干燥、尿少、脉搏增快等表现。

3. 心理-社会状况

病人因疝块反复突出影响生活而出现焦虑；对疝的发生及治疗方面知识缺乏，例如对术后生育、复发或再发的担忧，也会出现紧张、焦虑的心理反应。急性发生的嵌顿性疝或绞窄性疝，会使病人恐惧、紧张不安，产生不良的心理反应。

（六）主要护理诊断/问题

（1）焦虑　与疝块突出影响日常生活有关。

（2）知识缺乏　缺乏腹外疝成因、预防腹内压升高及术后康复知识。

（3）潜在并发症　术后阴囊水肿、切口感染。

（七）护理目标

（1）焦虑程度减轻，配合治疗。

（2）病人能说出预防腹内压升高、促进术后康复的相关知识。

（3）护士能及时发现并发症的发生并积极配合处理。

（八）护理措施

1. 术前护理

（1）一般护理：疝块较大者减少活动，多卧床休息；建议病人离床活动时使用疝带压住疝环口，避免腹腔内容物脱出而造成疝嵌顿。

（2）病情观察：病人若出现明显腹痛，伴疝块突然增大、紧张发硬且触痛明显、不能回纳腹腔，要高度警惕嵌顿疝发生的可能，应立即报告医生，并配合紧急处理。

（3）消除引起腹内压升高的因素：择期手术的病人，若术前有咳嗽、便秘、排尿困难等腹内压升高的因素，应进行相应处理，控制症状后再手术。指导病人注意保暖，预防呼吸道感染；多饮水、多吃蔬菜等粗纤维食物，保持排便通畅。吸烟者应在术前2周戒烟。

（4）术前训练：对年老、腹壁肌薄弱者或切口疝、复发疝的病人，术前应加强腹壁肌锻炼，并练习卧床排便、使用便器等。

（5）术前准备。

① 术前备皮至关重要，既要剃净又要防止损伤皮肤，术日晨需再检查一遍有无毛囊炎等炎症表现，必要时应暂停手术。便秘者，术前晚灌肠，清除肠内积粪，防止术后腹胀及排便困难。病人进手术室前，嘱其排尿，以防术中误伤膀胱。

② 嵌顿性疝及绞窄性疝病人多需急诊手术。除上述一般护理外，应予禁食、输液、抗感染，纠正水、电解质及酸碱平衡失调，必要时胃肠减压、备血。

（6）心理护理：向病人解释造成腹外疝的原因和诱发因素、手术治疗的必要性，了解病人的顾虑所在，尽可能地予以解除，使其安心配合治疗。

2. 术后护理

（1）休息与活动：病人回室后取平卧位，膝下垫一软枕，使髋关节微屈，以降低腹股沟区切口的张力和减少腹腔内压力，利于切口愈合和减轻切口疼痛。次日可改为半卧位。术后1～2天卧床期间鼓励床上翻身及两上肢活动，一般术后3～5天可考虑离床活动。采用无张力疝修补术的病人可早期离床活动。年老体弱。复发性疝、绞窄性疝、巨大疝等病人可适当延迟下床活动。

（2）饮食：术后6～12 h，若无恶心、呕吐，可根据病人食欲进流食，逐步改为半流、软食及普食。行肠切除吻合术者术后应禁食，待肠功能恢复后，方可进食。

(3) 病情观察：注意体温和脉搏的变化，观察切口有无红、肿、疼痛，阴囊部有无出血、血肿。

(4) 伤口护理：术后切口一般不需加沙袋压迫，但如有切口血肿，应予适当加压。保持切口敷料清洁、干燥不被大便污染，预防切口感染。

(5) 防止腹内压升高的因素：术后仍需注意保暖，防止受凉引起咳嗽；指导病人在咳嗽时用手掌扶持、保护切口，在增加腹压(如咳嗽动作)时用手掌稍稍加压于切口。保持排便通畅，便秘者给予通便药物，避免用力排便。因麻醉或手术刺激引起尿潴留者，可肌内注射氨甲酰胆碱或针灸，促进膀胱平滑肌的收缩，必要时导尿。

(6) 预防并发症：为避免阴囊内积血、积液和促进淋巴回流，术后可用丁字带托起阴囊，并密切观察阴囊肿胀情况，预防阴囊水肿。切口感染是引起疝复发的主要原因之一。绞窄性疝行肠切除、肠吻合术后，易发生切口感染，术后须应用抗生素，及时更换污染或脱落的敷料，一旦发现切口感染征象，应尽早处理。

(九) 护理评价

(1) 病人焦虑程度是否减轻，能否配合治疗。

(2) 病人能否正确描述预防腹内压升高及促进术后康复的有关知识。

(3) 有无发生阴囊水肿、切口感染；若发生，有否得到及时发现和处理。

(十) 健康教育

(1) 病人出院后应逐渐增加活动量，3 个月内应避免重体力劳动或提举重物等。

(2) 减少和消除引起腹外疝复发的因素，并注意避免增加腹内压的动作如剧烈咳嗽、用力排便等，防止术后复发。

(3) 调整饮食习惯，保持排便通畅。

二、股疝

股疝是疝囊通过股环并经股管向卵圆窝突出的疝，股疝的发病率约占腹外疝的 5%，以 40 岁以上女性多发。

(一) 病因

股疝的发病主要与其解剖结构有关。在股静脉内侧有一长约 1.5 cm上宽下窄而呈漏斗形的管状空隙、即为股管，其内含脂肪、疏松结缔组织和淋巴结。股管上口为股环，其内界为陷窝韧带外缘，外界为股静脉内侧壁，前缘为腹股沟韧带，后缘为耻骨梳韧带。下口为卵圆窝，大隐静脉穿过覆有筛板的卵圆窝而汇入股静脉。女性骨盆宽而平坦，加之妊娠因素，使得股管增粗，周围韧带松弛。因此，女性股疝发病高于男性。由于股管狭小，股疝是所有腹外疝中发生嵌顿机会最高的，据统计高达 60%。

（二）临床表现

疝块往往不大，位于腹股沟韧带下方卵圆窝处，呈半球形突起。疝块有时不能自行消失，因疝囊外有很多脂肪的缘故。易复性股疝症状不明显，尤其在肥胖者易被忽视。部分病人刻在久站或咳嗽后出现患处胀痛，并有可复性肿块。股疝嵌顿后，除局部明显的胀痛外，可有急性机械性肠梗阻的表现，严重时可掩盖股疝的局部表现。

（三）治疗原则

股疝容易嵌顿，一经发现，无论肿块大小、有无症状，均需及早手术。手术方式多选择 McVay 法。

三、脐疝

疝囊通过脐环突出的疝称为脐疝，可分为小儿脐疝和成人脐疝，病因不同。

小儿脐疝发病多因脐环闭锁不全或脐部瘢痕组织导致腹壁强度降低，在腹内压增高的情况下如患儿啼哭时即发生。临床表现为啼哭时疝块突出，安静时消失，极少发生嵌顿。未闭锁的脐环延迟至 2 岁时多能自行闭锁因此，小儿 2 岁前若脐疝无嵌顿发生，选择非手术治疗，常采取绷带压迫法治疗。2 岁以上，若脐环直径仍大于 1.5 cm或者 5 岁以上儿童选择手术治疗。

成人脐疝为后天性，少见，发生于经产妇。易嵌顿，应选择手术治疗。

（徐陈浩）

思考题

1. 腹肌沟直疝、斜疝与股疝如何鉴别？
2. 腹外疝手术前后护理要点有哪些？

第十七章　胃及十二指肠疾病病人的护理

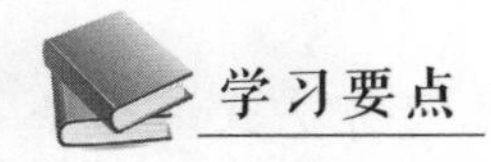

1. 护理措施、健康教育;能正确制订护理计划并实施。
2. 身心状况、辅助检查、心理-社会状况、治疗与效果、护理诊断/合作性问题、护理评价。
3. 消化性溃疡的病因和病理生理。

胃十二指肠溃疡(gastroduodenal ulcer)是指发生于胃、十二指肠的局限性圆形或椭圆形的全层黏膜缺损。包括胃溃疡(gastric ulcer,GU)、十二指肠溃疡(duodenal ulcer,DU)及复合性溃疡。因溃疡发病与胃酸和胃蛋白酶的消化作用有关,故又称消化性溃疡(pepticulcer)。胃十二指肠溃疡是很常见的疾病,一般约为人群中的10%。多见男性青壮年,胃溃疡与十二指肠溃疡的比例为1∶(3～4),约5%胃溃疡发生癌变。

第一节　胃及十二指肠的外科治疗

胃十二指肠溃疡常引起一系列并发症,严重影响病人的生活和工作。虽然大多数溃疡可在休息、饮食、和药物治疗下控制症状或获得治愈,但仍有约1/6或更多的病人由于疼痛顽固、并发出血、溃疡穿孔和幽门梗阻等需要手术治疗。因此,外科治疗胃十二指肠溃疡有其重要的地位。适应证有:① 内科治疗无效的顽固性溃疡。② 胃十二指肠溃疡急性穿孔。③ 胃十二指肠溃疡大出血。④ 胃十二指肠溃疡瘢痕性幽门梗阻。⑤ 胃溃疡恶变。

一、常见并发症

胃及十二指肠溃疡的临床知识在内科护理中已描述,以下重点叙述其严重并发症的主要临床知识。

1. 胃、十二指肠溃疡急性穿孔

急性穿孔是胃、十二指肠溃疡最严重的并发症。急性穿孔后,具有强烈刺激性的胃液、十二指肠液以及食物等进入腹腔,刺激腹膜,立即引起化学性腹膜炎。数小时后由于细菌繁殖逐渐发展为细菌性腹膜炎。起病急、变化快、病情危重,需要紧急处理。

(1) 病因:溃疡穿孔是活动期胃、十二指肠溃疡向深部侵蚀并穿破浆膜的结果。60%的胃溃疡穿孔见于胃小弯，90％的十二指肠溃疡穿孔见于十二指肠球部前壁。多数病人既往有溃疡病史，穿孔前数日溃疡病症状加重，在情绪波动、过度疲劳、刺激性饮食或服用皮质激素药物等诱因下突然发生。

（2）临床表现。

① 症状：多数突然发生于夜间空腹或饱食后，表现为骤起上腹部刀割样剧痛，迅速扩散至全腹，常伴有面色苍白、出冷汗、脉搏细速、血压下降等表现。当胃内容物沿右结肠旁沟向下流注时，可出现右下腹疼痛，疼痛可向肩部放射。继发细菌感染后，腹痛及全身感染中毒症状加重。

② 体征：病人表情痛苦，卷曲卧位、不愿移动，腹式呼吸减弱或消失；全腹有明显压痛、反跳痛，腹肌紧张呈“木板样”强直，以上腹部最为显著；大部分病人有气腹征，叩诊肝浊音界缩小或消失，可有移动性浊音（＋）；听诊肠鸣音减弱或消失。随着感染的加重，病人可出现发热、脉快，甚至肠麻痹、感染性休克。

（3）辅助检查：站立位X线检查约有80％病人膈下可见新月样游离气体影；腹腔穿刺可见黄绿色混浊液或含有食物残渣。

2. 胃、十二指肠溃疡大出血

胃、十二指肠溃疡大出血是消化性溃疡最常见的并发症，也是上消化道出血最常见的原因。

（1）病因：溃疡基底部血管被侵蚀破裂，大多数为动脉出血。胃溃疡大出血好发于胃小弯。十二指肠溃疡大出血好发于球部后壁。病人过去多有典型溃疡病史，近期可有服用阿司匹林等非甾体类抗炎药等情况。

（2）临床表现。

① 症状：主要症状为呕血和柏油样黑便。具体表现取决于出血量及出血速度。多数病人主要表现为黑便，迅猛的出血则出现大量呕血。呕血前常有恶心，呕血后可有头晕、目眩、乏力、心悸甚至晕厥或休克。

② 体征：腹部体征不明显。腹部稍胀，上腹部可有轻度深压痛。若短时间内出血量超过800 mL，可出现冷汗、脉搏细速、呼吸浅快、血压降低等休克征象。

（3）辅助检查：血常规检查血红蛋白、红细胞计数和血细胞比容均下降；溃疡活动期，粪便隐血试验阳性；纤维胃镜可以明确出血部位和原因，出血24 h内胃镜检查阳性率可达80％。

3. 胃、十二指肠溃疡瘢痕性幽门梗阻

（1）病因：多见于十二指肠球部溃疡，通常溃疡病史较长。幽门梗阻的机制有痉挛、炎症水肿和瘢痕三种。前两种情况是暂时的、可逆的，随着炎症的消退、痉挛缓解，可自行消失。瘢痕性幽门梗阻是由于溃疡愈合过程中瘢痕收缩所致，是永久性的，是手术治疗的绝对适应证。

（2）临床表现。

① 症状：Ⅰ. 呕吐宿食与腹痛：是瘢痕性幽门梗阻的典型表现。开始为上腹饱胀不适并出现阵发性胃收缩，伴嗳气、恶心、呕吐。呕吐多发生于下午或晚间，呕吐量大，呕吐物为不

含胆汁的大量宿食,有腐败酸臭味,呕吐后腹痛、腹胀缓解。Ⅱ. 水、电解质及酸碱平衡紊乱及营养不良:病人可有皮肤干燥、弹性消失、少尿、消瘦、贫血等缺水、代谢性碱中毒及慢性消耗表现。

② 体征:上腹隆起可见胃性及胃蠕动波,可以闻及振水音。

(3) 辅助检查:怀疑幽门梗阻者,可先行盐水负荷试验:空腹情况下置胃管,注入 0.9% 氯化钠溶液700 mL,30 min后经胃管回吸,若回吸液体超过350 mL,提示幽门梗阻。经过 1 周非手术治疗,重复上述盐水负荷试验,如无改善则应手术治疗。

X线钡餐检查,如6 h胃内尚有 1/4 钡剂存留者,提示胃潴留,24 h仍有钡剂存留者可诊断瘢痕性幽门梗阻,纤维胃镜检查可确定梗阻及梗阻原因。

(二) 治疗原则

1. 非手术治疗

非手术治疗适用于小穿孔、腹膜炎症较轻、出血量较少、无明显中毒症状及休克者,亦可做手术治疗之前的准备。穿孔的治疗原则包括禁食,持续胃肠减压,输液以维持水、电解质及酸碱平衡,营养支持治疗,抗酸制剂治疗及抗感染治疗。出血的治疗原则包括卧床休息、吸氧、适当镇静;积极补充血容量,严密观察生命体征及尿量、周围循环状况等,防止失血性休克;经胃管灌注加入去甲肾上腺素的冷生理盐水,应用西咪替丁等抗酸制剂和其他止血剂;还要考虑采用经胃镜电凝、激光、注射药物等局部止血方法。若治疗 6～8 h后病情仍继续加重,应立即转手术治疗。

2. 手术治疗

(1) 适应证:① 溃疡急性穿孔。② 穿透性溃疡。③ 大量或反复出血,内科治疗无效者。④ 器质性幽门梗阻。⑤ 胃溃疡癌变不能除外者。⑥ 顽固性或难治性溃疡。

(2) 手术方式。

① 胃大部切除术:是目前我国应用于治疗溃疡病最普遍的手术方法,是治疗胃十二指肠溃疡的首选术式。

原理:Ⅰ. 切除胃窦部,减少 G 细胞分泌胃泌素引起的体液性胃酸分泌。Ⅱ. 切除了大部分胃体,使得分泌胃酸和胃蛋白酶的壁细胞和主细胞数量大为减少,减少了胃酸分泌。Ⅲ. 切除了溃疡本身及溃疡的好发部位。

切除范围:胃远侧 2/3～3/4,包括胃体大部分、整个胃窦部、幽门和部分十二指肠球部。

胃大部切除术后胃肠道重建,基本有两种类型。Ⅰ. 毕罗Ⅰ式(BillrothⅠ),即残胃与十二指肠吻合。优点是重建后的胃肠道接近正常的解剖生理状态,术后因胃肠功能紊乱引起的并发症较少,多用于治疗胃溃疡。Ⅱ. 毕罗Ⅱ式(Billroth Ⅱ),即残胃与空肠吻合而将十二指肠残端缝闭。优点是术后溃疡复发率低、吻合口张力低,适用于各种胃、十二指肠溃疡,尤其是十二指肠溃疡。缺点是胃空肠吻合的方式较大地改变了正常的解剖生理状态,术后发生胃肠道功能紊乱和并发症较毕罗Ⅰ式多。

② 迷走神经切断术是去除对壁细胞群的神经支配,降低壁细胞膜上的乙酰胆酯碱的浓度,从而减少胃酸的分泌。

③ 胃空肠吻合术未能清除溃疡病因，作为迷走神经切断术的辅助手术，对无法切除的病灶，可以解除梗阻。

(三) 护理评估

1. 健康史

询问病人有无长期生活过度紧张、饮食不规律及溃疡反复发作等病史，并发症发生前有无症状加重。了解有无暴食、饮酒、情绪激动或过度疲劳等诱发因素。询问病人腹痛情况，了解腹痛发生时间、性质、诱发与缓解因素以及有无恶心、呕吐、呕血、黑便，并掌握呕吐物的量及性状，黑便发生及持续时间。

2. 身体状况

有无体温升高、贫血貌，血压、脉搏是否正常。腹式呼吸是否存在，有无舟状腹。了解腹部压痛的部位、程度及范围，有无腹肌紧张、反跳痛，有无腹部移动性浊音，肝浊音界是否正常。是否可听到振水音。

3. 心理-社会状况

溃疡好发于青壮年，病程长，经久不愈，对突发的腹部疼痛、呕血及便血等病变，病人无足够的心理准备，表现出极度紧张、焦虑不安；由于病情易反复，对疾病的治疗缺乏信心，对手术有恐惧心理；因影响病人日常生活及工作，易产生急躁情绪；胃溃疡病人因惧怕恶变而产生担忧心理。

(四) 主要护理诊断/问题

(1) 急性疼痛　与胃十二指肠黏膜受侵蚀或胃肠内容物对腹膜的刺激及手术创伤有关。

(2) 恐惧/焦虑　与疾病知识缺乏、环境改变及担心手术有关。

(3) 营养失调：低于机体需要量　与摄入不足及消耗增加有关。

(4) 有体液不足的危险　与禁食、穿孔后大量腹腔渗出液、幽门梗阻病人呕吐而致水、电解质丢失等有关。

(5) 潜在并发症　出血、感染、吻合口破裂或瘘、术后梗阻、倾倒综合征等。

(五) 护理目标

(1) 病人恐惧/焦虑减轻或缓解。

(2) 疼痛减轻或缓解。

(3) 营养状况得到改善。

(4) 体液维持平衡。

(5) 并发症得到预防，及时发现与处理。

（六）护理措施

1. 术前护理

（1）一般护理：根据病人情况，指导病人饮食应少量多餐，给予高蛋白、高热量、富含维生素、易消化、无刺激的食物。

（2）用药护理：督促病人按时应用减少胃酸分泌、解痉及抗酸的药物，并观察药物疗效。

（3）急性穿孔病人的护理：病人立即禁食、水，胃肠减压，减少胃肠内容物继续流入腹腔；监测生命体征、腹痛、腹膜刺激征及肠鸣音等变化。若病人有休克症状，应平卧。根据医嘱及时补充液体和应用抗生素，维持水、电解质平衡和抗感染治疗；做好急症手术前的准备工作。

（4）溃疡大出血病人的护理：严密观察呕血、便血情况，并判断记录出血量；监测生命体征变化，观察有无口渴、四肢发冷、尿少等循环血量不足的表现；病人应取平卧位；禁食、水；若病人过度紧张，应给予镇静剂；遵医嘱及时输血、补液、应用止血药物，以纠正贫血和休克；同时，做好急诊手术前的准备工作。

（5）幽门梗阻病人的护理：完全性梗阻病人禁食、水，不完全性梗阻者，给予无渣半流质，以减少胃内容物潴留。遵医嘱输血补液，改善营养状况，纠正低氯、低钾性碱中毒。做好术前准备术前 3 天，每晚用 300～500 mL 温生理盐水洗胃，以减轻胃壁水肿和炎症，以利于术后吻合口愈合。

（6）对拟行迷走神经切除术病人的护理：术前测定病人的胃酸，包括夜间12 h分泌量、最大分泌量及胰岛素试验分泌量，以供选择手术方法参考。

（7）心理护理：对于急性穿孔和大出血的病人，及时安慰病人，缓解紧张、恐惧情绪，解释相关的疾病和手术的知识。

2. 术后护理

（1）一般护理。

① 病人术后取平卧位，血压平稳后取低半卧位。卧床期间，协助病人翻身。若病人病情允许，鼓励病人早期活动，活动量因人而异。对年老体弱或病情较重者，活动量适当减少。

② 病人禁食期间，应维持水、电解质平衡；及时应用抗生素；准确记录24 h出入水量，以便保证合理补液；若病人营养状况差或贫血，应补充血浆或全血，以利于吻合口和切口的愈合。

③ 病人拔除胃管当日可饮少量水或米汤；第 2 天进半量流质饮食，若病人无腹痛、腹胀等不适，第 3 天进全量流质，第 4 天可进半流质饮食，以稀饭为好，第 10～14 天可进软食。少进食牛奶、豆类等产气食物，忌生、冷、硬及刺激性食物。进食应少量多餐，循序渐进，每日 5～6 餐，逐渐减少进餐次数并增加每次进餐量，逐渐过渡为正常饮食。

（2）病情观察：监测生命体征，每30 min一次，病情平稳后延长间隔时间。针对病人疼痛的性质，适当应用止痛药物。

（3）引流管的护理：妥善固定胃肠减压管和引流管，保持通畅，尤其是胃管应保持负压状态。观察并记录胃管和引流管引流液体的颜色、性质和量。

(4) 并发症的观察和护理。

① 术后胃出血：术后胃管不断吸出新鲜血液，24 h后仍不停止，则为术后出血。多行非手术疗法止血，包括禁食、应用止血药物和输新鲜血。当非手术疗法不能止血或出血量大时，应行手术止血。

② 胃排空障碍：胃切除术后，病人出现上腹持续性饱胀、钝痛、伴呕吐含有食物和胆汁的胃液。X线上消化道造影检查显示；残胃扩张，无张力，蠕动波少而弱；胃肠吻合口通过欠佳。多数病人经保守治疗而好转，包括禁食、胃肠减压、肠外营养；纠正低蛋白，维持水、电解质和酸碱平衡，应用促胃动力药物等。若病人经保守治疗，症状不改善，应考虑可能合并机械性梗阻。

③ 吻合口破裂或瘘：术后早期并发症，常发生于术后1周左右。贫血、水肿、低蛋白血症的病人更易发生。如病人出现高热、脉速、腹痛及弥漫性腹膜炎的表现，应及时通知医生。

④ 十二指肠残端破裂：是毕罗Ⅱ式胃切除术后早期最严重的并发症。临床表现为突发上腹部剧痛，发热、腹膜刺激征及白细胞计数增加，腹腔穿刺可有胆汁样液体。一旦诊断，应立即手术治疗。

⑤ 术后梗阻：包括吻合口梗阻和输入襻梗阻、输出襻梗阻，后两者见于毕罗Ⅱ式胃切除术后。

Ⅰ. 输入襻梗阻：有急、慢性两种类型。急性输入襻梗阻表现为上腹部剧烈疼痛、呕吐伴上腹部压痛，呕吐物量少，多不含胆汁，上腹部有时可扪及包块。急性完全性输入襻梗阻属于闭襻性肠梗阻易发生肠绞窄，病情不缓解者应行手术解除梗阻。慢性不完全性输入襻梗阻，也称"输入襻综合征"，表现为餐后半小时左右上腹胀痛或绞痛，伴大量呕吐，呕吐物为胆汁，几乎不含食物，呕吐后症状缓解消失。不完全性输入襻梗阻应采取保守治疗，包括禁食＋胃肠减压、营养支持等方法。若无缓解，可行手术治疗。

Ⅱ. 输出襻梗阻：病人表现为上腹部饱胀、呕吐含胆汁的胃内容物。钡餐检查可明确梗阻部位。若保守治疗无效，应行手术治疗。

Ⅲ. 吻合口梗阻：吻合口过小或吻合口的胃壁或肠壁内翻太多，或因术后吻合曰炎症水肿出现暂时性梗阻。若非手术治疗无效，应行手术解除梗阻。

⑥ 倾倒综合征：根据症状出现的早晚分为两种类型。

Ⅰ. 早期倾倒综合征：多于进食后30 min内病人出现心悸、心动过速、出汗、无力、面色苍白等表现，伴有恶心、呕吐、腹部绞痛、腹泻等消化道症状。多数病人经调整饮食后症状能减轻或消失。处理方法：少量多餐，避免过甜、过咸、过浓流质食物，宜进食低碳水化合物、高蛋白饮食，进餐时限制饮水。进餐后平卧10～20 min。饮食调整后症状不缓解，应用生长抑素治疗。手术治疗应慎重。

Ⅱ. 晚期倾倒综合征：又称低血糖综合征。病人表现为餐后2～4 h出现头晕、心慌、无力、出冷汗、脉细弱甚至晕厥，也可导致虚脱。处理方法：通过饮食调整、食物中加入果胶延缓碳水化合物吸收等措施，症状即可缓解。症状严重者，可应用生长抑素奥曲肽0.1 mg皮下注射，每天3次能改善症状。

⑦ 碱性反流性胃炎：病人表现为上腹或胸骨后烧灼痛、呕吐胆汁样液体及体重减轻。抑酸剂治疗无效，较顽固。一般应用胃黏膜保护剂、胃动力药及胆汁酸结合药物。症状严重

者，应考虑手术治疗。

⑧ 溃疡复发：病人再次出现溃疡病症状、腹痛、出血等症状，可采取保守治疗，无效者可再次手术。

⑨ 营养性并发症：病人表现为体重减轻、营养不良、贫血等症状。病人应调节饮食，给予高蛋白、低脂饮食，补充铁剂和丰富的维生素。饮食调整结合药物治疗，营养状况可改善。

⑩ 残胃癌：胃十二指肠溃疡病人行胃大部切除术后5年以上，残留胃发生的原发癌，好发于术后20～25年。病人表现为上腹部疼痛不适、进食后饱胀、消瘦、贫血等症状，纤维胃镜可明确诊断。

（七）护理评价

(1) 疼痛是否减轻或睡眠状况是否改善。
(2) 恐惧/焦虑是否减轻或缓解，情绪是否稳定。
(3) 营养状况是否改善，体重是否稳定或增加；低蛋白血症及贫血是否得到改善。
(4) 水、电解质是否维持平衡，生命体征是否平稳，皮肤弹性是否良好。
(5) 术后并发症是否得到预防，是否及时发现和处理并发症。

（八）健康教育

病人宜少量多餐，饮食有规律。食物应富含维生素、易消化，忌食生、冷、硬、油炸、酸辣等食物，戒除浓茶、烈酒及吸烟等不良嗜好。生活中调整心态，避免心理压力过大，避免负性情绪，保持良好的心理状态。

第二节 胃　　癌

胃癌(gastric cancinoma)在我国各种恶性肿瘤中居首位。本病的高发年龄为50岁以上，男性居多，男女比例约为2∶1。

一、病因

1. 环境与饮食因素

胃癌发病有明显的地域性差别。日本、俄罗斯、南非、智利等国家较北美、西欧、印度等国家发病率高；我国西北和东北部沿海地区胃癌的发病率较南方地区明显偏高。长期食用熏烤、盐腌食品的人群胃远端癌发病率高；食物中缺乏新鲜蔬菜和水果与发病也有一定关系。吸烟与发病也有一定关系。

2. 幽门螺杆菌感染

幽门螺杆菌感染是引发胃癌的主要因素之一。我国胃癌高发区成人HP感染率在60%

以上，较低发区成人 HP 感染率明显偏高。

3. 癌前病变

癌前条件是指一些增加胃癌发病危险性的良性胃疾病和病理改变，如胃息肉（尤其腺瘤）、慢性萎缩性胃炎及胃部分切除后的残胃。癌前病变是指容易发生癌变的胃黏膜病理组织学改变，并未达到恶性病变，是从良性上皮组织转变成癌过程中的交界性病理变化，如胃黏膜上皮的异形增生。

4. 遗传和基因

遗传与分子生物学研究显示，有血缘关系的胃癌病人的亲属其胃癌发病率比对照组高4倍。近期资料显示胃癌与癌基因、抑癌基因、凋亡相关基因及转移相关基因等改变有关。

二、病理和分型

1. 大体分型

（1）早期胃癌：是指癌组织仅限于黏膜和黏膜下层。早期胃癌根据病灶形态分为三种类型：Ⅰ型隆起型，癌灶突出胃腔。Ⅱ型浅表型，癌灶较平坦，没有明显的隆起与凹陷；Ⅱ型还有三个亚型：Ⅱa 浅表隆起型、Ⅱb 浅表平坦型和Ⅱc 浅表凹陷型。Ⅲ型凹陷型，较深的溃疡。早期胃癌多发生于胃的中下部，贲门部较少见。

（2）进展期胃癌：癌组织超过黏膜下层侵入胃壁肌层，为中期胃癌；病灶达浆膜下层或超过浆膜向外浸润至邻近器官或有转移，为晚期胃癌。中、晚期胃癌统称为进展期胃癌。国际按 Borrmann 分型法分为四型：Ⅰ型（结节型）：边界清楚且突入胃腔的块状肿块；Ⅱ型（溃疡局限型）：边界清楚、略隆起的溃疡状癌灶；Ⅲ型（溃疡浸润型）：边缘模糊不清楚的浸润性溃疡状癌灶；Ⅳ型（弥漫浸润型），癌组织沿胃壁各层全周性浸润生长而致边界不清。若全胃受累胃腔缩窄、胃壁僵硬如革囊状，称为皮革胃，此型恶性程度最高，转移较早，预后最差。

2. 组织学分型

世界卫生组织1979年提出的分类法，将胃癌组织学分为常见的普通型和少见的特殊型。普通型包括乳头状腺癌、管状腺癌、未分化腺癌、黏液腺癌和印戒细胞癌。特殊型主要有腺鳞癌、鳞状细胞癌、类癌、未分化癌等。

3. 胃癌的扩散与转移

胃癌的扩散和转移主要包括：① 直接浸润。② 淋巴转移是胃癌的主要转移途径。③ 血行转移常发生于晚期胃癌，常见转移的器官有肝、肺、胰、骨骼等处，以肝转移最常见。④ 腹腔种植。

三、临床表现

早期胃癌多无明显症状，少数病人有恶心、呕吐或类似溃疡病的上消化道症状，无特异性，故早期胃癌诊断率低。进展期胃癌最常见的临床症状是疼痛和体重减轻，病人常有明显的上消化道症状，如上腹部不适、进食后饱胀，因病情发展而上腹部疼痛加重，食欲减退、乏力、消瘦，部分病人伴恶心、呕吐。此外，因肿瘤的部位不同而有特殊表现。贲门胃底癌可有胸骨后疼痛和进行性吞咽困难；幽门附近的胃癌有幽门梗阻表现；肿瘤破坏血管后可有呕血、黑便等上消化道出血症状。晚期胃癌病人常出现贫血、消瘦、营养不良甚至恶病质等表现。

四、辅助检查

1. 胃液分析

胃液外观可见混有血液或呈咖啡色样沉渣。胃酸降低或缺乏，乳酸浓度大多增高。

2. 粪便隐血试验

多持续性阳性，经内科治疗很少转阴。

3. 癌胚抗原检测

大量资料表明，癌胚抗原水平升高与胃肠癌并发密切相关。在胃癌施行各种治疗后，疗效好、无复发者血清癌胚抗原值下降，反之则保持较高水平。

4. X线钡餐检查

X线钡餐检查是诊断胃癌的主要方法之一。但早期胃癌X线征象较难发现，仅表现有局部黏膜僵直，呈毛刷状等非特征性改变。对中晚期胃癌X线钡餐检查阳性率可达90%。其主要X线征象有胃壁强直、皱襞中断、蠕动消失、充盈缺损、胃腔缩小及不整齐的癌性溃疡性龛影等，浸润性胃癌如累及全胃则呈“革袋状胃”。

5. 内镜检查

纤维胃镜检查是诊断胃癌的最可靠手段。

五、治疗原则

早期胃癌无特异性症状，病人就诊率低。为提高早期胃癌诊断率，对于有胃癌家族史或既往有胃病史的人群定期检查。对于下列人群应做胃的相关检查：40岁以上有上消化道症状而无胆道疾病者；原因不明的消化道慢性失血者；短期内体重明显减轻，食欲不振者。临床常用检查方法包括：X线钡餐检查、纤维胃镜检查、腹部超声检查及螺旋CT与正电子发射成像检查。治疗方法为以手术治疗为主的综合治疗。

1. 手术治疗

胃癌手术治疗可分为根治性手术和姑息性手术两类。

2. 其他治疗

(1) 全身治疗：包括化疗、生物免疫治疗、中医中药治疗等。

(2) 局部治疗：包括放疗、腹腔灌注疗法、动脉介入治疗等。化疗用于根治性手术的术前、术中和术后，可延长生存期。晚期胃癌应用适量化疗，可缓解癌肿的发展速度，改善症状，有一定的近期效果。可采用全身化疗、腹腔灌注化疗、动脉介入治疗等。

六、主要护理诊断/问题

(1) 恐惧/焦虑　与环境改变、担心手术及胃癌预后有关。
(2) 疼痛　与癌症及手术创伤有关。
(3) 营养失调：低于机体需要量　与摄入不足及消耗增加有关。
(4) 潜在并发症　出血、感染、吻合口破裂或瘘、术后梗阻、倾倒综合征等。

七、护理目标

(1) 病人的焦虑、恐惧程度减轻，能配合治疗及护理。
(2) 病人的营养状况得到改善和维持。
(3) 并发症得到有效预防或已发生的并发症得到及时发现和处理。

八、护理措施

(一) 术前护理

1. 一般护理

病人应少量多餐，进食高蛋白、高热量、富含维生素、易消化的食物。对于营养状态差的病人，术前应予以纠正，必要时静脉补充血浆或全血，以提高手术的耐受力。术前一日进流质饮食，协助病人做好术前各种检查及手术前常规准备。

2. 心理护理

根据病人情况做好安慰工作，真实而灵活地回答病人提出的问题，解释相关的疾病和手术的知识。

(二) 术后护理

1. 一般护理

(1) 体位与活动：病人全麻清醒后，血压平稳后取低半卧位。病人卧床期间，协助病人翻身。在病情允许的情况下，鼓励病人早期下床活动，以促进胃肠道功能的恢复。

(2) 禁食与营养：术后暂禁食，禁食期间，遵医嘱静脉补充液体，维持水、电解质平衡并提高必要营养素；准确记录24 h出入水量，以便保证合理补液；若病人营养状况差或贫血，应补充血浆或全血。拔除胃管后由试验饮水或米汤，逐渐过渡到半量流质饮食、全量流质饮食、半流质饮食、软食至正常饮食。

2. 病情观察

监测生命体征,每30 min一次,病情平稳后延长间隔时间。

3. 胃管与引流管的护理

保持管道通畅,妥善固定胃肠减压管和引流管,防止脱出;观察并记录胃管和引流管引流液体的颜色、性质和量。

4. 疼痛护理

根据病人疼痛情况,适当应用止痛药物。

5. 并发症的观察和护理

胃手术后主要并发症包括:① 出血。② 胃排空障碍。③ 吻合口破裂或瘘。④ 十二指肠残端破裂。⑤ 术后梗阻。具体护理见本章第一节。

九、护理评价

(1) 病人焦虑或恐惧是否减轻,情绪是否稳定。

(2) 病人营养状况是否得到维持或改善,体重是否恢复。

(3) 病人有无不适,或原有的不适是否得到缓解。

(4) 病人的并发症是否得到有效预防或已发生的并发症是否得到及时发现和处理。

十 健康教育

(1) 向病人及家属讲解有关疾病康复知识,学会自我调节情绪,保持乐观态度,坚持综合治疗。

(2) 指导病人饮食应定时定量,少量多餐,营养丰富,逐步过渡为正常饮食。少食腌、熏制食品,避免进食过冷、过硬、过烫、过辣及油煎炸的食物。

(3) 告知病人注意休息、避免过劳,同时劝告病人放弃喝酒、吸烟等对身体有危害性的不良习惯。

(4) 告知病人及家属有关手术后期可能出现的并发症的表现和预防措施。

(5) 向病人及(或)家属讲解化疗的必要性和副作用。

(6) 定期门诊随访,若有不适及时就诊。

(徐陈浩)

思考题

1. 胃大部切除术后有哪些并发症?如何护理?

2. 胃癌的病因及病理类型有哪些?

第十八章　肠梗阻病人的护理

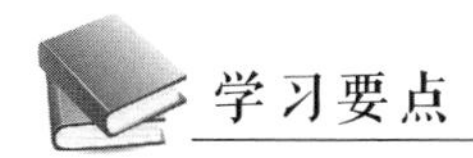

学习要点

1. 肠梗阻病人护理措施、健康教育；能正确制订护理计划并实施。

2. 肠梗阻病人身心状况、辅助检查、心理-社会状况、治疗与效果、护理诊断/合作性问题、护理评价。

3. 肠梗阻的病因和病理生理。

任何原因造成肠内容物不能正常运行或通过发生障碍，称为肠梗阻(intestinal obstruction)，是外科常见的急腹症之一。其病情复杂多变，发展迅速，若处理不及时常危及生命，尤其是绞窄性肠梗阻，死亡率相当高。

一、病因和分类

按肠梗阻发生的基本原因可分为以下三种。

(1) 机械性肠梗阻：最常见。是由各种机械原因引起肠腔变窄，使肠内容物通过发生障碍，引起梗阻。① 肠腔堵塞：如寄生虫、粪石、异物等。② 肠管受压：如粘连带压迫、肠管扭转、嵌顿疝或受肿瘤压迫等。③ 肠壁病变：如肿瘤、先天性肠道闭锁、炎症性狭窄等。

(2) 动力性肠梗阻：较少见。肠壁本身无病变，由于神经反射或毒素刺激引起肠壁肌功能紊乱，使肠蠕动丧失或肠管痉挛，使肠内容物运行障碍。如麻痹性肠梗阻、痉挛性梗阻。

(3) 血运性肠梗阻：最少见。由于肠系膜血管受压、栓塞或血栓形成，使肠壁血运障碍，继而发生缺血坏死，使肠内容物不能正常运行。

根据肠壁有无血运障碍，可分为以下两种。

(1) 单纯性肠梗阻：仅肠内容物通过受阻，而无肠管血运障碍。

(2) 绞窄性肠梗阻：指肠管梗阻且伴有肠壁血运障碍。

除上述分类方法外，还可按梗阻的部位分为高位(如空肠上段)和低位(如回肠末段和结肠)两种；按梗阻的程度，可分为完全性和不完全性肠梗阻；按发展过程的快慢，分为急性和慢性肠梗阻。

二、病理生理

肠梗阻发生后，肠管局部和机体全身发生一系列复杂的病理生理变化，但各种类型肠梗阻的病理变化不完全一致。

1. 肠管局部变化

当肠管梗阻时，首先引起梗阻以上的肠道蠕动加剧，试图克服阻力通过障碍；数小时后肠道蠕动无力，肠腔内压力暂时有所减小。梗阻使肠腔内不断积气、积液，积气主要来自咽下的气体，部分由肠道内容物细菌分解和发酵产生；积液主要来自胃肠道内分泌液，正常情况下，小肠分泌 7～8 L 肠液，大肠主要分泌黏液。大量的积气、积液引起近端肠管扩张、膨胀，因小肠较为狭窄，蠕动活跃，这一变化出现更早，小肠分泌大量的肠液，后果更为严重。

随着梗阻时间延长和加剧，肠腔内压力不断增加，压迫肠壁导致血运障碍，先是肠壁静脉回流受阻，肠壁瘀血、水肿，呈暗红色；如压力进一步增加无法缓解，肠壁动脉血流受阻，血栓形成，肠壁失去光泽，呈暗黑色，最后因缺血而坏死、穿孔。

2. 全身性病理生理变化

当肠腔梗阻时，部分肠液无法重吸收，保留在肠管内，而部分因呕吐而被排出体外，导致循环血容量明显减少，病人出现低血压、低血容量性休克，肾血流和脑血流相应减少。同时，由于体液减少，血细胞和血红蛋白相对增加，血液黏稠，血管梗阻性疾病的发生率增加，如冠心病、脑血管疾病和肠系膜栓塞。

大量的呕吐和肠液吸收障碍还导致水、电解质丢失，高位肠梗阻病人因严重呕吐丢失大量胃酸和氯离子，低位肠梗阻病人钠、钾离子丢失更多，脱水、缺氧状态使酸性代谢产物剧增，病人出现严重的水、电解质紊乱和酸碱平衡失调。

肠腔内积气、积液产生巨大的压力使肠道的吸收能力减弱，静脉回流减少，静脉充血，血管通透性增加，致使体液自肠壁渗透至肠腔和腹腔；同时，肠壁通透性增加，肠内细菌和毒素渗入腹腔，肠腔内容物潴留导致细菌繁殖并产生大量毒素，可引起腹膜炎、脓毒症，甚至全身感染。

另外，肠腔膨胀是腹内压力增高，膈肌上升，腹式呼吸减弱，影响肺脏气体交换功能。同时下腔静脉回流受到阻碍，加剧循环功能障碍。

三、临床表现

虽然肠梗阻的原因、部位、病变程度、发病缓急有所不同，可有不同的临床表现，但肠内容物不能顺利通过肠腔是共有的，其共同的表现有腹痛、呕吐、腹胀和停止自肛门排便排气。

1. 症状

（1）腹痛：单纯性机械性肠梗阻，尤其是小肠梗阻表现为典型的、反复发作的、节律性的、阵发性绞痛，疼痛的原因是肠管加强蠕动试图将肠内容物推过梗阻部位，不断加剧的腹胀也是疼痛的原因之一。小肠梗阻的疼痛部位一般在上腹部和中腹部，结肠梗阻的疼痛部位在下腹部。当腹痛的间歇不断缩短、程度不断加重，继而转为持续性腹痛时，可能发生绞窄性肠梗阻。麻痹性肠梗阻表现为持续性胀痛。

（2）呕吐：常为反射性。根据梗阻部位不同，呕吐出现的时间和性质各异。高位肠梗阻时，呕吐出现早且频繁，呕吐物主要为胃液、十二指肠液和胆汁；后期因细菌繁殖出现恶臭样暗色液体，提示感染可能增加。低位肠梗阻呕吐出现较晚，呕吐物常为带臭味的粪汁样物。若呕吐物为血性或棕褐色液体，常提示肠管有血运障碍。麻痹性肠梗阻时的呕吐呈溢出性。

（3）腹胀：与梗阻的类型、部位有关。高位肠梗阻由于呕吐频繁，腹胀不明显；低位或麻痹性肠梗阻则腹胀明显，遍及全腹，主要因呕吐无法完全排出内容物，造成积气、积液，内容物积聚，肠腔扩大，腹胀明显。

（4）停止排便、排气：停止排便、排气是肠管梗阻必然出现的典型的临床症状之一。但梗阻早期，尤其是高位肠梗阻，因梗阻以下肠内残存的粪便和气体仍可排出，故早期有少量排便时，不能否定肠梗阻存在。绞窄性肠梗阻，可排出血性黏液样便。

2. 体征

（1）腹部体征：

① 视诊：单纯性机械性肠梗阻常可出现腹胀、肠型和蠕动波，肠扭转时腹胀多不对称，麻痹性肠梗阻则腹胀均匀。

② 触诊：单纯性肠梗阻可有轻度压痛但无腹膜刺激征，绞窄性肠梗阻时可有固定压痛和腹膜刺激征。

③ 叩诊：绞窄性肠梗阻，腹腔有渗液，可有移动性浊音。

④ 听诊：如闻及气过水声或金属音，肠鸣音亢进，为机械性肠梗阻表现；麻痹性肠梗阻，肠鸣音减弱或消失。

⑤ 直肠指检：如指套染血，应考虑绞窄性肠梗阻。

（2）全身表现：单纯性肠梗阻早期全身情况多无明显改变，晚期可有唇干舌燥、眼窝内陷、皮肤弹性差、尿少等脱水体征。严重缺水或绞窄性肠梗阻时，可出现脉搏细速、血压下降、面色苍白、四肢发凉等休克征象。

四、辅助检查

1. 实验室检查

单纯性肠梗阻的早期，变化不明显。随着病情的发展，因缺水和血液浓缩而使血红蛋白值及红细胞压积升高。绞窄性肠梗阻时，可有明显的白细胞计数及中性粒细胞增加。电解质酸碱失衡时可有血钠、钾、氯及血气分析值的变化。

2. X线检查

一般在肠梗阻发生4～6 h后，X线立位平片可见胀气的肠袢，以及多数阶梯状液平面；空肠胀气可见“鱼肋骨刺”状的环形黏膜纹。绞窄性肠梗阻，X线检查可见孤立、突出胀大的肠袢，不因时间而改变位置。

3. 指肠指检

若见指套染血，应考虑绞窄性肠梗阻；若触及肿块，可能为直肠肿瘤等。

五、治疗原则

治疗原则主要是接触梗阻和矫正因肠梗阻引起的全身生理紊乱。具体治疗方法应根据肠梗阻的类型、部位和病人的全身情况而定。

1. 非手术治疗

(1) 胃肠减压:是治疗肠梗阻的重要措施之一。通过胃肠减压,吸出胃肠道内的气体和液体,从而减轻腹胀、降低肠腔内压力,减少肠腔内的细菌和毒素,改善肠壁血运。

(2) 纠正水、电解质及酸碱平衡失调:输液的量和种类根据呕吐及脱水情况、尿量并结合血液浓度、血清电解质值及血气分析结果决定。肠梗阻已存在数日、高位肠梗阻及呕吐频繁者,需补充钾。必要时输血浆、全血或血浆代用品,以补偿已丧失的血浆和血液。

(3) 防治感染:使用针对肠道细菌的抗生素防治感染、减少毒素的产生。

2. 手术治疗

适用于绞窄性肠梗阻、肿瘤、先天性肠道畸形引起的肠梗阻,以及经手术治疗无效的肠梗阻病人。原则是在最短时间内,以最简单的方法解除梗阻或恢复肠腔的通畅。方法包括粘连松解术、肠切开取出异物、肠切除吻合术、肠扭转复位术、短路手术和肠造口术等。

六、常见机械性肠梗阻

1. 粘连性肠梗阻

粘连性肠梗阻是指肠与肠粘连或与腹腔内粘连致肠管成角或卡压所引起的肠梗阻。是临床上最为常见的一种类型,常因腹腔内手术、炎症、创伤、出血、异物等引起。临床上以手术后所致的最多见,具有机械性肠梗阻的共同表现。一般采用非手术治疗。若经非手术治疗无效或怀疑绞窄时应采用手术治疗。及时、正确治疗腹腔的炎症性疾病和手术后早期下床活动对预防肠粘连有重要意义。

2. 肠套叠

一段肠管套入其相连的肠腔内称肠套叠。其发生的病因与解剖特点(盲肠活动度过大)、病理因素(肠息肉、肿瘤)及肠功能失调、蠕动异常等有关。以回盲部套叠最多见。肠套叠多见于婴儿,80%见于2岁以内。其典型的症状表现为腹痛、血便和腹部肿块。腹痛常突然发生,呈阵发性,患儿阵发性哭闹,伴有呕吐,可排出果酱样血便。腹部检查常可扪及表面光滑、稍可活动、有压痛的腊肠样肿块,肿块位于右上腹,肿块下方有空虚感。空气或钡剂灌肠可见结肠内空气或钡剂受阻部位尖端呈"杯口征"阴影。早期可用空气(或氧气、钡剂)灌肠复位,疗效可达90%以上。复位后要密切注意腹部体征,警惕腹膜炎的发生。复位失败要手术治疗。

3. 肠扭转

一段肠袢沿其系膜长轴旋转而引起的闭袢性肠梗阻称为肠扭转。其原因是肠系膜及其肠袢过长或系膜根部附着处粘连，当肠内容物突然增加、饱食后剧烈运动等诱发造成肠扭转。常发生于小肠，其次是乙状结肠。肠扭转是一种严重的机械性肠梗阻，肠管可在短期内绞窄、坏死。死亡率可达15%～40%。

(1) 小肠扭转：多见于青壮年，常有饱餐后剧烈活动等诱发因素。病人突发脐周剧烈绞痛，呈持续性疼痛伴阵发性加剧，可向腰背部放射；呕吐频繁，腹胀不明显，早期即可出现休克。听诊无高亢肠鸣音。腹部可扪及肿大的有压痛的扩张肠袢。应尽早手术治疗，包括肠扭转复位术、肠切除吻合术。

(2) 乙状结肠扭转：多见于男性老年人，常有便秘习惯。病人突发左下腹绞痛，高度腹胀，呕吐不明显。低压灌肠不足500 mL便不能灌入。X线检查：乙状结肠扭转钡剂灌肠时在扭转处钡剂受阻，钡剂尖端呈“鸟嘴”状。易发生绞窄、坏死，故一般也应及时手术治疗。

4. 肠堵塞

肠管因粪块、异物或蛔虫聚集成团引起局部肠管痉挛，肠内容物不能通过而导致的肠梗阻。临床上最多见的是蛔虫性堵塞，又称肠蛔虫堵塞症。多见于农村2～10岁儿童，病人常有便虫或吐虫史。驱虫不当、高热、饥饿等可诱发。蛔虫受刺激后，聚集成团，导致肠腔堵塞。表现为脐周阵发性腹痛伴呕吐，腹胀不明显，腹部可扪及变形的条索状包块，可随肠管收缩变硬。无明显压痛。肠鸣音亢进或正常。腹部X线平片显示成团的蛔虫阴影。

多采用非手术治疗：禁食与胃肠减压，经胃管注入氧气和植物油，同时使用解痉剂，效果较好。少数病人可发生肠壁坏死穿孔或肠扭转，蛔虫进入腹腔而引起腹膜炎则需要手术治疗。

七、护理评估

1. 健康史

病人的年龄，有无感染，饮食不当、过劳等诱因，既往有无腹部手术及外伤史、克罗恩病、溃疡性结肠炎、结肠憩室、肿瘤等病史。

2. 身体状况

了解病人腹痛、腹胀、呕吐、肛门停止排便排气持续的时间与变化情况；呕吐物、胃肠减压液的颜色、性质和量；腹痛的性质及有无腹膜刺激征；有无唇舌干燥、眼窝凹陷、皮肤弹性下降、尿量减少等脱水征象；有无脉搏细速、血压下降、面色苍白、四肢发凉等休克表现等等。评估血尿常规检查、腹部X线的结果。

3. 心理-社会状况

急性肠梗阻腹痛明显，病人常突然产生焦虑、恐惧情绪。所以护士应评估病人和家属因肠梗阻的急性发生而引起的焦虑或恐惧以及对疾病的了解程度和经济承受能力。

八、主要护理诊断/问题

(1) 组织灌注量异常　与肠梗阻致体液丧失有关。

(2) 疼痛　与肠内容物不能正常运行或通过肠道障碍有关。
(3) 舒适的改变:腹胀、呕吐　与肠梗阻致肠腔积液积气有关。
(4) 体液不足　与呕吐、禁食、肠腔积液、胃肠减压有关。
(5) 潜在并发症　肠坏死、腹腔感染、休克有关。

九、护理目标

(1) 维持生命体征平稳。
(2) 减轻疼痛。
(3) 缓解腹胀、呕吐不适。
(4) 维持水、电解质酸碱平衡。
(5) 预防或及时发现并发症。

十、护理措施

肠梗阻的治疗原则主要是解除梗阻和矫正因梗阻引起的全身生理紊乱。具体的治疗方法应根据肠梗阻的类型、部位和病人的全身情况而定。

(一) 非手术治疗的护理

1. 饮食

肠梗阻病人应禁食,如梗阻缓解,病人排气、排便,腹痛、腹胀消失后可进流质饮食,忌易产气的甜食和牛奶等。

2. 胃肠减压

胃肠减压是治疗肠梗阻的重要措施之一,通过连接负压,持续实行胃肠减压,吸出胃肠道内的积气积液,减轻腹胀、降低肠腔内的压力,改善肠壁的血液循环,有利于改善局部和全身情况。胃肠减压期间注意观察和记录引流液的颜色、性状和量,如发现有血性液,应考虑有绞窄性肠梗阻的可能。

3. 缓解疼痛

在确定无肠绞窄或肠麻痹后,可应用阿托品类抗胆碱药物,以解除胃肠道平滑肌痉挛,使病人腹痛得以缓解。但不可随意应用吗啡类止痛剂,以免影响观察病情。

4. 呕吐的护理

呕吐时应坐起或头侧向一边,及时清除口腔内呕吐物,以免误吸引起吸入性肺炎或窒息;观察记录呕吐物的颜色、性状和量。呕吐后给予漱口,保持口腔清洁。

5. 记录出入液量

准确记录输入的液体量,同时记录胃肠引流管的引流量、呕吐及排泄的量、尿量,并估计出汗及呼吸的排出量等,为临床治疗提供依据。

6. 缓解腹胀

除行胃肠减压外，热敷或按摩腹部，针灸双侧足三里穴；如无绞窄性肠梗阻，也可从胃管注入液状石蜡，每次 20～30 mL，可促进肠蠕动。

7. 纠正水、电解质紊乱和酸碱失衡

是一项极为重要的措施。基本溶液为葡萄糖等渗盐水，重者尚须输给全浆或全血。输液所需的种类和量根据呕吐情况、胃肠减压量、缺水体征、尿量并结合血清钠、钾、铝和血气分析结果而定。

8. 防治感染和毒血症

应用抗生素可以防治细菌感染，减少毒素产生。

9. 严密观察病情变化

定时测量记录体温、脉搏、呼吸、血压，严密观察腹痛、腹胀、呕吐及腹部体征情况，若病人症状与体征不见好转或反而有加重，应考虑有肠绞窄的可能。

绞窄性肠梗阻可能发生严重的后果，必须及时发现，尽早处理。绞窄性肠梗阻的临床特征为：

（1）腹痛发作急骤，起始即为持续性剧烈疼痛，或在阵发性加重之间仍有持续性剧烈疼痛，肠鸣音可不亢进，呕吐出现早、剧烈而频繁。

（2）病情发展迅速，早期出现休克，抗休克治疗后改善不显著。

（3）有明显腹膜刺激征，体温升高，脉率增快，白细胞计数增高。

（4）腹胀不对称，腹部有局部隆起或触及有压痛的肿块。

（5）呕吐物、胃肠减压抽出液、肛门排出物为血性，或腹腔穿刺抽出血性液体。

（6）经积极非手术治疗而症状体征无明显改善。

（7）腹部 X 线，符合绞窄性肠梗阻的特点。此类病人病情危重，多处于休克状态，一旦发生需紧急做好术前准备，为抢救病人争取时间。

（二）术后护理

1. 观察病情变化

观察生命体征变化。观察有无腹痛、腹胀、呕吐及排气等。如有腹腔引流时，应观察纪录引流液颜色、性质及量。

2. 体位

血压平稳后给予半卧位。

3. 饮食

术后禁食，禁食期间应给予补液。肠蠕动恢复并有排气后，可开始进食少量流质，进食后无不适，逐步过渡至半流质；肠吻合进食时间应适当推迟。

4. 术后并发症的观察与护理

术后尤其是绞窄性肠梗阻后，如出现腹部胀痛，持续发热，白细胞计数增高，腹部切口处红肿，以后流出较多带有恶臭味液体，应警惕腹腔内感染及肠瘘的可能，并积极处理。

十一、护理评价

(1) 生命体征是否平稳，组织灌注量是否恢复正常。

(2) 疼痛是否减轻。

(3) 病人是否舒适，腹痛、腹胀、呕吐得到缓解，肠蠕动恢复正常。

(4) 是否补充足够的液体，脱水或电解质酸碱失衡是否得到相应的处理。

(5) 并发症是否得到预防或及时发现。

十二、健康教育

(1) 告知病人注意饮食卫生，不吃不洁的食物，避免暴饮暴食。

(2) 嘱咐病人出院后进食易消化食物，少食刺激性食物；避免腹部受凉和饭后剧烈活动；保持大便的通畅。

(3) 老年便秘者应及时服用缓泻剂，以保持大便通畅。

(4) 出院后若有腹痛、腹胀、停止排气排便等不适，及时就诊。

(徐陈浩)

思考题

1. 常见机械性肠梗阻有哪几种类型，各有什么特点？
2. 肠梗阻病人在非手术疗法期间要警惕什么问题？

第十九章 阑尾炎病人的护理

学习要点

1. 阑尾炎病人的护理措施、健康教育；能正确制订护理计划并实施。

2. 阑尾炎病人的身体状况、辅助检查、心理-社会状况、治疗与效果、护理诊断/合作性问题、护理评价。

3. 急性阑尾炎的病因和病理生理。

急性阑尾炎(acute appendicitis)是外科常见病，也是外科最常见的急腹症之一，以青壮年发病率最高，男性发病率高于女性。急性阑尾炎的临床表现多样，特别是婴幼儿及老人，如延误诊断治疗，可引起严重并发症，甚至造成死亡。

一、解剖生理

阑尾位于盲肠后内侧壁三条结肠带的汇合处，为一管状盲管。其体表投影点约在脐与右髂前上棘连线中外1/3交界处，称为麦氏点，是手术时选择切口的标记点。阑尾动脉系回结肠动脉分支，为无侧支的终末动脉，当出现血运障碍时易导致阑尾坏死穿孔。阑尾经脉最终汇入门静脉，所以阑尾炎症菌栓脱落可引起门静脉炎和细菌性肝脓肿。阑尾神经由交感神经纤维经腹腔丛和内脏小神经传入，其传入的脊髓神经阶段在第10、11胸节，故阑尾炎发病初期表现为脐周疼痛。

二、病因及病理

1. 病因

(1) 阑尾管腔阻塞：是急性阑尾炎最常见的病因。引起阻塞的最常见原因是淋巴滤泡的明显增生，约占60%，多见于年轻人。粪石也是阻塞的原因之一，约占35%。较少见的是由异物、炎性狭窄、食物残渣、蛔虫、肿瘤等引起。阑尾管腔阻塞后阑尾黏膜仍继续分泌黏液，导致腔内压力进一步上升，血运发生障碍，使阑尾炎症加剧。

(2) 细菌入侵：由于阑尾管腔阻塞，细菌繁殖，分泌内毒素和外毒素，黏膜上皮受损并形成溃疡，细菌穿透溃疡进入肌层。阑尾壁间质压力升高，动脉血流受阻，导致阑尾缺血，最终造成梗死和坏疽。致病菌多为肠道内的各种革兰阴性杆菌和厌氧菌。

2. 病理生理

(1) 急性单纯性阑尾炎:为轻型阑尾炎或病变早期。病变多只限于黏膜和黏膜下层,阑尾外观轻度肿胀,浆膜充血并失去正常光泽,表面有少量纤维素性渗出物。临床症状和体征均较轻。

(2) 急性化脓性阑尾炎:由单纯性阑尾炎发展而来。阑尾肿胀明显浆膜高度充血,表面覆以纤维素性(脓性)渗出物。阑尾周围的腹腔内有稀薄脓液,形成局限性腹膜炎。临床症状和体征较重。

(3) 坏疽性及穿孔性阑尾炎:一种重型的阑尾炎。阑尾管壁坏死或部分坏死,呈暗紫色或黑色。阑尾腔内积脓,压力升高,阑尾壁血液循环障碍。多在阑尾根部和尖端穿孔,如未被包裹,感染继续扩散,可引起急性弥漫性腹膜炎。

(4) 阑尾周围脓肿:如急性阑尾炎化脓、坏疽或穿孔的过程进展较慢,大网膜可移至右下腹部,将阑尾包裹、粘连,形成炎性肿块或阑尾周围脓肿。

急性阑尾炎的转归有:① 炎症消退。② 炎症局限化。③ 炎症扩散。

三、临床表现

1. 症状

(1)腹痛:腹痛常始于上腹,逐渐移向脐部,6～8 h后转移并局限于右下腹。有70%～80%的病人具有这种典型的转移性右下腹痛的特点。部分病例发病开始即出现右下腹痛。腹痛的性质和程度依阑尾炎的不同类型而有差异:单纯性阑尾炎表现为轻度隐痛;化脓性阑尾炎呈阵发性胀痛和剧痛;坏疽性阑尾炎则表现为持续性剧烈腹痛;穿孔性阑尾炎因阑尾腔内压力骤减,腹痛可暂时减轻,但出现腹膜炎后,腹痛又会持续加剧。不同位置的阑尾炎,其腹痛部位也略有区别。

(2) 胃肠道症状:发病早期可有厌食,恶心、呕吐,但程度较轻。有的病例可发生腹泻。病情发展致弥漫性腹膜炎时可引起麻痹性肠梗阻。

(3) 全身表现:病变早期病人常乏力,炎症重时出现中毒症状,心率加快,发热,达38 ℃左右。阑尾穿孔时体温可高达39 ℃。若发生门静脉炎,可出现寒战、高热和轻度黄疸。

2. 体征

(1) 右下腹固定压痛:是急性阑尾炎最常见的重要体征。压痛点常位于脐与右髂前上棘连线中外1/3交界处,即麦氏(McBurney)点,也可随阑尾位置的变异而有改变,但压痛点始终在一个固定位置上。

(2) 腹膜刺激征:除了压痛,还出现反跳痛,腹肌紧张,其是壁层腹膜受炎症刺激出现的防卫性反应,提示阑尾炎症加重,出现化脓、坏疽或穿孔等病理改变。

(3) 右下腹包块:如体检发现右下腹饱满,扪及一压痛性包块,边界不清,固定,应考虑有阑尾周围脓肿。

3. 特殊检查

(1) 结肠充气试验:又称Rovsing征,病人取仰卧位,检查者用右手压迫病人左下腹,再用左手挤压近侧结肠,结肠内气体可传至盲肠和阑尾,引起右下腹疼痛者为阳性。

(2) 腰大肌试验:病人取左侧卧位,使右大腿尽量后伸,引起右下腹疼痛者为阳性,说明阑尾位置靠后,位于腰大肌前方。

(3) 闭孔内肌试验:病人取仰卧位,使右髋和右膝曲 90°,然后内旋,引起右下腹疼痛者为阳性。提示阑尾位置较低,靠近闭孔内肌。

(4) 直肠指检:盆位阑尾炎,常有直肠右前方位触痛。当阑尾穿孔时,直肠前壁触痛广泛。当形成阑尾周围脓肿时,可触及痛性包块。

四、辅助检查

1. 实验室检查

大多数急性阑尾炎病人血常规检查有白细胞计数和中性粒细胞比例的增高。白细胞计数可高达$(10\sim20)\times10^9/L$,可发生核左移现象。尿检查一般无阳性发现。

2. 影像学检查

腹部X线平片可见盲肠扩张和液气平面。B超有时可发现肿大的阑尾或脓肿。CT扫描可获得与B超相似的效果,尤其有助于阑尾周围脓肿的诊断。但这些特殊检查只在诊断不确定时才选择应用。

五、治疗原则

根据病人典型的转移性右下腹痛病史,有右下腹固定压痛的体征,结合辅助检查血白细胞计数、中性粒细胞比例升高,及影像学检查的阳性结果确立诊断。

1. 非手术治疗

部分急性单纯性阑尾炎,可经非手术治疗而获痊愈。措施包括禁食、补液、大剂量抗生素治疗,中药以清热、解毒、化瘀为主。若病情有发展趋势,应改为手术治疗。

2. 手术治疗

绝大多数急性阑尾炎一经确诊,应早期施行阑尾切除术。如阑尾穿孔已被包裹,阑尾周围脓肿形成,病情较稳定者,应用抗生素治疗或联合中药治疗,促进脓肿吸收消退,也可在超声引导下穿刺抽脓或置管引流。如脓肿扩大,无局限趋势,定位后行手术切开引流。

六、护理评估

1. 健康史

询问病人既往病史,尤其是注意有无急性阑尾炎发作史,了解有无与急性阑尾炎鉴别的其他器官病变,如胃、十二指肠溃疡穿孔,右侧输尿管结石,胆石症及妇产科疾病等。了解病人发病前是否有剧烈活动、不洁饮食等诱因。对老年人还需了解是否有心血管疾病、糖尿病及肾功能不全等病史。

2. 身体状况

了解病人腹痛发生的时间、部位、性质、程度及范围等，有无转移性右下腹痛、右下腹固定压痛、腹膜刺激征及压痛性包块等。了解病人有无乏力、脉速、寒战、高热、黄疸以及感染性休克等表现。评估血尿常规检查、腹部X线、B超等的结果。

3. 心理-社会状况

急性阑尾炎发病急，腹痛明显，需急诊手术治疗，病人常突然产生焦虑、恐惧情绪。许多病人家属缺乏对疾病及治疗的认知和相应的心理承受能力。护士必须了解病人及家属对术前配合、术后康复知识的掌握程度。

七、主要护理诊断/问题

(1) 疼痛　与阑尾炎炎症刺激、手术切口等有关。
(2) 体温过高　与急性阑尾炎有关。
(3) 焦虑　与突然发病、缺乏术前准备及术后康复等相关知识有关。
(4) 潜在并发症　出血、切口感染、粘连性肠梗阻、腹腔脓肿等。

八、护理目标

(1) 病人主诉疼痛程度减轻或缓解。
(2) 体温逐渐降至正常范围。
(3) 焦虑程度减轻或缓解，情绪平稳。
(4) 护士能及时发现并发症的发生并积极配合处理。

九、护理措施

(一) 术前护理

1. 病情观察

加强巡视、观察病人精神状态，定时测量体温、脉搏、血压和呼吸；观察病人的腹部症状和体征，尤其注意腹痛的变化。病人体温一般低于38 ℃，高热则提示阑尾穿孔；若病人腹痛加剧，出现腹膜刺激征，应及时通知医师。

2. 对症处理

疾病观察期间，病人禁食；按医嘱静脉输液、保持水电解质平衡，应用抗生素控制感染。为减轻疼痛，病人可取右侧屈曲被动体位，屈曲可使腹肌松弛。禁服泻药及灌肠，以免肠蠕动加快，增高肠内压力，导致阑尾孔或炎症扩散。诊断未明确之前禁用镇静止痛剂，如吗啡等，以免掩盖病情。

3. 术前准备

做好血、尿、便常规、出凝血时间及肝、肾、心、肺功能等检查，清洁皮肤，遵医嘱行手术区备皮。做好药物过敏试验并记录。嘱病人术前禁食12 h，禁水4 h。按手术要求准备麻醉床、氧气及监护仪等用物。

4. 心理护理

在与病人和家属建立良好沟通的基础上，做好解释安慰工作，稳定病人的情绪，减轻其焦虑；向病人和家属介绍有关急性阑尾炎的知识，讲解手术的必要性和重要性，提高他们的认识，消除不必要的紧张和担忧，使之积极配合治疗和护理。

（二）术后护理

1. 一般护理

(1) 休息与活动：病人回室后，应根据不同麻醉，选择适当卧位休息，全麻术后清醒、连续硬膜外麻醉病人可取低枕平卧。6 h后，血压、脉搏平稳者，改为半卧位，利于呼吸和引流。鼓励病人术后在床上翻身、活动肢体，术后24 h可起床活动，促进肠蠕动恢复，防止肠粘连，同时可增进血液循环，加速伤口愈合。老年病人术后注意保暖，经常拍背帮助咳嗽，预防坠积性肺炎。

(2) 饮食护理：病人手术当天禁食，经静脉补液。术后第一天可进少量清流质，待肠蠕动恢复，逐步恢复经口饮食，正常情况下，若进食后无不适，第3～4天可进易消化的普食。少数病情重的坏疽、穿孔性阑尾炎，术后饮食恢复较缓慢。

2. 病情观察

密切监测生命体征及病情变化：遵医嘱定时测量体温、脉搏、血压及呼吸，并准确记录；加强巡视，倾听病人的主诉，观察病人腹部体征的变化，尤其注意观察有无粘连性肠梗阻、腹腔感染或脓肿等术后并发症的表现，及时发现异常，通知医生并积极配合治疗。

3. 切口和引流管的护理

保持切口敷料清洁、干燥，及时更换渗血、渗液污染的敷料；观察切口愈合情况，及时发现出血及切口感染的征象。对于腹腔引流的病人，应妥善固定引流管，防止扭曲、受压，保持通畅；经常从近端至远端方向挤压引流管，防止因血块或脓液而堵塞；观察并记录引流液的量、颜色、性状等。当引流液量逐渐减少、颜色逐渐变淡至浆液性，病人体温及血象正常，可考虑拔管。

4. 用药护理

遵医嘱术后应用有效抗生素，控制感染，防止并发症发生。术后3～5天禁用强泻剂和刺激性强的肥皂水灌肠，以免增加肠蠕动，而使阑尾残端结扎线脱落或缝合伤口裂开，如术后便秘可口服轻泻剂。

5. 并发症的预防和护理

(1) 切口感染：是阑尾术后最常见的并发症。多见于化脓或穿孔性急性阑尾炎，表现为术后2～3天体温升高，切口胀痛或跳痛，局部红肿、压痛等，可先行试穿抽出脓汁，或于波动处拆除缝线，排出脓液，放置引流，定期换药。手术中加强切口保护、彻底止血、消灭死腔等措施可预防切口感染。

(2) 粘连性肠梗阻：是较常见的并发症。病情重者须手术治疗。早期手术，早期离床活动可适当预防此并发症。

十、护理评价

(1) 病人的疼痛程度是否减轻或消失，腹壁切口是否愈合。

(2) 体温是否恢复到正常范围。

(3) 焦虑程度是否缓解和情绪是否稳定。

(4) 术后并发症是否被及时发现并积极处理。

十一、健康教育

(1) 对于非手术治疗的病人，应向其解释禁食的目的和重要性，教会病人自我观察腹部症状和体征变化的方法。

(2) 对于手术治疗的病人，指导病人术后饮食的种类及量，鼓励病人循序渐进，避免暴饮暴食；向病人介绍术后早期离床活动的意义，鼓励病人尽早下床活动，促进肠蠕动恢复，防止术后肠粘连。

(3) 出院指导，若出现腹痛、腹胀等不适，应及时就诊。

（徐陈浩）

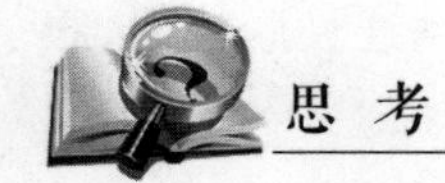

思考题

1. 急性阑尾炎病人的主要症状与体征是什么？
2. 急性阑尾炎病人手术前后的护理要点有哪些？

第二十章　结肠及直肠与肛管疾病病人的护理

1. 肠疾病的临床表现和护理措施。
2. 常见肠疾病的护理评估、辅助检查及治疗原则。
3. 常见肠疾病的护理诊断及护理目标。

第一节　直肠肛管良性疾病

一、痔

痔(hemorrhoid)是直肠下段黏膜下或肛管皮肤下静脉丛淤血、扩张和屈曲所形成的静脉团块，是成人的常见病，发病率高，随年龄增加而增加。

(一) 病因和分类

1. 病因

目前并未完全明了，多数认为与以下因素有关。

(1) 解剖因素：直肠上静脉丛属门静脉系统且无静脉瓣。静脉丛多位于疏松的黏膜下层，易于扩张。此外，静脉壁本身薄弱，局部常因慢性感染，引起静脉周围炎，使静脉壁纤维化而失去弹性，更易发生扩张。

(2) 腹内压增高：任何使腹内压增高的因素，如习惯性便秘、久坐久站、长期排尿困难、妊娠和盆腔肿瘤等，均可使静脉回流受影响，从而使静脉丛扩大曲张。

(3) 其他因素：缺少运动、年老体弱、营养不良均可使局部组织萎缩无力，易发生扩张。长期饮酒及喜辛辣食物，可使直肠黏膜充血，引起静脉充血、扩张、屈曲而形成痔。

近年来由很多学者认同“肛垫下移学说”：肛垫位于直肠末端，有平滑肌、弹性纤维、结缔组织和静脉丛构成；起调节肛管括约肌，完善肛门闭合作用。由于反复便秘、腹压增高等因素，肛垫向远侧移位，其中的纤维间隔逐渐松弛，直至断裂；同时静脉丛瘀血、扩张、融合形成痔。

2. 分类

根据痔所在部位的不同分为三种。

(1) 内痔:最多见,位于齿状线以上,是直肠上静脉丛扩张、迂曲所致,表面为直肠黏膜所覆盖。内痔分四度:Ⅰ度:便时出血,痔块不脱出肛门;Ⅱ度:常有便血,排便时痔块脱出,排便后可自行还纳;Ⅲ度:偶有便血,排便、久站等使痔块脱出,需用手辅助方可还纳;Ⅳ度:偶有便血,痔块脱出不能还纳或还纳后又脱出。

(2) 外痔:是直肠下静脉丛迂曲扩张所致,位于齿状线以下,表面覆盖的是肛管皮肤。表现为肛管皮下椭圆形隆起,质软,无便血。当用力排便时,可发生血栓性外痔,病人突发肛门剧痛,出现暗紫红色包块,压痛明显,是肛管皮下静脉丛破裂出血形成血栓所致。

(3) 混合痔:位于齿状线上、下,由直肠上下静脉丛相互吻合、扩张、迂曲形成,表面为直肠黏膜和肛管皮肤覆盖。

(二) 临床表现

1. 便血

无痛性间歇性便血,是内痔或混合痔早期常见的症状;多因粪块擦破痔块表面黏膜引起。轻者大便带鲜血或便后滴血,出血量少;严重者呈喷射状出血,可自行停止。便秘、饮酒及刺激性食物可诱发出血。长期出血可导致贫血。

2. 痔块脱出

Ⅱ、Ⅲ、Ⅳ度内痔和混合痔可出现痔块脱出。轻者排便时出现,便后自行还纳,并逐渐加重;严重者需用手辅助还纳或持续脱出于肛门,较大痔块不能还纳时可发生嵌顿。咳嗽、活动等腹压增加时可引起脱出。

3. 疼痛

单纯性内痔无疼痛。当内痔或混合痔合并血栓形成、嵌顿、感染时可出现疼痛;外痔血栓形成时,疼痛剧烈。排便、咳嗽等使疼痛加重。

4. 瘙痒

外痔或内痔脱出时常有黏液分泌物溢出,刺激肛门周围皮肤引起瘙痒或湿疹。

(三) 辅助检查

肛门直肠检查可以明确诊断。肛门镜检查可了解内痔、混合痔痔块情况。对有痔块脱出者,蹲位或排便后可观察到痔块大小、数目及部位。血栓性外痔表现为肛周红色或暗红色硬结,压痛明显。

(四) 治疗原则

非手术治疗效果良好,主要应用注射和胶圈套扎疗法,手术只限于非手术治疗失败者。

1. 非手术治疗

(1) 一般治疗:适应于痔的初期和无症状静止期。主要措施:① 改变不良排便习惯,保持大便通畅。② 坐浴。③ 肛管内纳入含有消炎止痛的油膏或有润滑和收敛作用的栓剂。④ 血栓性外痔可先局部热敷,再外敷消炎止痛剂,若疼痛缓解可不手术。⑤ 嵌顿性痔初期,清洗后用手轻轻将脱出痔块还纳,阻止再脱出。

(2) 注射疗法:适应于Ⅰ、Ⅱ度内痔,效果较好。将硬化剂注射于痔基底部的黏膜下层,产生无菌性炎症反应,组织纤维化使痔块萎缩。

(3) 红外线凝固疗法:适应于Ⅰ、Ⅱ度内痔。通过红外线照射,使痔块发生纤维增生,硬化萎缩。

(4) 胶圈套扎疗法:适应于Ⅰ、Ⅱ、Ⅲ度内痔。将特制的胶圈套入到内痔的根部,利用胶圈的弹性阻断痔的血运,使其缺血、坏死、脱落而愈合。

2. 手术疗法

(1) 单纯性痔切除术:主要适用于Ⅱ、Ⅲ度内痔和混合痔。

(2) 痔环形切除术:适应于严重的环形痔。

(3) 血栓性外痔剥离术。

(五) 主要护理诊断/问题

(1) 疼痛 与疾病的类型有关。

(2) 便秘 与肛周疼痛,惧怕解大便有关。

(3) 知识缺乏 缺少有关疾病的治疗和术后预防复发的康复知识。

(六) 护理目标

(1) 病人疼痛减轻。

(2) 排便保持通畅。

(3) 并发症得到有效预防。

(七) 护理措施

1. 非手术病人的护理

(1) 饮食:增加饮水,多进食新鲜蔬菜、水果、粗纤维性食物。忌食辛辣刺激性食物,忌酒。围手术期控制饮食,减少排便次数。

(2) 观察病人便血情况:排便时有无出血,出血量、颜色、便血持续时间。长期出血可出现贫血,注意防止病人在排便或淋浴时晕倒受伤。

(3) 缓解疼痛:对有剧烈疼痛者,给以止痛剂处理,肛管内纳入消炎止痛栓,肛门部位给予冷敷。

(4) 坐浴:每次排便后应坐浴,清洁溃疡面或创面,减少污染,促进创面愈合,水温 43~46 ℃,每日 2~3 次,每次 20~30 min。

(5) 其他:内痔脱出者应用温水洗净,涂润滑油后用手轻轻将其还纳入肛管,阻止其脱出。

2. 手术病人的护理

(1) 术前准备：术前1天半流质饮食，可给予缓泻剂，必要时清洁灌肠。

(2) 术后护理。

① 一般护理：保持局部清洁，术后2～3天服阿片酊减少肠蠕动，术后3天内尽量不排大便，以保持手术切口清洁并愈合良好。每次排便后应先清洗后坐浴，再换药。

② 并发症的观察和护理：因术后肛门疼痛，反射性引起膀胱括约肌痉挛；麻醉抑制作用使膀胱逼尿肌松弛，易发生急性尿潴留，通过诱导等促进排尿，必要时行导尿处理。排便困难、大便变细者，术后5～10天内可行扩肛。肛门括约肌松弛者，术后3天指导病人进行肛门肌收缩舒张运动。

(八) 护理评价

(1) 病人的疼痛与不适是否减轻。

(2) 排便是否保持通畅。

(3) 有无感染发生。

(九) 健康教育

(1) 养成良好排便习惯。

(2) 保持肛门卫生，建议使用柔软、白色、无刺激手纸，避免在肛门周围使用肥皂或用毛巾用力擦洗。

(3) 多饮水，多食蔬菜水果，少吃辛辣食物，不饮酒。

(4) 避免长时间久站或久坐。

(5) 如有便秘者，多食纤维食物可服用适量植物油或蜂蜜，促进肠蠕动，防止便秘发生。

(6) 每日晨起或晚睡前做10 min腹部按摩，即用手掌轻柔自右下→右上→左上→左下反复按摩腹壁。

(7) 鼓励病人进行肛门括约肌收缩舒张运动。

二、肛裂

肛裂(anal fissure)是齿状线以下肛管皮肤全层裂开后形成经久不愈的溃疡。好发于肛管后正中线。多见于青中年人，女性多于男性。

(一) 病因病理

1. 病因

肛裂是齿状线以下肛管皮肤全层裂伤后形成的小溃疡。多见于青中年人，好发于肛管后正中线。确切病因尚未清楚，与多种因素有关。长期便秘，粪便干结，排便时机械性创伤是肛裂形成的直接原因。肛管外括约肌浅部在肛管后方形成的肛尾韧带伸缩性差、较为坚硬，肛管与直肠呈角相接，用力排便时，肛管后壁承受压力最大，故后正中线易被撕裂。

2. 病理生理

急性肛裂边缘整齐，底浅、呈红色有弹性，慢性肛裂因反复发作、感染，底深边缘不整齐；基底及边缘纤维化，质硬，肉芽呈灰白色。裂口上端的肛门瓣和肛乳头水肿，形成肥大乳头，下端肛门缘皮肤炎性反应、水肿，形成袋状皮垂突出于肛门外，形似外痔，称“前哨痔”。肛裂、“前哨痔”、肥大乳头常同时存在，称作肛裂“三联征”。

（二）临床表现

典型的临床表现为疼痛、便秘和出血。

1. 疼痛

为主要症状。排便时肛管裂伤。肛裂或溃疡面被撑开、粪块刺激神经末梢，立刻感觉肛管烧灼样或刀割样疼痛，称为排便时疼痛。便后数分钟可缓解，称为间歇期；随后因肛门括约肌痉挛再次出现剧痛，可持续半至数小时，称为括约肌挛缩痛；直至括约肌疲劳、松弛，疼痛缓解，以上称为肛裂疼痛周期；当再次排便时又发生疼痛。

2. 便秘

肛裂形成后因惧怕疼痛不愿排便形成便秘，或使原有便秘加重；便秘引起肛裂或使原有肛裂加重，两者形成恶性循环。

3. 出血

排便时肛管裂伤、创面出血，可见粪便表面带有鲜血或滴血，但大量出血少见。

（三）辅助检查

直肠指诊或肛门镜检查。

（四）治疗原则

局部检查发现肛裂“三联征”，即可明确诊断。直肠指诊或肛门镜检查常引起疼痛，应慎用或在局麻下进行。

1. 非手术治疗

保持大便通畅：大便后应用温水或1∶5 000高锰酸钾溶液坐浴；扩肛疗法：局部麻醉下，先用食指缓慢、均衡地扩张肛门括约肌，逐渐伸入中指，持续扩肛5 min。可解除括约肌痉挛，促进溃疡愈合。

2. 手术疗法

适用于非手术治疗无效，经久不愈的陈旧性肛裂。手术方式有：

（1）肛裂切除术。

（2）肛门内括约肌切断术，治愈率高，但有导致肛门失禁的可能。

（五）主要护理诊断/问题

（1）疼痛　与肛管裂伤及感染有关。

(2) 便秘　与肛周疼痛惧怕解大便有关。

(3) 潜在并发症　感染。

(六) 护理目标

(1) 病人疼痛减轻。

(2) 病人保持大便通畅。

(3) 无并发症发生。

(七) 护理措施

1. 非手术治疗病人的护理

(1) 保持大便通畅:鼓励病人多饮水,多进食新鲜蔬菜、水果、粗纤维食物,养成良好排便习惯,防止便秘。便秘者服用缓泻剂。

(2) 坐浴:每次排便后应坐浴,清洁溃疡面或创面,减少污染,促进创面愈合,水温 40～46 ℃,每天 2～3 次,每次 20～30 min。

(3) 疼痛护理:遵医嘱适当应用止痛剂,如肌注吗啡、消炎痛、栓纳肛等。

2. 手术治疗病人的护理

(1) 肠道准备:术前 3 天少渣饮食,术前 1 天流质饮食,术前日晚灌肠,尽量避免术后 3 天内排便,有利于切口愈合。

(2) 术后观察:有无出血、血肿、肛瘘、脓肿、痔脱垂和尿潴留并发症发生,如有及时报告医师,并协助处理。

(八) 护理评价

(1)病人疼痛是否减轻,如有疼痛主诉是否减少。

(2)病人大便是否正常,有无便秘或排便困难。

(3)病人的并发症是否有得到预防、及时发现和处理,如术后有无出血、血肿、肛瘘、脓肿、痔脱垂和感染等现象。

(九) 健康教育

保持大便通畅,鼓励病人有便意时,尽量排便。术后为防止肛门狭窄或大便变细,可于手术后 5～10 天内可行扩肛治疗。肛门括约肌松弛者,手术 3 天后作肛门收缩舒张运动,大便失禁者需二次手术。出院后发现异常应及时就诊检查。

三、直肠肛周脓肿

直肠肛管周围脓肿(perianorectal abscess)是指直肠肛管组织内或其周围间隙内的急性化脓性感染,并形成脓肿。多见于青壮年,儿童、老年人较少见。多数脓肿在破溃或手术切开引流后形成肛瘘。

(一) 病因病理

1. 病因

主要由肛腺感染引起,也可由肛周皮肤感染、损伤、内痔、药物注射等引起。

2. 病理生理

肛腺开口于肛窦,肛窦开口向上。腹泻、便秘时易引起肛窦炎,感染沿肛腺体的管状分支或联合纵肌纤维向上、下、外三处扩散到周围间隙引起感染。由于直肠肛管周围间隙为疏松的脂肪结缔组织,感染极易蔓延、扩散,形成不同部位的脓肿。

(二) 临床表现

不同部位的脓肿,临床表现各具有不同的特点。

1. 肛门周围脓肿

肛门周围脓肿最常见。主要症状为肛周持续性跳动性疼痛,排便、咳嗽、受压时加重;行动不便,坐卧不安;全身感染症状不明显。初起时肛周皮肤红肿,发硬,压痛明显,边界不清;脓肿形成后出现波动感,穿刺可抽出脓液。

2. 坐骨直肠窝脓肿

坐骨直肠窝脓肿(坐骨肛管间隙脓肿)较常见,多由肛腺感染经外括约肌向外扩散形成。由于其间隙较大,形成的脓肿亦较大而深,容量可达 60～90 mL。发病时患侧肛周持续性胀痛,逐渐加重,继之为持续性跳痛,排便、行走时疼痛加重,可有排尿困难和里急后重,全身感染中毒症状明显。早期局部症状不明显,后期出现患侧肛周红肿,双臀部不对称;局部触诊或肛门指诊患侧有深压痛,局限性隆起;脓肿形成后有波动感,并向下穿出形成肛瘘。

3. 骨盆直肠间隙脓肿

骨盆直肠间隙脓肿(骨盆直肠窝脓肿)较少见,多由肛腺感染或坐骨直肠窝脓肿向上穿破肛提肌引起;也可由直肠炎、直肠溃疡、外伤引起。位置较深,间隙较大,引起全身感染症状较重,早期即有明显全身中毒症状,如发热、寒战等,局部症状不明显,可表现为直肠坠胀感,便意不尽,排便不适,常伴排尿困难。

(三) 辅助检查

通过直肠指检及穿刺抽脓液可协助诊断。CT 检查可发现脓腔,穿刺抽出脓液,即可明确诊断。

(四) 治疗原则

根据临床表现可初步诊断,穿刺抽出脓液可确诊。

(1) 非手术治疗:① 抗感染治疗。② 温水坐浴。③ 局部理疗。④ 保持大便通畅,减轻排便时疼痛。

(2) 手术治疗:手术治疗治疗为直肠肛周脓肿的主要方法。一旦明确脓肿形成,即应切开引流。

(五) 主要护理诊断/问题

(1) 疼痛 与感染有关。
(2) 便秘 与肛周疼痛惧怕解大便有关。
(3) 潜在并发症 肛门狭窄、肛瘘。

(六) 护理目标

(1) 病人疼痛减轻。
(2) 病人保持大便通畅。
(3) 无并发症发生。

(七) 护理措施

(1) 急性炎症期应卧床休息。
(2) 应用抗生素控制感染。
(3) 发病早期,脓肿切开引流后期坐浴。
(4) 保持大便通畅,少吃辛辣刺激性食物,避免饮酒;多饮水,多食新鲜蔬菜、水果及脂肪类食物;养成定时排便习惯,便后清洗或坐浴。
(5) 病情观察。
① 体温升高时,给以降温处理,嘱病人增加饮水。
② 肛周疼痛、红肿进行性加重,表明感染未能得到有效控制,应调整抗生素。有脓液形成时,及时切开引流。切开引流早期分泌物较多,应定时观察敷料有无渗透,一旦渗透应及时更换敷料,每日更换敷料 2～3 次。放置引流管者应观察引流液性质、量。后期创面表浅可定时坐浴使其自然愈合,排便后应先坐浴再换药。创面愈合应由内向外,避免皮肤早期愈合形成肛瘘。

(八) 护理评价

(1) 病人疼痛是否减轻,如有疼痛主诉是否减少。
(2) 病人大便是否正常,有无便秘或排便困难。
(3) 病人的并发症是否有得到预防、及时发现和处理。

(九) 健康教育

保持大便通畅,防治便秘、腹泻,及时使用抗生素控制感染。出现肛门不适、疼痛应及时就诊。

四、肛瘘

肛瘘(anal fistula)是肛管或直肠下端与肛周皮肤间的感染性管道。

（一）病因分类

1. 病因

肛瘘是肛管或直肠下部与肛周皮肤相通的肉芽肿性管道，由内口、瘘管、外口三部分组成。其内口常位于齿状线附近，多为一个；外口在肛周皮肤上，可为一个或多个；经久不愈或间歇性反复发作。多见于青壮年男性。肛瘘多为直肠肛管周围脓肿的后遗症。脓肿自行溃破或经切开引流后，原发灶内口未愈，脓腔逐渐缩小，脓腔周围肉芽组织和纤维组织增生形成管道，由于外部皮肤生长较快，常致假性愈合。粪便经内口进入，由于瘘管迂曲，引流不畅，导致脓肿反复发作溃破、切开引流，形成多个瘘管和外口，成为复杂性肛瘘。

2. 分类

（1）按瘘管位置高低分为：① 低位肛瘘：瘘管位于外括约肌深部以下。② 高位肛瘘：瘘管位于外括约肌深部以上。

（2）按瘘管多少分为：① 单纯性瘘：仅有一个内口，一个外口和一个瘘管。② 复杂性瘘：一个内口，多个外口和瘘管。

（3）按肛瘘外口所在位置分为：① 外瘘：肛瘘外口在肛门周围皮肤上。② 内瘘：肛瘘内口和外口均在直肠肛管内。

（二）临床表现

1. 症状

主要症状是反复自外口溢出少量脓性、血性、黏液性分泌物，污染内裤；分泌物刺激肛周皮肤引起潮湿、瘙痒，有时形成湿疹。高位肛瘘可有粪便或气体从外口溢出。当外口阻塞或假性愈合时，瘘管中脓液积存，可伴有明显疼痛或形成脓肿，自行溃破或切开引流后症状缓解。

2. 体征

肛周皮肤可见单个或多个外口，呈红色乳头状或肉芽组织突起，压之有少量脓液或脓血性分泌物排出。若瘘管位置较浅，可在皮下触及自外口通向肛管的条索状瘘管。直肠指检时内口处轻压痛，可触及硬结样内口及条索状瘘管。

（三）辅助检查

1. 肛门镜检查

有时可发现内口。自外口注入美蓝溶液，肛门镜下可见蓝色液溢入；观察填入肛管及直肠下段白色纱布条蓝染部位可判断内口位置。

2. X线

经外口注入碘剂造影，可以明确瘘管走向。根据症状和体征可明确诊断。

（四）治疗原则

肛瘘不能自愈，只有手术切开或切除，术中尽可能减少肛门括约肌损伤，以防肛门失禁。

手术方式主要有:① 肛瘘切开术。② 肛瘘切除术。③ 挂线疗法。

(五) 主要护理诊断/问题

(1) 疼痛　与感染有关。

(2) 便秘　与肛周疼痛惧怕排便有关。

(3) 潜在并发症　肛门失禁。

(六) 护理目标

(1) 病人疼痛减轻。

(2) 病人保持大便通畅。

(3) 病人的并发症得到预防、及时发现并处理。

(七) 护理措施

(1) 保持大便通畅:术前 2～3 天行肠道准备;术后 3 天内控制饮食、排便。

(2) 急性炎症期护理:术后早期应用抗生素。

(3) 坐浴:术前每天 1 次,急性炎症期每天 2～3 次。术后每次排便后应先坐浴,再换药,后期每天 2～3 次。

(4) 病情观察:术后由于创面容易渗血或结扎线脱落造成出血,注意观察敷料渗湿及出血情况。每 2～3 天检查一次结扎线松紧度,如有松弛时应进行紧缩。观察创面肉芽生长是否健康,伤口能否如期愈合。术后疼痛者适当应用止痛剂。

(5) 尿潴留的处理:肛管手术后,因麻醉刺激、创伤、疼痛和肛管内填塞敷料等原因,易造成尿潴留;可通过诱导、针刺或导尿等方法处理。

(6) 肛门失禁的观察和护理:手术中如切断肛门直肠环,将造成肛门失禁,肛门失禁后粪便自行外溢,粪便及分泌物刺激肛周引起局部皮肤潮湿、糜烂。一旦发生应保持肛周皮肤清洁、干燥,局部涂氧化锌软膏保护,勤换内裤。轻度失禁者,手术 3 日后作肛门收缩舒张运动;严重失禁者,行肛门成形术。

(八) 护理评价

(1) 病人疼痛是否减轻,如有疼痛主诉是否减少。

(2) 病人大便是否正常,有无便秘或排便困难。

(3) 病人的并发症是否有得到预防、及时发现和处理,如术后有无肛门失禁等现象。

(九) 健康教育

保持会阴部清洁,经常更换内裤。术后观察大便有无变细、失禁,发现异常及时就诊。

第二节　结肠癌与直肠癌

大肠癌(colon cancer)包括结肠癌和直肠癌，是消化道常见的恶性肿瘤。大肠癌好发于41～50岁，以直肠癌最为多见，男女比例约为2∶1。近年来青年人(<30岁)大肠癌发病率有上升趋势。

一、病因

1. 饮食因素

长期高脂、高蛋白、低纤维素饮食；缺乏适度体力活动，导致肠的蠕动能力下降，引起或加重肠黏膜损害，诱发结、直肠癌。

2. 疾病因素

家族性肠息肉、结肠腺瘤和慢性溃疡性结肠炎与结、直肠癌发病有较密切关系。

3. 遗传因素

临床上观察到不少结肠癌家族，说明大肠癌的发病可能与遗传因素有关。

二、病理与分型

1. 大体分型

(1) 肿块型：肿瘤向肠腔生长，呈结节状或菜花状。表面易糜烂、出血、坏死。此型生长缓慢，转移较迟，恶性程度较低，预后较好。多发生于右半结肠。

(2) 溃疡型：最常见。为圆形或椭圆形，肿瘤向肠壁深层生长，并向四周浸润。早期可出现溃疡，易出血或穿透肠壁。此型转移较早，恶性程度高。

(3) 浸润型：癌组织沿肠壁环状浸润，易引起肠腔狭窄或梗阻，此型转移早而预后差。多发生于左半结肠。

2. 组织学分型

腺癌占大多数。黏液腺癌占大肠癌的10%～20%，此型癌组织中出现大量黏液为特征，预后较腺癌差。未分化癌的癌细胞弥漫成片，不形成腺管状或其他组织结构，易侵入小血管和淋巴管，预后最差。

3. 分期

目前临床病理对于结、直肠癌的分期普遍采用Dukes法。它比TNM分期更简化，应用更方便。具体Dukes法分期如表20.1所示。

表 20.1 Dukes 法分期

分期	肿瘤侵犯范围
A 期	癌肿局限于肠壁内
B 期	癌肿穿透肠壁或累及肠壁外组织,但无淋巴结转移
C 期	癌肿侵及肠壁任何一层,但有淋巴结转移
D 期	有远处转移或腹腔转移,或广泛侵及邻近器官无法切除者

4. 转移

淋巴转移是最常见的转移方式。晚期癌细胞可沿血管转移至肝,甚至更远的器官如肺、脑等。癌组织穿破肠壁浆膜后,到达肠壁表面,癌细胞脱落,播散到腹腔内形成种植转移。癌肿也可直接浸润邻近器官,如侵犯膀胱、子宫等。

三、临床表现

1. 结肠癌

早期病人多无明显表现或症状不典型,易被病人忽视。随着病程进展,可出现一系列临床表现:

(1) 排便习惯和粪便性状的改变:为最早出现的症状。多表现为排便次数增多、腹泻、便秘。便中带脓血或黏液。

(2) 腹痛:也是早期症状之一,但不典型,常为持续性的定位不清的隐痛,或仅为腹部不适或腹胀感,病人易忽视。出现肠梗阻时腹痛加重或为阵发性绞痛。

(3) 腹部肿块:多为癌肿本身,质地硬,呈结节状,有时也可为梗阻近端肠腔内的积粪。

(4) 肠梗阻症状:主要表现是腹胀和便秘,腹部胀痛或阵发性绞痛。

(5) 全身症状:因慢性失血、癌肿溃烂、感染、毒素吸收等,病人可出现贫血、乏力、低热、消瘦、低蛋白血症等表现。晚期可出现恶病质。

因为结肠癌的病理类型和发生部位不同,临床表现也有所区别。右半结肠癌以腹部肿块、贫血消瘦为主要表现;左半结肠癌与右半结肠癌相比,肠腔较小,易发生梗阻,左半结肠癌则以肠梗阻、排便困难等为主要表现。

2. 直肠癌

早期症状不明显。

(1) 直肠刺激症状:排便习惯改变,便前肛门有下坠感,便后有里急后重感或排便不尽感。

(2) 粪便性质改变:大便表面带血及黏液,甚至脓血便。血便是直肠癌最常见的表现,85%的病人早期出现血便。当癌肿侵犯导致肠腔狭窄时,大便形状改变,便条变细,甚至排便困难。

(3) 晚期症状:癌肿侵犯前列腺、膀胱,可出现尿频、尿痛、血尿。侵犯骶前神经,可出现骶尾部持续性剧烈疼痛。出现肝转移时，可有腹水、黄疸、贫血、消瘦、水肿、恶病质等症状。

四、辅助检查

1. 大便潜血试验

可作为普查或作为一定年龄组高危人群结、直肠癌的初筛手段，阳性者再做进一步检查。

2. 直肠指检

是诊断直肠癌的必要检查步骤。约75%的直肠癌患者就诊时可通过直肠指检被发现。可触及质硬、凹凸不平肿块；晚期可触及肠腔狭窄。指套见含粪的污浊脓血。

3. 内镜检查

包括直肠镜、乙状结肠镜或纤维结肠镜检查，可在直视下观察病变的部位，并钳取病灶组织进行病理检查，是诊断结、直肠癌最有效、可靠的方法。

4. 影像学检查

X线气钡双重造影检查：是结肠癌重要检查方法之一，能发现较小的结肠病变。CT检查可了解直肠癌盆腔内扩散情况及有无肝转移。

5. 肿瘤标记物

血清癌胚抗原（CEA）测定诊断特异性不高，主要用于预测直肠癌的预后和复发的监测。

6. 其他检查

低位直肠癌伴有腹股沟淋巴结肿大时，应做淋巴结活检。癌肿位于直肠前壁的女性病人应做阴道检查和双合诊检查。

五、治疗原则

治疗结、直肠癌以手术切除为主，并辅以化疗和放疗等综合治疗。

1. 手术治疗

（1）结肠癌根治术：结肠癌根治切除的范围根据肿瘤部位不同有所不同。总的来说，应包括肿瘤以及距肿瘤边缘上下至少10 cm的肠管、切除肠管的全部系膜及周围淋巴结。手术方式包括右半结肠切除术、横结肠切除术、左半结肠切除术、乙状结肠切除术。

（2）直肠癌手术：① 经腹会阴联合切除（Miles手术）：适用于距肛缘不足7 cm的直肠下段癌，切除范围包括乙状结肠及其系膜、直肠、肛管、肛提肌、坐骨直肠窝内组织和肛门周围皮肤、血管在肠系膜下动脉根部或结肠左动脉分出处下方结扎切断，清扫相应的动脉旁淋巴结。腹部作永久性结肠造口（人工肛门）。此手术切除彻底，治愈率高。② 经腹低位切除和腹膜外一期吻合术：也称直肠癌前侧切除术（Dixon手术），适用距肛缘12 cm以上的直肠上段癌，在腹腔内切除乙状结肠和直肠大部，游离腹膜反折部下方的直肠，在腹膜外吻合乙状结肠和直肠切端。此手术的损伤性小，且能保留原有肛门，较为理想。若癌肿体积较大，并已浸润周围组织，则不宜采用。③ 姑息性手术：如癌肿局部浸润严重或转移广泛而无法根治时，为了解除梗阻和减少病人痛苦，可行姑息性切除，将有癌肿的肠段作有限的切除，缝闭直肠远切端，并取乙状结肠作造口（Hartman 手术）。如不可能，则仅做乙状结肠造口术，尤其是已伴有肠梗阻的患者。

2. 放射治疗

放射治疗作为手术切除的辅助疗法有提高疗效的作用。目前认为局部分期较晚的中低位直肠癌，术前同步放化疗后再手术比先手术再放疗的生存期更长。

3. 化学治疗

是根治性手术的辅助治疗方法，能提高病人的 5 年生存率。目前常采用以氟尿嘧啶为基础的联合化疗方案。

六、护理评估

1. 健康史

了解病人年龄、性别、饮食习惯；有无结、直肠慢性炎性疾病；有无结、直肠腺瘤；有无手术史或其他肿瘤史。家族中有无大肠癌或其他恶性肿瘤病人。

2. 身体情况

重点了解肿瘤的分期和耐受力情况。了解病人是否有大便习惯和粪便性质的改变；是否有大便表面带血及黏液或脓血便；是否有腹痛、腹胀、肠鸣音亢进等症状；是否有腹部肿块等。有无消瘦、贫血、水肿、乏力、低热等症状。有无腹部淋巴结肿大。评估病人的常规检查、腹部 X 线、内窥镜检查的结果。

3. 心理-社会状况

所有的癌症病人都存在着不同程度的心理问题。着重评估病人和家属对疾病和手术治疗的相关知识的了解程度，是否接受手术及手术可能导致的并发症；了解病人和家属对于结肠造口的焦虑和恐惧程度；了解病人家庭对病人手术及进一步治疗的经济承受能力等。

七、护理诊断及合作性问题

(1) 恐惧　与对疾病的发展及预后缺乏了解、对疾病的治疗效果没有信心有关。

(2) 营养失调：低于机体需要量　与营养摄入不足、肿瘤生长消耗大量能量有关。

(3) 知识缺乏　缺乏疾病相关知识与自我护理。

(4) 自我形象紊乱　与人工结肠造口术排便方式改变有关。

(5) 潜在并发症　切口感染，出血，吻合口瘘。

八、护理目标

（1）病人恐惧心理得到缓解，并树立良好的信念。
（2）维持良好的营养状态。
（3）病人了解疾病、手术及康复的相关知识，学会自理结肠造口。
（4）病人能适应结肠造口引起的体像变化。
（5）未出现并发症或并发症的发生被及时发现和处理。

九、护理措施

（一）术前护理

1. 心理护理

需做永久性人工肛门时，会给病人带来生活上不便和精神上的负担，应关心病人，讲明手术的必要性，使其能以最佳心理状态接受手术治疗。

2. 加强营养

纠正贫血，增强机体抵抗力。尽量给予高蛋白、高热量、高维生素、易于消化的少渣饮食，以增加对手术的耐受力。

3. 术前准备

（1）肠道准备：① 术前3天进少渣半流质饮食，术前两天进流质饮食。② 术前3天番泻叶6 g泡茶饮用或术前两天口服硫酸镁或蓖麻油，每日上午一次。术前2天晚用肥皂水灌肠一次，手术前一天清洁灌肠。③ 口服抗生素，抑制肠道细菌。④ 因控制饮食及服用肠道抗生素，使维生素K的合成和吸收减少，需补充维生素K。

（2）皮肤准备：按常规做好腹部手术皮肤准备。若做Miles手术，还要做好会阴手术的皮肤准备，术前3天用0.2%的高锰酸钾溶液坐浴，一天两次。术前一天剔除阴毛，坐浴。术日晨再次坐浴。如癌肿已侵及已婚女性病人的阴道后壁，术前3天每晚应冲洗阴道。

（3）其他准备：术日晨放置胃管和留置导尿管，若病人有梗阻症状，应早期放置胃管行胃肠减压。

（二）术后护理

1. 加强心肺功能监测

由于创伤、麻醉、疼痛等因素，术后患者易出现生命体征的变化，特别是老年人，其本身各器官功能减退，手术打击更易出现心率、呼吸、血压的变化。因此，术后予吸氧、心电及血氧饱和度监测，定时监测动脉血气分析及血糖。对于疼痛的患者注意观察疼痛的部位、性质及伴随症状，术后使用镇痛泵以缓解疼痛，不能缓解的患者可以肌注盐酸哌替啶50～100 mg。

2. 体位护理

回病房后予去枕平卧，头偏向一侧，清醒后病情稳定取半卧位，这样可减轻呼吸困难，有助于腹腔和盆腔的引流，使炎症局限；并可减轻切口缝合处的张力，有助于切口愈合。

3. 引流管的护理

患者术后带有各种引流管，首先要妥善固定各种引流管，防止扭曲、打折、受压、脱出，随时观察管道通畅情况，准确记录引流液的颜色、性状和量，发现异常情况及时报告医师处理。拔尿管前先夹管，每 1.5～2 h或患者有尿意时开放，以训练膀胱收缩功能，促使自动排尿的恢复。拔出尿管后观察患者的排尿情况，看是否存在膀胱麻痹、尿潴留，必要时重新插尿管。

4. 加强营养支持

术后禁食水，留置深静脉，遵医嘱静滴深静脉高营养液，注意水电解质的平衡，严格记录24 h出入水量。肛门排气后拔除胃管，先饮少量水，无不良反应后进流质饮食，逐渐过渡至半流饮食，协助制订食谱，进高营养易消化低渣饮食。每天都要有粮食、瘦肉、鱼、蛋、乳、各类蔬菜及豆制品，每一种的量不要过多，这样才能补充体内所需的各种营养。膳食中应注意多吃些膳食纤维丰富的蔬菜(如芹菜、韭菜、白菜、萝卜等绿叶蔬菜)，以刺激肠蠕动，增加排便次数，从粪便当中带走致癌及有毒物质。多食海带、紫菜等，因其含有大量碘、钙、胡萝卜素等，能将人体内的有毒有机物转化为无毒物，并且有清热、润肠、通便等效果。

5. 结肠造口(人工肛门)的护理

(1) 造口开放前护理：造口开放前用凡士林或生理盐水纱布外敷，外层敷料只要污染要及时更换，防止感染。密切观察造口有无异常，注意肠段有无因张力过大、血供障碍而出现回缩、出血、坏死等现象。

(2) 保护腹部切口：结肠造口一般于术后 2～3 天，肠蠕动恢复后开放。因此病人取造口侧卧位，并用塑料薄膜隔开造口与腹部切口，以避免造口开放时流出的稀便污染腹部切口，造成感染。

(3) 保护肠造口周围皮肤：造口开放初期，粪便稀薄易污染腹壁皮肤，引起造口周围皮肤糜烂。应以温水清洗，用络合碘或洗必泰消毒造口周围皮肤，并涂氧化锌软膏保护。

(4) 正确使用人工肛袋：使用前，先用温水清洗造口周围皮肤，涂上氧化锌软膏，把肛袋口紧贴造口处，再用弹力绷带将肛袋固定于腰间。当肛袋内充满 1/3 排泄物时，要及时倾倒并清洗或更换清洁袋。每个病人应配备 3～4 个合适的造口袋，以便更换。

(5) 训练定时排便：术后避免进食产气或刺激性气味的食物，注意饮食卫生，防止腹泻与便秘。尽早帮助病人养成定时排便的习惯。开始时，每天同一时间从造口灌肠(一般500 mL生理盐水)，帮助病人养成定时排便的习惯，嘱咐病人应有意识在同一时间点排便，待排便习惯形成后，病人只需在每天排便后用棉垫将造口盖好，再用弹力带固定，不需配置肛袋。

(6) 预防造口并发症：造口拆线愈合后，每日扩肛 1 次。戴指套涂石蜡油，沿肠腔方向逐渐深入，动作轻柔，避免暴力，以免损伤造口或肠管；观察病人有无腹痛、呕吐、腹胀、停止排便排气等肠梗阻症状；病人术后1周后，应鼓励下床活动，训练定时排便习惯。若发生便秘，可将导管插入造口（≤10 cm），用液状石蜡或肥皂水灌肠，但注意压力不能过大，以防肠道穿孔。

6. 预防并发症

（1）做好基础护理，留置胃管的患者每天口腔护理2次，保持口腔清洁，唇部干燥者涂甘油保护。

（2）留置尿管的患者每日护理尿道口2次，呋喃西林250 mL膀胱冲洗每天2次，以预防尿路感染。

（3）手术可引起呼吸容量减少，呼吸增快变浅，再加上切口疼痛，患者不敢咳嗽，呼吸道痰多、黏稠，难以排出，易发生肺部并发症。因此，应协助并教会患者用手按压切口用力咳嗽，定期叩背，同时加强雾化吸入，使痰液稀释易咳出。由于手术对全腹脏器的扰动，容易致术后粘连性肠梗阻，护理人员应定期协助患者翻身，以促进肠功能的恢复，肛门排气后争取尽早下床活动，预防肠粘连发生。

（4）密切观察切口有无红肿痛，切口敷料有无渗血、渗液，敷料被污染应随时更换，保持床单清洁，及时更换污染的床单、衣物、敷料。密切观察体温变化，如持续高于38.5 ℃，提示可能并发感染，应积极找出原因并处理。

（5）由于手术刺激，血管内膜损伤，术后血液凝固性增高等原因，容易导致静脉血栓形成，尤其是老年患者、高血压病人、长期卧床者，应鼓励患者早期床上双下肢屈伸运动，适当的按摩，有利于下肢血液循环，防止下肢静脉血栓形成。

十、护理评价

（1）病人焦虑或悲观情绪是否有所减轻或缓解。

（2）每天是否摄取足够的热量。

（3）是否掌握与疾病有关的知识。

（4）病人是否接受结肠造口的存在，是否能适应自我形象的变化。

（5）术后并发症是否得到预防、发现和处理。

十一、健康教育

（1）指导患者注意休息，适当地进行户外活动，劳逸结合，逐渐恢复体力。同时保持良好的心理状态。

（2）指导病人合理进食，摄入含足够能量、蛋白质和丰富维生素的饮食，有利于伤口愈合。初起少量多餐，从流质、半流质过渡到正常饮食。避免生、冷、硬及辛辣等刺激性食物。

（3）指导病人自我护理结肠造口，出院后仍需扩张人工肛门，每1～2周1次，持续2～3个月。

(4) 鼓励病人坚持定期门诊随访。若无特殊情况，出院后每 3～6 个月来院复查一次。

(徐陈浩)

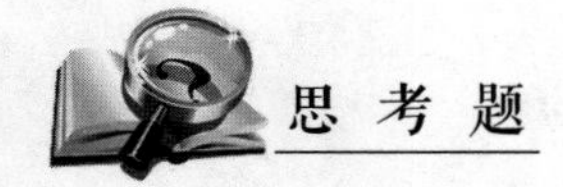

思考题

1. 痔分为哪几种类型？内痔分哪几期？
2. 大肠癌“人工肛门”的护理重点是什么？

第二十一章　肝脏疾病病人的护理

学习要点

1. 门脉高压症、肝癌、细菌性肝脓肿病人的护理措施。
2. 门脉高压症、肝癌、细菌性肝脓肿的病因、临床表现、治疗原则。
3. 肝脏疾病病人的护理目标与护理评价。

肝脏是人体最大的实质性器官，起着重要的新陈代谢及分泌排泄的作用。肝脏疾病有很多种，包括肝囊肿、肝脓肿、肝脏的良性及恶性肿瘤和门静脉高压症等，在恶性肿瘤中肝癌是我国发病率第二位的恶性肿瘤。每年我国因终末期肝病死亡近 30 万人，包括有 10 万余人死于肝癌，占全世界肝癌死亡人数的 45%左右，是世界上肝癌的高发国家，因此肝脏疾病的治疗和护理在我国有广泛的基础。

第一节　门脉高压症

门静脉高压症(portal hypertension)是指门静脉血流受阻、血液瘀滞、门静脉系统压力增高，继而引起脾大及脾功能亢进、食管和胃底黏膜下静脉曲张及破裂出血、腹水等一系列症状的临床病症。门静脉的正常压力为 1.27～2.35 kPa(13.0～24.0 cmH_2O)，平均为 1.76 kPa(18.0 cmH_2O)，若持续超过正常水平即为门静脉高压症。

一、病因和分类

根据门静脉血流受阻所在的部位，可将门静脉高压症分为三种类型，即肝前型、肝内型和肝后型。

1. 肝前型

指因门静脉主干及其主要属支血栓形成或由其他原因(如畸形)所致的血流受阻而导致的门静脉高压症。感染、创伤可引起门静脉血栓形成；上腹部肿瘤浸润、压迫门静脉或脾静脉，也可导致门静脉血流受阻；在小儿时期，则多见于门静脉主干的先天性畸形。

2. 肝内型

指由于肝脏本身的疾病使其组织结构发生改变，压迫肝窦而引起的门静脉高压症。在我国最常见，占门静脉高压症的95%以上。主要原因为肝硬化，如肝炎后肝硬化、血吸虫病肝硬化、慢性酒精中毒性肝硬化等。此外，某些非肝硬化性肝病，如儿童先天性肝纤维化、脂肪肝、急慢性肝病、暴发型肝炎及重症肝炎等，也是引起门静脉高压症的原因。

3. 肝后型

指因肝静脉的流出道（包括肝静脉、下腔静脉、右心）阻塞而引起的门静脉高压症。常见原因为肝静脉阻塞综合征（Budd-Chiari 综合征）、缩窄性心包炎、严重右心衰竭等。

二、病理生理

肝炎后肝硬化时，肝小叶内纤维组织增生，形成再生结节和假小叶，挤压肝小叶内的肝窦，使其变窄或闭塞，引起门静脉的血流受阻，压力增高；位于肝小叶间汇管区的肝动脉小分支和门静脉小分支之间有许多动静脉交通支，平时处于关闭状态，而在肝窦变窄或闭塞时则大量开放，肝动脉的血流直接反注入门静脉小分支，使门静脉压力更加增高。血吸虫病性肝硬化时，血吸虫在门静脉系统内产卵并形成虫卵栓子，卵栓顺门静脉血流到达肝小叶间汇管区的门静脉小分支，使其阻塞、管腔变窄及伴发周围肉芽肿性反应，导致血流受阻，门静脉压力增高。门静脉高压一旦形成，即发生以下病理变化：

1. 脾大、脾功能亢进

为最先出现的变化。门静脉高压形成之后，脾充血肿大，脾窦长期充血发生纤维组织和脾髓细胞增生，产生脾功能亢进，使血液中红细胞、白细胞和血小板均减少。

2. 静脉交通支扩张

因门静脉无静脉瓣，当门静脉高压时，正常的门静脉血流通路受阻，即可出现食管-胃底下段、直肠下端-肛管、前腹壁及腹膜后交通支迂曲扩张。其中，食管-胃底黏膜下静脉曲张破裂后可引起上消化道大出血；直肠下端-肛管黏膜下静脉曲张，可表现为痔。

3. 腹水

腹水的形成与肝淋巴液生成增多、低蛋白血症、继发性醛固酮和抗利尿激素增多、肾性因素等有关。

三、临床表现

1. 脾大、脾功能亢进

体检时触及脾脏肿大，提示可能有门静脉高压。脾功能亢进可引起血小板减少，凝血功能减退。

2. 呕血和黑便

食管、胃底静脉破裂出血导致的大量呕血和黑便，由于肝功能损害凝血机制障碍，又加之脾功能亢进导致血小板减少，出血不易自止；大量出血可引起肝组织缺氧，细菌分解肠道内的积血还可引起血氨升高，可导致肝性脑病。

3. 其他表现

病人多有疲乏、食欲不振等表现。腹水较多时，腹部膨胀，移动性浊音阳性。此外，还会出现黄疸、肝掌、蜘蛛痣、腹壁静脉显露、男性乳房发育等体征。

四、辅助检查

1. 实验室检查

血常规可显示为贫血或全血细胞减少；肝功能检查可有肝酶谱变化，血胆红素增高，低蛋白血症，白、球蛋白比例倒置，凝血酶原时间延长等。

2. 影像学检查

B超检查可了解有无肝硬化、脾大及腹水，还可测定门静脉、脾静脉的直径，脾静脉直径超过1 cm即可确定诊断；食管吞钡X线检查，可了解有无食管和胃底静脉曲张以及曲张的范围和程度。

3. 内镜检查

是诊断食管胃底静脉曲张直接而可靠的方法。

五、治疗原则

外科治疗门静脉高压症的目的是预防和控制急性食管-胃底曲张静脉破裂引起的大出血、消除脾大和脾功能亢进、顽固性腹水。

1. 食管-胃底静脉曲张破裂出血

（1）非手术治疗。

① 补充血容量：尽早输液、输血，恢复有效循环血量。

② 应用止血药物：如垂体后叶素、奥曲肽、普萘洛尔、立止血、维生素K_1、6-氨基己酸、止血芳酸等。

③ 三腔二囊管压迫止血：利用充气的气囊分别压迫胃底和食管下段的曲张静脉，达到止血目的，是一种简单而有效的止血方法。但因其治疗后再出血率高，故仅作为临时性措施被采用。

④ 内镜治疗：适用于食管曲张静脉破裂出血。Ⅰ. 硬化剂注射：经内镜将硬化剂（如鱼肝油酸钠、5%乙醇油酸钠、无水乙醇等）直接注入曲张静脉内，使之闭塞及其黏膜下组织硬化，达到止血和预防再出血目的。Ⅱ. 套扎法：经内镜将要结扎的静脉吸到结扎器中，用橡皮圈套杂在曲张静脉基底部，达到止血和预防再出血目的。

⑤ 经颈静脉肝内门体分流术：简称TIPS手术，是采用放射介入法，经右侧颈内静脉、肝静脉插管，穿刺肝内门静脉分支，建立肝静脉和门静脉主要分支之间的分流通道，并置入特殊的金属支架，支架展开后口径为7～10 mm，以保持门体静脉分流通畅，从而达到降低门静脉压力，控制和预防门静脉高压所致的一系列并发症之目的。适用于食管胃底曲张静脉破

裂出血经药物和硬化剂治疗无效、肝功能失代偿、不宜行急症门体分流手术的病人。

(2) 手术治疗:常用的术式有门-体分流术和断流术。

① 门-体分流术:即通过手术的方法将门静脉与腔静脉的血管吻合起来,使压力较高的门静脉系直接分流到压力较低的腔静脉内,从而达到降低门静脉压力、制止或预防出血的目的。门-体分流术的方法很多,如门-腔静脉分流术如图 21.1 所示,将门静脉直接与下腔静脉作吻合;脾-肾静脉分流术如图 21.2 所示,切除脾后将脾静脉近端与左肾静脉作吻合。门-体分流术不但减少了肝脏的灌注量,而且使从肠道吸收来的氨部分或全部地不经肝脏解毒而直接进入体循环,故可引起肝性脑病。

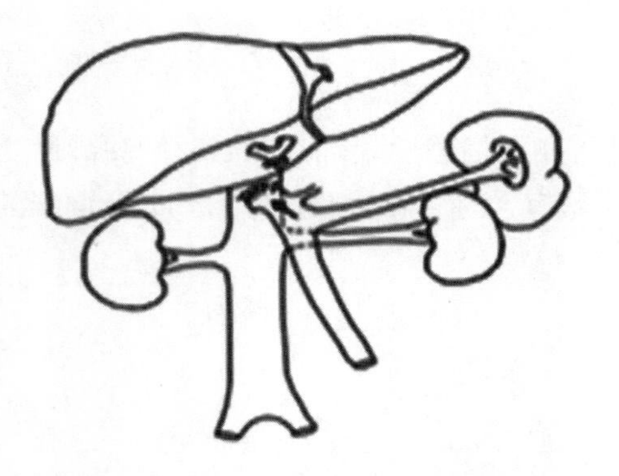

图 21.1 门-腔静脉端侧分流术

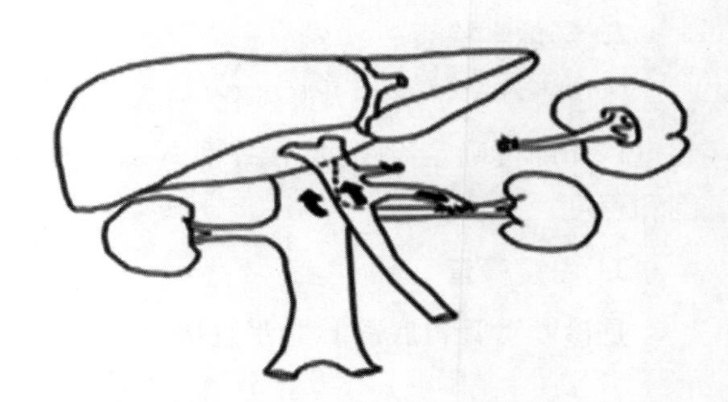

图 21.2 中心性脾-肾静脉分流术

② 断流术:通过阻断门-奇静脉间的反常血流达到制止或预防出血的目的。手术方法较多,依阻断部位和范围而各不相同,其中最有效的是脾切除加贲门周围血管离断术。该术式结扎、切断了胃冠状静脉、胃短静脉、胃后静脉和左膈下静脉及与之伴行的同名动脉,不但彻底阻断门-奇静脉间的反常血流,能制止或预防曲张静脉破裂出血,还保存了门静脉的入肝血流,有利于维护术后肝功能。但离断的静脉易再次曲张,再出血率明显高于分流术,术后胃黏膜病变发生率高,也可导致断流术后再出血,如图 21.3 所示。

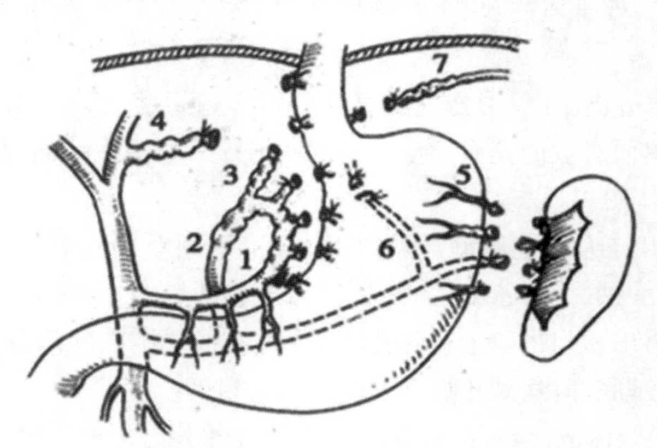

1. 胃支; 2. 食管支; 3. 高位食管支; 4. 异位高位食管支;
5. 胃短静脉; 6. 胃后静; 7. 左膈下静脉

图 21.3 断流术

2. 脾大合并脾功能亢进

对严重脾大合并脾功能亢进者应做脾切除术。对于肝功能较好的晚期血吸虫病性肝硬化病人疗效较好。

3. 顽固性腹水

对顽固性腹水的病人可采用腹腔-颈静脉转流术，即将内有单向活瓣作用的微型转流装置置于腹膜外肌层下，一端接多孔硅胶管通入腹腔，另一端接硅胶导水管经胸壁皮下隧道插入右侧颈内静脉并达上腔静脉，利用胸腹腔间的压力差，使腹水随呼吸运动节律性地流入上腔静脉。

对终末期肝硬化并发门静脉高压的病人，肝移植是唯一有效的治疗方法。肝移植既替换了病肝，又使门静脉系统血流动力学恢复到正常，可消除门静脉高压导致的一系列症状和体征。但因供肝短缺，手术风险大，手术后需要终身服用免疫抑制剂等，限制了肝移植的临床应用。

六、护理评估

1. 健康史

询问病人有无肝炎与肝硬化、血吸虫病史。肝功能正常者，应询问有无急性阑尾炎、胰腺炎等腹腔感染史；对于门脉高压症上消化道大出血病人，注意询问有无劳累、进食坚硬粗糙食物、咳嗽、呕吐、用力排便、负重活动等使腹内压骤然升高的因素。

2. 身体状况

检查腹壁静脉曲张情况；腹水量较多时可见腹部膨胀，移动性浊音阳性；腹部触诊可扪及肿大脾脏。注意慢性肝病的其他表现，如食欲不振、腹胀不适等消化吸收障碍的表现；疲乏、消瘦、贫血等营养不良的表现；出血倾向如牙龈出血、紫癜等。

对于食管胃底交通支静脉曲张破裂大出血病人，应详细了解病人呕血的量、性状，以及持续时间；病人以黑便为主要表现者，应记录其次数、量。大出血病人易出现肝性脑病，注意观察病人的意识状况。了解凝血功能及影像学检查、肝功能损害程度等。

3. 心理-社会状况

病程较长，经久不愈，病人因疾病及治疗的经济因素，多有不同程度的焦虑表现。合并上消化道大出血时，出现精神紧张、恐惧感。对疾病及治疗知识缺乏，常有意志消沉、悲观等情绪。

七、主要护理诊断/问题

（1）恐惧　与突然大量呕血、便血及病情恶化有关。

（2）营养失调：低于机体需要量　与肝功能损害、营养素摄入不足、消化吸收障碍等有关。

(3) 体液过多，腹水　与门静脉压力增高、低蛋白血症及继发性醛固酮增加等有关。

(4) 知识缺乏　缺乏预防上消化道出血的有关知识。

(5) 潜在并发症　失血性休克、肝性脑病、静脉血栓形成。

八、护理目标

病人恐惧减轻或消失，情绪稳定；营养不良得到纠正，体重增加；腹水减少或消失，尿量增加；能叙述预防上消化道出血的有关知识；潜在并发症能被及时发现，并得到有效控制。

九、护理措施

(一) 非手术治疗病人的护理

1. 心理护理

门静脉高压症病人因长期患病对战胜疾病的信心不足，一旦并发急性大出血，会极度焦虑、恐惧。因此在积极治疗的同时，应做好病人的心理护理，减轻病人的焦虑，稳定其情绪，使之能配合各项治疗和护理。

2. 预防上消化道出血

(1) 合理休息：指导病人合理休息与适当活动，避免过于劳累，一旦出现头晕、心慌和出汗等不适，立即卧床休息。

(2) 饮食护理：禁烟、酒，少喝咖啡和浓茶；避免进食粗糙、干硬、带骨或刺、油炸及辛辣的食物；饮食不宜过热，以免损伤食管黏膜而诱发上消化道出血。

(3) 避免增加腹内压：消除剧烈咳嗽、打喷嚏、便秘、排尿排便等可引起腹压升高的因素，以防诱发曲张静脉破裂出血。

3. 减少腹水形成和积聚

(1) 合理卧位：指导病人注意休息，尽量取平卧位，以增加肝、肾血流灌注，若下肢水肿，可抬高下肢减轻水肿。

(2) 限制液体和钠摄入：每日液体入量在1 000 mL左右；氯化钠摄入量不超过 2 g，少食含钠高的咸肉、酱菜、酱油、罐头和含钠味精等。

(3) 观察腹水变化：每日测腹围一次，每周测体重一次，以判断腹水的消长情况。

(4) 用药护理：遵医嘱使用利尿剂，同时记录24 h出入液量，并观察有无低钾、低钠血症的症状和体征。

4. 改善营养、保护肝脏

(1) 改善营养：肝功能尚好者，宜给予高蛋白、高热量、高维生素、低脂饮食；肝功能严重受损者，补充支链氨基酸，限制芳香族氨基酸的摄入。贫血严重或凝血机能障碍者，可输新鲜血，肌注维生素 K；低白蛋白血症者，应静脉输注人体白蛋白。

（2）保护肝脏：给予肌苷、乙酰辅酶 A 等保肝药物，避免使用红霉素、巴比妥类、盐酸氯丙嗪等损肝药物。

（二）手术治疗病人的护理

1. 手术前护理

除非手术治疗的护理措施外，还应注意：① 对于门体静脉分流术，术前 2～3 天口服肠道不吸收的抗生素，以减少肠道氨的产生，预防术后肝性脑病；术前一日晚做清洁灌肠，避免术后因肠胀气而致血管吻合口受压。② 脾-肾静脉分流术前，应做肾功能检查。

2. 手术后护理

（1）卧位与活动：断流术和脾切除术后，麻醉作用消失、生命体征平稳取半卧位，无特殊情况可早期活动。分流术后为预防血管吻合口破裂出血，在48 h内取平卧位或 15°低坡卧位，2～3 日后改半卧位；卧床期间避免过多活动，翻身时动作要轻柔；术后 1 周可下床活动。

（2）观察病情：观察生命体征、神志、面色、尿量、引流液的量和颜色，记录24 h液体出入量等。若病人出现面色苍白、血压下降、脉搏增快、尿量减少，引流管引出大量新鲜血液等，应考虑术后出血；若出现神志淡漠、嗜睡、谵妄，应高度怀疑肝性脑病。脾切除术后 2 周内，应每日或隔日复查血小板，若血小板明显升高，应警惕静脉血栓形成。

（3）营养与饮食：术后禁饮食 2～3 天，遵医嘱由静脉补充水分和营养，待肠蠕动恢复、肛门排气后，指导病人从流质开始逐步过渡到正常饮食，饮食营养成分同手术前。分流术后病人应限制蛋白质和肉类摄入，忌食粗糙和过热食物；禁烟、酒。

（4）保护肝脏：术后常规给氧，其他保肝措施同手术前。

（5）引流管护理：腹腔引流管应妥善固定，避免扭曲或受压等，必要时给予等渗盐水冲洗；按无菌操作原则定时更换引流管口处的敷料和引流袋；观察引流液的性质和量，若发现引流液为血性，量较多，应考虑内出血，立即报告医生并协助处理；一般术后 24～48 h引流量减少，可遵医嘱准备拔管用物，协助拔管。

（6）并发症护理：① 术后出血，可因分流术后血管吻合口破裂、血小板减少、肝功能损害后凝血功能障碍等引起；给予输液、输血、止血等非手术治疗，必要时手术止血。② 肝性脑病，可见于分流术后，因部分门静脉血流未经肝脏解毒而直接进入体循环、术前肝功能受损及手术对肝功能的损害等而诱发；对症使用谷氨酸钾等，降低血氨水平；限制蛋白质的摄入，减少血氨的产生；忌用肥皂水灌肠，减少血氨的吸收。③ 静脉血栓形成，应以预防为主，脾切除术后不用维生素 K 和其他止血药物，若血小板超过 600×10^9/L，应给予阿司匹林、双嘧达莫等抗凝治疗。

（7）预防感染：遵医嘱使用对肝无损害的抗菌药物，并做好皮肤、口腔、会阴护理，预防感染性并发症。

十、护理评价

病人情绪是否稳定，是否能配合医疗护理工作；肝功能是否改善，营养不良是否得以纠正;能否了解疾病相关知识,是否得到健康教育;腹水程度有否减轻;并发症有无发生,发生后是否得到有效处理。

十一、健康教育

1. 生活指导

告知病人要规律生活,按时作息,保证足够的睡眠时间,避免过度操劳,还要保持心情舒畅,避免情绪波动。进食富含营养和易消化的软食,以改善营养状况和肝功能。不吃粗糙、干硬、过热、刺激性食物,禁烟酒,少喝咖啡或浓茶等,避免用力排便、剧烈咳嗽,以免诱发食管胃底曲张静脉破裂出血。脾大、脾功能亢进者应做好自我保护,以防意外损伤后出血不止或脾破裂;有出血倾向者用软毛牙刷刷牙,以防牙龈出血。

2. 用药指导

指导病人遵医嘱服用保肝药物,避免使用对肝脏有损害的药物,定期复查肝功能。

第二节 肝 脓 肿

细菌性肝脓肿(bacterial liver abscess)是指化脓性细菌引起的肝脏化脓性病变。

一、病因病理

细菌性肝脓肿的致病菌多为大肠杆菌、金黄色葡萄球菌、厌氧链球菌、类杆菌属等。细菌沿胆道上行,是引起细菌性肝脓肿的主要病因;机体其他部位的化脓性病变,发生菌血症时,经肝动脉侵入肝脏;腹腔感染如急性阑尾炎等,细菌可经门静脉侵入肝脏。此外,肝脏开放性损伤时,细菌可直接经伤口侵入肝脏致病;肝毗邻部位感染,如膈下脓肿或肾周脓肿时,细菌可经淋巴系统入侵。

二、临床表现

1. 症状

(1) 寒战和高热:为最常见症状,体温可达 38~41 ℃,一般为稽留热或弛张热。

(2) 肝区疼痛:持续性钝痛,可有右肩牵涉痛、胸痛、刺激性咳嗽、呼吸困难。

(3) 乏力、食欲不振、恶心和呕吐。

(4) 全身中毒性反应及消耗的结果。

(5) 消化道症状。

2. 体征

(1) 肝区压痛和肝肿大最常见：右下胸部和肝区叩击痛。

(2) 皮肤红肿甚至凹陷性水肿：甚至出现右上腹或上腹部腹膜刺激征。

(3) 黄疸的出现。

(4) 反应性胸膜炎及胸腔积液。

三、辅助检查

1. 实验室检查

白细胞计数升高，中性比例升高，核左移或含有中毒颗粒；有时可出现贫血。肝功能检查可见轻度异常。

2. 影像学检查

X线胸片检查右叶肝脓肿可使右膈上抬，肝阴影增大或隆起，有时可见右侧反应性胸腔积液。B超能明确脓肿部位和大小，是首选检查。

3. 诊断性肝穿刺

必要时可在B超引导下穿刺，抽出脓液即可确诊；同时可行脓液细菌培养和药物敏感试验。

四、治疗原则

1. 全身支持疗法

加强营养，提高机体抗病能力，维持体液平衡，必要时可适量输注血浆。

2. 抗生素治疗

联合、大剂量全身应用，未确定感染菌前，选用对大肠杆菌、金黄色葡萄球菌和厌氧菌敏感的抗生素，然后根据药敏实验选择有效抗生素。

3. 经皮肝穿刺脓肿置管引流

对于单个较大的脓肿，可在B超定位下穿刺抽脓，向脓腔注入抗菌药物，或放置导管做持续引流。

4. 切开引流

对于较大脓肿有穿破可能或已穿破者、胆源性肝脓肿、慢性肝脓肿、肝左外叶脓肿等，应切开引流。若术中发现脓肿向胸腔穿破者，应同时引流胸腔；胆道感染引起的肝脓肿应同时引流胆道；血源性肝脓肿积极治疗原发病。

五、主要护理诊断/问题

(1) 体温过高　与肝脓肿及其产生的毒素吸收有关。

(2) 营养失调:低于机体需要量　与进食减少、感染引起分解代谢增加有关。

(3) 潜在并发症　腹膜炎、膈下脓肿、胸腔内感染、休克。

病人恐惧减轻或消失，情绪稳定；营养不良得到纠正，体重增加；腹水减少或消失，尿量增加；能叙述预防上消化道出血的有关知识；潜在并发症能被及时发现，并得到有效控制。

六、护理目标

病人体温降至正常范围；营养状态得到改善；并发症得以有效预防，或者及时发现、处理。

七、护理措施

1. 病情观察

注意生命体征变化，监测血压、呼吸、心率及体温。注意腹部症状及体征改变，及时发现脓肿破溃引起的腹腔感染。注意呼吸循环变化，积极防治脓肿破溃入胸腔所引起的脓胸、心包填塞等。配合医生，积极预防和抢救脓毒症或感染性休克。

2. 一般护理

高热病人及时应用物理降温，必要时给予药物降温。对于烦躁不安的病人，适时给予镇静止痛药物，保证足够休息。条件许可时，给予高热量、高蛋白、维生素饮食，必要时予输注血浆，以提高抗病能力。

3. 药物治疗的护理

遵医嘱正确合理使用抗菌药，并注意观察药物不良反应，对长期应用抗菌药者应警惕假膜性肠炎及继发二重感染。

4. 引流管护理

置病人于半卧位，以利呼吸和引流。妥善固定引流管，防止滑脱，每天用生理盐水多次和持续冲洗脓腔，观察和记录引流液的色、质、量。当脓腔引流液少于10 mL时，可拔除引流管，改为凡士林纱条引流，适时换药，直至脓腔闭合。

5. 心理护理

做好病人及家属的解释安慰工作，稳定病人情绪，介绍有关的疾病知识，提高其认识并配合治疗和护理，帮助病人勇敢面对疾病，增强战胜疾病的信心和勇气。

八、护理评价

病人体温是否降至正常；每天是否摄取足够的热量；并发症是否得到预防、发现和处理。

九、健康教育

（1）介绍肝脓肿预防和治疗的一般知识，指导病人遵守治疗和护理的要求，解释引流管的意义和注意事项，嘱咐病人出院后加强营养，如有不适及时复查。

（2）介绍肝脓肿预防和治疗的一般知识，指导病人遵守治疗和护理的要求，解释引流管的意义和注意事项，嘱咐病人出院后加强营养，如有不适及时复查。

第三节　原发性肝癌

原发性肝癌（primary liver cancer）是我国常见的恶性肿瘤之一，高发于东南沿海地区。可发生于任何年龄组，以40～49岁多见，男女之比为2∶1～5∶1。

一、病因

原发性肝癌的病因和发病机制迄今未明，流行病学调查和临床研究表明可能与病毒性肝炎、肝硬化、黄曲霉菌、亚硝胺类致癌物、水土等因素有关。此外，遗传因素与肝癌的发病也有一定的关系。

二、病理生理

1. 病理类型

（1）大体类型：分为结节型、巨块型和弥漫型，以结节型多见。结节型常为单个或多个大小不等结节散布于肝内，多伴有肝硬化；巨块型常为单发，也可由多个结节融合而成，癌块直径较大，易出血、坏死，但肝硬化程度轻微；弥漫型最少见，结节大小均等，呈灰白色密布于全肝，肉眼难以与肝硬变相区分，病情发展迅速，预后极差。

（2）组织学类型：分为肝细胞型、胆管细胞型和混合型，我国以肝细胞型为主，约占91.5%。

2. 转移途径

（1）直接蔓延：癌肿直接侵犯邻近组织和器官如膈、胸膜等。

（2）血行转移：多为肝内转移，癌细胞直接侵犯门静脉分支形成门静脉内癌栓，癌栓沿门静脉系统在肝内播散，可阻塞门静脉主干导致门静脉高压；肝外血行转移依次见于肺、骨、脑等。

（3）淋巴转移：主要累及肝门淋巴结，其次为胰周、腹膜后及主动脉旁淋巴结，晚期可至锁骨上淋巴结。

（4）种植转移：癌细胞脱落可造成腹腔、盆腔或胸腔等处种植性转移。

三、临床表现

早期缺乏特异性表现，多数病人在普查或体检时发现；晚期可有局部和全身症状。

1. 肝区疼痛和肝大

肝区疼痛为最常见的主要症状，半数以上病人以此为首发症状；表现为持续性隐痛、刺痛或胀痛，夜间或劳累后加重。肝大为中、晚期肝癌的主要体征，肝质地较硬、表面高低不平，触之有结节感或可触及肿块。

2. 消化道症状

如食欲减退、腹胀、恶心、呕吐或腹泻等。

3. 全身症状

晚期可表现为低热、体重明显减轻、贫血、黄疸、腹水、出血、水肿等，甚至出现恶病质。

4. 并发症

主要有肝性脑病、上消化道出血、癌结节破裂出血及继发性感染等。

5. 转移症状

若发生胸膜、肺、骨、脑等肝外转移，可表现出相应的症状和体征。

四、辅助检查

1. 实验室检查

（1）甲胎蛋白（AFP）测定：原发性肝癌定性诊断的首选方法；若 AFP≥500 μg/L 持续4周或 AFP≥200 μg/L 持续8周，并能排除妊娠、活动性肝病、生殖腺胚胎性肿瘤等，即应高度怀疑肝细胞癌。

（2）血清酶学测定：为辅助指标；常规测定血清碱性磷酸酶、γ-谷氨酰转肽酶、乳酸脱氢酶同工酶、血清 5′-核苷酸磷酸二酯酶同工酶等，多种酶的联合检测可提高诊断价值。

2. 影像学检查

（1）B超：是原发性肝癌定位诊断的首选方法，诊断正确率可达90%，能发现直径为2～3 cm或更小的病变。

（2）CT和MRI：能检出直径1 cm左右的小肝癌，诊断符合率达90%以上。

（3）放射性核素扫描：诊断的阳性符合率为85%～90%，但直径小于3 cm的肿瘤显示不出来；放射性同位素发射电子计算机体层扫描（ECT），可分辨1～2 cm直径的肿瘤，能提高诊断符合率。

（4）X线腹部透视或摄片：可见肝脏阴影扩大、右侧膈肌抬高等。

(5) 选择性腹腔动脉或肝动脉造影：可发现直径小于2 cm的小肝癌，诊断符合率可达90%；选择性肝动脉造影或数字减影肝血管造影(DSA)，可发现直径小于1 cm的肿瘤，使诊断阳性率进一步提高。

3. 肝活组织检查

B超引导下行细针穿刺、腹腔镜或剖腹探查组织活检，适用于经过各种检查仍不能确诊，但又高度怀疑肝癌的病例。

五、治疗原则

原发性肝癌应采取以手术为主的综合性治疗。

1. 手术治疗

对早期病例实施根治性肝部分切除术是最有效的方法。依病人的全身情况、肝硬化程度、肿瘤大小和部位、肝功能损害程度等，可行肝叶切除、半肝切除、肝三叶切除或局部肝切除等术式。但明显黄疸、腹水、下肢水肿、远处转移及全身衰竭等晚期症状者，应列为手术禁忌证。对术中不能切除者，可视病情应用液氮冷冻、激光气化、微波热凝、肝动脉栓塞、肝动脉结扎插管化疗等方法治疗。对根治性手术后复发者，在病灶局限、病人尚能耐受手术的情况下，可再次施行手术切除。

2. 非手术治疗

放射治疗、全身化疗、生物治疗、中医中药治疗等，这里主要介绍肝动脉栓塞化疗和局部治疗。

(1) 肝动脉栓塞化疗(TACE)：为不能手术切除肝癌病例的首选治疗措施，即先做肝动脉结扎和插管，再经导管注入栓塞剂和化疗药物的方法。肝动脉插管可在剖腹手术时直接插入，也可经股动脉穿刺置入；栓塞剂为吸收性明胶海绵和碘油；化疗药物为氟尿嘧啶、丝裂霉素、阿霉素等。该法在栓塞化疗的同时，结扎肝动脉，能提高治疗效果。可将肝动脉插管连接于皮下埋藏式灌注装置(微泵)，做化疗药物的持续性微量灌注，能延长导管使用期限，使化疗更为方便。

(2) 局部治疗：可在B超引导下经皮穿刺肝肿瘤，注入无水酒精或抗癌药物；也可采用微波加热、射频治疗等方法。

六、护理评估

1. 健康史

了解病人的饮食情况、生活习惯，有无进食含黄曲霉素污染的食物。是否居住于肝癌高发区，家族中有无肝癌及其他肿瘤病史。应详细询问病人有无病毒性肝炎尤其是乙型肝炎及肝硬化病史。

2. 身体状况

了解疼痛发生的部位、持续时间，疼痛性质、程度，以及有无牵涉痛存在；有无消化道症状如食欲不振、恶心、呕吐及腹泻等。了解肝脏浊音界有无改变,是否能够触到肿块,以及肿块大小、部位、质地等情况。病人有无消瘦、黄疸、腹水。协助病人进行血清学检查及影像学检查,收集检查结果。

3. 心理-社会状况

肝癌病人多伴有肝硬化或慢性肝炎病史,长期治疗效果不佳,病人丧失信心,加之经济负担较重,容易产生焦虑、恐惧情绪,对病情变化敏感多疑,最终会形成悲观、抑郁,严重者会出现自杀倾向。

七、主要护理诊断/问题

(1) 预感性悲哀　与担忧疾病预后和生存期限有关。

(2) 疼痛　与肿瘤迅速生长导致肝包膜张力增加或放疗、化疗后的不适等有关。

(3) 营养失调:低于机体需要量　与食欲减退、出血及肿瘤导致的代谢异常和消耗等有关。

(4) 潜在并发症　肝性脑病、上消化道出血、癌结节破裂出血、继发感染、术后出血等。

八、护理目标

病人愿意表达自己的悲哀心情,能正确地面对疾病、治疗和预后,并参与治疗和护理的决策;疼痛减轻或缓解;营养状况得到较好的维持或得到改善;潜在并发症能被及时发现,并得到有效处理。

九、护理措施

(一) 非手术治疗病人的护理

1. 心理护理

鼓励病人说出内心的感受和最关心的问题,针对具体情况采用疏导、鼓励、教育、解释、安慰、保护等护理语言,帮助病人减轻焦虑和恐惧,树立战胜疾病的信心,在最佳心态下接受治疗和护理。

2. 营养支持和保肝

遵医嘱给予富含热量、蛋白、维生素和纤维素食物,对合并肝硬化有肝功能损害者,应适当限制蛋白质的摄入;必要时给予肠内或肠外营养支持;对凝血功能不良者,应补充维生素K,减轻出血。

3. 控制疼痛

遵医嘱按三级止痛原则给予镇痛药物,用药期间应观察疗效和不良反应如解热镇痛药能引起胃肠道不适，吗啡类镇痛药可引起呼吸抑制、尿潴留、便秘等，一旦发现上述情况，及时协助处理。

4. 预防感染

做好皮肤、口腔、外阴及各种导管护理，并遵医嘱使用抗菌药物，预防感染性并发症。

（二）手术治疗病人的护理

1. 手术前护理

心理护理、营养支持和保肝、控制疼痛、预防感染等同非手术治疗病人的护理，还应做好交叉配血、术中化疗药物准备等。

2. 手术后护理

基本同门静脉高压手术后护理。但应注意：

（1）为防止肝断面出血，24 h内不宜多活动，更应避免剧烈咳嗽和用力动作。

（2）实施半肝以上切除者，应间歇给氧 3～4 天，以维护肝功能，必要时遵医嘱使用保肝药物。

十、护理评价

病人愿意表达并能自己调整的悲哀心情，能正确地面对疾病、治疗和预后，并参与治疗和护理的决策；疼痛减轻或缓解；营养状况得到较好的维持或得到改善；潜在并发症能被及时发现，并得到有效处理。

十一、健康教育

向病人讲解肝癌的可能病因，注意预防乙型肝炎，不吃霉变食物，有肝炎或肝硬化病史者和肝癌高发区的人群，应定期进行体格检查，以便肝癌的早发现、早诊断、早治疗。合理饮食，指导术后病人适当活动，注意休息；嘱咐病人坚持术后治疗，定期复查 AFP、B 超或 CT，注意有无复发或转移。

（徐陈浩）

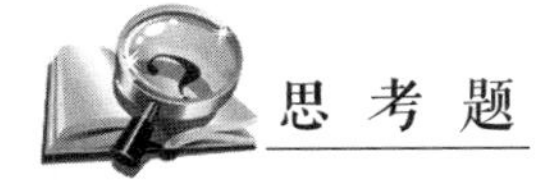

思考题

1. 门静脉高压症的外科治疗手段有哪些？
2. 肝癌手术前后的护理措施有哪些？

第二十二章　胆道疾病病人的护理

学习要点

1. 胆囊炎、胆石病和急性梗阻性化脓性胆管炎病人的临床表现和护理措施；T管的护理。

2. 胆囊炎、胆石病和急性梗阻性化脓性胆管炎的病因和治疗原则；胆道疾病特殊检查病人的护理。

3. 结石形成的原因和分类；胆道蛔虫病的临床表现和护理。

胆道系统包括肝内、外胆管，胆囊及Oddi括约肌等，具有分泌、贮存、浓缩和输送胆汁的功能。胆道疾病大多是常见病、多发病，检查方法多种多样，常以手术治疗为主。护理人员应在重视心理护理、健康教育的基础上，做好各种检查的配合、术后严密的病情观察、T管的护理等工作。

第一节　常见胆道疾病

一、胆囊结石及胆囊炎

胆囊结石为发生在胆囊内的结石，主要为胆固醇结石和以胆固醇结石为主的混合性结石，常与胆囊炎并存。是常见病、多发病。主要见于成年人，以女性多见，男女之比约为1∶3。胆囊炎是指发生在胆囊的细菌性和(或)化学性炎症。根据发病的急缓和病程的长短分为急性胆囊炎和慢性胆囊炎。约95%的急性胆囊炎病人合并胆囊结石，称急性结石性胆囊炎，否则称非结石性胆囊炎。

(一) 病因

1. 胆囊结石

结石形成的基本因素是胆汁成分和理化性质发生了改变，导致胆汁中胆固醇呈过饱和状态，易于析出结晶，沉淀为胆固醇结石。此外，还可能与胆汁中存在促成核因子、大量黏液糖蛋白、胆囊收缩功能减低及胆囊内胆汁瘀滞等有关。

2. 胆囊炎

急性胆囊炎的病因主要有：

(1) 胆囊管梗阻，80%由胆囊结石引起，其他如蛔虫或胆囊管扭曲等。

(2) 致病菌入侵，可经胆道逆行或血循环入侵。

(3) 创伤、化学性刺激，如手术、创伤、胰液返流入胆囊等。慢性胆囊炎大多继发于急性胆囊炎，是急性胆囊炎反复发作的结果。

(二) 病理生理

根据胆囊结石有无嵌顿、感染及感染的严重程度，可有不同的病理变化。

1. 急性胆囊炎

(1) 急性单纯性胆囊炎：病变起始于胆囊管梗阻，继之胆囊内压升高，胆囊黏膜充血水肿，渗出增加。

(2) 急性化脓性胆囊炎：炎症继续发展，累及胆囊壁，使囊壁水肿、增厚和血管扩张，浆膜有纤维性和脓性渗出物。

(3) 急性坏疽性胆囊炎和胆囊穿孔：若胆囊内压继续升高，压迫囊壁致血液循环障碍，则引起胆囊缺血、坏疽。坏疽的胆囊常发生穿孔，导致胆汁性腹膜炎。胆囊穿孔的部位常为颈部和底部。

2. 慢性胆囊炎

由于结石和炎症的反复刺激，导致炎性细胞浸润和纤维组织增生，使胆囊壁瘢痕化、增厚，胆囊萎缩，黏膜消失，失去浓缩和排出胆汁的生理功能。

(三) 临床表现

1. 胆囊结石

仅在体检、手术时发现的结石，称为静止性胆囊结石。单纯性胆囊结石无梗阻和感染时，常无临床症状或仅有轻微的消化系统症状。当结石嵌顿时，可出现下列症状和体征。

(1) 消化道症状：大多数人仅在进食后，特别是进油腻食物后，出现上腹部或右上腹部隐痛不适、饱胀、伴嗳气、呃逆等，常被误诊为“胃病”。

(2) 胆绞痛：是典型表现。表现为右上腹部突发剧烈绞痛，疼痛为阵发性，可向右肩胛部或背部放射，多伴恶心、呕吐。常发生于进油腻饮食后或睡眠时。

(3) Mirizzi 综合征：较大的结石持续嵌顿和压迫胆囊壶腹部或颈部，可引起肝总管狭窄或胆囊胆管瘘，以及反复发作的胆囊炎、胆管炎及梗阻性黄疸，称 Mirizzi 综合征。本征的发生与解剖变异有关，尤其是胆囊管与肝总管平行是发生本征的重要条件。

(4) 胆囊积液：胆囊结石长期嵌顿但未合并感染，胆汁中的胆色素被胆囊黏膜吸收，胆囊黏膜可分泌黏液性物质，可引起胆囊积液，因其透明无色而称“白胆汁”。

(5) 其他：① 小的结石可通过胆囊管进入并停留于胆总管内形成继发性胆总管结石。② 进入胆总管的结石可通过肝胰(Vater)壶腹括约肌(又称肝胰壶腹括约肌)引起损伤或嵌顿于壶腹部引起胰腺炎,称胆源性胰腺炎。③ 结石压迫可引起胆囊十二指肠瘘,结石经胆囊排至小肠引起肠梗阻,称胆石性肠梗阻。④ 结石及炎症的反复刺激可诱发胆管癌变。

2. 胆囊炎

(1) 急性胆囊炎:多数病人曾有典型的胆绞痛病史。主要表现为突发右上腹阵发性绞痛,常在饱餐、进食油腻食物后或在夜间发作。疼痛常放射至右肩部、肩胛部和背部,伴恶心、呕吐、厌食等。严重者表现为持续性疼痛并阵发性加重。常有发热,若出现明显寒战、高热,表示病情严重或已发生胆囊积脓、穿孔或合并急性胆管炎。查体可有不同程度的右上腹压痛、反跳痛和肌紧张,Murphy 征阳性。有时可触及肿大的胆囊。若合并胆囊坏死、穿孔可出现弥漫性腹膜炎表现。

(2) 慢性胆囊炎:表现常不典型。多数病人有典型胆绞痛病史,有右上腹部和肩部隐痛,伴厌油腻食物、腹胀、嗳气等消化道症状。查体可有右上腹胆囊区轻压痛,Murphy 征可呈阳性。

(四) 辅助检查

1. 实验室检查

急性胆囊炎时,血白细胞计数及中性粒细胞比例增高,有的伴血清转氨酶及胆红素的异常。

2. B 超检查

是诊断胆囊结石的首选方法,诊断正确率在 96%以上。急性胆囊炎显示胆囊增大、壁厚,大部分可见到胆囊结石影像。慢性胆囊炎,显示胆囊壁增厚,胆囊腔缩小或萎缩,排空功能减退或消失,常伴有胆囊结石影像。

3. CT、MRI 检查

对胆囊结石、胆囊炎的诊断也有较大帮助。

(五) 治疗原则

手术治疗为主,手术时机和方式取决于病人的病情。

1. 手术治疗

(1) 胆囊结石:无症状的胆囊结石,无须立即手术,可进行观察和随诊。

① 手术适应证:Ⅰ. 胆囊造影时胆囊不显影。Ⅱ. 结石直径超过 2 cm。Ⅲ. 胆囊萎缩或瓷样胆囊。Ⅳ. B 超显示胆囊局限性增厚。Ⅴ. 病程超过 5 年,年龄在 50 岁以上女性。Ⅵ. 结石嵌顿于胆囊颈部。

② 手术类型:胆囊切除术是治疗胆囊结石的首选方法。根据病情可选择经腹胆囊切除术或腹腔镜胆囊切除术(LC)。LC 的手术方式:在气管插管下全麻,分别在病人脐上缘、右肋缘下、上腹正中近剑突处做直径 5～10 mm 的 4 个切口。经脐旁切口插入气腹针建立气腹,再置入腹腔镜,经另 3 个小口分别置入带电凝的钳、剪及分离钩。将腹腔镜与电视摄像系统连接,通过监视器荧光屏观察腹腔内情况及胆囊切除的手术操作。最后,通过腹部小切

口将胆囊拉出体外。该术式具有创伤小、术后疼痛轻、恢复快、住院时间短、瘢痕小等优点。

临床上约95%的胆囊切除术均可以通过腹腔镜来完成，腹腔镜胆囊切除术已成为治疗胆结石、胆囊息肉的金标准及首选方法。但下列情况应列为禁忌：① 不能排除胆囊癌变。② 合并胆管狭窄。③ 腹腔内严重感染。④ 凝血功能障碍及出血倾向。⑤ 妊娠。⑥ 既往有腹部手术史，疑有腹腔广泛粘连者。

(2) 胆囊炎：除非有手术禁忌证，否则均应施行手术治疗。急性胆囊炎多需急症手术。

① 手术适应证：Ⅰ. 发病在48～72 h以内者。Ⅱ. 经非手术治疗无效者。Ⅲ. 伴急性并发症如胆囊坏疽或穿孔、弥漫性腹膜炎、急性化脓性胆管炎或急性坏死性胰腺炎者。

② 手术方式：胆囊切除术或胆囊造口术。若病人存在下列情况，应在胆囊切除术同时行胆总管探查＋T形管引流术：Ⅰ. 有黄疸史。Ⅱ. 胆总管内触及结石或术前B超显示胆总管、肝总管结石。Ⅲ. 胆总管扩张，直径大于1 cm。Ⅳ. 胆总管内抽出脓性胆汁或有胆红素沉淀。Ⅴ. 合并慢性复发性胰腺炎。胆囊造口术的目的是胆道减压和引流胆汁，适用于极少数高度危重不能耐受较长时间手术或局部炎症水肿、粘连严重者。胆囊造口后3个月病情稳定时，再行胆囊切除术。

2. 非手术治疗

适用于症状较轻的胆石症和急性胆囊炎病人。常用措施包括禁饮食、胃肠减压、补充液体、应用抗菌药物、解痉止痛、溶石或排石等。

二、胆管结石及胆管炎

胆管结石为发生在肝内和肝外胆管的结石。可分为原发性和继发性胆管结石。原发性胆管结石是指在胆管内形成的结石，主要为胆色素结石或混合性结石。继发性胆管结石是指胆囊结石排至胆总管者，主要为胆固醇结石。胆管炎是发生在肝内和肝外胆管的急性化脓性炎症，多数胆管炎为胆管结石继发感染所致。

(一) 病理生理

1. 肝外胆管结石

结石多位于胆总管下端，主要病理改变如下。

(1) 胆管梗阻：梗阻近侧的胆管扩张，管壁增厚，胆汁淤积。

(2) 继发性感染：胆管梗阻后，可继发感染，脓液积聚于胆管内，使胆管内压增高，细菌和毒素随脓性胆汁逆流入血液循环，引起脓毒症；感染亦可致胆管壁坏死、溃破，甚至形成胆管-肝动脉或胆管-门静脉瘘，引起胆道大出血。

(3) 肝细胞损害：胆管化脓性炎症可致肝细胞坏死或肝脓肿形成；长期胆汁淤积和继发感染，可致肝细胞变性、坏死、肝小叶结构破坏，最终导致胆汁性肝硬化和门静脉高压症。

(4) 胆源性胰腺炎：胆石嵌顿于胆总管壶腹部时，使胰液排出受阻甚至发生逆流，可引起胰腺炎。

2. 肝内胆管结石

可局限于一叶肝内胆管，也可广泛分布于两叶，以肝左叶居多。肝内胆管结石者多合并肝外胆管结石，除具备肝外胆管结石的病理改变外，还可出现肝内胆管狭窄、胆管炎或肝胆管癌等病理变化。

（二）临床表现

胆管结石的表现取决于有无梗阻和感染。一般无症状，仅在健康查体时被发现。部分可有上腹闷胀不适、呃逆、嗳气等非特异性消化道症状。当结石阻塞胆管继发感染时，可引起急性胆管炎而出现下列症状和体征。

1. Charcot 三联症

是胆总管结石继发感染的典型症状，即腹痛、寒战高热、黄疸。

（1）腹痛：位于剑突下或右上腹，呈阵发性、刀割样绞痛，或持续性疼痛伴阵发性加剧，向右后肩背部放射，伴有恶心、呕吐；系结石嵌顿于胆总管下端或壶腹部，刺激胆管平滑肌、引起肝胰壶腹括约肌痉挛所致。

（2）寒战高热：发生在剧烈腹痛后，体温可高达 39～40 ℃，呈弛张热；因胆管继发感染后，脓性胆汁和细菌逆流，随肝静脉扩散引起。

（3）黄疸：为结石堵塞胆管后，胆红素逆流入血引起；黄疸的轻重与梗阻的程度、有无继发感染及结石是否松动等因素有关，故黄疸可呈间歇性、波动性。

2. 消化道症状

多数伴有恶心、呕吐等。

3. 腹部体征

剑突下、右上腹可有深压痛。感染严重者可有不同程度的腹膜刺激征，并可有肝区叩痛；有的可触及肿大而伴有触痛的胆囊。

4. 并发症

肝内胆管结石合并感染时，除有 Charcot 三联症外，还可有胆源性肝脓肿、胆管支气管瘘、胆汁性肝硬化、门静脉高压症，甚至肝胆管癌等并发症表现。

（三）辅助检查

1. 实验室检查

结石梗阻胆管时，可有血清胆红素、尿胆红素升高，尿胆原降低或消失，粪中尿胆原减少。结石继发急性胆管炎时，可出现血白细胞计数及中性粒细胞比例升高，血清转氨酶和碱性磷酸酶增高。

2. B 超检查

是首选的检查方法，可显示胆管内结石影和胆管扩张影像。

3. PTC、ERCP 检查

可显示结石的部位、数量、大小及胆管梗阻的部位和程度等。

(四) 治疗原则

1. 手术治疗

是胆管结石及急性胆管炎的主要治疗方法。常用术式有以下几种。

(1) 胆总管切开取石加T形管引流术:适用于单纯胆管结石,胆管上、下端通畅,无狭窄或其他病变者;若有胆囊结石,同时行胆囊切除术,如图22.1所示。

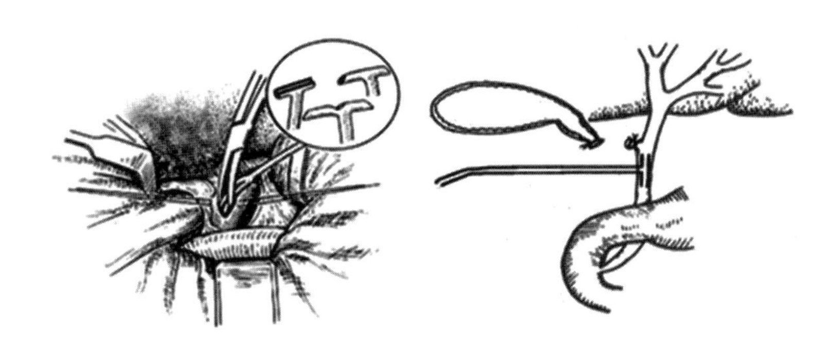

图22.1　胆总管切开取石加T形管引流术

(2) 胆总管-空肠Roux-en-Y吻合术:适应于肝外胆管结石,胆总管直径≥2 cm,下端梗阻且难以用手术方法解除,上段胆管通畅者。也适用于肝内胆管结石行高位胆管切开取石、整形术后。

(3) 肝胰壶腹括约肌成形术:适应证同胆总管-空肠吻合术,特别是胆总管扩张程度轻而不宜行胆肠吻合者。

(4) 经内镜肝胰壶腹括约肌切开取石术:适用于胆石嵌顿于壶腹部和胆总管下端良性狭窄者。

(5) 高位胆管切开取石术:用于肝内胆管结石。对病变严重的肝段,也可行肝段切除后取石。

2. 非手术治疗

(1) 控制感染:对症状较轻或不能耐受手术者,可采用禁饮食、胃肠减压、补液、使用抗生素、解痉止痛等措施控制胆道感染。

(2) 取石、溶石:对术后胆管内残留结石者,可经T管窦道插入胆道镜,行直视下取石;若结石难以取净,可经T形管灌注溶石药物溶石。

(3) 中西医结合治疗:应用消炎利胆类中药、针灸等治疗。

三、急性梗阻性化脓性胆管炎

急性梗阻性化脓性胆管炎(acute obstructive suppurative cholangitis,AOSC)与急性胆管炎是同一疾病的不同阶段,是胆道梗阻未能解除、急性胆管炎未能控制,病情进一步发展的结果,亦称急性重症型胆管炎(ACST)。AOSC与ACST临床通用。

(一) 病因病理

1. 病因

常见原因是胆管结石，其次为胆道蛔虫、胆管狭窄或胆管、壶腹部的肿瘤等。此外，胆肠吻合术后、经T形管造影、经皮肝穿刺胆管造影(PTC)也可引起本病。常见的致病菌有大肠埃希菌、变形杆菌、克雷伯菌、铜绿假单胞菌、粪链球菌、肠球菌、厌氧菌等，可为单一细菌感染，也可为2种以上细菌混合性感染。

2. 病理生理

基本病理改变是胆管完全梗阻和胆管内化脓性感染。胆管完全梗阻后，引起梗阻以上胆管扩张，胆管壁充血、水肿、增厚，黏膜糜烂，形成溃疡；肝脏充血、肿大、肝细胞肿胀、变性，肝内胆小管内胆汁淤积。继发感染后，胆管腔内充满脓性胆汁，胆道内压力升高，当升至1.96 kPa(20 cmH_2O)时，胆管内细菌和毒素可渗至腹腔；超过3.92 kPa(40 cmH_2O)时，胆管内细菌和毒素即可逆行入肝窦，造成肝急性化脓性感染、肝细胞坏死，并发多发性胆源性细菌性肝脓肿。胆小管破裂可与门静脉形成瘘，引起胆道出血。少数病人的脓性胆汁穿越破碎的肝细胞进入肝静脉，再进入肺内，导致肺内发生胆汁性血栓，大量细菌、毒素进入胸导管、血循环，可导致脓毒症和感染性休克，甚至发生多器官功能障碍综合征。

(二) 临床表现

多数病人有胆道疾病史或胆道手术史。起病急骤，病情进展快。

1. 症状

(1) 腹痛：疼痛依据梗阻部位而异。肝外梗阻者明显，呈上腹部阵发性剧烈绞痛或持续性胀痛，肝内梗阻者较轻或无。

(2) 寒战高热：体温呈持续升到达39 ℃～40 ℃或更高，呈弛张热。

(3) 黄疸：多数病人可出现不同程度的黄疸，若仅为一侧胆管梗阻可不出现黄疸。

(4) 神经系统症状：主要表现为神志淡漠、烦躁、谵妄或嗜睡、神志不清、甚至昏迷。

(5) 休克表现：严重者可在短期内出现感染性休克表现。呼吸急促、出冷汗、脉搏细速、血压下降，可出现全身发绀或皮下瘀斑。

2. 体征

可有不同程度的上腹压痛或腹膜刺激征，可扪及肿大的肝脏和胆囊，肝区有叩击痛，Murphy征阳性。

(三) 辅助检查

1. 实验室检查

白细胞计数和中性粒细胞比例明显升高，可出现中毒颗粒；血小板计数降低；凝血酶原时间延长。

2. 影像学检查

B超、PTC、CT和ERCP检查，可明确梗阻部位、原因和程度，以B超检查最实用。

（四）治疗原则

1. 手术治疗

本病若不及时治疗，死亡率较高。最有效的治疗方法是紧急手术，迅速解除胆道梗阻并置管引流，达到有效减压、控制感染、抢救生命的目的。通常采用胆总管切开减压、取石、T形管引流术。

2. 非手术治疗

（1）置管引流：可行胆囊穿刺置管术、PTCD和经内镜鼻胆管引流术等。

（2）抗休克：在准备手术的同时，积极采取抗休克措施，包括补充血容量，改善微循环，纠正代谢性酸中毒，使用肾上腺糖皮质激素、血管活性药物等。

（3）抗感染：联合使用足量、有效的抗生素，控制感染。

（4）对症治疗：如降温、吸氧、止痛等。

四、胆道蛔虫病

胆道蛔虫病(biliary ascariasis)指肠道蛔虫上行钻入胆道后所引起的一系列临床症状。以青少年和儿童多见，农村发病率高于城市。随着卫生条件的改善，近年来本病发生率已有明显下降。

（一）病因病理

蛔虫寄生于小肠中下段，有钻孔的习性，喜碱性环境，当某些因素使寄生环境发生改变，如胃肠道功能紊乱、饥饿、发热、驱虫不当、Oddi括约肌功能失调时，肠道内蛔虫即可上行钻入胆道。蛔虫钻入时的机械性刺激可引起Oddi括约肌痉挛，引发剧烈绞痛，亦可诱发急性胰腺炎。晚期病人可出现不同程度的脱水和酸中毒，甚至危及生命。进入胆道的蛔虫大多数死在胆道内，其尸体碎片、角皮、虫卵将成为以后结石的核心。蛔虫钻入胆道所引起的胆管阻塞是不完全的，故很少发生黄疸，主要是蛔虫带入的细菌导致胆管炎症，且可引起急性重症胆管炎、肝脓肿、膈下脓肿、胆汁性腹膜炎、急性胰腺炎、胆道出血、中毒性休克，以至死亡。

（二）临床表现

1. 症状

（1）腹痛：常为突然发作的剑突下钻顶样剧烈绞痛，病人面色苍白、坐卧不宁、大汗淋漓、弯腰捧腹、哭喊不止、十分痛苦，腹部绞痛时可向右肩背部放散，但也可突然缓解。腹痛多为阵发性、间歇发作，持续时间长短不一，疼痛过后，可如常人安静或戏耍，或精神萎靡。

这种症状是胆道蛔虫病的特点，有助诊断。绞痛常因虫体嵌顿于括约肌处或多数成虫络绎进入胆道所致，甚至绞痛频频发作、难以缓解。当括约肌疲劳、松弛、蛔虫全部进入胆道或退出胆道，暂时静止时，症状可暂时缓解。出现胆道感染时，则腹痛持续。当合并肝脓肿时，可有肝区、腰背部胀痛。合并急性胰腺炎时，腹痛可扩展到上腹中部、左上腹及腰部。若蛔虫致胆道穿孔，可出现全腹持续剧烈腹痛及腹膜刺激征。当蛔虫引起胆道出血时，可有上腹爆炸性疼痛、轻度黄疸和上消化道大出血三联征。胆道感染严重时，可出现败血症等。

(2) 恶心呕吐：常有发生，多在绞痛时，相伴发生，吐出物中可含胆汁或黄染蛔虫。有的为“干呕”，病人不能正常进食。

(3) 全身症状：早期无明显发冷发热，当并发急性化脓性胆管炎、胆囊炎时可有发冷发热和黄疸。如并发肝脓肿、膈下感染、败血症等，则出现寒战高热，甚至中毒性休克等。

2. 体征

早期虽然上腹绞痛，但腹软或仅上腹轻微压痛，无肌紧张，与其他急腹症显著不同。晚期如出现肝、胆化脓性感染、腹膜炎，可有腹膜刺激征：腹部压痛、反跳痛和肌紧张。或可触及肿大而有压痛的肝脏、胆囊等。由于胆道蛔虫堵塞或胆石并存，或肝脏中毒性损害，可有不同程度的黄疸。早期白细胞及中性白细胞计数正常或轻度升高，当出现并发症时则显著增高，嗜酸白细胞多增高。呕吐物、十二指肠引流液、胆汁或粪便中可查见蛔虫虫卵。合并胰腺炎时，血、尿液粉酶可升高。败血症时，血培养可为阳性。后期可有肝功损害和继发性贫血。

(三) 辅助检查

B超为本病首选检查方法，可见蛔虫体。ERCP亦可用于检查胆总管下段的蛔虫，并可行取虫、胆道引流术。

(四) 治疗原则

1. 非手术治疗

解痉止痛；利胆驱虫；抗感染治疗；ERCP取虫。

2. 手术治疗

手术指征：① 本病合并急性化脓性胆管炎、胆囊炎，非手术治疗中病情恶化者。② 本病合并肝脓肿、胆道出血、腹膜炎、败血症、中毒性休克者。③ 合并有急性胰腺炎或胆道蛔虫与结石并存者。④ 非手术治疗5～7天不能缓解并有病情恶化者。

第二节　胆道疾病

一、护理评估

1. 健康史

了解病人年龄、性别、家族史、有无既往史、腹部手术史、饮食习惯、营养状况、妊娠史等；有无反酸、嗳气、饭后饱胀、厌油腻食物、进食后引起腹痛发作或不适感史；有无类似发作史。

2. 身体情况

(1) 局部：了解腹痛的诱因、部位、性质、程度；有无放射痛及疼痛部位的变化；有无伴随消化道症状；有无腹膜刺激征；有无肝肿大、肝区压痛和叩击痛；有无胆囊肿大，Murphy 征阳性等。

(2) 全身：了解生命体征，有无发热、寒战；有无休克现象出现，有无脱水及循环血量不足的表现；有无黄疸出现以及出现的时间、变化过程和程度；有无皮肤瘙痒、尿黄等；有无神志的改变，有无重要器官功能障碍。

(3) 辅助检查：B超、CT 检查阳性发现，血常规、血清学各项检查结果有无异常及其程度。了解病人的心理承受能力、家庭经济承受能力，其亲属和社会对病人的关心、支持程度。

3. 心理-社会状况

了解病人及其亲属对疾病的发生、发展、治疗及护理措施的了解程度。了解病人的心理承受能力、家庭经济承受能力，其亲属和社会对病人的关心、支持程度。

二、主要护理诊断/问题

(1) 体液不足　与呕吐、禁食、胃肠减压和感染性休克等有关。

(2) 疼痛：腹痛　与结石刺激，炎症反应刺激，胆道梗阻、感染，手术创伤有关。

(3) 体温过高　与术前感染、术后炎症有关。

(4) 潜在并发症　脓毒症、感染性休克及术后胆道出血、胆瘘等。

三、护理目标

体液不足得到纠正，脱水症状和体征消失；病人腹痛逐渐消失；体温恢复正常；潜在并发症得到预防或被及时发现和处理。

四、护理措施

(一) 非手术治疗的护理

1. 一般护理

急性期或手术准备者,应禁食、胃肠减压,积极补充水、电解质和足够的热量等。慢性病人或非手术治疗病情稳定者给予低脂肪、低蛋白、高热量、高维生素易消化饮食。

2. 观察病情

密切观察病人生命体征及神志变化;腹部症状、体征变化;及时了解实验室检查结果;准确记录24 h出入量。若出现寒战、高热、腹痛加重、腹痛范围扩大等,应考虑病情加重,要及时报告医师,积极进行处理。

3. 疼痛护理

指导病人卧床休息,采取舒适卧位。针对病人疼痛的部位、性质、程度、诱因、缓解和加重的因素,有针对性的采取措施以缓解疼痛。先用药物缓解疼痛的方法止痛,必要时遵医嘱应用镇痛药物,并评估其效果。

4. 防治感染

遵医嘱选用 2～3 种有效抗菌药联合应用。

5. 对症护理

黄疸病人皮肤瘙痒时可外用炉甘石洗剂止痒,温水擦浴。高热时物理降温。胆绞痛发作时,按医嘱给予解痉、镇痛,常用哌替啶、阿托品肌内注射,但勿使用吗啡,以免胆道下端括约肌痉挛,使胆道梗阻加重。重症胆管炎者应加强休克的护理。

6. 胆道特殊检查的护理

(1) B超:胆囊检查前,常规禁食8 h以上。检查前一天晚餐进清淡饮食;肠道气体过多者可事先口服缓泻剂或通便,以减少气体干扰。

(2) 经皮肝穿刺胆管造影(PTC)。

① 检查前准备:检测凝血酶原时间及血小板计数。有出血倾向者,予以维生素 K 注射,待出血倾向纠正后再行检查;碘过敏试验,普鲁卡因过敏试验;全身预防性使用抗菌药 2～3 日;术前 1 日晚口服缓泻剂或灌肠,术日晨禁食。

② 检查后护理:术后平卧 4～6 h,每小时监测血压、脉搏一次至平稳;严密观察腹部体征,注意穿刺点有无出血;置管引流者应维持有效引流,注意观察引流液的量、颜色及性状;遵医嘱应用抗菌药及止血药。

(3) 内镜逆行性胰胆管造影(ERCP):造影后2 h方可进食;由于本检查可能诱发急性胰腺炎和胆管炎等并发症,故造影后3 h内及第 2 天早晨各检测血清淀粉酶一次,注意观察病人的体温和腹部情况,发现异常及时处理;遵医嘱预防性应用抗菌药。

(4) 术中、术后胆道镜:观察病人有无发热、恶心、呕吐、腹泻和胆道出血等;观察病人腹部情况，注意有无腹膜炎的症状和体征，以及时发现和处理。

7. 心理护理

根据病人及亲属不同的文化层次和病情，耐心倾听病人及其亲属的诉说。根据具体情况给予安慰和解释，说明治疗方法的目的、意义、疾病的转归等，使病人及其亲属消除顾虑，能够积极配合治疗和护理。

（二）手术治疗的护理

1. 手术前护理

急诊病人在抢救、治疗的同时，应完善术前各项准备，进行胃肠减压、配血等。需手术治疗的非急诊病人，应行常规术前准备。向病人及亲属解释手术的重要性和必要性。

2. 手术后护理

(1) 一般护理：胃肠功能恢复后给予流质饮食，3～5 天后给予低脂肪、高蛋白、高维生素易消化食物，禁油腻食物及饱餐。

(2) 观察病情：密切观察生命体征，尤其是心率和心律的变化。观察腹部症状和体征，有无腹膜刺激征出现，胃肠功能恢复情况。观察、记录有无出血和胆汁渗出。黄疸程度、消退情况。

(3) 防治感染：观察病人体温变化，遵医嘱合理应有抗菌药物。

(4) 维持水、电解质和酸碱平衡：禁食、胃肠减压、胆管引流使消化液和体液丢失较多，应准确记录引流量；及时补充晶体和胶体液，以保持内环境稳定。

(5) 引流管护理：术后常放置胃肠减压和腹腔引流管，术后 2～3 天，胃肠功能恢复后可拔出胃管；腹腔引流液小于10 mL，无腹膜刺激征，可拔除腹腔引流管。若引流液含有胆汁，应考虑胆瘘发生，应妥善固定引流管，保持引流通畅，密切观察腹部体征变化，积极配合医师行非手术或手术治疗。

(6) T 形管引流的护理：胆道手术后放置 T 形管的目的是引流胆汁，以减轻胆管水肿，降低胆总管内压力，减少胆汁渗漏的发生；引流残余结石，将胆囊管及胆囊内残余结石，尤其是泥沙样结石排出体外；亦可经 T 形管溶石、造影等；支撑胆道，避免术后胆总管切口瘢痕狭窄、管腔变小、粘连狭窄等。护理要点有以下几点。

① 妥善固定：术后除用缝线将 T 形管固定于腹壁外，还应用胶布将其固定于腹壁皮肤。

② 保持通畅：应避免 T 形管受压、扭曲、折叠，经常用手挤捏。若发现管腔阻塞，术后 1 周内可用细硅胶管插入管内行负压吸引；超过 1 周者可用生理盐水加庆大霉素低压冲洗。

③ 观察引流液的性质和量：正常成人每日的胆汁分泌量为 800～1 200 mL，呈黄或黄绿色，清亮无沉渣。术后 24 h 内引流量为 300～500 mL，恢复饮食后，可增至每日 600～700 mL，以后逐渐减少至每日200 mL左右。术后 1～2 天胆汁呈混浊的淡黄色，以后逐渐加深、清亮，呈黄色。若胆汁突然减少或无胆汁流出，可能为 T 形管受压、阻塞或脱出；若引流量过多，提示胆道下端可能有梗阻；若引流出大量鲜血，表明有胆道出血。一旦发现上述情况，及时协助医生处理。

④ 预防感染：按无菌操作原则定时更换引流管口处的敷料和引流袋。告知病人引流袋

和腹外引流管的高度不可超过腹部引流管口水平，以防引流管内胆汁逆流引起感染。

⑤ 拔管：一般在术后 2 周，病人无腹痛、发热、黄疸，血白细胞及胆红素正常，胆汁引流量减少至每日200 mL以下，色泽清亮时，可考虑拔除 T 形管。拔管前，应先行 T 形管造影，造影后引流 2～3 天，若造影证实胆道无狭窄、结石、异物时，夹闭 T 形管 1～2 天，若无不适即可拔除。拔管后残留窦道用凡士林纱布填塞，2～3 天可自行闭合。对造影显示有残余结石者，可通过 T 形管置入胆道镜取石，对取石失败或胆道狭窄者，可让病人带管出院，3 个月后再手术治疗。

五、护理评价

病人体液丢失是否得到及时补充；疼痛是否减轻；体温是否恢复正常；潜在并发症是否得到预防或能被及时发现和处理。

六、健康教育

教育病人避免劳累，摄取低脂饮食，少量多餐，多饮水；非手术治疗病人，应按医嘱坚持药物治疗；携带 T 形管出院病人，应按要求做好 T 形管的自我护理。

（徐陈浩）

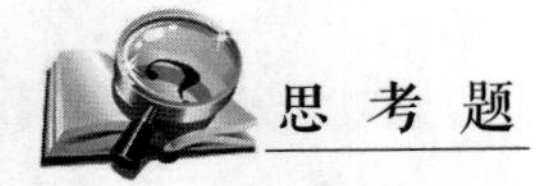

思 考 题

1. 腹腔镜胆囊切除术后的护理措施有哪些？
2. T 管引流的目的是什么？护理措施有哪些？

第二十三章　胰腺疾病病人的护理

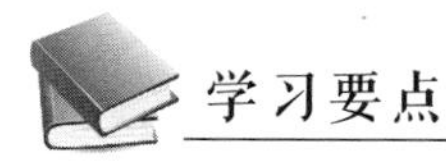

学习要点

1. 胰腺疾病非手术治疗、手术前后护理措施。

2. 急性胰腺炎的病因、病理改变、临床表现、实验室检查及主要治疗方法；胰腺癌及壶腹周围癌临床特点。

3. 胰腺疾病病情复杂，护理中体现对病人的关爱，了解相关疾病知识及康复出院后注意事项。

近年来，胰腺癌和胰腺炎的病人数量不断增加，胰腺疾病已经成为危害人民生活和健康的重要疾病。胰腺癌是常见的消化系统恶性肿瘤，因早期不易发现，切除率低、易复发、侵袭性强，近数十年来，其发病率在全球范围内呈逐渐升高趋势，在欧、美、日增长了2～4倍，已成为世界第四或第五大癌症死亡原因。本章重点介绍胰腺炎和胰腺癌的诊治和护理。

第一节　急性胰腺炎

急性胰腺炎(acute pancreatitis，AP)是指胰腺及其周围组织被胰腺分泌的消化酶所消化而引起的急性化学性炎症，是常见急腹症之一。好发年龄为20～50岁，男女患者之比约为2∶1。按病理变化可分为急性水肿性胰腺炎和急性出血坏死性胰腺炎两种。急性水肿性胰腺炎病情较轻，预后较好，而急性出血坏死性胰腺炎则病情凶险，死亡率高。

一、病因

1. 胆道疾病

胆道疾病是我国急性胰腺炎的最常见病因，约占50%以上。当胆总管下端结石嵌顿、胆道蛔虫症、肝胰壶腹括约肌水肿和痉挛、壶腹部狭窄时，即可引起梗阻。梗阻后胆汁可经“共同管道”逆流入胰管，活化胰酶，引起胰腺组织坏死；此外，梗阻又可使胰管内压力增高，致胰小管和胰腺腺泡破裂，胰液外溢，造成胰腺组织坏死，产生急性胰腺炎。

2. 过量饮酒和饮食不当

过量饮酒为我国急性胰腺炎的第二位原因，约占30%，在美国为主要原因。酒精不但能直接损伤胰腺，还能间接刺激胰液分泌，并可引起十二指肠乳头水肿和肝胰壶腹括约肌痉挛，最终导致胰管内压增高，细小胰管和胰腺腺泡破裂，胰液溢入胰腺组织间隙，对胰腺进行“自我消化”而发生急性胰腺炎。另外，在过量饮酒的同时伴有饮食不当，如过量摄取高蛋白、高脂肪等食物，可促使胰液过量分泌，在伴有胰管部分梗阻时，可增加发生急性胰腺炎的危险性。

3. 其他

如高脂血症、高钙血症、使用某些药物（如磺胺、噻嗪类药物、糖皮质激素）或接触某些毒性物质（如农用杀虫剂等）、腹部损伤、胆道手术、ERCP 及感染（如腮腺炎病毒、肝炎病毒、伤寒杆菌）等均可引起急性胰腺炎。

二、病理生理

基本病理改变是胰腺呈不同程度的充血、水肿、出血和坏死。正常情况下，胰液中的酶原不具有活性，仅在十二指肠内被激活后才有消化功能。当胆汁和胰液排出受阻、返流或胰管内压增高时，可使胰腺导管破裂、上皮受损，胰液中的胰酶被激活而消化胰腺组织，胰腺可出现充血、水肿及急性炎症反应，称为水肿性胰腺炎（轻型急性胰腺炎）。若病变进一步发展，或发病初期即有胰腺细胞的大量破坏，胰蛋白酶原及其他多种酶原（如糜蛋白酶、弹力纤维酶、磷脂酶 A、脂肪酶等）被激活，则可导致胰腺及其周围组织的出血和坏死，称急性出血坏死性胰腺炎（重症急性胰腺炎）。此时，胰腺除有水肿外，被膜下有出血斑或血肿；腹膜后或腹腔内有血性腹水；大小网膜、肠系膜、腹膜后脂肪组织发生坏死溶解，并与钙离子结合形成皂化斑，浆膜下多处出血或血肿形成；甚至胃肠道也有水肿、出血等改变。大量胰酶被腹膜吸收入血液，使血淀粉酶和脂肪酶升高，并可通过激活体内多种活性物质的作用，导致多器官功能受损。坏死胰腺以局部纤维化而痊愈或转为慢性胰腺炎。晚期坏死组织合并感染，可形成胰腺脓肿。

三、临床表现

1. 症状

(1) 腹痛：腹痛为急性胰腺炎的主要症状，系胰腺包膜肿胀、胰胆管梗阻和痉挛、腹腔内化学性物质刺激所致。多为突发性上腹或左上腹持续性、刀割样剧痛，伴有阵发加剧。腹痛常在饱餐或饮酒后发生，可因进食而加剧，可波及脐周或全腹。常向左肩或两侧腰背部放射。疼痛在弯腰或坐起前倾时可减轻。

(2) 恶心、呕吐：初期有较频繁的反射性恶心和呕吐，内容物为食物、胆汁。晚期是由于麻痹性肠梗阻引起，呕吐物为粪样。如呕吐蛔虫者，多为并发胆道蛔虫的胰腺炎。酒精性胰腺炎者的呕吐常于腹痛时出现，胆源性胰腺炎者的呕吐常在腹痛发生之后。

(3) 腹胀：与腹痛同时存在，是腹腔神经丛受刺激产生肠麻痹的结果。腹腔积液、胃肠积液或积气均可加重腹胀。腹膜炎伴进行性腹胀是病情恶化的重要标志之一。

（4）其他：大网膜、腹膜上的脂肪组织被消化分解成脂肪酸，后者与钙结合为不溶性的脂肪酸钙，因而血清钙下降，病人可出现手足抽搐；胆源性胰腺炎合并胆道感染病人常有寒战、发热；坏死性胰腺炎病人可有脉搏细速、血压下降、四肢湿冷等休克表现；部分病人合并胰性脑病，出现意识模糊、神经精神异常、躁狂状态、昏迷等。

2. 体征

（1）腹膜炎体征：急性水肿型胰腺炎，除有中上腹部压痛外，常无腹膜炎体征；急性出血坏死性胰腺炎，则有明显腹膜刺激征、移动性浊音阳性、肠鸣音减弱或消失等。

（2）皮下出血：仅见于少数严重出血坏死性胰腺炎，主要系外溢的胰液沿组织间隙到达皮下，溶解皮下脂肪使毛细血管破裂出血所致。在腰部、季肋部和腹部皮肤出现大片青紫色瘀斑称为 Grey-Turner 征，脐周围皮肤出现的蓝色改变称为 Cullen 征。

（3）并发症：主要见于急性出血坏死型胰腺炎。局部可并发胰腺脓肿和假性囊肿。全身可并发急性肾衰竭、呼吸窘迫综合征、心力衰竭、消化道出血、脓毒症、多器官功能障碍综合征等，病死率极高。

四、辅助检查

1. 实验室检查

（1）胰酶测定：血清、尿淀粉酶测定最常用。血清淀粉酶在发病后 3～12 h开始升高，24～48 h达高峰，2～5 天后恢复正常；尿淀粉酶在发病24 h开始升高，48 h达到高峰，1～2 周恢复正常。血清淀粉酶大于 5 000 U/L（正常值 400～1 800 U/L，Somogyi 法）或尿淀粉酶超过3 000 U/L（正常值 800～3 000 U/L），即提示本病。血清脂肪酶常在病后 24～72 h开始升高（正常值 23～300 U/L），对病后就诊较晚者有诊断价值，且特异性较高。

（2）C 反应蛋白（CRP）：是组织损伤和炎症的非特异性标志物，在胰腺坏死时明显升高，有助于判断急性胰腺炎的严重程度。

（3）血生化检查：血清钙降低，主要与脂肪坏死后释放的脂肪酸和钙离子结合形成皂化斑有关，血清钙降低的程度能反映病情的严重性和预后；血糖升高，因早期代偿性高血糖素分泌增多、后期胰岛细胞破坏及胰岛素分泌不足等引起；动脉血气分析结果可有异常。

2. 影像学检查

（1）B 超检查：为首选检查方法，可发现胰腺肿胀、腹水及结石病等。

（2）CT 检查：增强 CT 检查对急性胰腺炎有重要诊断价值。可见胰腺弥漫性肿大，密度不均匀，边界模糊，胰周脂肪间隙消失。

（3）X 线摄片：可见横结肠、胃十二指肠充气扩张、左侧膈肌升高、左侧胸腔积液等。

3. 腹腔穿刺检查

穿刺液外观呈血性混浊，可见脂肪小滴，并发感染时呈脓性。穿刺液做淀粉酶测定，若明显高于血清淀粉酶水平，表示胰腺炎严重。

五、治疗原则

1. 非手术治疗

(1) 禁食与胃肠减压:持续胃肠减压可防止呕吐,减轻腹胀,增加回心血量;还可减少促胰液素、胆囊收缩素及促胰酶素的分泌,从而减少胰腺的外分泌,使胰腺得到休息。

(2) 防治体液失衡和休克:给予晶体液、血浆、人体白蛋白、低分子右旋糖酐等,维持体液平衡,防治休克。

(3) 营养支持:早期行肠外营养;病情稳定、胃肠功能恢复后改为肠内营养;血清淀粉酶恢复正常、症状和体征消失后,可恢复经口饮食。

(4) 抑制胰腺外分泌和抗胰酶:应用抑肽酶、奥曲肽、西咪替丁等药物,抑制胰酶的分泌及其活性。

(5) 解痉镇痛:对诊断明确、腹痛较重的病人,给予阿托品、山莨菪碱、哌替啶等镇痛。但勿用吗啡,以免引起肝胰壶腹括约肌收缩。

(6) 防治感染:早期应选用广谱或针对革兰阴性菌的抗菌药物,常用环丙沙星、甲硝唑;若出现继发感染,应根据细菌培养和药敏试验结果选择抗菌药物。

(7) 腹腔灌洗:即在脐下做小切口向上腹部和盆腔分别放置进水管和出水管,用平衡液对腹腔进行灌洗和引流。目的是将含有胰酶和多种有害物质的腹腔渗液排出体外,减轻其所造成的局部和全身损害。

(8) 并发症治疗:及时处理急性肾衰竭、呼吸窘迫综合征、心力衰竭、消化道出血、脓毒症、多器官功能障碍综合征等并发症,以降低病死率。

2. 手术治疗

(1) 手术适应证:① 非手术治疗无效,病情恶化者。② 胰腺坏死继发感染者。③ 胆源性胰腺炎者。④ 急性出血坏死性胰腺炎,经短时间(24 h)非手术治疗,多器官功能障碍不能纠正者。⑤ 病程后期合并肠瘘或胰腺假性囊肿者。⑥ 不能排除其他外科急腹症者。

(2) 手术方式:最常用的是坏死组织清除加腹腔置管引流术,即清除渗液、脓液、坏死组织,彻底冲洗腹腔后,放置多根引流管从腹壁或腰部引出,以便术后灌洗和引流。必要时加做胃、空肠或胆囊造瘘术。

六、护理评估

1. 健康史

了解病人的生活及饮食习惯。注意询问病人发病前有无暴饮暴食及高脂饮食习惯,既往有无慢性胰腺炎及胆道系统疾病史。

2. 身体状况

腹痛的部位、性质;呕吐物颜色、量及性状等;病人的生命体征及是否合并休克,心率及呼吸有无增快，尿量及意识状态等；有无腹膜炎体征及程度、范围；血、尿淀粉酶值是否正常；胰腺影像学检查结果如何；有无水、电解质平衡失调及凝血功能障碍。

3. 辅助检查

了解各项实验室相关检查结果，有利于判断病情和制订护理计划。

4. 心理-社会状况

因急性起病，病情重，应关注病人有无恐惧、焦虑或死亡威胁感等心理反应；由于病程长、治疗过程复杂、花费较大，需了解病人家庭的经济承受能力和社会支持程度。

七、主要护理诊断/问题

(1) 疼痛：腹痛　与胰腺炎症有关。

(2) 焦虑或恐惧　与缺乏疾病的有关知识、严重并发症的威胁等有关。

(3) 有体液不足的危险　与炎性渗出、出血、呕吐、禁食等有关。

(4) 营养失调：低于机体需要量　与恶心、呕吐、禁食和应激消耗有关。

(5) 潜在并发症　休克、急性肾衰竭、呼吸窘迫综合征、心力衰竭、消化道出血、脓毒症、多器官功能障碍综合征、胰瘘、肠瘘、腹腔或胰腺脓肿等。

八、护理目标

病人疼痛、焦虑和恐惧逐渐减轻直至消失；能维持水、电解质和酸碱平衡；能维持较好的营养状态，无明显消瘦；潜在并发症能被及时发现，并得到有效处理。

九、护理措施

(一) 非手术治疗病人的护理

1. 休息与活动

安置病人卧床休息，剧烈疼痛烦躁时，应做好安全防护，防止发生意外损伤，病情许可后，可遵医嘱教育病人下床活动。

2. 观察病情

对重症病人，应安置于ICU病房进行监护。观察生命体征、意识、尿量、腹部症状和体征等变化，记录24 h液体出入量；定时采集血、尿标本送实验室检查，并观察其测定值的变化。若出现高热、腹膜刺激征范围扩大而严重等，提示胰腺及周围坏死组织继发感染；若出现意识障碍、面色苍白、脉搏增快、血压下降、肢端发凉、尿量减少等，提示并发休克；若出现发绀、呼吸困难、呼吸频率$>$35次/min、动脉血氧分压$<$60 mmHg等，应考虑并发急性呼吸窘迫综合征；若尿量$<$30 mL/h，血肌酐清除率$<$120 μmol/min，应警惕急性肾衰竭；对出现

便血、呕血的病人,应考虑应激性溃疡。

3. 禁食、胃肠减压

为病人插胃管,做持续胃肠减压。病情好转后,拔出胃管开始进食,应先给小量无脂清流质如白开水、米汤等,若无不适,再缓增食量,并逐渐过渡到半流质和普通饮食,避免吃甜食和油腻食物,切忌饱餐及饮酒。

4. 补液、防止休克

遵医嘱给予静脉输液,防止水、电解质及酸碱代谢失衡。有休克者,建立两条静脉通路,快速输液,必要时输注全血、血浆代用品、低分子右旋糖酐,应用升压药物等,以恢复有效循环血量。

5. 减轻疼痛

帮助病人取弯腰抱膝体位,以减轻疼痛。遵医嘱给予解痉和镇痛药物,如山莨菪碱或阿托品加哌替啶肌内注射,硝酸甘油片舌下含化,还可给异丙嗪肌内注射,以加强镇静效果。遵医嘱应用抑肽酶、奥曲肽、西咪替丁、生长抑素等,以上药物除阿托品采用肌内注射外,其他均为静脉点滴给药,用药期间注意观察腹痛缓解的程度及药物的不良反应。

6. 应用抗菌药物

遵医嘱早期给予环丙沙星、甲硝唑等静脉点滴,以防止继发感染,缩短病程,减少并发症。

7. 营养支持

遵医嘱早期实施完全胃肠外营养;病情稳定、肠麻痹消除后,改经胃管灌注营养;当血清淀粉酶恢复正常,症状体征消失后可恢复正常饮食。

8. 观察病情

严密观察病人的意识、体温、呼吸、脉搏、血压、面色、尿量、24 h液体出入量等,定时检查腹部症状和体征变化,随时查看实验室及其他检查结果,以估计病情有无好转或恶化,有无局部或全身并发症的发生。

9. 腹腔灌洗的护理

(1) 妥善连接:进水管接生理盐水或林格氏液(其中可加入抗生素),以 20～30 滴/min 的速度做持续灌洗。出水管要维持一定的负压吸引,若有管腔堵塞,可用生理盐水缓慢冲洗。

(2) 观察引出液情况:一般开始为暗红色、混浊,内含小血块及坏死组织,2～3 天后颜色变淡、清亮;若引出液颜色鲜红、坏死组织量增多,说明有继发出血和组织自溶;若引出液含有胆汁、胰液或肠液,应考虑胆瘘、胰瘘或肠瘘的可能;定期测定引出液中淀粉酶和细菌,以判断治疗效果。

(3) 保护皮肤:出水管周围皮肤涂氧化锌软膏保护,以防胰液腐蚀。

(4) 适时拔管:若体温正常并稳定 10 天左右,血白细胞计数正常,引流液每天少于5 mL 且淀粉酶测定值正常,可考虑停止灌洗,拔除导管;拔管后观察局部有无渗液,必要时更换敷料。

（二）手术治疗病人的护理

1. 手术前护理

除非手术治疗护理措施外，还应做好皮肤准备、药物过敏试验、交叉配血、麻醉前给药等护理。

2. 手术后护理

（1）体位与休息：麻醉清醒前安置平卧位，头偏向一侧，待麻醉作用消失、生命体征平稳后取半卧位，以利于呼吸和腹腔引流；重症病人因机体消耗过大，需要卧床休养，卧床期间应勤翻身、深呼吸和有效咳嗽，并进行肌肉和关节功能锻炼，以减少并发症。

（2）观察病情：观察生命体征、意识、尿量及腹部症状和体征，敷料有无渗血、渗液，各引流管固定是否牢固及其引流液的性质和量。若腹腔引流管引流出大量鲜血，并伴有血压下降、脉搏细速、面色苍白等表现，应考虑内出血；若切口或引流管口处有无色透明的液体渗出，且渗出液中淀粉酶含量高，则应判断为胰瘘；若出现腹膜刺激征，切口红肿、疼痛，并漏出肠液、粪样物或气体等，应考虑肠瘘；若出现发热，伴腹痛、腹部肿块等，应行 B 超或 CT 检查，以判断有无腹腔或胰腺脓肿。

（3）引流管护理：胰腺炎病人手术后，可带有胃管、T 形管、空肠造瘘管、胰腺引流管、腹腔冲洗管、导尿管等。应区分每条导管放置的部位及其作用，并将导管贴上标签与相应的引流装置正确连接固定，以防滑脱；防止引流管扭曲、堵塞和受压；定时更换引流瓶、引流袋，注意无菌操作；分别观察和记录各引流液的性质和量。腹腔冲洗的护理方法，见非手术治疗病人的护理。

（4）继续术前措施：禁饮食、胃肠减压、维持体液平衡、营养支持、使用抗菌药物等，同手术前护理。

（5）并发症护理：① 术后出血，应遵医嘱给予输液、输血、止血药物等。② 胰瘘，应保持负压引流通畅，保持创口周围皮肤清洁、干燥，并涂氧化锌软膏，以防胰液对皮肤造成腐蚀，待其自行愈合，必要时做手术治疗准备。③ 肠瘘，应保持局部引流通畅，做好局部皮肤护理，维持水、电解质和酸碱平衡，加强营养支持，应用抗菌药物等，必要时做手术治疗准备。④ 腹腔或胰腺脓肿，一旦发生，遵医嘱给予抗感染、营养支持等治疗，必要时配合手术引流。

（6）心理护理：急性出血性坏死性胰腺炎，因病情严重，加之术后引流管较多和恢复时间较长，病人易出现悲观、急躁情绪，应给予更多的关心、体贴和鼓励，帮助病人稳定情绪，树立战胜疾病的信心。

十、护理评价

病人疼痛、焦虑和恐惧逐渐减轻直至消失；能维持水、电解质和酸碱平衡；能维持较好的营养状态，无明显消瘦；潜在并发症能被及时发现，并得到有效处理。

十一、健康教育

1. 以防为主

告知人们应避免劳累,进低脂、清淡、易消化饮食,避免暴饮暴食,禁烟酒;积极治疗胆道疾病、高脂血症;少用或不用消炎痛、糖皮质激素、口服避孕药等,消除急性胰腺炎的诱发因素。

2. 随访教育

告知病人定期来院复诊,若出现腹部包块、腹痛、腹胀、呕吐或糖尿病症状等,应随时就诊。

第二节　胰腺肿瘤与壶腹周围癌

胰腺癌(cancer of the pancreas)是最常见的消化系统恶性肿瘤之一,好发于40岁以上男性,男女发病比例约为1.5∶1。本病早期诊断困难,大多数病人发现后一年内死亡,包括胰头癌、胰体尾部癌,其中胰头癌最常见。壶腹部周围癌(periampullary carcinoma)主要指壶腹部、胆总管下段和十二指肠乳头附近的恶性肿瘤,一般恶性程度低于胰头癌,手术切除率和术后5年生存率明显高于胰头癌。

一、病因

病因胰腺癌的病因至今尚未完全明了。随着肿瘤分子生物学研究的深入,人们认识到胰腺癌的形成和发展,是肿瘤相关基因在体内或外来致癌因子的作用下发生突变、失控的结果。理论上,任何使胰腺癌相关基因发生变化的因素均可能是导致胰腺癌的病因。吸烟是目前公认的胰腺癌致病危险因素,吸烟者比不吸烟者患胰腺癌的危险性高2～3倍。另外,慢性胰腺炎及糖尿病患者胰腺癌的发病率要高于普通人群。

二、病理生理

原发性胰腺癌可发生于胰腺的任何部位,以胰头部最多见,约占60%;胰体部占15%;胰尾部占5%;20%可为弥漫性侵及整个胰腺。胰头部癌多源自胰腺导管上皮,胰体尾部癌常源自腺泡。肿瘤类型可为腺癌、乳头状腺癌或腺泡细胞癌。壶腹部癌以腺癌多见,其次为乳头状癌、黏液腺癌。

三、临床表现

1. 症状

(1) 腹痛与腹部不适:40%～70%胰腺癌患者以腹痛为最先出现的症状,壶腹部癌晚期患者多有此现象。引起腹痛的原因有:① 胰胆管出口梗阻引起其强烈收缩,腹痛多呈阵发性,位于上腹部。② 胆道或胰管内压力增高所引起的内脏神经痛,表现为上腹部钝痛,饭后1～2 h加重,数小时后减轻。③ 胰腺的神经支配较丰富,神经纤维主要来自腹腔神经丛、左右腹腔神经节、肠系膜上神经丛,其痛觉神经位于交感神经内,若肿瘤浸润及压迫这些神经纤维丛就可致腰背痛,且程度剧烈,患者常彻夜取坐位或弓背侧卧,多属晚期表现。

(2) 黄疸:无痛性黄疸是胰头癌最突出的症状,约占 30%左右。胰钩突部癌因距壶腹较远,出现黄疸者仅占 15%～20%。胰体尾部癌到晚期时因有肝十二指肠韧带内或肝门淋巴结转移压迫肝胆管也可出现黄疸。黄疸呈持续性,进行性加深。壶腹部癌患者几乎都有黄疸,由于肿瘤可以溃烂、脱落,故黄疸程度可有明显波动。壶腹部癌出现黄疸早,因而常可被早期发现、治疗,故预后要好于胰头癌。

(3) 消瘦、乏力:由于食量减少、消化不良和肿瘤消耗所致。

(4) 胃肠道:多数患者有食欲减退、厌油腻食物、恶心、呕吐、消化不良等症状。10%的壶腹部癌患者因肿瘤溃烂而有呕血和解柏油样便史。

(5) 发热:胰腺癌伴发热者不多见,一般为低热,而壶腹部癌患者常有发热、寒战史,为胆道继发感染所致。

2. 体征

约半数患者可有肝肿大。按 Courvoisier 法则,无痛性黄疸如同时伴有胆囊肿大,是壶腹周围癌包括胰头癌的特征,在与胆石症作鉴别时有一定参考价值。晚期胰腺癌常可扪及上腹部肿块,可有腹水征。胰体尾部癌早期症状少,当出现腰背疼痛就诊时,疾病往往已至晚期,造成治疗困难,这一特点应引起重视。

四、辅助检查

1. 实验室检查

生化检查:如血清胆红素和肝脏酶类(AKP 等)只有在胆道梗阻时才见升高,也缺乏特异性,不适用于胰腺癌早期诊断。免疫学检查:目前尚未发现特异性的胰腺癌标记物,糖类抗原 19-9(CA 19-9)常用于胰腺癌的辅助诊断及术后随访。

2. 影像学检查

经腹壁 B 超扫描,无创伤、费用低廉,是诊断胰腺肿瘤的首选方法。据统计资料其敏感性在 80%以上,但对小于2 cm的胰腺占位性病变检出率仅为 33%。腹部 CT 及 MRI 效果优于 B 超,对判断肿瘤部位、定位、周围组织有无浸润和淋巴结转移很有价值。ERCP、PTC 显示胆管扩张程度、梗阻部位很有价值,但创伤相对较大。

3. 细胞学检查

在B超或CT下穿刺肿瘤部位行细胞学检查,明确诊断肿瘤性质及病理类型。

五、治疗原则

1. 手术治疗

根治性切除术是治疗胰腺癌及壶腹周围癌的首选方法。不能切除者行姑息手术,辅以化疗或放疗。常用的手术方式有Whipple手术(胰头十二指肠切除术)、PPPD(保留幽门的胰头十二指肠切除术)、姑息手术等。

2. 化学治疗

术后可用5-FU和丝裂霉素为主的化疗方案。

3. 其他

放疗、中医中药等。

六、护理评估

1. 健康史

详细了解病人的生活环境及饮食习惯,注意询问病人是否长期高蛋白和高脂肪饮食、长期大量酗酒、接触有毒物质及抽烟病史,发病前有无暴饮暴食及饮酒,既往有无慢性胰腺炎、有无家族胰腺肿瘤疾病史等。

2. 身体情况

病人腹痛的部位、性质、程度、持续时间、伴随症状,以及加重或缓解的因素。腹部压痛部位可否触及肿块及肝脏,肿块的大小、质地,腹部有无移动性浊音等。近期有无体重下降、消化不良、皮肤瘙痒等症状。黄疸出现的时间和程度,有无恶病质表现。了解相关辅助检查结果,判断有无手术禁忌证及病人对手术的耐受力状况。

3. 心理-社会状况

病人及家属对此类疾病的认知及了解,患病后的心理承受情况及反应,了解病人家庭经济状况,对治疗的配合情况等。

七、护理诊断

(1) 焦虑　与对癌症的恐惧及癌症的治疗及预后的担忧有关。

(2) 疼痛　与癌细胞侵犯神经有关。

(3) 营养失调:低于机体需要量　与厌食、食欲减退、腹泻有关。

（4）潜在并发症　感染。

八、护理目标

病人焦虑与恐惧减轻；疼痛得到缓解或消失；病人营养状况得到改善；并发症能避免或及时发现、处理。

九、护理措施

（1）提供安静、舒适的病室休息环境，避免不良刺激的影响。指导病人取舒适卧位如侧卧、下肢微屈位，减轻癌肿对局部的压力和张力，减轻病人上腹部疼痛和饱胀感。

（2）用温水为病人擦澡，保持皮肤清洁干燥，避免使用对皮肤刺激性过大的碱性肥皂或沐浴液，告诉病人尽量避免抓挠皮肤，穿棉质、柔软的内衣，污染后及时更换，保持衣服清洁干燥。

（3）给予病人及家属一定的心理支持，尊重病人心理调适过程。

（4）增加营养的摄入量：

① 胰腺切除后，胰腺外分泌功能严重减退，应根据胰腺功能每天给予消化酶，使用止泻剂，必要时给予全胃肠外营养，保护肛周皮肤避免刺激。

② 若膜腺癌已远处转移，不宜手术时，饮食应以合病人口味，又能达到身体基本热量需求为主要目标。恶心、呕吐者进餐前行口腔护理，及时清除呕吐物，必要时静脉补液。

（5）监测血糖水平。

十、护理评价

病人焦虑是否减轻，能否配合医疗及护理。病人自述疼痛是否减轻或消失，营养需要是否得到满足，有无体重下降。术后并发症是否得到预防、及时发现与有效处理。

十一、健康教育

（1）心理指导：大多数胰腺癌病人大多就诊晚，手术机会小，预后差，故病人对治疗缺乏信心。护理人员应予以理解，多与病人沟通，了解病人的真实感受，满足病人的需求。

（2）健康指导：限制脂肪食物，为使食物易于吸收及稳定血糖值，每天进餐以 5～6 次为宜。

（3）出院指导：术后每 3～6 个月复查一次，若出现进行性消瘦、贫血、乏力、发热等症状，及时到医院复诊。

（4）健康促进：按计划放疗或化疗。放疗、化疗期间定期复查血常规，一旦血白细胞计数小于$4\times10^{9}/L$，应暂停放、化疗。

（徐陈浩）

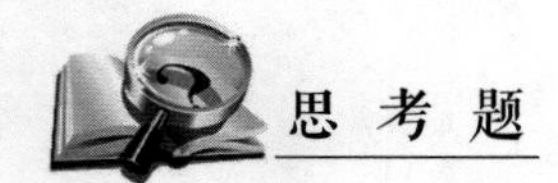

思 考 题

1. 急性胰腺炎的并发症及相关护理要点有哪些？
2. 胰腺癌与壶腹周围癌的临床特点有哪些？

第二十四章 周围血管疾病病人的护理

学习要点

1. 原发性下肢静脉曲张的病因、病理生理、临床表现、辅助检查、治疗原则、常见护理诊断/问题及护理措施。

2. 血栓闭塞性脉管炎的病因、病理生理、临床表现、辅助检查、治疗原则、常见护理诊断/问题及护理措施。

第一节 原发性下肢静脉曲张

原发性下肢静脉曲张是指下肢浅静脉瓣膜关闭不全，使静脉内血流倒流，远端静脉淤滞，继而病变静脉壁扩张、变性、出现不规则膨出和扭曲。多见于从事长期站立的职业或体力活动强度高者。

一、病因及分类

1. 原发性下肢静脉曲张

静脉壁软弱、静脉瓣膜缺陷及静脉内压升高，是原发性下肢静脉曲张的三大主要原因。先天性因素如静脉壁薄弱和静脉瓣膜缺陷及后天性因素如长期站立、重体力劳动、妊娠、慢性咳嗽、习惯性便秘等，引起下肢静脉压力增高，使静脉回流受阻、静脉腔扩大，以致静脉瓣关闭不全，引起血流倒流，最终导致浅静脉内血液淤滞、静脉扩张迂曲，从而形成下肢静脉曲张。

2. 继发性下肢静脉曲张

继发性下肢静脉曲张是继发于深静脉病变而引起的，如下肢深静脉血栓、炎症而引起的阻塞，或继发于深静脉以外的病变，如妊娠子宫或盆腔肿瘤等压迫髂静脉，均可致浅静脉扩张，从而导致下肢静脉曲张。

二、病理生理

下肢静脉曲张的病理变化主要发生在静脉壁中层。由于血液滞留，静脉压力增高，毛细血管通透性增加，血液中大分子物质渗出并聚集在毛细血管的周围形成不溶解的纤维蛋白物，从而阻碍了皮肤和皮下组织摄取营养和氧气，导致局部组织营养不良，抵抗力降低，易并发下肢皮炎、色素沉着、淋巴管炎和慢性溃疡等。

三、临床表现

原发性下肢静脉曲张以大隐静脉曲张为多见，单独的小隐静脉曲张较为少见；以左下肢多见，但双侧下肢可先后发病。主要临床表现为下肢浅静脉扩张、迂曲，下肢沉重、乏力感。可出现踝部轻度肿胀和足靴区皮肤营养性变化：皮肤色素沉着、皮炎、湿疹、皮下脂质硬化和溃疡形成。

四、辅助检查

1. 特殊检查

(1) 大隐静脉瓣膜功能试验（Trendelenburg 试验）：检查静脉瓣膜功能。嘱患者平卧，抬高患肢使曲张静脉血液排空，在腹股沟下方即大腿上 1/3 处扎止血带以阻断大隐静脉，然后让患者站立，观察患肢静脉充盈情况，若释放止血带后10 s内出现自上而下静脉逆向充盈，则提示大隐静脉瓣膜功能不全；若在未放开止血带前30 s内出现浅静脉曲张，提示交通支瓣膜功能不全，如图 24.1 所示。

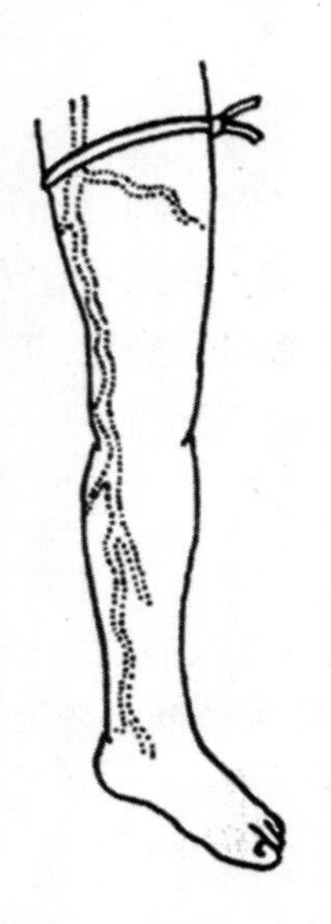

图 24.1　Trendelenburg 试验

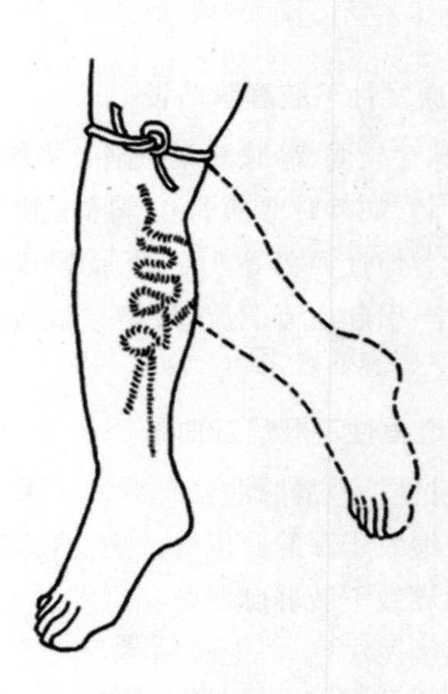

图 24.2　Perthes 试验

(2) 下肢深静脉通畅试验(Perthes 试验)：患者站立，待下肢曲张静脉充分充盈后，在大腿上 1/3 处扎止血带，以阻断大隐静脉回流，嘱患者用力伸屈膝关节连续 10 余次，如静脉曲张明显减轻，则提示深静脉通畅；反之，如在活动后浅静脉曲张更加明显，甚至有胀痛，则说明深静脉不通畅，如图 24.2 所示。

(3) 交通静脉瓣膜功能试验(Pratt 试验)：患者仰卧，抬高患肢，在大腿根部扎止血带，先从足趾向上至腘窝缠第一根弹力绷带，再自止血带处向下缠第二根弹力绷带至膝上，两根绷带之间留有一定间隙。让患者站立，一边向下松解第一根弹力绷带，一边向下续缠第二根弹力绷带，如果在两根绷带之间的间隙内出现曲张静脉，提示该处有功能不全的交通静脉，如图 24.3 所示。

2. 影像学检查

下肢静脉造影、血管超声检查等，可以判断病变性质、部位、范围和程度。

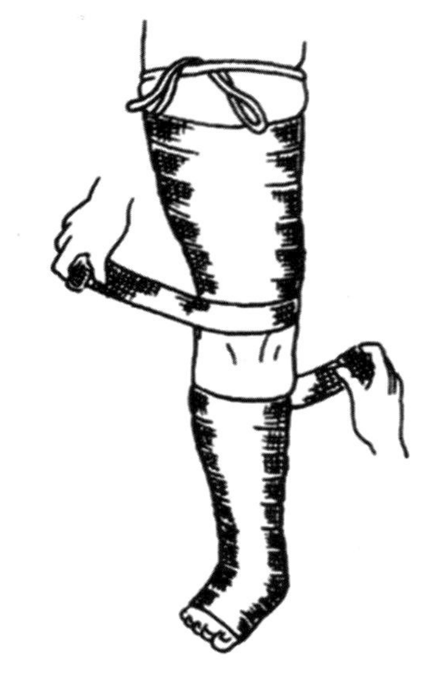

图 24.3　Pratt 试验

五、治疗原则

1. 非手术治疗

(1) 支持治疗：主要方法是穿弹力袜或使用弹力绷带包扎，利用远侧高而近侧低的外在压力差促进静脉回流，同时注意休息，抬高患肢。适用于病变局限、症状较轻者，或妊娠期间发病及症状虽然明显但不能耐受手术者。

(2) 硬化剂治疗：将硬化剂注入曲张的静脉后引起的无菌性炎症反应使之闭塞，常用的硬化剂为 5%鱼肝油酸钠，适用于局部轻度静脉曲张或手术后残留的静脉曲张。

(3) 药物治疗：黄酮类和七叶皂苷类药物可缓解酸胀和水肿等症状。

2. 手术治疗

适用于深静脉通畅、无手术禁忌证者。常用手术方法为大隐静脉或小隐静脉高位结扎和曲张静脉分段剥脱术，为根治性手术。

六、护理评估

(一) 术前评估

1. 健康史

(1) 生命体征：术前评估患者的生命体征(体温、呼吸、脉搏、血压)。

(2) 患者主诉：询问患者是否存在长时间站立后小腿感觉沉重、酸胀、乏力或疼痛。

(3) 病史：如外科手术史、内科疾病史、药物服用情况等。

(4) 营养状况:如肥胖。

(5) 知识水平:是否了解有关下肢静脉曲张的形成及自我护理方面知识。

2. 身体状况

(1) 视诊:双下肢皮肤有无皮肤萎缩、紧绷、脱屑、瘙痒、色素沉着、皮肤溃疡,有无静脉明显隆起、蜿蜒成团。

(2) 触诊:双下肢皮肤有无肿胀,皮肤有无硬实,皮温有无降低,检查足背动脉、胫后动脉的搏动情况。

(3) 辅助检查结果:大隐静脉瓣膜功能试验是否阳性,根据检查情况判断静脉瓣膜功能不全的部位;深静脉通畅试验是否阳性,根据检查结果判断深静脉是否通畅。

3. 心理-社会状况

患者的适应能力、经济状况、家庭支持、社交活动、个人卫生、运动量、酒癖、烟癖、药物癖等。

(二) 术后评估

(1) 患者的血液循环是否通畅,包括患肢远端皮肤的温度、色泽、动脉搏动、感觉等有无异常。

(2) 伤口的敷料是否干燥清洁,有无渗血、局部伤口有无红、肿、热、痛等感染征象。能否早期离床活动及正常行走。

(3) 尿管是否通畅,尿液的量、颜色、性质,有无导管相关性感染的症状。

七、主要护理诊断/问题

(1) 活动无耐力　与下肢静脉回流障碍有关。

(2) 皮肤完整性受损　与下肢皮肤营养障碍、慢性溃疡有关。

(3) 知识缺乏　缺乏有关本病预防和治疗的知识。

(4) 潜在并发症　术前可能出现皮炎、慢性溃疡、血栓性静脉炎、曲张静脉破裂出血等;术后可能出现感染、下肢水肿、深静脉血栓形成等。

八、护理目标

(1) 患者的活动耐力逐渐增加。

(2) 患者皮肤的完整性良好。

(3) 患者了解本病的特点,掌握预防措施。

(4) 患者发生并发症的危险减小,护士及时发现、处理并发症。

九、护理措施

（一）非手术治疗护理/术前护理

1. 促进下肢静脉回流，改善活动能力

（1）穿弹力袜或使用弹力绷带：指导病人行走时穿弹力袜或使用弹力绷带，促进静脉回流。穿弹力袜时，应平卧并抬高患肢，排空曲张静脉内的血液后再穿，注意弹力袜的长短、压力及薄厚应符合病人的腿部情况。弹力绷带自下而上包扎，不妨碍关节活动。并注意保持合适的松紧度，以能扪及足背动脉搏动及保持足部正常皮肤温度为宜。

（2）休息与体位：采取良好坐姿，坐时双膝勿交叉过久，以免压迫腘窝，影响静脉回流；休息或卧床时抬高患肢，以促进静脉、淋巴回流，以减轻患肢水肿。

（3）避免引起腹内压及静脉压增高的因素：保持大便通畅，避免长时间站立或久坐，肥胖者宜有计划地减轻体重。

（4）配合硬化剂注射治疗：准备5%鱼肝油酸钠、2%利多卡因、注射器、消毒用品及弹力绷带等。注射时安置患者平卧；注射后压迫针眼1～2 min，缚缠弹力绷带后再让患者起床。告知患者弹力绷带包扎至少2周，如有松脱应随时缠好，必要时可重复注射。

2. 预防或处理创面感染

观察患肢远端皮肤的温度、颜色，观察是否有肿胀、渗出，局部有无红、肿、压痛等感染征象。皮肤有溃疡者应抬高患肢，定时换药，促进创面愈合，预防创面继发感染。

3. 术前护理

对于实施手术治疗的患者，除以上非手术治疗的护理措施外，还应仔细做好皮肤准备。备皮范围按腹股沟部手术备皮范围加同侧整个下肢，直达足趾；对术中需植皮者，还应同时做好供皮区的皮肤准备。对下肢皮肤溃疡者，应取创面分泌物做细菌培养和药敏试验；创面加强换药，用生理盐水或1∶5 000呋喃西林溶液湿敷；全身应用抗生素；术日晨做最后一次换药，换药后用无菌巾包裹，以防污染手术野。

（二）术后护理

1. 观察病情

除观察生命体征外，还应重点观察患者有无伤口及皮下渗血、伤后感染等情况，发现异常应及时通知医师，并协助处理。

2. 休息与活动

术后患肢抬高20°～30°，卧床休息1～2天，期间指导患者作足部伸屈和旋转运动；术后24 h可鼓励患者下地行走，以促进下肢静脉血液回流，避免深静脉血栓形成。

3. 保护患肢

活动时，避免外伤引起曲张静脉破裂出血。

（三）健康教育

（1）避免使用过紧的腰带和紧身衣物；避免肥胖；避免久站和久坐；避免坐时双膝交叉过久；避免腹内压增高，保持大小便通畅，积极治疗慢性咳嗽等。

（2）休息时适当抬高患肢；指导患者进行适当体育锻炼，增强血管壁弹性。

（3）非手术治疗患者坚持长期使用弹力袜或弹力绷带；手术治疗病人一般术后宜继续使用弹力袜或弹力绷带1～3个月。

十、护理评价

通过治疗与护理，患者是否：

（1）活动耐力逐渐增加，下肢能自如活动。

（2）下肢营养供给充分，溃疡面愈合良好。

（3）了解下肢静脉曲张的特点，能够掌握本病的预防知识，并采取有利于下肢静脉曲张预防的生活方式。

（4）未出现并发症，或并发症得到及时发现和处理。

第二节　血栓闭塞性脉管炎

血栓闭塞性脉管炎，简称脉管炎，又称Burger病，是一种主要累及四肢远端中动脉、小动脉、静脉的慢性、阶段性、进行性和周期性发作的血管炎性病变。主要发生在下肢血管。多见于男性青壮年。

一、病因

目前病因尚未明确，与多种因素有关，主要包括两方面：

（1）外来因素：主要与吸烟、寒冷潮湿的生活环境、慢性损伤及感染有关；

（2）内在因素：包括自身免疫功能紊乱、性激素和前列腺素失调及遗传因素。其中主动或被动吸烟是本病发生和发展的重要环节。

二、病理生理

病变主要累及四肢血管，常起始于动脉，后累及静脉，由远端向近端发展。活动期病变为受累动静脉管壁全层非化脓性炎症，有内皮细胞和成纤维细胞增生、淋巴细胞增生、管腔狭窄和血栓形成。后期炎症消退，血栓机化，新生毛细血管形成，动脉周围有广泛纤维组织形成，常包埋静脉和神经组织，最终导致管腔闭塞，血管闭塞的同时，虽可逐渐建立侧支循环，但常不足以代偿，因而闭塞血管远端的组织可出现缺血性改变，最终可导致局部溃疡或坏疽。

三、临床表现

临床按肢体缺血程度和表现，分为3期。

1. 局部缺血期

表现为患肢苍白、发凉、酸胀乏力、足背和(或)胫后动脉搏动减弱和感觉异常，包括麻木、怕冷、刺痛等。随后出现间歇性跛行，即步行一段距离后出现患肢疼痛，停下来休息一会儿疼痛可缓解，再步行一段距离又出现疼痛。随病情进展，跛行距离逐渐缩短，休息时间延长。此期可能表现为反复发作的游走性血栓性静脉炎。

2. 营养障碍期

患肢皮肤温度显著降低，肢端苍白、潮红或发绀，可伴有营养障碍的表现，如皮肤干燥、脱屑、趾(指)甲增厚、变形；小腿肌肉萎缩，足背和(或)胫后动脉搏动消失，但尚未出现肢端溃疡或坏疽。患者异常感觉加重，由间歇性跛行转变为安静状态下也有持续性疼痛，夜间更甚，称为静息痛。

3. 组织坏死期

患肢肢端发黑、干瘪、溃疡或坏疽；大多为干性坏疽，若并发感染，坏疽即转为湿性坏疽，出现体温升高、烦躁等全身中毒症状。患肢疼痛剧烈、呈持续性，患者夜不能寐，日夜屈膝抚足而坐。病程较长者可有消瘦、贫血等慢性消耗体征。

四、辅助检查

1. 一般检查

(1) 测定跛行时间和跛行距离。

(2) 皮温测定：在一定室温下，患肢温度较正常侧相应部位低2℃以上，表示该侧肢体血供不足。脉管炎病人的患肢皮温均较低。

(3) 肢体抬高试验：患者平卧，患肢抬高70°～80°，持续60 s，若出现麻木、疼痛、苍白或蜡黄色为阳性，提示动脉供血不足。再让患者下肢自然下垂于床缘以下，正常人皮肤色泽可在10 s内恢复正常。若超过45 s且皮肤色泽不均匀，进一步提示患肢存在动脉供血障碍。

(4) 检查患肢远端动脉搏动情况：若搏动减弱或不能扪及常提示血流减少。

2. 特殊检查

(1) 多普勒超声检查：可显示患肢动脉的形态、直径和流速、血流波形等。

(2) 动脉造影：可显示动脉阻塞的部位、范围、程度，并可了解患肢侧支循环的建立情况。

五、治疗原则

处理上着重于防止病变进展，解痉止痛、防治感染，改善和促进下肢血液循环，尽可能保全肢体，减少伤残程度。

1. 非手术治疗

(1) 一般治疗：患者严格戒烟、防止受冷、受潮和外伤，患肢保暖但不做热疗，以免组织需氧量增加而加重症状。疼痛严重者，可用镇痛和镇静剂。早期病人进行患肢适度锻炼，促使侧支循环建立。

(2) 药物治疗：可使用血管扩张药物、改善血液循环的药物和抗血小板药物等，还可使用中医中药治疗。

(3) 高压氧疗法：通过高压氧治疗，提高机体血氧含量，改善肢体缺血情况。

2. 手术治疗

目的是重建动脉血流通道，增加肢体血供，改善肢体缺血情况。根据病情常选用腰交感神经切断术、动脉重建术、大网膜移植术，必要时采取截肢(趾)术。

六、护理评估

(一) 术前评估

1. 健康史

(1) 患者疼痛和运动的关系：疼痛的性质、程度和持续时间；与行走的关系；是间歇性跛行，还是静息痛；跛行距离和跛行时间；是否伴有麻木、发凉、针刺等异常感觉；以往采取的止痛措施及效果。

(2) 既往史：① 吸烟史：如开始吸烟的年龄、每日吸烟量、烟草的种类等。② 生活史：是否长期在湿冷环境中工作或生活。③ 有无外伤和感染史。

2. 身体状况

(1) 患肢缺血情况：患肢皮温、色泽、动脉搏动情况；测量跛行距离和跛行时间。

(2) 患肢营养改变及其他情况：有无肌萎缩、皮肤干燥脱屑、坏疽、溃疡和感染。

(3) 辅助检查：影像学检查所示动脉闭塞的部位、范围、性质、程度和侧支循环建立的情况。

3. 心理-社会状况

患者因患肢疼痛及病变加重而产生的忧虑、急躁、悲观反应；家庭成员能否给予足够的支持。

(二) 术后评估

(1) 手术情况：手术方式、范围和麻醉方式。

(2) 局部伤口情况：有无切口渗血、渗液情况。

(3) 各种引流管道：有无扭曲、折叠、脱落、堵塞情况。

(4) 患肢血液循环：患肢远端皮肤的温度、色泽、感觉和足背动脉搏动的变化。

七、主要护理诊断/问题

(1) 慢性疼痛　与患肢(趾)缺血、缺氧、组织坏死有关。

(2) 焦虑　与患肢剧烈疼痛、久治不愈、对治疗失去信心有关。

(3) 组织完整性受损　与肢端坏疽、脱落有关。

(4) 活动无耐力　与患肢远端供血不足、局部营养障碍有关。

(5) 潜在并发症　创面感染、溃疡及坏疽，术后切口出血和栓塞。

八、护理目标

(1) 患者疼痛减轻。

(2) 患者情绪稳定，能积极配合治疗和护理。

(3) 患者组织的完整性良好。

(4) 患者的活动耐力逐渐增加。

(5) 患者发生并发症的风险减小，护士能及时发现和处理并发症。

九、护理措施

(一) 非手术治疗患者的护理

1. 疼痛护理

(1) 绝对戒烟：告知患者吸烟的危害性，消除烟碱对血管的收缩作用。

(2) 肢端保暖：告知患者应注意肢端保暖，避免受寒冷刺激，但应避免用热水袋或热水给患肢直接加温。寒冷可使血管收缩，而温度升高会使局部组织耗氧量增加，加重局部缺血缺氧症状。

(3) 运动疗法：可促进患肢侧支循环的建立，对减轻疼痛有一定的疗效。

(4) 有效镇痛：对早期轻症患者，可遵医嘱用血管扩张剂、中医中药缓解疼痛。对疼痛剧烈的中、晚期患者常需要使用麻醉性镇痛药。同时给予心理护理，提高患者对疼痛的耐受力。

2. 功能锻炼

(1) 步行：鼓励患者坚持每天多走路，行走时以出现疼痛时的行走时间和行走距离作为活动量的指标，以不出现疼痛为度。

(2) 指导患者进行 Buerger 运动，促进侧支循环的建立。患者平卧位时，抬高患肢 45°以上，维持 2～3 min；坐位时，双足自然下垂 2～5 min，同时做足背屈、跖屈和旋转运动；患肢平放休息 2 min，重复练习 5 次，每日数次。有以下情况时不宜运动：腿部发生溃疡及坏死时，运动将增加组织耗氧；动脉或静脉血栓形成时，运动可致血栓脱落造成栓塞。

3. 预防或控制感染

保持足部清洁、干燥，每天用温水洗脚，告诉患者先用手试水温，勿用足趾直接试水温，以免烫伤；预防组织损伤，皮肤瘙痒时，切勿用手抓痒，以免皮肤破溃导致感染甚至形成经久不愈的溃疡，可涂止痒药膏；预防继发感染，患者有皮肤溃疡或组织坏死时应卧床休息，减少损伤部位的耗氧量，保持溃疡部位的清洁，避免受压及刺激，加强创面换药，并遵医嘱使用抗菌药。

4. 心理护理

由于患肢疼痛和趾端坏死使患者备受疼痛折磨，使患者产生痛苦和抑郁心理，甚至对治疗失去信心，医护人员应以极大的同情心关心体贴患者，给予心理支持，调动其战胜疾病的主观能动性，使之积极配合治疗和护理。

（二）手术治疗患者的护理

1. 术前准备

与非手术治疗患者的护理大致相同，术前还需按外科术前常规准备，需植皮者，做好供皮区的皮肤准备。遵医嘱给予抗菌药物。

2. 术后护理

（1）体位：静脉手术后抬高患肢 30°，制动 1 周；动脉手术后患肢平放，制动 2 周。自体血管移植术后愈合较好者，卧床制动时间可适当缩短。患者卧床制动期间应做足背伸屈运动，以促进局部血液循环。

（2）病情观察：密切观察生命体征的变化和切口渗血情况；观察患肢远端的皮肤温度、色泽、感觉和脉搏强度以判断血管重建后的通畅度。

（3）预防感染：遵医嘱合理使用抗生素，密切观察患者的体温变化和切口情况，若切口有红、肿等征象，应及时处理。

（4）并发症的观察与护理：若动脉重建术后出现肢体肿胀、皮肤颜色发紫、皮温降低，应考虑重建部位的血管发生痉挛或继发性血栓形成，应报告医生，协助其处理或做好再次手术准备工作；静脉动脉化手术后常见的并发症有静脉回流障碍，因为大隐静脉和股深静脉远不能代替股浅静脉的功能，甚至有发生缺血性坏死的趋势，应观察患肢远端皮肤的温度、色泽及大隐静脉搏动情况，指导患者抬高患肢高于心脏水平 20～30 cm，术后遵医嘱继续使用抗血小板药物。

（三）健康教育

（1）告诉患者应防寒、防潮、绝对戒烟。

（2）指导患者睡觉或休息时取头高脚低位，使血液容易灌流至下肢，告知患者避免长时间维持同一姿势(站或坐)不变,以免影响血液循环。坐时应避免将一腿搁在另一腿膝盖上,以防腘动、静脉受压和血流受阻。

(3) 指导患者进行 Buerger 运动,促进侧支循环建立,改善局部症状。

(4) 合理使用止痛药物。

十、护理评价

通过治疗与护理,患者是否能够:

(1) 疼痛得到有效控制或缓解。

(2) 病人焦虑、悲观程度减轻。

(3) 病人组织的完整性良好。

(4) 病人活动耐力逐渐增加。

(5) 病人的并发症得以预防或及时发现和治疗。

(黄飞燕)

思考题

1. 引起原发性下肢静脉曲张的主要原因有哪些?
2. 血栓闭塞性脉管炎的分期及各期的主要临床表现有哪些?

第二十五章　泌尿系统损伤病人的护理

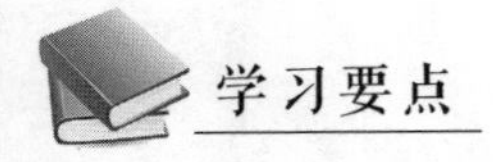
学习要点

1. 肾损伤的病因、病理与分类、临床表现、辅助检查、治疗原则及护理措施。
2. 膀胱损伤的病因、临床表现、辅助检查、治疗原则及护理措施。
3. 尿道损伤的病因、临床表现、辅助检查、治疗原则及护理措施。

第一节　肾　损　伤

肾深埋于肾窝，受到肋骨、腰肌、脊椎和腹壁、腹腔内脏器、膈肌的保护，故不易受损。但肾质地脆、包膜薄，受暴力打击易引起损伤。肾损伤常是严重多发性损伤的一部分。

一、病因

1. 开放型损伤

因弹片、枪弹、刀刃等锐器所致损伤，常伴有胸部、腹部等其他脏器损伤，病情复杂而严重。

2. 闭合性损伤

临床上最多见，为直接暴力(如撞击、跌倒、挤压、肋骨骨折等)或间接暴力(如对冲伤、突然暴力扭转等)所致。直接暴力时，上腹部或腰背部受到外力撞击或挤压是肾损伤最常见的原因。

二、病理与分类

临床上最常见的是闭合性肾损伤，根据肾损伤的程度闭合性肾损伤可有以下病理类型，如图 25.1 所示。

1. 肾挫伤

损伤仅限于部分肾实质，形成肾瘀斑和(或)包膜下血肿，肾包膜及肾盂黏膜完整。损伤涉及集合系统可有少量血尿。一般症状轻微，可以自愈。大多数病人的肾损伤属此类。

2. 肾部分裂伤

肾实质部分裂伤伴有肾包膜破裂，可致肾周血肿。如肾盂肾盏黏膜破裂，可有明显血尿。

3. 肾全层裂伤

肾实质深度裂伤，外及肾包膜，内及肾盂肾盏黏膜，常引起广泛的肾周血肿、严重血尿和尿外渗。肾横断或破裂时，可致肾组织缺血。

4. 肾蒂损伤

较少见。肾蒂血管部分或全部撕裂时可引起大出血、休克，病人常来不及诊治就已死亡。突然减速运动，如车祸、从高处坠落，可引起肾急剧移位、肾动脉突然被牵拉，导致弹性差的内膜破裂，形成血栓，可致肾动脉闭塞、肾功能完全丧失。

继发性病理改变：血肿及尿外渗致继发感染；持续的尿外渗形成假性尿囊肿；血肿及尿外渗引起周围组织纤维化，压迫肾盂及输尿管，导致肾积水；损伤致部分肾实质缺血或肾蒂周围组织纤维化压迫肾动脉致其狭窄，继发肾血管性高血压；肾损伤有发生动静脉瘘或假性肾动脉瘤的可能。

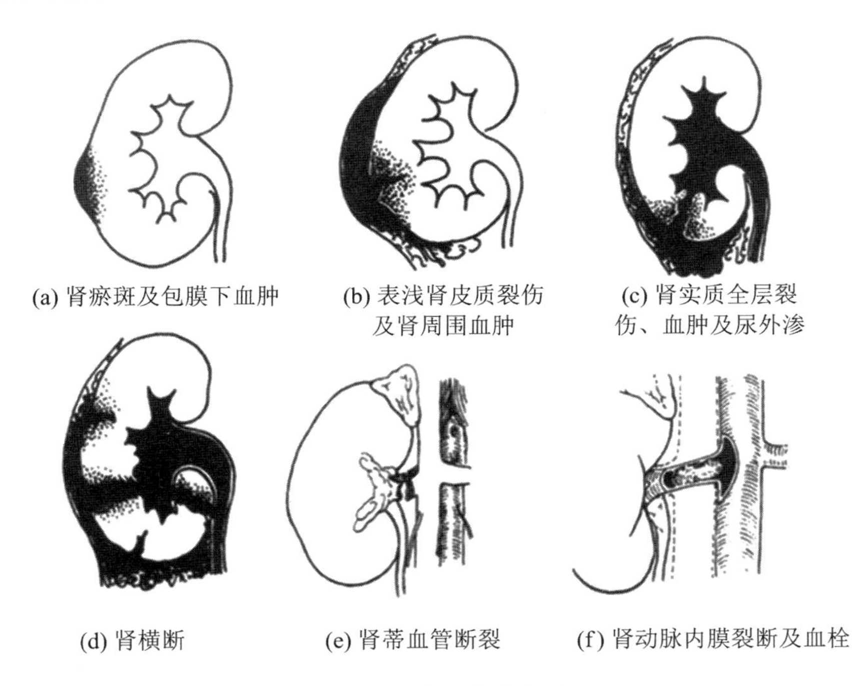

(a) 肾瘀斑及包膜下血肿　(b) 表浅肾皮质裂伤及肾周围血肿　(c) 肾实质全层裂伤、血肿及尿外渗

(d) 肾横断　(e) 肾蒂血管断裂　(f) 肾动脉内膜裂断及血栓

图 25.1　肾损伤的类型

三、临床表现

肾损伤的临床表现与损伤程度有关，常不相同，尤其在合并其他器官损伤时，肾损伤的症状不易被觉察。其主要症状有休克、血尿、疼痛、腰腹部肿块、发热等。

1. 休克

严重肾裂伤、肾蒂裂伤或合并其他脏器损伤时,因损伤和失血常发生休克,可危及生命。

2. 血尿

肾损伤患者大多有血尿。肾挫伤时可出现少量血尿,严重肾裂伤则呈大量肉眼血尿,并可有血块阻塞尿路。血尿与损伤程度不成比例,肾挫伤或轻微肾裂伤会导致肉眼血尿,而严重的肾裂伤可能只有轻微血尿或无血尿,如肾蒂血管断裂、肾动脉血栓形成,肾盂、输尿管断裂或血块堵塞等。

3. 疼痛

肾包膜下血肿、肾周围软组织损伤、出血或尿外渗引起患侧腰、腹部疼痛。血液、尿液渗入腹腔或合并腹内脏器损伤时,出现全腹疼痛或腹膜刺激症状。血块通过输尿管时发生肾绞痛。

4. 腰腹部肿块

血液、尿液渗入肾周围组织可使局部肿胀,形成肿块,有明显触痛和肌强直。

5. 发热

由于血肿、尿外渗易继发感染,甚至导致肾周脓肿或化脓性腹膜炎,伴有全身中毒症状。

四、辅助检查

1. 实验室检查

尿常规可见大量红细胞。血常规检查时,血红蛋白与血细胞比容持续降低提示有活动性出血;血白细胞增多则提示有感染。

2. 影像学检查

B超、CT可了解肾损伤的部位和程度、有无包膜下和肾周血肿及其他器官损伤、对侧肾情况;排泄性尿路造影可评价肾损伤的范围、程度及对侧肾功能。

五、治疗原则

肾损伤的处理与损伤程度直接相关。轻微肾挫伤经短期休息可以康复,多数肾挫伤可经非手术治疗而治愈,仅少数需要手术治疗。

1. 紧急处理

大出血、休克的病人需迅速抢救,应迅速建立静脉通道,给予输血、复苏,并确定肾损伤的范围、程度及有无合并其他器官损伤,同时做好急诊手术探查的准备。

2. 非手术治疗

适用于肾挫伤、轻型肾裂伤及无其他脏器合并损伤的病人。主要措施包括:绝对卧床休息;早期合理应用广谱抗生素;补充血容量,给予输液、输血等支持治疗;合理运用止痛、镇痛和止血药物。

3. 手术治疗

开放性肾损伤、肾破裂、肾盂破裂或肾蒂伤及合并腹腔脏器损伤等，应尽早施行手术。非手术治疗期间如发生以下情况，也需行手术治疗：

(1) 经积极抗休克后生命体征未见改善，提示有内出血。

(2) 血尿逐渐加重，血红蛋白和血细胞比容持续降低。

(3) 腰、腹部肿块明显增大。

(4) 有腹腔脏器损伤可能。

手术方法：依具体情况行肾修补术或肾部分切除术；若患肾无法修复，而对侧肾良好时可施行肾切除；血和尿外渗引起肾周脓肿时则行肾周引流术；对侧肾缺如或肾功能不全者禁忌做肾切除。

六、护理评估

(一) 术前评估

1. 健康史

了解患者的年龄、性别、职业及运动爱好、既往史等；了解受伤史，包括受伤的原因、时间、地点、部位，暴力性质、强度和作用部位，受伤至就诊期间的病情变化及就诊前采取的急救措施，效果如何。

2. 身体状况

(1) 局部：伤部有无皮肤破裂、出血、瘀斑以及范围，有无腰、腹部疼痛、肿块和血尿等，有无移动性浊音及有无腹膜炎的症状和体征。

(2) 全身：患者的血压、脉搏、呼吸、体温、尿量及尿色的变化情况，有无休克征象。

(3) 辅助检查：血、尿常规检查结果的动态情况，影像学检查有无异常发现。

3. 心理-社会状况

家属和患者对伤情的认知程度、对突发事故及预后的心理承受能力、对治疗费用的承受能力和对疾病治疗的知晓程度。

(二) 术后评估

损伤脏器组织是否保留、功能是否恢复正常；伤口愈合情况、引流是否通畅、排尿功能是否正常；有无出血、感染等并发症。

七、主要护理诊断/问题

(1) 恐惧与焦虑　与外伤打击、害怕手术和担心术后预后不良有关。

(2) 体液不足　与创伤、组织裂伤引起的大出血、尿外渗或腹膜炎有关。

(3) 急性疼痛　与损伤后局部肿胀和尿外渗有关。

(4) 有感染的危险　与损伤后血肿、尿外渗和免疫力低下有关。

八、护理目标

(1) 病人恐惧与焦虑程度减轻,情绪稳定。

(2) 病人有效循环血量得以维持。

(3) 病人的疼痛减轻。

(4) 病人感染的危险性下降。

九、护理措施

(一) 非手术治疗护理/术前护理

1. 心理护理

主动关心、安慰病人及其家属,稳定情绪,减轻焦虑与恐惧。加强交流,解释肾损伤的病情发展情况、主要的治疗护理措施,鼓励病人及家属积极配合各项治疗和护理工作。

2. 休息

绝对卧床休息 2～4 周,待病情稳定、血尿消失后可离床活动。通常损伤后 4～6 周,肾挫裂伤才趋于愈合,下床活动过早、过多,有可能再度出血。

3. 病情观察

(1) 定时测量血压、脉搏、呼吸,并观察其变化。

(2) 观察尿液颜色的深浅变化,若血尿颜色逐渐加深,说明出血加重。

(3) 观察腰、腹部肿块的大小变化。

(4) 动态检测血红蛋白和血细胞比容变化,以判断出血情况。

(5) 定时观察体温和血白细胞计数,判断有无继发感染。

(6) 观察疼痛的部位及程度。

4. 维持体液平衡、保证组织有效灌流量

建立静脉通道,遵医嘱及时输液,必要时输血,以维持有效循环血量。合理安排输液种类,以维持水、电解质及酸碱平衡。

5. 感染的预防与护理

(1) 保持伤口清洁、干燥,敷料渗湿时及时更换。

(2) 遵医嘱应用抗生素,并鼓励病人多饮水。

(3) 若病人体温升高、伤口处疼痛并伴有血白细胞计数和中性粒细胞比例升高,尿常规示有白细胞时,多提示有感染,应及时通知医师并协助处理。

6. 术前准备

有手术指征者，在抗休克治疗的同时，紧急做好各项术前准备。完善术前检查，除常规检查外，应注意病人的凝血功能是否正常。备皮、配血、条件允许时，术前行肠道清洁。

（二）术后护理

1. 一般护理

（1）禁食2～3天，待肠蠕动恢复后开始进食。

（2）麻醉作用消失后血压平稳者，为利于引流和呼吸，可取半卧位。

（3）肾损伤修补、肾周引流术后患者需卧床休息至少2～4周，以防继发性出血。

2. 感染的预防和护理

（1）伤口及引流管的护理：保持手术切口清洁干燥，切口及引流管处敷料渗湿时应及时更换；观察引流物的量、色、性状，保持各引流管通畅，根据引流物的量及性状决定拔管时间。

（2）遵医嘱应用抗生素，并鼓励病人多饮水。

（3）加强观察：定时测量体温；及时了解血、尿常规检查结果；若病人体温升高、切口处疼痛并伴有血白细胞计数和中性粒细胞比例升高、尿常规示有白细胞及引流液或切口渗出物为脓性时，多提示有感染，应及时通知医师处理。

（三）健康教育

非手术治疗、病情稳定后的病人，出院后3个月内不宜从事重体力劳动或剧烈运动；行肾切除术后的病人需注意保护健肾，防止外伤，不使用对肾功能有损害的药物，如氨基糖苷类抗生素等。

十、护理评价

通过治疗与护理，病人是否：

（1）恐惧与焦虑减轻，情绪稳定。

（2）维持有效循环血量，生命体征平稳，皮肤温暖，毛细血管充盈正常。

（3）疼痛减轻或停止。

（4）发生感染或感染被及时发现和处理。

第二节　膀 胱 损 伤

膀胱损伤是指膀胱壁在受到外力的作用时发生膀胱浆膜层、肌层、黏膜层的破裂，引起膀胱腔完整性破坏、血尿外渗。膀胱空虚时位于骨盆深处，受到周围筋膜、肌肉、骨盆及其他软组织的保护，除贯通伤或骨盆骨折外，很少受外界暴力损伤。膀胱充盈时，膀胱壁紧张且薄,高出耻骨联合伸展至下腹部,易遭受损伤。

一、病因

1. 开放性损伤

膀胱损伤处与体表相通,多见于战伤。由弹片、子弹或锐器贯通所致,常合并其他脏器损伤,如阴道、直肠等,可形成腹壁尿瘘、膀胱直肠瘘或膀胱阴道瘘等。

2. 闭合性损伤

膀胱充盈时,下腹部遭撞击、挤压或骨盆骨折片刺破膀胱壁所致。产程过长,膀胱壁被压在胎头与耻骨联合之间引起缺血性坏死,可致膀胱阴道瘘。医源性损伤多为闭合性损伤,见于膀胱镜检查或治疗。

二、病理

1. 膀胱挫伤

仅伤及膀胱黏膜或肌层,膀胱壁未穿透,局部有出血或形成血肿,无尿外渗,可出现血尿。

2. 膀胱破裂

严重损伤者可发生膀胱破裂,分为腹膜内型、腹膜外型两种,如图 25.2 所示。

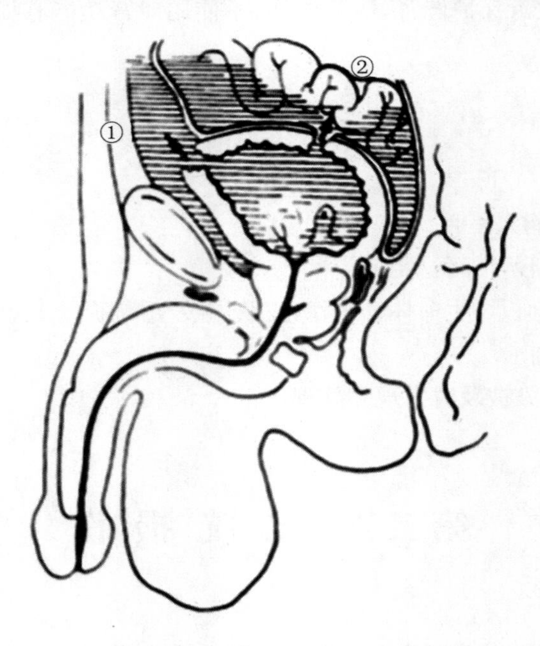

图 25.2 膀胱损伤

① 腹膜外型损伤;② 腹膜内型损伤

（1）腹膜内型：膀胱壁破裂伴腹膜破裂，与腹腔相通，尿液流入腹腔引起腹膜炎。多见于膀胱后壁和顶部损伤。

（2）腹膜外型：膀胱壁破裂但腹膜完整，尿液外渗至盆腔内膀胱周围间隙。大多由膀胱前壁的损伤引起，伴骨盆骨折。

三、临床表现

膀胱损伤，根据轻重不同及是否合并其他脏器损伤而有不同的临床表现。膀胱壁轻度挫伤可仅有少量血尿，或伴下腹部轻度疼痛，短期内症状可自行消失。膀胱壁全层破裂时症状明显，腹膜外型和腹膜内型各有其特殊表现。

1. 腹痛

腹膜外型损伤，表现为下腹部疼痛，可有压痛及腹肌紧张，直肠指检有触痛及饱满感。腹膜内型损伤，表现为急性腹膜炎症状，并有移动性浊音。

2. 血尿和排尿困难

膀胱壁轻度挫伤者可仅有少量血尿，而膀胱壁全层破裂时由于尿外渗到膀胱周围或腹腔内，病人可有尿意，但不能排尿或仅排出少量血尿。

3. 并发症

（1）休克：多为骨盆骨折引起大出血所致；膀胱破裂引起尿外渗及腹膜炎时，常发生感染性休克。

（2）尿瘘：开放性损伤时，因体表伤口与膀胱相通而有漏尿；若与直肠、阴道相通，则经肛门、阴道漏尿。闭合性损伤时，尿外渗继发感染后可破溃而形成尿瘘。

四、辅助检查

1. 导尿试验

经导尿管注入无菌生理盐水200 mL至膀胱，片刻后吸出。液体外漏时，吸出量少于注入量；腹腔液体回流时，吸出量多于注入量。若引流出的液体量明显少于或多于注入量，提示膀胱破裂。

2. 影像学检查

腹部X线检查可发现骨盆骨折。膀胱造影自导尿管注入造影剂时和排出造影剂后拍摄片，若造影剂有外漏，提示膀胱破裂。

五、治疗原则

1. 紧急处理

抗休克治疗如输液、输血、止痛及镇静。尽早使用广谱抗生素预防感染。

2. 保守治疗

膀胱挫伤或造影时仅有少量尿外渗，症状较轻者，可从尿道插入导尿管持续引流尿液7～10天，并保持通畅；使用抗生素，预防感染，破裂可自愈。

3. 手术治疗

膀胱破裂伴有出血和尿外渗，病情严重，须尽早施行手术。如为腹膜外破裂，作下腹部正中切口，腹膜外显露并切开膀胱，清除外渗尿液，修补膀胱穿孔，作耻骨上膀胱造瘘，如图25.3所示。如为腹膜内破裂，应行剖腹探查，同时处理其他脏器损伤，吸尽腹腔内液体，分层修补腹膜与膀胱壁，并做腹膜外耻骨上膀胱造瘘。应充分引流膀胱周围尿液，使用足量抗生素。

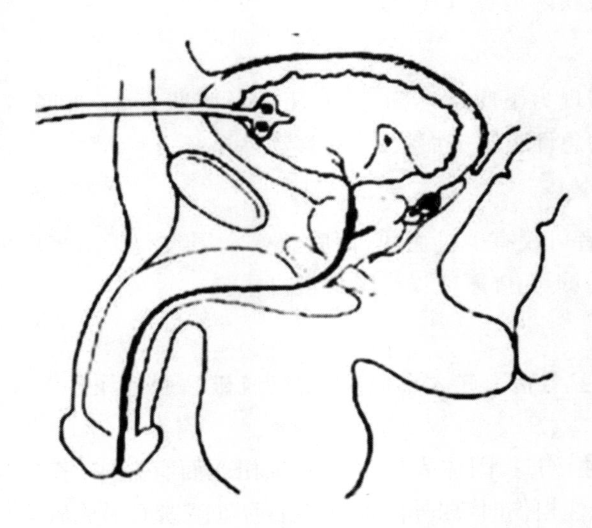

图 25.3　耻骨上膀胱造瘘

六、护理评估

参考第一节肾损伤的护理评估。

七、主要护理诊断/问题

(1) 焦虑与恐惧　与外伤打击、害怕手术等有关。

(2) 体液不足　与膀胱破裂、骨盆骨折损伤血管引起出血、尿外渗或腹膜炎有关。

(3) 排尿障碍　与膀胱破裂不能贮存尿液、留置导尿管及膀胱造瘘有关。

(4) 有感染的危险　与膀胱破裂引起尿外渗导致的脓肿、腹膜炎有关。

八、护理目标

（1）患者恐惧与焦虑减轻。
（2）患者能够维持足够的循环血量。
（3）患者能够正常排尿。
（4）患者感染的危险性下降。

九、护理措施

（一）非手术治疗护理/术前护理

1. 心理护理

主动关心、安慰病人及家属，稳定情绪，减轻焦虑与恐惧。加强交流，解释膀胱损伤的病情发展和预后，说明主要的治疗护理措施，鼓励病人及家属积极配合各项治疗和护理工作。

2. 维持体液平衡、保证组织有效灌流量

（1）密切观察病情：定时测量病人的呼吸、脉搏、血压，准确记录尿量。

（2）输液护理：遵医嘱及时输液，必要时输血，以维持有效循环血量和水、电解质及酸碱平衡；注意保持输液管路通畅；观察有无输液反应。

3. 感染的预防与护理

（1）伤口护理：保持伤口的清洁、干燥，敷料浸湿时及时更换。

（2）尿管护理：保持尿管引流通畅，观察尿液的量、颜色和性状，保持尿道口周围清洁、干燥；尿管留置 7～10 天后拔除。

（3）遵医嘱应用抗生素，并鼓励病人多饮水。

（4）及时发现感染征象：若病人体温升高、伤口疼痛并伴有血白细胞计数和中性粒细胞比例升高，尿常规示有白细胞时，多提示感染，及时通知医师并协助处理。

4. 术前准备

有手术指征者，在抗休克治疗的同时，紧急做好各项术前准备。完善术前检查，如尿常规、凝血功能等。备皮、配血，条件允许时，术前行肠道清洁。

（二）术后护理

1. 严密观察病情

及早发现出血、感染等并发症。

2. 引流管护理

病人因膀胱破裂行手术修补后 1 周内不能自行排尿，需留置导尿或膀胱造瘘，对此类病人应加强导尿管或膀胱造瘘的护理。

(1) 留置导尿管:定时观察,保持引流管通畅,防止逆行感染;定时清洁、消毒尿道外口;鼓励病人多饮水;每周行尿常规化验及尿培养一次;遵医嘱 8～10 天后拔除导尿管。拔管前需行夹闭试验。

(2) 膀胱造瘘管:定时观察,保持引流通畅;造瘘口周围定期换药;每周行尿常规及尿培养检验一次。拔管时间一般为 10 天左右,但拔管前需先夹闭此管,观察病人排尿情况良好后再拔除膀胱造瘘管,拔管后造瘘口适当堵塞无菌纱布并覆盖。

(三) 健康教育

(1) 讲解膀胱损伤的相关知识,以取得患者的配合。

(2) 告知患者留置导尿管或膀胱造瘘防脱落、保持通畅的意义。

(3) 向患者解释多饮水和拔除留置导尿管前闭管训练排尿的意义。

十、护理评价

通过治疗与护理,病人是否:

(1) 恐惧与焦虑减轻,情绪稳定。

(2) 组织灌注量正常,生命体征平稳,皮肤温暖,毛细血管充盈正常。

(3) 排尿障碍得以纠正,恢复正常排尿。

(4) 感染的危险性降低,发生感染或感染被及时发现和处理。

第三节 尿道损伤

尿道损伤多见于男性。男性尿道以尿生殖膈为界,分为前、后两段。前尿道包括球部和阴茎体部,后尿道包括前列腺部和膜部。男性尿道损伤是泌尿外科常见的急症,早期处理不当,易产生尿道狭窄、尿瘘等并发症。

一、病因与分类

1. 按尿道损伤的部位

(1) 前尿道损伤:多发生于球部,球部尿道固定在会阴部。会阴部骑跨伤时,将尿道挤向耻骨联合下方,引起尿道球部损伤。

(2) 后尿道损伤:多发生于膜部。膜部尿道穿过尿生殖膈,当骨盆骨折时,附着于耻骨下支的尿生殖膈突然移位,产生剪切样暴力,使薄弱的膜部尿道撕裂。

2. 按致伤原因

(1) 开放性损伤:因弹片、锐器伤所致,常伴有阴茎、阴囊、会阴贯通伤。

(2) 闭合性损伤:因外来暴力所致,多为挫伤或撕裂伤。

二、病理

1. 尿道挫伤

尿道内层损伤,阴茎和筋膜完整;仅有水肿和出血,可以自愈。

2. 尿道裂伤

尿道壁部分断裂,引起尿道周围血肿和尿外渗,愈合后可引起瘢痕性尿道狭窄。

3. 尿道断裂

尿道完全离断,断端退缩、分离,尿道周围血肿和尿外渗明显,可发生尿潴留。

(1) 尿道球部断裂:血液及尿液渗入会阴浅筋膜包绕的会阴袋,使会阴、阴茎、阴囊肿胀和瘀血,有时向上扩展至下腹壁。若处理不当或不及时,可发生广泛的皮肤及皮下组织坏死、感染和脓毒血症。

(2) 尿道膜部断裂:由骨盆骨折及盆腔血管丛损伤引起大量出血,在前列腺和膀胱周围形成大血肿。当后尿道断裂后,尿液沿前列腺尖处外渗至耻骨后间隙和膀胱周围,若同时有耻骨前列腺韧带撕裂,则前列腺向后上方移位。

三、临床表现

1. 症状与体征

(1) 疼痛:尿道球部损伤时受伤处疼痛,可放射到尿道口,尤以排尿时为甚。后尿道损伤表现为下腹部疼痛,局部肌紧张并有压痛。

(2) 尿道出血:前尿道损伤时,可见尿道外口滴血,尿液可为血尿;后尿道破裂时,可无尿道口流血或仅少量血液流出。

(3) 排尿困难:尿道挫裂伤后,因局部水肿或疼痛性括约肌痉挛,发生排尿困难。尿道端断裂时,可发生尿潴留。

2. 并发症

(1) 休克:骨盆骨折致后尿道损伤,常因合并大出血,引起创伤性、失血性休克。

(2) 尿外渗及血肿:尿道断裂后,用力排尿时尿液可从裂口处渗入周围组织,形成尿外渗,并发感染时则出现脓毒血症;膜部尿道损伤致尿生殖膈撕裂时,会阴、阴囊部出现尿外渗及血肿。

四、辅助检查

1. 导尿

检查尿道是否连续、完整。严格无菌操作下轻缓插入导尿管,若能顺利插入至膀胱,说明尿道连续而完整。若一次插入困难，不应勉强反复试插，以免加重局部损伤、导致感染。后尿道损伤伴骨盆骨折时，一般不宜导尿。

2. X线检查

骨盆前后位X线摄片显示骨盆骨折。尿道造影可显示尿道损伤部位及程度，尿道断裂可有造影剂外渗，而尿道挫伤则无外渗征象。

五、治疗原则

1. 紧急处理

损伤严重伴大出血可致休克，须积极抗休克治疗，尽早施行手术治疗。骨盆骨折患者须平卧，勿随意搬动，以免加重损伤。尿潴留不宜导尿或未能立即手术者，可紧急行耻骨上膀胱穿刺或造瘘术，及时引流出膀胱内尿液。

2. 非手术治疗

尿道挫伤及轻度裂伤者，症状较轻、尿道连续性存在，无须特殊治疗。应用抗生素预防感染，必要时插入导尿管引流1周。

3. 手术治疗

(1) 前尿道裂伤导尿失败或尿道断裂：尿道断裂者立即行经会阴尿道修补或断端吻合术，同时在尿外渗区做多个皮肤切口引流外渗尿液，术后留置导尿管2～3周。尿道裂伤严重、会阴或阴囊形成大血肿者，可作膀胱造瘘术，3个月后再修补尿道。

(2) 骨盆骨折致后尿道损伤：经抗休克治疗病情稳定后，局麻下做耻骨上高位膀胱造瘘。尿道不完全撕裂一般在3周内愈合，恢复排尿。经膀胱尿道造影明确尿道无狭窄及尿外渗后，才可拔除膀胱造瘘管。若不能恢复排尿，造瘘后3个月再行尿道瘢痕切除及尿道端端吻合术。为早期恢复尿道的连续性，避免尿道断端远离形成瘢痕假道，一部分病人被采用尿道会师复位术，而休克严重者不宜做此手术，只做高位膀胱造瘘。

4. 并发症的处理

(1) 尿外渗：在尿外渗区作多个皮肤切口，深达浅筋膜下，彻底引流外渗尿液。

(2) 尿道狭窄：尿道损伤后尤其是后尿道损伤常并发尿道狭窄。预防尿道狭窄，拔除尿管后需定期行尿道扩张术。对晚期发生的尿道狭窄，可用腔内技术，经尿道切开或切除狭窄的瘢痕组织，或于受伤3个月后，手术切除尿道瘢痕组织，做尿道端端吻合术。后尿道合并直肠损伤时应立即修补，并做暂时性结肠造瘘。若并发尿道直肠瘘，应等待3～6个月后再施行修补手术。

六、护理评估

参见第一节肾损伤的护理评估。

七、主要护理诊断/问题

(1) 恐惧与焦虑　与外伤打击、害怕手术和担心预后有关。

(2) 有体液不足的危险　与创伤、骨盆骨折引起大出血有关。

(3) 排尿困难　与尿道损伤引起的局部水肿或尿道括约肌痉挛、尿道狭窄有关。

(4) 有感染的危险　与创伤引起血肿、尿外渗等有关。

八、护理目标

(1) 病人的恐惧与焦虑减轻。

(2) 病人能够恢复有效循环血容量。

(3) 病人排尿功能恢复正常。

(4) 病人感染的危险性降低,发生的感染能够及时发现和处理。

九、护理措施

(一) 非手术治疗的护理/术前护理

1. 心理护理

尿道损伤以男性青壮年为主,常合并骨盆骨折、大出血,甚至休克,伤情重,故病人及家属的精神负担大,极易产生恐惧、焦虑心理。护士应主动关心、安慰病人及家属,稳定情绪,减轻焦虑与恐惧,告诉病人及家属尿道损伤的病情发展、主要的治疗护理措施,鼓励病人及家属积极配合。

2. 维持体液平衡,保证组织有效灌流量

(1) 迅速建立2条静脉通路:遵医嘱合理输液、输血,并确保输液通道通畅。

(2) 急救止血:迅速止血是抢救的关键。骨盆骨折后易出血,短时间内可出现失血性休克。因此必须有效止血,及时进行骨折复位固定,减少骨折断端的活动,防止进一步损伤血管。

3. 感染的预防与护理

(1) 嘱病人勿用力排尿,避免引起尿外渗而致周围组织继发感染。

(2) 保持伤口的清洁、干燥,敷料渗湿时应及时更换。

(3) 遵医嘱应用抗生素;鼓励病人多饮水,以起到稀释尿液、冲洗尿路的作用。

(4) 早期发现感染征象:尿道断裂后血、尿外渗容易导致感染;若病人体温升高、伤口处肿胀疼痛并伴有血白细胞计数和中性粒细胞比例升高、尿常规示有白细胞时,多提示感染,应及时通知医师并协助处理。

4. 密切观察病情

监测病人的神志、脉搏、呼吸、血压、体温、尿量、腹肌紧张度、腹痛、腹胀等的变化，并详细记录。骨盆骨折者须卧硬板床，勿随意搬动，以免加重损伤。

5. 术前准备

有手术指征者，在抗休克的同时，紧急做好各项术前准备。完善常规检查、备皮、配血。条件允许时，术前行肠道清洁。

（二）术后护理

术后一般护理同非手术治疗的护理，病人因尿道损伤严重需手术治疗，术后不能自行排尿且易引起尿道狭窄，故术后需留置导尿或膀胱造瘘及行尿道扩张术，对此类病人应加强导尿管或膀胱造瘘及尿道扩张的护理。

1. 导尿管护理

(1) 妥善固定：尿管一旦滑脱均无法直接插入，须再行手术放置，直接影响损伤尿道的愈合，应妥善固定尿道、减缓翻身动作，防止尿管脱落。

(2) 引流通畅：定时观察，保持引流管通畅，防止逆行感染，血块堵塞是导致尿管堵塞的常见原因，需及时清除，可在无菌操作下，用注射器吸取无菌生理盐水冲洗、抽吸血块，并定时清洁、消毒尿道外口，鼓励病人多饮水。

(3) 预防感染：严格无菌操作，定期更换引流袋，留置尿管期间，每日清洁尿道口。

(4) 拔管：每周行尿常规化验及尿培养一次，检查结果正常，可于术后 8～10 天后拔除导尿管。

2. 膀胱造瘘管护理

按引流管护理常规作好相应护理，膀胱造瘘管留置 10 天左右拔除。

3. 尿道扩张的护理

理解、关心、体贴患者，向其解释尿道扩张术是治疗尿道狭窄、解除排尿困难的重要措施，使其消除恐惧心理，积极配合治疗。做好并发症的预防及护理，具体如下：

(1) 操作前应了解狭窄部位、程度、后尿道自然弯曲、探子前端弯度及年龄较大患者因前列腺增生致尿道曲度的改变。

(2) 扩张时不宜用过细过粗的尿道探子，手法要轻柔，切忌暴力，以免造成假道或大出血。

(3) 术后观察有无穿破后尿道导致的前列腺及膀胱周围尿外渗，严密观察会阴、直肠、耻骨上区疼痛及排尿困难，一经发现应及时报告医师，并协助处理。

(4) 术后嘱患者休息以观察有无尿道口出血，损伤轻微出血不多时，患者仅感尿道疼痛及轻微血尿，排尿时疼痛加重，患者应多饮水，口服抗生素，留院观察 2～3 h，大出血时，血凝块可堵塞尿道，造成排尿困难，应遵医嘱及时给予处理并应用止血药；

(5) 观察患者有无尿频、尿急、尿痛及烧灼感，术后数小时出现寒战、高热、呕吐、全身不适者，应遵医嘱静脉应用广谱抗生素。

（三）健康教育

（1）讲解术后卧床、进食、活动、骨盆骨折患者长时间卧床等方面的注意事项，以及多饮水、进食易消化食物的意义。

（2）告知留置导尿管及膀胱造瘘的意义。

（3）讲解后期扩张尿道的意义，并告知病人如何自我观察，若发现有排尿不畅、尿线变细、滴沥、尿液混浊等现象，可能为尿道狭窄，应及时来医院诊治。

十、护理评价

（1）通过治疗与护理，病人恐惧与焦虑减轻，情绪稳定。

（2）组织灌注量正常，生命体征平稳，皮肤温暖，毛细血管充盈正常。

（3）排尿障碍得以纠正，恢复正常排尿。

（4）感染的危险性降低，发生感染或感染被及时发现和处理。

（黄飞燕）

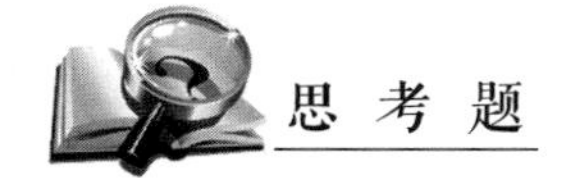

思考题

【案例分析】

杨先生，27岁。右腰部撞伤2 h，局部疼痛、肿胀、有淡红色血尿，疑为右肾挫伤，暂采用非手术治疗。

请问：

（1）该病人的护理评估包括哪些方面？

（2）目前应如何护理？

（3）出现哪些病情变化提示需行手术治疗？

第二十六章　尿石症病人的护理

学习要点

1. 尿石症的病因及病理。
2. 尿石症的临床表现、处理原则。
3. 尿石症的护理措施。

尿路结石又称尿石症，是泌尿外科最常见疾病之一，包括肾结石、输尿管结石、膀胱结石及尿道结石。按尿路结石所在的部位分为上尿路结石和下尿路结石。上尿路结石是指肾和输尿管结石；下尿路结石包括膀胱结石和尿道结石。临床上以上尿路结石多见。

一、病因

尿路结石的病因极为复杂。有许多因素影响尿路结石的形成，尿中形成结石晶体的盐类呈饱和状态、抑制晶体形成物质不足和核基质的存在是形成结石的主要因素。上尿路结石和下尿路结石的形成机制、病因和流行病学有显著差异。结石成分有草酸钙、磷酸钙和磷酸镁铵、尿酸、胱氨酸等。上尿路结石以草酸钙结石多见，下尿路结石以磷酸镁铵结石多见。

1. 流行病学因素

包括年龄、性别、职业、饮食成分和结构、水摄入量、气候、代谢和遗传性疾病等。尿石症以25～40岁多见，男性高峰年龄为35岁，女性约为30岁及55岁。男性多于女性，约3∶1。某些人群中，如高温作业的人、飞行员、海员、外科医生、办公室工作人员等发病率相对较高。饮食中动物蛋白过多、精制糖多、纤维少者，上尿路结石发病多。原发性膀胱结石多见于男孩，与营养不良和低蛋白饮食有关。热带、干燥地区或水质中含钙高，尿路结石发病多。

2. 尿液因素

(1) 尿液中形成结石的物质增加：尿液中钙、草酸或尿酸量增加。如长期卧床使骨质脱钙；甲状腺功能亢进使尿钙增加；痛风病人、使用抗结核药物和抗肿瘤药物使尿中尿酸增加；服维生素或草酸过多。

(2) 尿pH：磷酸钙及磷酸镁铵结石易在碱性尿液中形成，尿酸结石和胱氨酸结石在酸性尿中形成。

(3) 尿液浓缩：尿量减少至尿液浓缩时，尿中盐类和有机物质的浓度相对增加。

(4) 抑制晶体形成的物质不足：尿液中枸橼酸、焦磷酸盐、酸性黏多糖、肾钙素、某些微量元素等可抑制晶体形成和聚集，这些物质含量减少时可促进结石形成。

3. 泌尿系统局部因素

（1）尿液淤滞：由于机械性因素导致的尿路梗阻、尿动力学改变、肾下垂等原因均可引起尿液的淤滞，促进结石形成。

（2）尿路感染：泌尿系统感染时，细菌、坏死组织、脓块等均可成为结石的核心，尤其与磷酸镁铵和硫酸钙结石的形成有关。

（3）尿路异物：长期留置尿管、小线头等可成为结石的核心而逐渐形成结石。

二、病理生理

尿路结石通常在肾和膀胱内形成，在排出过程中可停留在输尿管和尿道。如肾结石可至肾盂和肾盏中，输尿管结石常停留或嵌顿于生理狭窄处，即肾盂输尿管连接处、输尿管跨越髂血管处及输尿管膀胱连接处，以输尿管下1/3处最多见；尿道结石常停留在前尿道膨大部位。尿路结石所致的病理生理改变与结石部位、大小、数量及是否有继发性炎症和梗阻的程度等因素有关。

泌尿系各部位的结石都能造成梗阻，致结石以上部位积水。结石引起的梗阻大部分属不完全梗阻，双侧完全梗阻时可造成无尿。较大的结石或表面粗糙的结石可损伤尿路黏膜，损伤后易合并感染。如肾盂输尿管交界处和输尿管结石发生梗阻时，肾的感染易发展为肾积脓；尿道结石合并感染常有排尿困难、脓尿、尿道口出血或脓性分泌物，甚至导致尿道周围脓肿，脓肿破溃后可形成尿道瘘。此外，肾盂和膀胱黏膜可因结石的长期慢性刺激而发生恶变。

结石引起损伤、梗阻、感染，梗阻与感染也可使结石增大，三者互为因果，加重泌尿系损害。

三、临床表现

1. 上尿路结石

多见于男性青壮年，好发于21～50岁。以单侧多见，双侧占10%。主要表现为与活动有关的肾区疼痛和血尿。其程度与结石的部位、大小、活动与否及有无损伤、感染、梗阻有关。极少数病人可长期无自觉症状，直至出现泌尿系统感染或积水时才发现。

（1）疼痛：结石大、移动小的肾盂、肾盏结石可引起上腹和腰部钝痛。结石活动或引起输尿管完全梗阻时，出现肾绞痛。典型的绞痛位于腰部或上腹部，沿输尿管走向向下腹和会阴部放射，可至大腿内侧。疼痛性质为刀割样阵发性绞痛，程度剧烈，病人辗转不安，面色苍白、冷汗，甚至休克；伴随症状为恶心、呕吐。疼痛时间持续几分钟至数小时不等。可伴明显肾区叩击痛。结石位于输尿管膀胱壁段和输尿管口处或结石伴感染时，可有尿频、尿急、尿痛症状，男性病人有尿道和阴茎头部放射痛。

（2）血尿：病人活动或绞痛后出现肉眼或镜下血尿，以后者常见。有些病人以活动后出现镜下血尿为其唯一的临床表现。

(3) 其他症状:结石引起严重肾积水时,可触到增大的肾脏;继发急性肾炎或肾积脓时,可有发热、畏寒、脓尿、肾区压痛。双侧上尿路完全梗阻时可导致无尿。

2. 膀胱结石

主要是膀胱刺激症状,如尿频、尿急和排尿终末疼痛。典型症状为排尿突然中断并感疼痛,疼痛放射至阴茎头部和远端尿道,小儿常搓拉阴茎;变换体位又能继续排尿。常有终末血尿,合并感染时可出现脓尿。

3. 尿道结石

表现为排尿困难、点滴状排尿及尿痛,甚至造成急性尿潴留。

四、辅助检查

1. 实验室检查

(1) 尿液检查:尿常规检查可有镜下血尿,有时可见较多的白细胞或结晶。必要时测定24 h尿钙、尿磷、尿酸、肌酐、草酸等。尿细菌培养可帮助选择抗菌药物。

(2) 血液检查:测定肾功能、血钙、磷、肌酐、碱性磷酸酶、尿酸和蛋白等。

2. 影像学检查

(1) X线泌尿系(KUB)平片:能发现95%以上的尿路结石,但结石过小、钙化程度不高、纯尿酸结石及基质结石常不显示。疑有甲状旁腺功能亢进时,应做骨摄片。

(2) 排泄性尿路造影:可显示结石所致的尿路形态、引起结石的局部因素和肾功能改变。X线显影结石可显示充盈缺损。

(3) 逆行肾盂造影:通常用于其他方法不能确诊时,可显示结石所在肾的结构和功能,可发现X线不显影的结石,明确结石位置及双肾功能情况。

(4) B超检查:不仅能发现平片不能显示的小结石和X线显影结石,还能显示肾结构改变和肾积水等。

(5) 肾图:可判断泌尿系梗阻程度及双侧肾功能。

3. 输尿管肾镜、膀胱镜检查

可直接观察到结石,适用于其他方法不能确诊或同时进行治疗时。

五、治疗原则

去除病因,根据结石的大小、数量、部位、肾功能和全身情况及有无并发症制订治疗方案。

(一) 非手术治疗

适用于结石直径<0.6 cm、表面光滑、无尿路梗阻、无感染、纯尿酸或胱氨酸结石的病

人。90%表面光滑、直径<0.4 cm的结石，可自行排出。

1. 大量饮水

大量饮水是防治各种成分尿路结石简单而有效的方法。其作用是促进较小结石自行排出；降低成石物质的尿饱和度以阻止结石继续生长；减少尿路感染的机会。每日饮水量2 500～4 000 mL，保持每日尿量在2 000 mL以上。

2. 加强运动

选择跳跃性运动可促进结石的排出。

3. 调整饮食

根据结石成分、生活习惯及条件适当调整饮食。含钙结石宜低钙、低蛋白、低钠饮食，重点限制摄入含草酸多的食物，如菠菜、甜菜、茶、巧克力、草莓、麦麸和各种坚果等；尿酸结石宜低嘌呤饮食，忌食动物内脏，限食各种肉类和鱼虾类等富含嘌呤的高蛋白食物；胱氨酸结石宜限食含蛋氨酸的食物，如蛋、奶、肉、花生和小麦等。

4. 药物治疗

(1) 调节尿 pH：口服枸橼酸钾、碳酸氢钠等碱化尿液可治疗与尿酸和胱氨酸相关的结石。口服氯化铵使尿液酸化有利于防止磷酸钙及磷酸镁铵结石的生长。

(2) 调节代谢的药物：别嘌醇可降低血和尿的尿酸含量，D青霉胺、α巯丙酰甘氨酸、乙酰半胱氨酸有降低尿胱氨酸及溶石的作用。

(3) 解痉止痛：主要治疗肾绞痛。常用药物有阿托品、哌替啶。

(4) 抗感染：根据尿细菌培养及药物敏感试验选用合适的抗菌药控制感染。

(5) 中医中药：如通过中草药解痉、止痛、利水，促进小结石的排出。中药有金钱草、石苇、滑石、车前子、鸡内金、木通、瞿麦等。

5. 体外冲击波碎石

在X线、B超定位下，将冲击波聚焦后作用于结石使之粉碎，然后随尿流排出。体外冲击波碎石(extracorporeal shock wave lithotripsy，ESWL)法最适宜于结石直径<2.5 cm、结石以下输尿管通畅、肾功能良好、未发生感染的上尿路结石病人。必要时可重复治疗，但再次治疗间隔时间不少于7天。伴有结石远端梗阻、严重心脑血管病、急性尿路感染、出血性疾病、妊娠者不宜使用此法。

(二) 手术治疗

1. 非开放性手术

(1) 输尿管镜取石或碎石术：输尿管镜经尿道插入膀胱，沿输尿管直视下套石或取石。适用于因肥胖、结石梗阻、停留时间长而不能用ESWL的中、下段输尿管结石者。

(2) 经皮肾镜取石或碎石术：经腰背部细针穿刺直达肾盂或肾盏，扩张并建立皮肤至肾内的通道，插放肾镜，直视下取石或碎石。此法适用于直径>2.5 cm的肾盂结石及下肾盏结石。对结石远端尿路梗阻、质硬结石、残留结石、复发结石尤为适宜。此法可与ESWL联合应用治疗复杂性肾结石。

(3) 腹腔镜输尿管取石:适用于直径>2 cm的输尿管结石,或经 ESWL、输尿管镜手术失败者。

(4) 其他:经膀胱镜机械、液电效应、超声或弹道气压碎石、取石;前尿道结石可在麻醉下注入无菌液状石蜡,压迫结石近端尿道并轻轻向远端推挤、钩取和钳出结石;后尿道结石,在麻醉下用尿道探条将结石轻轻推入膀胱,再按膀胱结石处理。

2. 开放性手术

由于腔内泌尿外科及 ESWL 技术的普遍开展,大多数上尿路结石已不再用开放手术。开放手术适用于结石远端存在梗阻、部分泌尿系统畸形、结石嵌顿紧密、其他治疗无效、肾积水感染严重或病肾功能丧失的尿石症病人。主要术式有肾盂切开取石术、肾实质切开取石术、肾部分切除术、肾切除术、输尿管切开取石术等。

六、护理评估

(一) 术前评估

1. 健康史

了解病人的年龄、性别、职业、居住地、生活环境、饮食特点及饮水习惯;既往有无结石史,有无代谢和遗传性疾病,有无泌尿系统感染、梗阻性疾病,有无甲状旁腺功能亢进、痛风、肾小管酸中毒、长期卧床病史;止痛药物的使用情况。

2. 身体状况

(1) 局部:评估疼痛的部位和程度、血尿的特点;肾绞痛的发作情况;病人的排尿情况和尿石的排出情况。

(2) 全身:了解病人营养状态,有无继发感染。

(3) 辅助检查:实验室检查结果有无提示代谢异常或肾功能受损;评估影像学检查有无异常发现。

3. 心理-社会状况

评估病人是否担心尿石症的预后;是否了解该病的治疗方法;病人及家属是否知晓尿石症的预防方法。

(二) 手术评估

评估病人术后生命体征、取出结石状态、伤口愈合情况、引流情况、有无尿路感染、尿路梗阻解除程度、肾积水和肾功能恢复情况及残余结石对泌尿系统功能的影响。

七、主要护理诊断/问题

(1) 急性疼痛　与结石刺激引起的炎症、损伤及平滑肌痉挛有关。

（2）排尿障碍　与结石或血块引起尿路梗阻有关。
（3）潜在并发症　血尿与结石引起尿路黏膜损伤有关，感染与结石引起尿路炎症有关。
（4）知识缺乏　缺乏有关尿石症的病因和预防复发的知识。

八、护理目标

（1）病人自述疼痛减轻，舒适感增强。
（2）病人排尿恢复正常。
（3）病人不再出现肉眼或镜下血尿，未发生感染或感染得到及时发现与处理。
（4）病人能够复述尿石症的预防知识，并采取有利于结石预防的生活方式。

九、护理措施

（一）非手术治疗的护理

1. 缓解疼痛

嘱病人卧床休息，局部热敷，指导病人做深呼吸、放松以减轻疼痛。遵医嘱应用解痉止痛药物，并观察疼痛的缓解情况。

2. 鼓励病人大量饮水、多活动

大量饮水可稀释尿液、预防感染、促进排石。在病情允许的情况下，适当做一些跳跃运动或经常改变体位，有助于将结石排出。

3. 病情观察

观察尿液颜色与性状、体温及尿液检查结果，及早发现感染征象。观察结石排出情况，做结石成分分析，以指导结石治疗与预防。

（二）体外冲击波碎石的护理

1. 术前护理

（1）心理护理：向病人及家属结石 ESWL 的方法、碎石效果及配合要求，解除病人的顾虑。

（2）术前准备：术前 3 天忌食产气食物，术前 1 天口服缓泻药，术日晨禁食；教病人练习手术配合体位、固定体位，以确保碎石定位的准确性；术晨行泌尿系统 X 线平片复查，了解结石是否移位或排出，复查后用平车接送病人，以免结石因活动再次移位。

2. 术后护理

（1）一般护理：术后卧床休息6 h；鼓励病人多饮水，增加尿量。

（2）采取有效运动和体位：鼓励病人多进行跳跃运动，叩击腰背，促进排石。指导病人采用正确的排石体位：① 结石位于中肾盏、肾盂、输尿管上段者，碎石后取头高脚低位。

② 结石位于肾下盏者取头低位。③ 肾结石碎石后，一般取健侧卧位，同时叩击患侧肾区，利于碎石由肾盏排入肾盂、输尿管。④ 巨大肾结石碎石后可因短时间内大量碎石突然积聚于输尿管而发生堵塞，引起“石街”和继发感染，严重者引起肾功能改变。因此，巨大肾结石碎石后宜取患侧卧位，利于结石随尿液缓慢排出。

（2）观察碎石排出情况：用纱布或过滤网过滤尿液，收集结石碎渣。碎石后复查腹部平片，观察结石排出情况。

（3）并发症的观察与护理：① 血尿：碎石术后多数病人出现暂时性肉眼血尿，一般无须处理。② 发热：感染性结石病人，由于结石内细菌播散而引起尿路感染，往往引起发热。遵医嘱应用抗生素，高热者采用降温措施。③ 疼痛：碎石碎片或颗粒排出可引起肾绞痛，应给予解痉止痛等处理。④“石街”形成：是ESWL常见且较严重的并发症之一。ESWL后过多碎石积聚于输尿管内，可引起“石街”；病人有腰痛或不适，可继发感染或脏器受损等，需立即经输尿管镜取石或碎石。

（三）内镜碎石术的护理

1. 术前护理

（1）心理护理：向病人及家属介绍结石内镜碎石术的方法与优点，术中的配合要求及注意事项，解除病人的顾虑，使其更好地配合手术与护理。

（2）术前准备：① 协助做好术前检查：除常规检查外，应注意病人的凝血功能是否正常，若病人近期服用阿司匹林、华法林等抗凝药物，应嘱病人停药，待凝血功能正常后再行碎石术。② 体位训练：术中病人需取截石位或俯卧位。俯卧位时病人呼吸循环受到影响，可能引起不舒适。因此，术前指导病人作俯卧位练习，从俯卧30 min开始，逐渐延长至2 h，以提高病人术中体位的耐受性。③ 术前1天备皮、配血、术前晚行肠道清洁。

2. 术后护理

（1）病情观察：观察病人生命体征，尿液颜色和性状。

（2）引流管护理。

① 肾造瘘管：经皮肾镜取石术后常规留置肾造瘘管，目的是引流尿液及残余碎石渣。护理：Ⅰ. 妥善固定：向病人及家属解释置管的目的及妥善保护好各引流管的重要性，告知病人翻身、活动时勿牵拉造瘘管，以免造瘘管脱出。Ⅱ. 引流管的位置：不得高于肾造瘘口，以防引流液逆流引起感染。Ⅲ. 保持引流管的通畅。若发现肾造瘘管堵塞，挤捏无效时，可协助医师在无菌操作下作造瘘管冲洗。用注射器吸取少量（5～10 mL）生理盐水冲管：勿压迫、折叠，缓慢注入造瘘管内再缓慢吸出，反复多次，直至管道通畅。在操作过程中切不可过度用力，以免因压力过大造成肾损伤。Ⅳ. 引流液的观察：观察引流液的量、颜色和性状，并做好记录。Ⅴ. 拔管：术后3～5天，引流尿液转清、体温正常，可考虑拔管。拔管前先夹闭24～48 h，观察有无排尿困难、腰腹痛、发热等反应。拔管后3～4天内，应督促病人2～4 h排尿1次，以免膀胱过度充盈。

② 双“J”管：碎石术后于输尿管内放置双“J”管，可引起内引流、内支架的作用，还可扩张输尿管，有助于小结石的排出，防止输尿管内“石街”形成。护理：Ⅰ. 术后指导病人尽早取

半卧位，多饮水、勤排尿，勿使膀胱过度充盈引起尿液反流。Ⅱ．鼓励病人早期下床活动，避免活动不当（如剧烈活动、过度弯腰、突然下蹲等）引起双“J”管滑脱或上下移位。Ⅲ．双“J”管一般留置4～6周，经B超或腹部摄片复查确定无结石残留后，膀胱镜下取出双“J”管。

（3）并发症的观察与护理。

① 出血：经皮肾镜取石或碎石术后早期，肾造瘘管引流液为血性，一般1～3天内颜色转清，不需处理。若术后短时间内造瘘管引起大量鲜红色血性液体，须警惕大出血。此时，应安慰病人，嘱其卧床休息，及时报告医师处理。除应用止血药、抗生素等处理外，可夹闭造瘘管1～3 h，使肾盂内压力增高，达到压迫止血的目的。若出血停止，病人生命体征平稳，重新开放肾造瘘管。

② 感染：术后密切观察病人体温变化；遵医嘱应用抗生素，嘱病人多饮水；保持各引流管通畅，留置尿管者应清洁尿道口与会阴部；肾造瘘口应定时更换敷料，保持皮肤清洁、干燥。

（四）健康教育

1. 尿石症的预防

结石的发病率和复发率很高，因而适宜的预防措施对减少或延迟结石复发十分重要。① 嘱病人大量饮水，指导患者多饮水，保证每日尿量在2000 mL以上，以防结石的形成，适当进行跳跃性运动，可促进结石的排出。② 饮食指导，含钙结石者应合理摄入钙量，适当减少牛奶、奶制品、豆制品、巧克力、坚果等含钙量高的食物；草酸盐结石者，限制浓茶、菠菜、番茄、花生等食物；尿酸结石者，不宜食用含嘌呤高的食物，如动物内脏、豆制品、啤酒。③ 采用药物预防，降低有害成分、碱化或酸化尿液，以预防结石复发。

2. 双“J”管的自我观察与护理

部分病人行碎石术后带双“J”管出院，其间若出现排尿疼痛、尿频、血尿，多为双“J”管膀胱端刺激所致，一般多饮水和对症处理后可缓解。嘱咐病人术后4周回院复查并拔除双“J”管。

3. 复查

定期行X线或B超检查，观察有无残余结石或结石复发。如出现腰痛、血尿等症状，及时就诊。

十、护理评价

通过治疗与护理，病人是否：

（1）疼痛程度减轻。

（2）能够正常排尿。

（3）未出现并发症，或并发症得到及时发现和处理。

（4）能够复述尿石症的预防知识，并采取有利于结石预防的生活方式。

（黄飞燕）

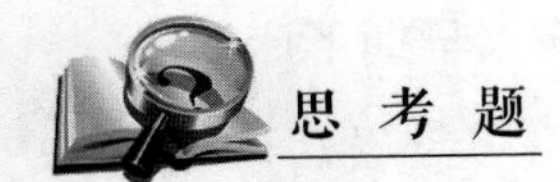

思考题

【案例分析】

于先生，45岁，左腰部隐痛1月多。查体：左肾区有叩击痛；尿常规检查示隐血，B超示左肾内有一结石，大小为1.2 cm×1.4 cm，IVP示肾功能正常，双侧输尿管通畅。考虑病人为“左肾结石”。

请问：

(1) 该病人目前主要的护理措施有哪些？

(2) 如何预防本病的发生？

第二十七章　泌尿系统及男性生殖系统肿瘤病人的护理

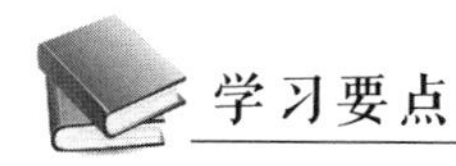

1. 肾癌的病理、临床表现及护理措施。
2. 膀胱癌的病理、临床特点、治疗原则及护理措施。
3. 良性前列腺增生的病因、病理、临床表现、治疗原则及护理措施。
4. 前列腺癌的病因、临床特点、治疗原则及相关护理。

泌尿、男性生殖系统各部位都可发生肿瘤，最常见的是膀胱癌，其次是肾癌。欧美国家最常见前列腺癌，其近年在我国也有明显增加趋势。我国过去常见的生殖系统肿瘤阴茎癌的发病率已明显下降。

第一节　肾　　癌

肾癌通常指肾细胞癌，也称肾腺癌，占原发肿瘤的85%，占成人恶性肿瘤的3%。肾细胞癌在泌尿系统肿瘤中的发病率在膀胱癌、前列腺癌之后，居第三位。目前，我国尚无肾细胞癌发病率的流行病学调查结果。尽管肾细胞癌的患病年龄趋于年轻，但该病的发病高峰在50～60岁人群，男女之比为2∶1，无明显的种族差异。

一、病因

肾癌的病因尚未清楚，目前认为与环境污染、职业暴露、染色体畸形、抑癌基因缺失等有关。流行病学调查结果显示吸烟是肾癌的主要危险因素，即吸烟人群比非吸烟人群患肾细胞癌的危险性高两倍以上。此外，石棉、皮革等制品也与肾细胞癌的发病有很大关系。遗传因素对肾细胞癌的发生有重要作用，如Von Hippel-Lindau病，可以累及多个器官，其中包括肾。

二、病理

肾癌常累及一侧肾，多单发，双侧发病者仅占2%左右。瘤体多数为类圆形的实性肿瘤，外有假包膜。

1. 组织学类型

肾癌有3种基本细胞类型，即透明细胞、颗粒细胞和梭形细胞，均来源于肾小管上皮细胞，单个癌内可有多种细胞。临床以透明细胞癌最多见，占60%～85%；梭形细胞较多的肾癌恶性程度高、预后差。其他病理类型有嗜色细胞癌、嫌色细胞癌、肾集合管癌和未分类肾细胞癌。

2. 转移途径

肾癌穿透假包膜后直接侵犯肾筋膜和邻近器官组织，向内亲及肾盂肾盏，也可以通过肾静脉、下腔静脉形成癌栓，经血液和淋巴途径转移。最常见的转移部位是肺，其他为肝、骨骼、脑、肾上腺等。淋巴转移最先到肾蒂淋巴结。

三、临床表现

1. 肾癌三联症

即血尿、腰痛、肿块。间歇无痛肉眼血尿为常见症状，表明肿瘤已侵及肾盏、肾盂。疼痛常为腰部钝痛或隐痛，血块通过输尿管时可发生肾绞痛。肿瘤较大时在腹部或腰部易被触及。多数病人仅出现上述症状的1项或2项，3项都出现者仅占10%左右，出现上述症状中任何1项都是病变发展到较晚期的临床表现。

2. 副瘤综合征

10%～40%的肾癌病人可出现副瘤综合征（以往称肾外表现），常见表现有发热、高血压、血沉增快、高钙血症、高血糖、红细胞增多、肝功能异常、消瘦、贫血、体重减轻及恶病质等。同侧阴囊内可发现精索静脉曲张，平卧位不消失，提示深静脉或下肢静脉内癌栓形成。

3. 转移症状

临床上有25%～30%的病人因转移症状就诊，如病理骨折、咳嗽、咯血、神经麻痹等。

四、辅助检查

1. B超

B超是简便而无创伤的检查方法，发现肾癌的敏感性高。在体检时，B超可以经常发现临床无症状、尿路造影无改变的早期肿瘤，目前已经作为普查肾肿瘤的方法。它能够准确地区分肿瘤和囊肿，查出1 cm以上的肿瘤。

2. X线检查

泌尿系统平片(KUB)可见肾外形增大。静脉尿路造影(IVU)可见肾盏肾盂因肿瘤挤压或侵犯,出现不规则变形、狭窄、拉长、移位或充盈缺损。肿瘤较大、破坏严重时患肾不显影,做逆行肾盂造影可显示患肾情况。

3. CT、MRI

CT是目前诊断肾癌最可靠的影像学方法,可明确肾肿瘤大小、部位、邻近器官有无受累等,有助于肿瘤的分期和手术方式的确定。MRI对肾癌诊断的准确性与CT相仿,但在显示邻近器官有无受侵犯、肾静脉或下腔静脉内有无癌栓效果方面则明显优于CT。

五、治疗原则

(1) 根治性肾切除术:为肾癌最主要的治疗方法。手术切除范围包括患肾、肾周围脂肪及筋膜、近端1/2输尿管、区域淋巴结。肾肿瘤已累及肾上腺时,需切除同侧肾上腺、肾门旁淋巴结。近年开展的腹腔镜肾癌根治术具有创伤小、术后恢复快等优点。

(2) 其他:肾癌具有多药物耐药基因,对放疗及化疗不敏感。免疫治疗如干扰素-α(INF-α)、白细胞介素-2(IL-2)对预防和治疗转移癌有一定的疗效。

六、护理评估

(一) 术前评估

1. 健康史

了解病人的年龄、性别、婚姻、职业以及是否有吸烟史、食用咖啡、腌制品等习惯,是否为石棉、皮革等行业的工作人员;既往是否有过血尿史、有无腰部疼痛病史、有无泌尿系统肿瘤家族史。

2. 身体状况

了解病人有无间歇无痛肉眼血尿、腰部钝痛或隐痛甚至肾绞痛、触及腹部或腰部肿块;了解病人有无发热、高血压、消瘦、贫血、虚弱等营养不良的表现,重要脏器功能状况,有无转移的表现及恶病质;辅助检查:血沉增快、血糖升高、红细胞增多、肝功能异常,B超、CT、MRI检查分辨肿瘤及浸润情况,组织病理学检查结果。

3. 心理-社会状况

病人及家属对病情、拟采取的手术方式、手术并发症、排尿形态改变的认知程度、心理和家庭经济承受能力。

(二) 术后评估

了解病人的生命体征;切口敷料是否清洁、干燥;引流管是否固定良好、引流通常,引流物的颜色、量和性状;有无发生出血、感染等并发症。

七、主要护理诊断/问题

(1) 营养失调:低于机体需要量　与长期血尿、癌肿消耗、手术创伤有关。
(2) 慢性疼痛　与肾癌的生长刺激或压迫及手术创伤有关。
(3) 恐惧与焦虑　与对癌症和手术的恐惧、担心预后有关。
(4) 潜在并发症　肿瘤侵犯周围组织引起出血,肿瘤导致机体抵抗力低下引起感染。

八、护理目标

(1) 病人的营养状况得到改善。
(2) 病人的疼痛减轻或消失。
(3) 病人恐惧与焦虑情绪逐渐减轻。
(4) 病人发生并发症的危险降低,或并发症得到及时发现和处理。

九、护理措施

(一) 术前护理

1. 病情观察

密切监测病人的各项生命体征。注意引起发热的原因;病人有无突然肾绞痛及腰部持续疼痛的发生,疼痛严重者适当应用镇静剂,减轻疼痛;晚期肿瘤出现明显血尿者,应观察排尿情况和血尿程度。

2. 营养支持

指导病人选择营养丰富的食品,改善就餐环境和提供色香味较佳的饮食,以促进病人的食欲。对胃肠功能障碍者,通过静脉途径给予营养;贫血者可予少量多次输血以提高血红蛋白水平及病人抵抗力,保证术后顺利康复。

3. 心理护理

主动关心病人,倾听病人诉说,适当解释病情,告知手术治疗的必要性和可行性,以稳定病人情绪,争取病人的积极配合。

(二) 术后护理

1. 卧床与休息

术后生命体征平稳后取健侧卧位,避免过早下床。行肾全切术的病人术后一般需卧床3～5天,行肾部分切除术者常需卧床1～2周。

2. 饮食

术后禁食。肾癌手术的病人，为减轻术后腹胀，常规留置胃管，行胃肠减压；做好口腔护理；待肛门排气后，拔除胃管；进富含维生素及营养的饮食。

3. 监测肾功能

肾癌切除术后，需留置导尿管，监测24 h尿量、尿蛋白及肾功能，防止肾衰竭，如手术后6 h仍没有尿或24 h尿量减少，说明健侧肾功能可能有障碍，或者因手术刺激，引起反应性的一时肾功能不良所致，应通知医师，并协助处理。

4. 并发症的观察和护理

(1) 出血：术后定时测量血压、脉搏、呼吸及体温的变化，观察意识。若病人术后引流液量较多、色鲜红且很快凝固，同时伴血压下降、脉搏增快，常提示有出血，应立即通知医师处理。护理措施：① 遵医嘱应用止血药物。② 对出血量大、血容量不足的病人给予输液和输血。③ 对经保守治疗未能止血者，积极做好手术止血准备。

(2) 感染：保持切口清洁、干燥，敷料渗湿时给予及时更换；遵医嘱应用抗生素，并鼓励病人多饮水；若病人体温升高、伤口处疼痛并伴有血白细胞计数和中性粒细胞比例升高、尿常规示有白细胞时，多提示有感染，应及时通知医师并协助处理。

(三) 健康教育

(1) 保证充分的休息、适度的身体锻炼及娱乐活动，避免重体力活动，戒烟，加强营养，增强体质。

(2) 定期复查B超、CT和血尿常规，及时发现肾癌复发或转移。

十、护理评价

通过治疗和护理，病人是否：

(1) 营养失调情况得到改善。

(2) 疼痛减轻或消失。

(3) 恐惧与焦虑减轻。

(4) 未发生并发症，若发生被及时发现和处理。

第二节　膀　胱　癌

膀胱癌发病率在我国泌尿生殖系统肿瘤中占第1位，高发病年龄为50～70岁，男女之比为4∶1。大多数病人的肿瘤仅限于膀胱，只有15%～20%有区域淋巴结转移或远处转移。

一、病因

1. 长期接触某些致癌物质

已肯定的化学致癌物有2-萘胺、联苯胺、4-氨基双联苯、4-硝基双联苯、2-氨基-1-萘酚等。某些职业人员，如染料、纺织、皮革、橡胶、塑料、油漆、印刷等，发生膀胱癌的危险性显著增加。

2. 吸烟

吸烟是最常见的致癌因素，大约1/3的膀胱癌与吸烟有关。吸烟致癌可能与香烟中含有多种芳香胺的衍生致癌物有关。吸烟量越大、吸烟史越长，发生膀胱肿瘤的危险性也越大。

3. 膀胱慢性感染与异物长期刺激

膀胱结石、膀胱憩室、膀胱白斑、埃及血吸虫病膀胱炎等会增加发生膀胱癌的危险。

4. 其他

长期大量服用镇痛药非那西丁、内源性色氨酸的代谢异常等，均可能为膀胱癌的病因或诱因。宫颈癌行盆腔放疗的妇女发生膀胱移行细胞癌的概率明显增加。近年大量研究资料表明，多数膀胱癌是由于癌基因的激活和抑制基因的缺失等诱导形成，使移行上皮的基因组发生多处病变，导致细胞无限增殖，最后形成癌。

二、病理

1. 组织类型

95%以上为上皮性肿瘤，其中绝大多数为移行细胞乳头状癌，鳞癌和腺癌各占2%～3%。近1/3的膀胱癌为多发性肿瘤。非上皮性肿瘤极少见，多数为肉瘤如横纹肌肉瘤，好发于婴幼儿。

2. 分化类型

2004年，WHO将膀胱等尿路上皮肿瘤分为乳头状瘤、乳头状低度恶性倾向的尿路上皮肿瘤、低级别乳头状尿路上皮癌和高级别乳头状尿路上皮癌。

3. 生长方式

分为原位癌、乳头状癌和浸润性癌。① 原位癌局限在黏膜内，无乳头亦无浸润基底膜现象。② 移行细胞癌多为乳头状，低分化者常有浸润。③ 鳞癌和腺癌为浸润性癌。不同生长方式可单独或同时存在。

4. 浸润深度

浸润深度是肿瘤临床(T)和病理(P)分期的依据。根据癌浸润膀胱壁的深度(乳头状瘤除外)，多采用TNM分期标准分为：T_{is}原位癌；T_a无浸润的乳头状癌；T_1浸润黏膜固有层；

T_2浸润肌层，又分为T_{2a}浸润浅肌层（肌层内1/2），T_{2b}浸润深肌层（肌外层1/2）；T_3浸润膀胱周围脂肪组织，又分为T_{3a}显微镜下发现肿瘤侵犯膀胱周围组织；T_4浸润前列腺、子宫、阴道及盆壁等邻近器官。临床上习惯将T_{is}、T_a和T_1期肿瘤称为表浅膀胱癌。病理分期（P）同临床分期（T），如图27.1所示。

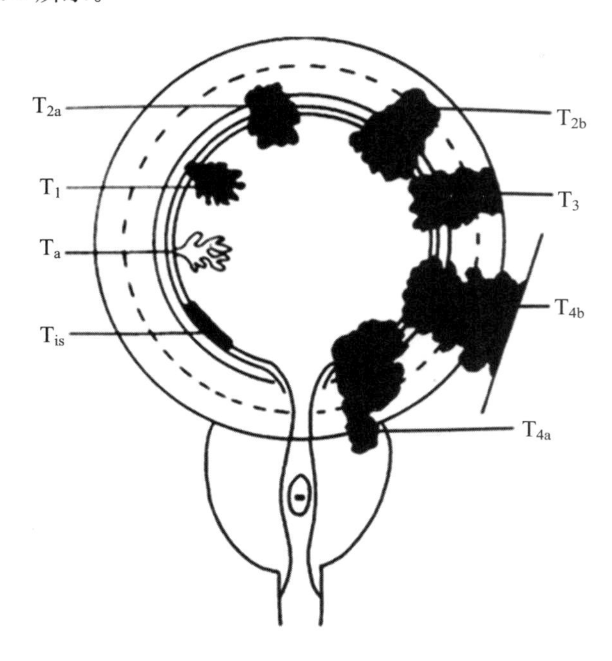

图27.1　膀胱肿瘤分期

5. 转移途径

肿瘤的扩散主要向膀胱内浸润，直至累及膀胱外组织及邻近器官。淋巴转移是最主要的转移途径，主要转移到盆腔淋巴结，如闭孔、髂内、髂外及髂总淋巴结群。血行转移多在晚期，主要转移至肝、肺、骨和皮肤等处。肿瘤分化不良者容易发生浸润和转移。

三、临床表现

1. 症状

（1）血尿：是膀胱癌最常见和最早出现的症状。常表现为间歇性肉眼血尿，可自行减轻或停止，易给病人造成“好转”或“治愈”的错觉而耽误治疗。

（2）膀胱刺激症状：尿频、尿急、尿痛多为膀胱癌的晚期表现，常因肿瘤坏死、溃疡或并发感染所致。

（3）其他：三角区及膀胱颈部肿瘤可梗阻膀胱出口，造成排尿困难，甚至尿潴留；骨转移病人有骨痛，腹膜后转移或肾积水病人可出现腰痛。

2. 体征

多数病人无明显体征。当肿瘤增大到一定程度时，可触到下腹部肿块。发生肝或淋巴结转移时，可扪及肿大的肝或锁骨上淋巴结。

四、辅助检查

1. 尿脱落细胞学检查

在病人新鲜尿液中，易发现脱落的肿瘤细胞，简便易行，故该检查可作为血尿的初步筛选，也可用于肿瘤治疗效果的评价。

2. 影像学检查

(1) B超：膀胱充盈情况下可以看到肿瘤的位置、大小等特点。

(2) CT、MRI：除能观察到肿瘤大小、位置外，还能观察到肿瘤与膀胱壁的关系；可以发现肿瘤浸润膀胱壁深度以及局部转移肿大的淋巴结。

(3) IVU：可了解肾盂、输尿管有无肿瘤以及膀胱肿瘤对上尿路的影响，如有患侧肾积水或肾显影不良，常提示肿瘤已侵及输尿管口。膀胱造影可见充盈缺损。

3. 膀胱镜检查

膀胱镜检查是诊断膀胱癌最直接、最重要的方法，可以显示肿瘤的数目、大小、形态、部位。通过膀胱镜观察到肿瘤后应获取组织做病理检查。

五、治疗原则

膀胱癌的治疗是以手术切除为主的综合治疗。

1. 手术治疗

原则上 T_a、T_1及局限的 T_2 期肿瘤，可采用保留膀胱的手术；较大、多发、反复发作的 T_2 期和 T_3、T_4期肿瘤，应行膀胱全切除术。

(1) 经尿道膀胱肿瘤切除术(transurethral resection of bladder tumor，TURBT)：适用于表浅膀胱肿瘤(T_a、T_1)的治疗，切除范围包括肿瘤基底部分周边2 cm的膀胱黏膜。

(2) 膀胱部分切除术(partial cystectomy)：适用于 T_2期分化良好、局限的膀胱肿瘤。切除范围包括距离肿瘤缘2 cm以内的全层膀胱壁，如肿瘤累及输尿管口，切除后需做输尿管膀胱吻合术。

(3) 根治性膀胱全切术(radical total cystectomy)：适用于反复复发、多发或侵犯膀胱颈、三角区的膀胱肿瘤。切除包括膀胱、前列腺和精囊。膀胱切除术后须行尿流改道和膀胱替代。最常用的是回肠或结肠代膀胱术，分非可控性和可控性，后者又分为异位可控和正位可控性肠代膀胱术(如原位新膀胱术)。

2. 化学治疗

有全身化疗及膀胱灌注化疗等方式。全身化疗多用于有转移的晚期病人，药物可选用甲氨蝶呤、长春新碱、阿霉素、顺铂及氟尿嘧啶等。为预防复发，对保留膀胱的病人，术后可采用膀胱内灌注化疗药物，常用药物有卡介苗、丝裂霉素、吡柔比星、表柔比星、阿霉素及羟喜树碱等。每周灌注 1 次，8 次后改为每月 1 次，共 1～2 年。

3. 放射治疗

可作为辅助治疗，但其治疗效果尚未定。

六、护理评估

（一）术前评估

1. 健康史

了解病人的年龄、性别、吸烟史以及是否有食用咖啡、腌制品等习惯，是否为橡胶、印刷、塑料、皮具、染料等行业的工作人员；既往是否有过血尿、膀胱炎、血吸虫病、宫颈癌等疾病；有无泌尿系统肿瘤的家族史。

2. 身体状况

（1）局部：发现肉眼血尿的时间，为间歇性还是持续性血尿，有无血块，血块性状；有无排尿困难、尿路刺激症状、耻骨后疼痛、腰痛等表现。

（2）全身：病人有无消瘦、贫血等营养不良的表现，重要脏器功能状况，有无转移的表现及恶病质。

（3）辅助检查：B 超、膀胱镜所见肿瘤位置、大小、数量，组织病理学检查结果。

3. 心理-社会状况

病人对疾病是否知情，以及是否能接受患病的事实，家属对病人的支持情况；病人与家属对采取的手术方式、尿流改道、手术并发症的认知程度与接受情况，以及家庭经济的承受能力。

（二）术后评估

评估手术方式、过程、尿流改道的情况，术中是否进行膀胱灌注化疗，术后的治疗方案等；了解病人的生命体征，手术切口的位置，切口敷料是否干净，造口的情况；引流管的位置、种类、数量、标记是否清楚、通畅、固定良好，引流物的颜色和性状；有无发生出血、感染、尿瘘、灌注化疗副反应等并发症。

七、主要护理诊断/问题

（1）恐惧与焦虑　与恐惧癌症、害怕手术、担心疾病预后有关。

（2）营养失调：低于机体需要量　与长期血尿、癌肿消耗、营养物质摄入不足及手术创伤有关。

（3）自我形象紊乱　与膀胱全切除尿流改道、造瘘口或引流装置的存在、不能主动排尿有关。

(4) 潜在并发症 出血、感染、尿瘘等。

八、护理目标

(1) 病人恐惧与焦虑减轻或消失。
(2) 病人营养状况得到改善。
(3) 病人能适应排尿方式的改变。
(4) 未发生出血、感染与尿瘘等术后并发症。

九、护理措施

(一) 术前护理

1. 心理护理

解释手术、尿流改道术对于疾病治疗的重要性,告知病人术后尿流改道可自行护理且不影响日常生活,同时鼓励家属多关心支持病人,增强病人对疾病的信心。

2. 饮食与营养

进高热量、高蛋白、高维生素及易于消化的饮食,必要时通过静脉补充,纠正营养失调的状态。

3. 肠道准备

行肠道代膀胱术者,须做肠道准备。术前 3 天进少渣半流质饮食,术前 1～2 天起进无渣流质饮食,口服肠道不吸收抗生素,术前 1 天及术晨进行肠道清洁。

4. 其他

术前 2 周戒烟,积极处理呼吸道感染。对拟行造口的病人,协助医师选定好造口位置,并做好标记。

(二) 术后护理

1. 病情观察与体位

密切观察生命体征、意识与尿量的变化。生命体征平稳后,病人取半坐卧位,以利于伤口引流及尿液引流。

2. 引流管护理

膀胱全切除、尿流改道术后留置的引流管较多,包括:

(1) 输尿管支架管:术后双侧输尿管放置支架管的目的是支撑输尿管、引流尿液。护理时应妥善固定,定时挤捏代膀胱的引流管以保持引流通畅,引流袋位置低于膀胱以防止尿液反流。观察引流尿液颜色、量、性状,发现异常立即通知医师处理。输尿管支架管一般于术后 10～14 天后拔除。

（2）代膀胱造瘘管：原位新膀胱术后留置代膀胱造瘘管的目的为引流尿液及代新膀胱冲洗。术后 2～3 周，经造影新膀胱无尿瘘及吻合口无狭窄后可拔除。

（3）导尿管：原位新膀胱术后常规留置导尿管，目的包括引流尿液、代膀胱冲洗及训练新膀胱的容量；护理时应经常挤压，避免血块及黏液堵塞。待新膀胱容量达150 mL以上可拔除。

（4）盆腔引流管：目的是引流盆腔的积血积液，也是观察有无发生活动性出血与尿瘘的重要途径，一般术后 3～5 天拔除。

3. 代膀胱冲洗

为预防代膀胱的肠黏膜过多引起管道堵塞，一般术后第 3 天开始代膀胱冲洗，每日 1～2 次，肠黏膜多者可适当增加次数。方法：病人取平卧位，用生理盐水或 5%碳酸氢钠作冲洗液，温度控制在 36 ℃左右，每次用注射器抽取 30～50 mL溶液，连接代膀胱造瘘管注入冲洗液，低压缓慢冲洗，并开放导尿管引出冲洗液。如此反复多次，至冲洗液澄清为止。

4. 造口护理

及时清理造口及周围皮肤黏膜，使尿液顺利流出。术后造口周围皮肤表面常可见有白色粉末状结晶物，系由细菌分解尿酸而成。先用白醋清洗，后用清水冲洗。

5. 并发症的观察与护理

（1）出血：膀胱全切术创伤大，术后易发生出血。密切观察病情，若病人出现血压下降、脉搏加快，引流管内引出鲜血，每小时超过100 mL以上且易凝固，提示有活动性出血，应及时报告医师处理。

（2）感染：监测体温变化，保持伤口的清洁、干燥，敷料渗湿时及时更换，保持引流管固定良好，引流通畅，更换引流袋严格执行无菌技术。遵医嘱应用抗生素。若病人体温升高、伤口处疼痛、引流液有脓性分泌物或有恶臭，并伴有血白细胞计数升高、中性粒细胞比例升高、尿常规示有白细胞时，多提示有感染，应及时通知医师并协助处理。

（3）尿瘘：术后代膀胱若分泌黏液过多易堵塞导尿管，导致贮尿囊压力增大，易发生尿瘘。此外，尿瘘的发生还与手术操作及腹压增高等因素有关。尿瘘常发生的 3 个部位是输尿管与新膀胱吻合处、贮尿囊、新膀胱与后尿道吻合处。① 表现：尿瘘一旦发生，主要表现为盆腔引流管引流出尿液、切口部位渗出尿液、导尿管引流量减少，病人出现体温升高、腹痛、白细胞计数升高等感染征象。② 护理措施：嘱病人取半坐卧位，保持各引流管通畅，盆腔引流管可做低负压吸引，同时遵医嘱使用抗生素。采取上述措施后尿瘘通常可愈合，仍不能控制者，协助医师手术处理。

6. 膀胱灌注化疗的护理

膀胱灌注化疗主要用于保留膀胱的病人，术后早期，每周 1 次。嘱病人灌注前4 h禁饮水，排空膀胱。常规消毒外阴及尿道口，置入导尿管，将化疗药物或 BCG 溶于生理盐水 30～50 mL经导尿管注入膀胱，再用10 mL空气冲注管内残留的药液，然后钳夹尿管或拔出。药物需保留在膀胱内 1～2 h，协助病人每 15～30 min变换 1 次体位，分别取俯、仰、左、右侧卧位。灌注后嘱病人多饮水，每日饮水 2 500～3 000 mL，起到生理性膀胱冲洗的作用，减少化疗药物对尿道黏膜的刺激。

（三）健康教育

1. 自我护理

(1) 非可控术后病人更换尿袋的动作要快，避免尿液外流，并准备足够纸巾吸收尿液；睡觉时可调整尿袋方向与身体纵轴垂直，并接引流袋将尿液引流至床旁的容器中（如尿盆），避免尿液压迫腹部影响睡眠。

(2) 可控膀胱术后病人自我导尿应注意清洁双手及导尿管，间隔3～4 h导尿1次；外出或夜间睡觉可佩带尿袋避免尿失禁。

2. 原位新膀胱训练

新膀胱造瘘口愈合后指导病人进行新膀胱训练，包括以下几点。

(1) 贮尿功能：夹闭导尿管，定时放尿，初起每30 min放尿1次，逐渐延长至1～2 h。放尿前收缩会阴，轻压下腹，逐渐形成新膀胱充盈感。

(2) 控尿功能：收缩会阴及肛门括约肌10～20次/d，每次维持10 s。

(3) 排尿功能：选择特定的时间排尿，如餐前30 min，晨起或睡前；定时排尿，一般白天每2～3 h排尿1次，夜间2次，减少尿失禁。

3. 定期复诊

保留膀胱手术后，每3个月进行1次膀胱镜检查，2年无复发者，改为每半年1次；根治性膀胱手术后，终身随访，进行血生化、腹部B超、盆腔CT、上尿路造影等检查。

十、护理评价

通过治疗和护理，病人是否：

(1) 恐惧与焦虑减轻。

(2) 营养状况得到改善。

(3) 能适应排尿方式的改变。

(4) 未发生出血、感染与尿瘘等术后并发症，若发生被及时发现和处理。

第三节　良性前列腺增生

良性前列腺增生（benign prostatichyperplasia，BPH）简称前列腺增生，俗称前列腺肥大。病理学表现为细胞增生，而不是肥大，故应命名为前列腺增生，是引起男性老年人排尿障碍原因中最为常见的一种良性疾病。

一、病因

有关前列腺增生症发病机制的研究很多，但至今病因仍不完全清楚。目前一致公认老龄和有功能的睾丸是前列腺增生发病的两个重要因素，二者缺一不可。组织学上 BPH 的发病率随年龄的增长而增加。随着年龄逐渐增大，前列腺也随之增长，男性在 35 岁以后前列腺可有不同程度的增生，多在 50 岁以后出现临床症状。前列腺的正常发育有赖于雄激素，青春期前切除睾丸，前列腺即不发育，老年后也不会发生前列腺增生。前列腺增生的病人在切除睾丸后，增生的上皮细胞会发生凋亡，腺体萎缩。受性激素的调控，前列腺间质细胞和腺上皮细胞相互影响，各种生长因子的作用，随着年龄增长体内性激素平衡失调以及雌、雄激素的协同效应等，可能是前列腺增生的重要病因。

二、病理

前列腺增生主要发生于前列腺尿道周围移行带。增生的前列腺体将外围的腺体挤压萎缩成前列腺外科包膜，与增生的腺体有明显界限，易于分离。增大的腺体压迫尿道使之弯曲、伸长、变窄，尿道阻力增加，引起排尿困难。此外，前列腺内围绕膀胱颈部增生的、含丰富 α 肾上腺素能受体的平滑肌收缩是引起排尿困难的又一因素。

为了克服膀胱出口梗阻所致的排尿阻力，逼尿肌收缩力增强，逐渐代偿性肥大，加之长期膀胱内高压，膀胱壁黏膜面出现小梁、小室或假性憩室。逼尿肌代偿性肥大可发生逼尿肌不稳定收缩，出现尿频、尿急和急性尿失禁等症状。如逼尿肌失代偿，导致膀胱不能排空而出现残余尿，严重时膀胱收缩无力，则出现充盈性尿失禁。长期排尿困难使膀胱高度扩张或膀胱内高压，尿液反流引起上尿路积水和肾功能损害。梗阻引起膀胱尿潴留，易继发感染和结石。

三、临床表现

1. 症状

（1）尿频、尿急：尿频是最常见的早期症状，夜间更为明显。有些病人因前列腺充血刺激而出现排尿不尽或尿急等症状。随梗阻加重，残余尿量增多，膀胱有效容量减少，尿频更加明显。前列腺增生若合并感染或结石，可有尿频、尿急、尿痛等膀胱刺激症状。

（2）排尿困难：进行性排尿困难是前列腺增生最主要的症状。典型表现是排尿迟缓、断续、尿细而无力、射程短、终末滴沥、排尿时间延长。如梗阻严重，残余尿量较多，常需要用力并增加腹压以帮助排尿。

（3）尿潴留、尿失禁：严重梗阻者膀胱残余尿增多，长期可导致膀胱无力，发生尿潴留或充盈性尿失禁。前列腺增生的任何阶段，可因受凉、饮酒、劳累、便秘、久坐等因素，使前列腺突然充血、水肿导致急性尿潴留。

2. 体征

直肠指诊可触及增大的前列腺，表面光滑、质韧、有弹性，边缘清楚，中间沟变浅或消失。

3. 并发症

(1) 增生的腺体表面黏膜血管破裂时，可发生不同程度的无痛性肉眼血尿。

(2) 长期梗阻可引起严重肾积水、肾功能损害。

(3) 长期排尿困难者可并发腹股沟疝、膀胱结石、内痔或脱肛。

四、辅助检查

1. 直肠指检

直肠指检是最重要的检查方法，可发现前列腺增大、表面光滑、质韧、有弹性、边缘清楚、中央沟变浅或消失。

2. B超

可经腹壁或直肠测量前列腺体积，判断增生腺体是否突入膀胱，还可测定膀胱残余尿量。经直肠超声检查更为精确。

3. 尿流率检查

可确定前列腺增生病人排尿的梗阻程度。检查时要求排尿量在150～200 mL，如最大尿流率<15 mL/s提示排尿不畅；如<10 mL/s则提示梗阻严重，常为手术指征之一。

4. 血清前列腺特异抗原测定

当前列腺有结节或质地较硬时，血清前列腺特异抗原(prostate specific antigen，PSA)测定可筛查前列腺癌或与前列腺癌相鉴别。

五、治疗原则

(一) 非手术治疗

1. 观察随访

无明显症状或症状较轻者，一般无须治疗，但需密切随访。

2. 药物治疗

适用于刺激期和代偿早期的前列腺增生病人。

(1) α-受体阻滞剂：可有效降低膀胱颈及前列腺平滑肌张力，减少尿道阻力，改善排尿功能。常用药物有特拉唑嗪、哌唑嗪及坦索罗辛等。

(2) 5α-还原酶抑制剂：激素类药物，在前列腺内阻止睾酮转变为双氢睾酮，使前列腺体积缩小，改善排尿症状。常用药物为非那雄胺。一般服药3个月后见效，停药后易复发，需要长期服用。对于体积较大的前列腺，与α-受体阻滞剂同时服用疗效更佳。

(3) 植物类药：目前临床上也常使用一些植物类药物(包括中草药)，这些药物作用机制不十分清楚，部分病人能达到治疗目的。

(二) 手术治疗

前列腺增生梗阻严重、膀胱残余尿量超过50 mL或曾经出现过急性尿潴留、症状明显而药物治疗效果不好，身体状况能耐受手术者，应考虑手术治疗。手术只切除外科包膜以内的增生部分。手术方式主要有经尿道前列腺切除术(TURP)、耻骨上经膀胱前列腺切除术及耻骨后前列腺切除术。对有尿路感染、肾积水、肾功能不全者，应先留置尿管或行膀胱造瘘引流尿液，待上述情况好转后再择期手术治疗。

六、护理评估

(一) 术前评估

1. 健康史

了解病人年龄和生活习惯，有无烟、酒嗜好；饮水习惯，摄入液体是否足够；有无定时排尿的习惯。既往有无尿潴留、尿失禁、腹股沟疝、内痔或脱肛等情况；有无其他慢性病，如高血压、糖尿病、心脑血管疾病等。

2. 身体状况

(1) 局部：病人排尿困难的程度、夜尿次数，有无血尿、膀胱刺激症状；有无肾积水及程度，肾功能。

(2) 全身：重要器官功能及营养状况，病人对手术的耐受性。

(3) 辅助检查：B超示前列腺的大小、残余尿量；尿流率示尿路梗阻程度。

3. 心理-社会状况

评估病人是否有焦虑及生活不便；病人及家属是否了解治疗方法及护理方法。

(二) 术后评估

评估膀胱引流管是否通畅，膀胱冲洗液的颜色、血尿程度及持续时间，切口愈合情况；是否出现膀胱痉挛；水、电解质平衡情况；有无发生出血、尿失禁、TUR综合征。

七、主要护理诊断/问题

(1) 排尿形态异常　与膀胱出口梗阻、逼尿肌受损、留置尿管和手术刺激有关。

(2) 急性疼痛　与逼尿肌功能不稳定、导尿管刺激、血块堵塞冲洗管引起的膀胱痉挛有关。

(3) 焦虑　与排尿障碍、对手术和预后担忧有关。

(4) 潜在并发症　术后出血、TUR综合征、尿失禁等。

八、护理目标

(1) 患者恢复正常排尿形态。

(2) 患者诉疼痛减轻或消失。

(3) 患者焦虑减轻或消失。

(4) 患者未发生并发症,若发生能够被及时发现和处理。

九、护理措施

(一) 非手术治疗的护理/术前护理

1. 心理护理

尿频尤其是夜尿频繁不尽令病人生活不便,而且严重影响病人的休息与睡眠;排尿困难与尿潴留也给病人带来极大的身心痛苦。护士应理解病人,帮助其更好地适应前列腺增生给生活带来的不便,给病人解释前列腺增生的主要治疗方法,使病人增加对疾病的了解,鼓励病人树立战胜疾病的信心。

2. 急性尿潴留的预防与护理

(1) 预防:避免因受凉、饮酒、过度劳累、便秘引起的急性尿潴留。鼓励病人多饮水、勤排尿、不憋尿;冬天注意保暖,防止受凉;多摄入粗纤维食物,忌辛辣食物,以防便秘。

(2) 护理:急性尿潴留者应及时留置导尿管引流尿液,恢复膀胱功能,预防肾功能损害。插尿管时,若普通导尿管不易插入,可选择尖端细而稍弯的前列腺导尿管。如无法插入尿管,可行耻骨上膀胱穿刺或造瘘以引流尿液。同时做好留置导尿管或膀胱造瘘管的护理。

3. 药物治疗的护理

观察用药后排尿困难的改善情况及药物的副作用。α-受体阻滞剂的副作用主要有头晕、直立性低血压等,应在睡前服用,用药后卧床休息,以防跌倒。服药期间定时测量血压,并观察药物的不良反应。服药后如出现头晕、头痛、恶心等症状须及时告知医师。5α-还原酶抑制剂起效缓慢,需在服药4~6个月后才有明显效果,告知病人应坚持长期服药。

4. 其他

夜尿频繁者,嘱病人白天多饮水,睡前少饮水,睡前在床边准备便器。如需起床如厕,应有家属或护士陪护,以防跌倒。

5. 术前准备

(1) 前列腺增生病人大多为老年人,常合并慢性病,术前应协助做好重要器官功能的检查,评估其对手术的耐受力。

(2) 慢性尿潴留者,应先留置尿管引流尿液,改善肾功能;尿路感染者,应用抗生素控制炎症。

（3）术前指导病人有效咳嗽、排痰的方法；术前晚灌肠，防止术后便秘。

（二）术后护理

1. 观察病情

严密观察意识形态、生命体征，固定好各种引流管，保持通畅，并观察引流液的颜色、性状和量，若发现生命体征改变、引流液颜色为鲜红色血液，应警惕术后出血，及时通知医师并协助处理。

2. 饮食

术后6 h无恶心、呕吐者，即可进流质饮食，1～2 天后恢复正常饮食。病人宜进食易消化、富含营养与纤维的食物，以防便秘。留置尿管期间鼓励病人多饮水，以增加尿量，冲刷尿路。

3. 气囊导尿管的护理

前列腺增生行手术治疗者，术后需常规放置三腔气囊导尿管。三腔气囊导尿管有压迫止血、引流尿液和施行膀胱冲洗三种作用，如图 27.2 所示。护理：① 妥善固定导尿管：取一粗细合适的无菌小纱布条缠绕尿管并打一活结置于尿道外口，将纱布结往尿道口轻推，直至压迫尿道外口，注意松紧度合适；将导尿管固定大腿内侧，稍加牵引，防止因坐起或肢体活动致气囊移位，以使气囊导管保持一定的牵引力，压迫前列腺窝，起到压迫止血作用。② 保持尿管引流通畅：防止尿管受压、扭曲、折叠。③ 保持会阴部清洁，用碘伏擦洗尿道外口，每日 2 次。

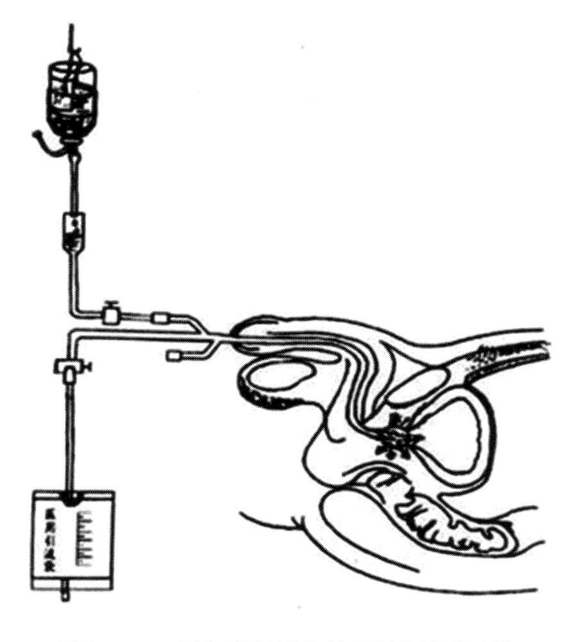

图 27.2　三腔气囊导尿管的作用和膀胱冲洗

4. 膀胱冲洗的护理

术后用生理盐水持续冲洗膀胱3～7日，防止血凝块形成致尿管堵塞。护理：① 冲洗液温度：控制在25～30 ℃，可有效预防膀胱痉挛的发生。② 冲洗速度：根据尿色而定，色深则快、色浅则慢。③ 确保膀胱冲洗及引流通畅：若血凝块堵塞管道致引流不畅，可采取挤捏尿管、加快冲洗速度、施行高压冲洗、调整导管位置等方法；如无效可用注射器吸取无菌生理盐水进行反复抽吸冲洗，直至引流通畅。④ 观察、记录引流液的颜色与量：术后均有肉眼血尿，随冲洗持续时间的延长，血尿颜色逐渐变浅；若尿液颜色加深，应警惕活动性出血，及时通知医师处理；准确记录尿量、冲洗量和排出量，尿量＝排出量－冲洗量。

5. 膀胱痉挛的护理

前列腺切除术后病人可能因逼尿肌不稳定、导管刺激、血块堵塞冲洗管等，发生膀胱痉挛。病人表现为强烈尿意、肛门坠胀、下腹部痉挛、膀胱冲洗速度减慢甚至逆流、冲洗液血色加深、尿道及膀胱区疼痛难忍等症状。护理：及时安慰病人，缓解其紧张焦虑情绪；使用患者自控镇痛泵，按需定时注射小剂量吗啡有良好效果；也可口服硝苯地平、丙胺太林、地西泮或生理盐水内加入维拉帕米冲洗膀胱，均可消除膀胱痉挛，减轻疼痛。

6. 各种引流管的护理

同泌尿系损伤。但应注意各种引流管拔管时间：

(1) TURP术后3～5天，尿液颜色清澈时，即可拔除导尿管。

(2) 开放手术后，耻骨后引流管术后3～4天，待引流量很少时拔除。

(3) 耻骨上前列腺切除术后5～7天拔除导尿管。

(4) 耻骨后前列腺切除术后7～9天拔除导尿管。

(5) 膀胱造瘘管通常在术后10～14天排尿通畅时拔除，拔管后用凡士林油纱布填塞瘘口，排尿时用手指压迫瘘口处敷料以防漏尿，2～3天瘘口可自愈。

7. 并发症的观察与护理

(1) TUR综合征：行TURP的病人因术中大量冲洗液被吸收，血容量急剧增加，出现稀释性低钠血症。病人可在几小时内出现烦躁、恶心、呕吐、抽搐、昏迷，严重者出现肺水肿、脑水肿、心力衰竭等，称为TUR综合征。术后加强病情观察，一旦出现上述情况，应立即予氧气吸入，遵医嘱给予利尿剂、脱水剂，减慢输液速度，静脉滴注3％氯化钠纠正低血钠等。

(2) 术后出血：前列腺切除术后早期都有肉眼血尿，以后逐渐变淡，若血尿色深红或逐渐加深，说明有活动性出血，应及时通知医师并协助处理。指导病人术后1周，逐渐离床活动；保持大便通畅，预防大便干结及用力排便时腹内压增高引起出血；术后早期禁止灌肠或肛管排气，以免造成前列腺窝出血。

(3) 尿失禁：拔除导尿管后患者尿液不随意流出。术后尿失禁的发生与尿道括约肌功能受损、膀胱逼尿肌不稳定和膀胱出口梗阻等因素有关。多为暂时性，一般无须药物治疗，可做膀胱区及会阴区热敷、针灸或理疗等，大多数尿失禁症状可逐渐缓解。指导病人做腹肌、臀肌及肛门括约肌收缩练习，以预防术后尿失禁。

(三) 健康教育

(1) 生活指导:避免诱发急性尿潴留因素。前列腺切除术后1～2个月内避免久坐、提重物及剧烈活动,如跑步、骑自行车、性生活等,防止继发性出血。

(2) 康复指导:若有溢尿现象,指导病人继续做提肛练习,以尽快恢复尿道括约肌功能。

(3) 自我观察:TURP病人术后可能发生尿道狭窄。术后若尿线逐渐变细,甚至出现排尿困难者,应及时到医院检查和处理。附睾炎常在术后1～4周发生,故出院后若出现阴囊肿大、疼痛、发热等症状应及时去医院就诊。

(4) 性生活指导:前列腺经尿道切除术后1个月、经膀胱切除术后2个月,原则上可恢复性生活。前列腺切除术后常会出现逆行射精,但不影响性交。少数病人会出现阳痿,可先采取心理治疗,同时查明原因,再进行针对性治疗。

(5) 定期复查:定期做尿流动力学、前列腺B超检查,复查尿流率及残余尿量。

十、护理评价

通过治疗与护理,病人是否:

(1) 恢复正常排尿,排尿通畅。

(2) 疼痛减轻。

(3) 焦虑情绪消失。

(4) 未发生并发症,若发生得到及时发现和处理。

第四节　前列腺癌

前列腺癌多发于50岁以上男性,发病率随年龄增加而增高,81～90岁为最高。欧美国家发病率极高,我国近年来发病率呈不断增高趋势。

一、病因

尚不明确,可能与遗传、饮食、环境、性激素有关。发病危险因素有:生活习惯改变、日光照射、长期接触镉等化学物质、进食高热量动物脂肪和维生素A、维生素D、酗酒等。

二、病理

前列腺腺癌最为常见,占95%,其余5%中有90%是移行细胞癌,10%为神经内分泌癌和肉瘤。有血行、淋巴扩散或直接浸润3种转移方式,其中血行转移至脊柱、骨盆最常见。前列腺癌大多为激素依赖型,与雄激素的调控关系密切。

三、临床表现

早期前列腺癌一般无症状。进展期肿瘤生长可以挤压尿道、直接侵犯膀胱颈部、三角区,病人表现为下尿路梗阻症状,如尿频、尿急、尿流缓慢、尿流中断、排尿不尽,甚至尿潴留或尿失禁;骨转移病人可以出现骨痛、脊髓压迫症状、病理性骨折等。其他晚期症状有贫血、衰弱、下肢水肿、排便困难等。

四、辅助检查

1. 直肠指检

直肠指检可触及前列腺结节,质地坚硬。

2. 实验室检查

血清前列腺特异性抗原(PSA)作为前列腺癌的标记物在临床上有很重要的作用,可作为前列腺癌的筛选检查方法。正常情况下 PSA＜4 ng/mL,前列腺癌常伴有 PSA 升高,PSA＞20 ng/mL 时则很少幸免前列腺癌,PSA 极度升高者多数有转移病灶。

3. 影像学检查

B 超检查能够对前列腺癌进行可靠分期,有重要的诊断依据,另外还可以为前列腺活检提供准确位置,同时也能观察到前列腺周围的肿瘤浸润情况。

4. 前列腺活检

经直肠 B 超引导下穿刺活检诊断前列腺癌准确率较高。

五、治疗原则

1. 根治性前列腺切除术

为局限在包膜以内(T_{1b}、T_2期)的前列腺癌最佳治疗方法,但仅适于年龄较轻、能耐受手术的病人。

2. 去势治疗

T_3、T_4期的前列腺癌,可行手术去势、抗雄激素内分泌治疗。

(1) 手术去势:包括双侧睾丸切除术与包膜下睾丸切除术。

(2) 药物去势:① 人工合成的促黄体生成素释放激素类似物(LHRH-A):能反馈性抑制垂体释放促性腺激素,使体内雄激素浓度处于去势水平,起到治疗前列腺癌的目的。常用药物有醋酸割舍瑞林、醋酸亮丙瑞林等。② 雄激素受体阻滞剂:能阻止双氢睾酮与雄激素受体结合,在中枢有对抗雄激素负反馈的作用。有甾体类药物,如环丙孕酮(CPA)、醋酸甲地孕酮和醋酸甲羟孕酮;非甾体类药物,如尼鲁米特、比卡鲁胺和氟他胺。

3. 放射治疗

有内放射和外放射两种。内放射适用放射性核素粒子(^{125}I)植入治疗，主要适用于 T_2 期以内的前列腺癌。外放射适用于内分泌治疗无效者。

4. 化学治疗

主要用于内分泌治疗失败者，常用药物有环磷酰胺、氟尿嘧啶、阿霉素、卡铂、长春碱及紫杉醇等。

六、主要护理诊断/问题

(1) 营养失调：低于机体需要量　与肿瘤消耗、手术创伤有关。

(2) 恐惧与焦虑　与对癌症的恐惧、害怕手术及手术引起性功能障碍等有关。

(3) 潜在并发症　术后出血、感染、尿失禁、勃起功能障碍及内分泌治疗不良反应等。

七、护理目标

(1) 患者营养情况得到改善。

(2) 患者焦虑情绪减轻或消失。

(3) 患者未发生并发症，若发生能够被及时发现和处理。

八、护理措施

(一) 手术治疗的护理

1. 术前护理

(1) 营养支持：给予高热量、高蛋白质和富含维生素的食物，必要时给予肠内外营养支持，加强营养支持，保证术前营养支持。

(2) 心理护理：前列腺癌恶性程度属中等，经有效治疗后疗效尚可。多与病人沟通，解释病情，从而减轻病人的思想压力，缓解病人的焦虑与恐惧情绪。

(3) 肠道准备：前列腺位于直肠前方，为避免或减少术后感染，需做肠道准备，术前 3 天进少渣半流质饮食，术前 1～2 天起进无渣流质饮食，口服肠道不吸收抗生素，术前晚及术晨进行清洁灌肠。

2. 术后护理

(1) 休息与饮食：病人术后卧床 3～4 天后可下床活动。待肛门排气后可进食流质，逐渐过渡到普食。

(2) 并发症的观察与护理：① 尿失禁：为术后常见的并发症，大部分病人在 1 年内可改善，部分病人一年后仍会存在不同程度的尿失禁。指导病人积极处理尿失禁，坚持盆底肌肉训练及电刺、生物反馈治疗等措施进行改善。② 预防感染：密切监测体温变化，保持切口清洁，敷料渗湿及时更换，保持引流管通畅。遵医嘱应用广谱抗生素预防感染。发现感染征象时及时报告医师处理。③ 勃起功能障碍：也是术后常见的并发症。遵医嘱适用西地那非（万艾可）治疗，期间注意观察有无心血管并发症。

（二）去势治疗的护理

1. 心理护理

去势术后病人可能情绪低落；用药后将逐渐出现性欲下降、勃起功能障碍、乳房增大等难堪情况，容易造成自卑心理，甚至丧失生存意志，特别是年轻病人。应充分地尊重与理解病人，帮助病人调整不良心理，并积极争取家属支持。

2. 不良反应的观察与护理

常见的不良反应有潮热、心血管并发症、高脂血症、肝功能损害、骨质疏松、贫血等。用药后定时检查肝功能、血常规等，做好病人活动安全的护理，避免跌倒，并遵医嘱使用药物对症处理。

（三）健康教育

(1) 康复指导：适当锻炼，加强营养，增强体质。避免进食高脂肪饮食，特别是动物脂肪、红色肉类；豆类、谷物、蔬菜、水果等富含纤维素的食物以及维生素 E、雌激素等有预防前列腺癌的作用，可增加摄入。

(2) 定期随诊复查：根治术后定期检测 PSA、直肠指诊以判断预后、复发情况。去势治疗者，每月返院进行药物治疗，并复查 PSA、前列腺 B 超、肝功能及血常规。

九、护理评价

通过治疗与护理，病人是否：
(1) 营养情况得到改善。
(2) 患者焦虑情绪减轻或消失。
(3) 患者未发生并发症，若发生能够被及时发现和处理。

（黄飞燕）

思考题

【案例分析】

病人，男性，73 岁。6 年前开始夜尿次数增多，每夜 2～4 次，不伴尿痛，尿急。逐渐尿频加剧，同时伴有排尿费力。2 年前开始尿频、排尿困难加重，排尿线细，射程短、尿末尿滴沥。1 年前开始排尿困难加重，且伴排尿疼痛，有时尿末疼痛甚剧烈，向阴茎头放散。有里急后重感。3 个月前，尿频明显加重，约10 min排尿 1 次，每次仅 10 mL 左右，但排尿疼痛减轻。

最近2个月来，经常尿淋漓不断，双侧腰胀痛，食欲不振，有时恶心、呕吐。无肉眼血尿、无发冷发热。查体：T 36.8 ℃，P 90次/min，R 22次/min，贫血外貌。心肺检查无异常。膀胱浊音界脐下3指。双侧肋脊角轻度压痛和叩痛。直肠指诊检查：前列腺约鸭蛋大，中央沟消失。前列腺表面光滑，边缘清楚，质地中度硬而有弹性，无触痛。实验室及辅助检查：血常规示WBC 9.8×10^9/L，Hb 80 g/L。尿常规沉渣镜检红细胞(＋)，白细胞(＋)。腹部B超显示双肾略增大，集合系统分离，膀胱高度充盈，其内可见3 cm×3 cm强回声影，伴声影，重力移动(＋)。前列腺5.2 cm×4.5 cm×3.8 cm，回声均匀。

请问：

本病人手术前后应如何护理？

第二十八章 骨与关节损伤病人的护理

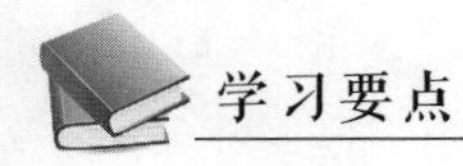

1. 护理程序为骨折病人提供整体护理。

2. 骨折的定义、临床表现、急救方法、治疗要点和护理措施；常见四肢骨折、脊柱骨折、脊髓损伤和骨盆骨折的病因、分类和治疗要点。

3. 骨折的病因、分类、病理生理、辅助检查。

第一节 骨 折 概 述

骨折是指骨的完整性和连续性中断。

一、护理评估

（一）病因

骨折可由创伤和骨骼疾病所致。创伤性骨折多见，如交通事故、坠落或跌倒等。骨髓炎、骨肿瘤等疾病可导致骨质破坏，在轻微外力作用下即可发生的骨折，称为病理性骨折。

1. 直接暴力

暴力直接作用于局部骨骼使受伤部位发生骨折，常伴有不同程度的软组织损伤。

2. 间接暴力

暴力通过传导、杠杆、旋转和肌肉收缩等方式使受力点以外的骨骼部位发生骨折。如跌倒时以手掌撑地，由于上肢与地面的角度不同，暴力向上传导可致桡骨远端骨折或肱骨髁上骨折；骤然跪倒时，股四头肌猛烈收缩，可致髌骨骨折。

3. 积累性劳损

长期、反复、轻微的直接或间接损伤可致损伤或致使肢体某一特定部位骨折，又称为疲劳性骨折。如远距离行军易致第 2、3 跖骨及腓骨下 1/3 骨干骨折。

（二）分类

1. 根据骨折的程度和形态分类

（1）不完全骨折：骨的完整性和连续性部分中断。按其形态又可分为：① 裂缝骨折：骨质发生裂隙，无移位，像瓷器上的裂纹，多见于颅骨、肩胛骨等。② 青枝骨折：多见于儿童，主发表现为骨皮质劈裂，与青嫩树枝被折断时相似而得名。

（2）完全骨折：骨的完整性连续性全部中断。按骨折线的方向及其形态可分为：① 横形骨折：骨折线与骨干纵轴接近垂直。② 斜形骨折：骨折线与骨干纵轴呈一定角度。③ 螺旋形骨折：骨折线呈螺旋状。④ 粉碎性骨折：骨质碎裂成3块以上，骨折线呈T形或Y形者又称为T形或Y形骨折。⑤ 嵌插骨折：骨折片相互嵌插，多见于干骺骨折，即骨干的密质骨嵌插入骨骺端的松质骨内。⑥ 压缩骨折：骨质因压缩而变形，多见于松质骨，如脊椎骨和跟骨。⑦ 凹陷骨折：骨折片局部下陷，多见于颅骨。⑧ 骨骺分离：经过骨骺的骨折，骨骺的断面可带有数量不等的骨组织。

2. 根据骨折处是否与外界相通分类

（1）开放性骨折：骨折处皮肤或黏膜破裂，骨折端直接或间接与外界相通。如耻骨骨折伴膀胱或尿道破裂，尾骨骨折致直肠破裂。

（2）闭合性骨折：骨折处皮肤或黏膜完整，骨折端不与外界相通。

3. 根据骨折端的稳定程度分类

（1）稳定性骨折：指骨折端不易移位或复位后不易再发生移位的骨折，如裂缝骨折、青枝骨折、横形骨折、压缩性骨折、嵌插骨折等。

（2）不稳定性骨折：指骨折端易移位或复位后易再移位的骨折，如斜形骨折、螺旋形骨折、粉碎性骨折等。

（三）骨折移位

由于暴力作用、肌肉牵拉、骨折远侧端肢体重量的牵拉以及不恰当的搬运或治疗等原因，大多数骨折均有不同程度的移位。常见的移位有以下5种，并经常同时存在。

（1）成角移位：两骨折段的纵轴线交叉成角，以其顶角的方向可分为向前、后、内或外成角。

（2）侧方移位：以近侧骨折段为准，远侧骨折段向前、后、内、外的侧方移位。

（3）缩短移位：两骨折段相互重叠或嵌插，使其缩短。

（4）分离移位：两骨折段在纵轴上相互分离，形成间隙。

（5）旋转移位：远侧骨折段围绕骨之纵轴旋转，如图28.1所示。

（四）骨折愈合

1. 骨折愈合过程

骨折后愈合是一个复杂而连续的过程，根据组织学和细胞学的变化通常将其分为以下3

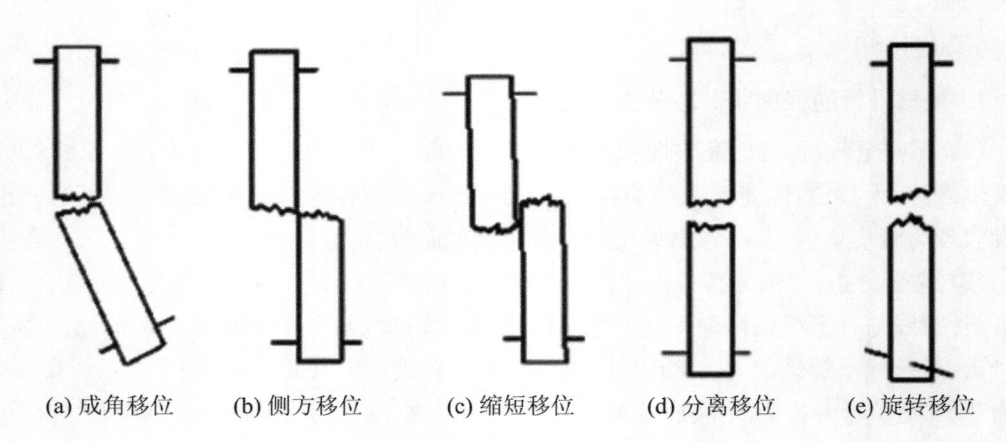

图 28.1 骨折段五种不同的移位模式图

个阶段,但三者之间不可截然分开,而是相互交织逐渐演进。

(1) 血肿炎症机化期:骨折导致骨髓腔、骨膜下和周围组织血管破裂出血,在骨折断端及其周围形成血肿。伤后 6～8 h,骨折断端的血肿凝结成血块。损伤可致部分软组织和骨组织坏死,在骨折处引起无菌性炎症反应。炎性细胞逐渐清除血凝志、坏死软组织和死骨,而使血肿机化形成肉芽组织。肉芽组织内成纤维细胞合成和分泌大量胶原纤维,转化为纤维结缔组织连接骨折两端,称为纤维连接。此过程约在骨折后 2 周完成。同时,骨折端附近骨外膜的成骨细胞伤后不久即活跃增生,1 周后即开始形成与骨干平行的骨样组织,并逐渐延伸增厚。骨内膜在稍晚时也发生同样改变,如图 28.2 所示。

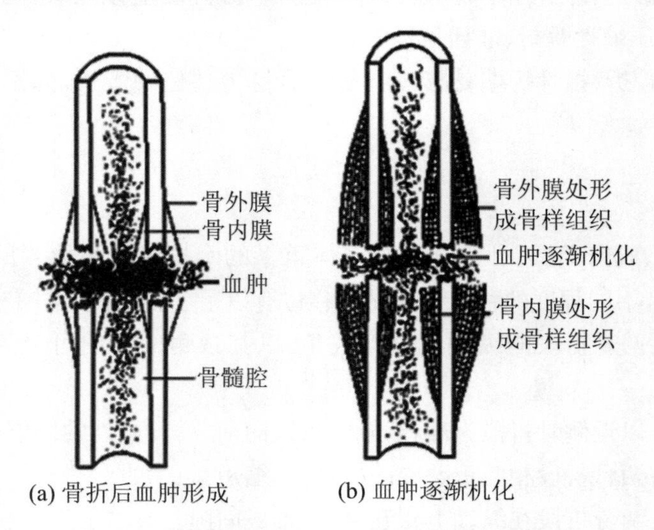

图 28.2 骨折愈合过程的血肿机化演进期

(2) 原始骨痂形成期:骨内、外膜增生,新生血管长入,成骨细胞大量增殖,合成分泌骨基质,使骨折端附近内、外形成的骨样组织逐渐骨化,形成新骨,即膜内成骨。由骨内、外紧贴骨皮质内、外形成的新骨,分别称为内骨痂和外骨痂。填充于骨折断端间和髓腔内的纤维组织逐渐转化为软骨组织,软骨组织经钙化而成骨,即软骨内成骨,形成环状骨痂和髓腔内骨痂，即为连接骨痂。连接骨痂与内、外骨痂相连，形成桥梁骨痂、标志着原始骨痂形成。这些骨痂不断钙化加强，当其达到足以抵抗肌收缩及剪力和旋转力时，则骨折达到临床愈合，一般需4～8周。此时X线片上可见骨折处有梭形骨痂阴影，但骨折线仍隐约可见，如图28.3所示。

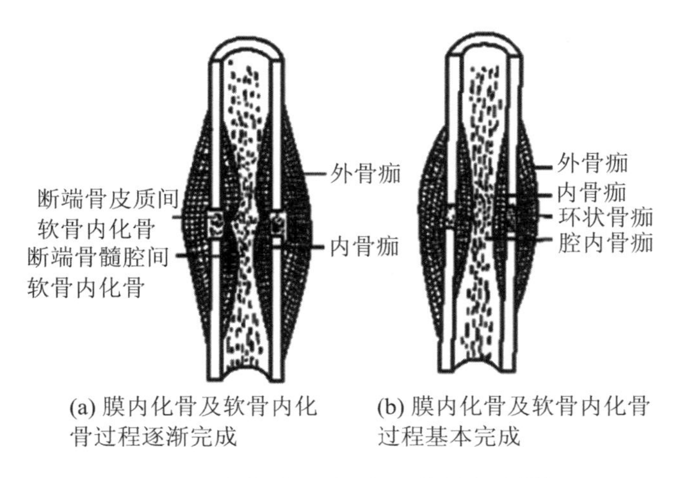

(a) 膜内化骨及软骨内化骨过程逐渐完成　(b) 膜内化骨及软骨内化骨过程基本完成

图28.3　骨折愈合过程的原始骨痂形成期

(3) 骨板形成塑形期：原始骨痂中新生骨小梁逐渐增粗，排列越来越规则和致密。随着破骨细胞和成骨细胞的侵入，完成骨折端死骨清除和新骨形成的爬行替代硌。原始骨痂被板层骨所替代，使骨折部位形成坚强的骨性连接，此过程需8～12周。随着肢体活动和负重，在应力轴线上成骨细胞相对活跃，有更多的新骨形成坚强的板层骨；在应力轴线以外破骨细胞相对活跃，吸收和清除多余的骨痂。最终，髓腔重新沟通，骨折处恢复正常骨结构，在组织学和放射学上不留痕迹。骨折愈合过程有一期愈合(直接愈合)和二期愈合(间接愈合)，临床上以二期愈合多见。以上即为二期愈合的主要生物学过程。

2. 临床愈合标准

临床愈合是骨折愈合的重要阶段，其标准为：

(1) 局部无压痛及纵向叩击痛。

(2) 局部无反常活动。

(3) X线片显示骨折处有连续性骨痂通过，骨折线已模糊。

(4) 拆除外固定后，上肢能向前平举1 kg重物持续达1 min；下肢能不扶拐在平地连续步行3 min，且不少于30步。

(5) 连续观察2周骨折处不变形。

以上5条都必须达到。检查第2项和第4项时应慎重，可先练习数日后再测定，以不发生再次骨折为原则。临床愈合时间为最后一次复位之日至观察达到临床愈合之日所需的时间。达到临床愈合后，可拆除病人的外固定，通过功能锻炼逐渐恢复患肢功能。

3. 影响愈合的因素

骨折经治疗后愈合较慢，超过一般愈合时间，但仍有继续愈合的能力和可能性，针对原因经过适当处理仍可达到骨折愈合，称骨折延迟愈合。骨折经过治疗，超过一般愈合时间，且经延长治疗时间仍达不到骨性愈合，骨折处有反常活动，称骨折不愈合。骨折愈合的位置未达到功能复位的要求，存在超角、旋转或重叠，称为畸形愈合。影响骨折愈合的因素包括：

(1) 全身因素：如年龄、营养和代谢因素、健康状况。

(2) 局部因素：如骨折的类型和数量、骨折部位的血液供应、软组织损伤程度、软组织嵌入以及感染等。

(3) 治疗方法：如反复多次的手法复位、骨折固定不牢固、过早和不恰当的功能锻炼、治疗操作不当等。

(五) 骨折的症状与体征

1. 全身表现

大多数骨折只会引起局部症状，但严重骨折和多发生骨折要导致全身反应。

(1) 休克：多由于出血所致，特别是骨盆骨折、股骨骨折和多发性骨折。严重的开放性骨折或并发重要内脏器官损伤时也可导致休克。

(2) 发热：骨折后一般体温正常。股骨骨折、骨盆骨折等骨折的出血量较大，血肿吸收时可出现低热，但一般不会超过 38 ℃。开放性骨折出现高热时，应考虑感染的可能。

2. 局部表现

(1) 疼痛和压痛：骨折和合并伤处疼痛，移动患肢时疼痛加剧，伴明显压痛。由骨长轴远端向近端叩击和冲击时可诱发骨折部位的疼痛。

(2) 肿胀和瘀斑：骨折处血管破裂出血形成血肿，软组织损伤导致水肿，都可使患肢严重肿胀，甚至出现张力性水疱和皮下瘀斑。由于血红蛋白的分解，可呈紫色、青色或黄色。

(3) 功能障碍：局部肿胀和疼痛使患肢活动受限。如为完全性骨折，可使受伤肢体完全不失活动功能。

3. 特有体征

(1) 畸形：骨折段移位可使患肢外形改变，多表现为缩短、成角或旋转畸形。

(2) 反常活动：正常情况下肢体非关节部位出现类似于关节部位的活动。

(3) 骨擦音或骨擦感：两骨折端相互摩擦时，可产生骨擦音或骨擦感。

具有以上三者之一即可诊断为骨折，但三者都不出现不能排除骨折，如裂缝骨折。应在初次检查时注意是否有反常活动、骨擦音或骨擦感，不可故意反复多次检查，以免加重周围组织损伤，特别是重要的血管、神经损伤。

(六) 并发症

骨折常由较严重的创伤所致，有时骨折伴有或所致重要组织、器官的损伤比骨折本身更严重，甚至可以危及病人的生命。

1. 早期并发症

(1) 休克：病人发生严重创伤时，骨折引起大出血或重要脏器损伤可致休克。

(2) 脂肪栓塞综合征：成人多见，多发生于粗大的骨干骨折，如股骨干骨折。由于骨折部位的骨髓组织被破坏，血肿张力过大，使脂肪滴经破裂的静脉窦进入血液循环，引起肺、脑、肾等部位脂肪栓塞所致。通常发生在骨折后48 h内，典型表现有进行性呼吸困难、发绀，胸部摄片有广泛性肺实变。动脉低血氧可致烦躁不安、嗜睡，甚至昏迷和死亡。

(3) 内脏损伤：肋骨骨折可并发肺实质损伤，引起血胸或血气胸；下胸部的肋骨骨折可并发肝脾破裂；骨盆骨折可并发后尿道损伤。

(4) 重要周围组织损伤：骨折导致重要血管、周围神经、脊髓等损伤，如脊柱骨折和脱位伴发脊髓损伤。

(5) 骨筋膜室综合征：即由骨、骨间膜、肌间隔和深筋膜形成的骨筋膜室内的肌肉和神经因急性缺血而产生的一系列早期症状和体征。最常发生于小腿和前臂掌侧。常有创伤骨折的血肿和组织水肿使其室内内容物体积增加或外包扎过紧、局部压迫使骨筋膜室容积减小而导致骨筋膜室内压力增高所致。发展很快，可形成缺血—水肿—缺血的恶性循环。根据缺血程度不同可导致不同结果：① 濒临缺血性肌挛缩：缺血早期，若能及时恢复血液供应，则没有或仅有极小量肌肉坏死，可不影响肢体功能。② 缺血性肌挛缩：较短时间或较重程度的不完全缺血，大部分肌肉坏死，因挛缩畸形而严重影响肢体功能。③ 坏疽：广泛、长时间完全缺血，大量肌肉坏疽，常需截肢。若大量毒素进入血液循环，可并发休克、感染或急性肾衰竭导致病人死亡。

2. 晚期并发症

(1) 坠积性肺炎：主要发生于因骨折长期卧床不起的病人，以老年、体弱和伴有慢性病者多见，有时甚至危及病人生命。

(2) 压疮：骨突处受压时，局部血液循环障碍易形成压疮。常见部位有骶尾部、髋部、足跟部等。截瘫病人由于肢体失去神经支配，局部缺乏感觉且血液循环较差，因此压疮更易发生且更难治愈。

(3) 下肢深静脉血栓形成：多见于骨盆骨折或下肢骨病人。由于下肢长时间制动，静脉血液回流缓慢，以及创伤导致的血液高凝状态等，都容易导致下肢深静脉血栓形成。

(4) 感染：开放性骨折时，由于骨折断端与外界相通，存在感染的风险，严重者可能发生化脓性骨髓炎。

(5) 缺血性骨坏死：骨折段的血液供应被破坏，导致该骨折段缺血坏死。常见的有腕舟状骨骨折后近侧骨折段缺血性坏死、股骨颈骨折后股骨头缺血性坏死。

(6) 缺血性肌挛缩：是骨折最严重的并发症之一，是骨筋膜室综合征的严重后果。常见原因是骨折处理不当，特别是外固定过紧，也可由骨折和软组织损伤直接导致。一旦发生则难以治疗，可造成典型的爪形手(图28.4)或爪形足。

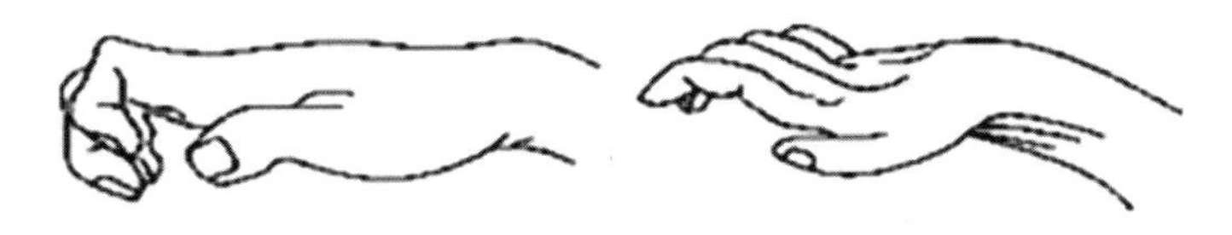

图28.4　爪形手

(7) 急性骨萎缩：是损伤所致关节附近的痛性骨质疏松，又称反射性交感神经性骨营养不良。好发于手、足骨折后，典型症状是疼痛和血管舒缩紊乱。疼痛与损伤程度不一致，随邻近关节活动而致关节僵硬。由于血管舒缩紊乱，骨折早期皮温升高、水肿、汗毛和指甲生长加快，随之皮温低、多汗、皮肤光滑、汗毛脱落，导致手或足部肿胀、僵硬、寒冷、略呈青紫达数月。

(8) 关节僵硬：是骨折和关节损伤中最常见的并发症。由于患肢长时间固定导致静脉和淋巴回流不畅，关节周围组织中浆液纤维性渗出和纤维蛋白沉积，发生纤维粘连，并伴有关节囊和周围肌肉挛缩，致使关节活动障碍。

(9) 损伤性骨化：又称骨化性肌炎。关节扭伤、脱位或关节附近骨折时，骨膜剥离形成骨膜下血肿，若血肿较大或处理不当使血肿扩大，血肿机化并在关节附近的软组织内广泛骨化，严重影响关节活动功能。特别多见于肘关节周围损伤，如肱骨髁上骨折反复暴力复位，或骨折后肘关节活动受限而进行的强力反复牵拉所致。

(10) 创伤性关节炎：关节内骨折后若未能准确复位，骨折愈合后关节面不平整，长期磨损易引起活动时关节疼痛。多见于膝关节、踝关节等负重关节。

二、常见护理问题/诊断

(1) 如厕、卫生、进食自理障碍　与骨折、卧床有关。

(2) 焦虑　与担心预后有关。

(3) 疼痛　与骨折及软组织损伤有关。

(4) 便秘　与卧床、不能活动有关。

(5) 有皮肤完整性受损的危险　与石膏、夹板、固定带固定或长期卧床有关。

(6) 潜在并发症　感染、关节僵硬、周围神经血管功能障碍等。

(7) 废用综合征　与患者制动有关。

(8) 体液不足　与创伤后出血、创面大量渗血有关。

(9) 知识缺乏　缺乏骨折后预防并发症和康复锻炼的相关知识。

三、护理目标

(1) 患者如厕、卫生、进食能自理。

(2) 患者情绪稳定，能正视疾病带来的各种不适。

(3) 患者疼痛减轻或消失。

(4) 患者无便秘现象。

(5) 患者皮肤保持完好。

(6) 患者无感染、关节僵硬、周围神经、血管功能障碍等并发症。

(7) 患者患肢功能预期康复。

(8) 患者水、电解质保持平衡，生命体征稳定。

(9) 患者能复述骨折后预防并发症和康复锻炼的相关知识。

四、护理措施

1. 现场急救

（1）抢救生命：骨折病人，尤其是严重骨折者，往往合并其他组织和器官的损伤。应检查病人全身情况，首先处理休克、昏迷、呼吸困难、窒息或大出血等可能威胁病人生命的紧急情况。

（2）包扎止血：绝大多数伤口出血可用加压包扎止血。大血管出血时可用止血带止血，最好使用充气止血带，并应记录所用压力和时间。止血带应每 40～60 min放松 1 次，放松局部血流恢复、组织略有新鲜渗血为宜。若骨折端已戳出伤口并已污染，又未压迫重要血管或神经，则不应现场复位，以免将污物带到伤口深处。若在包扎时骨折端自行滑入伤口内，应做好记录，以便入院后清创时进一步处理。

（3）妥善固定：凡疑有骨折者均应按骨折处理。对闭合性骨折者在急救时不必脱去患肢的衣裤和鞋袜，患肢肿胀严重时可用剪刀将患肢衣袖和裤脚剪开。骨折有明显畸形，并有突破软组织或操作附近重要血管、神经的危险时，可适当牵引患肢，使之变直后再行固定。固定物可以为特制的夹板，或就地取材的木板、木棍或树枝等。若无任何可利用的材料，可将骨折的上肢固定于胸前，骨折的下肢与对侧健肢捆绑固定。对疑有脊柱骨折者应尽量避免移动，可采用 3 人平托法或滚动法将病人移至硬担架、木板或门板。严禁 1 人抬头 1 人抬脚，或用搂抱的方法搬运，以免造成或加重脊髓损伤。颈椎损伤者需有专人托扶头部并沿纵轴向上略加牵引，搬运后用沙袋或折好的衣服放在颈两侧以固定头颈部。

（4）迅速转运：病人经初步处理后，应尽快地转运至就近的医院进行治疗。

2. 非手术治疗护理（术前护理）

（1）心理护理：向病人及其家属解释骨折的愈合是一个循序渐进的过程，充分固定能为骨折断端连接提供良好的条件，而正确的功能锻炼可以促进断端生长愈合和患肢功能恢复，因此若能在医务人员指导下积极锻炼，则可取得良好的治疗效果。对骨折后可能遗留残疾的病人，应鼓励其表达自己的思想，减轻病人及其家属的心理负担。

（2）疼痛护理：根据疼痛原因对症处理。创伤、骨折所致疼痛多在整复固定后逐渐减轻。若因创伤性骨折造成的疼痛，在现场急救中予以临时固定可缓解疼痛。若因伤口感染引起疼痛，应及时清创并应用抗生素等进行治疗。疼痛较轻时可鼓励病人听音乐或看电视以分散注意力，也可用局部冷敷或抬高患肢来减轻水肿以缓解疼痛，热疗和按摩可减轻肌肉痉挛引起的疼痛，疼痛严重时可遵医嘱给予止痛药。护理操作时动作应轻柔准确，严禁粗暴搬动骨折部位。

（3）患肢缺血护理：骨折局部内出血、包扎过紧、不正确使用止血带或患肢严重肿胀等原因均可导致患肢血液循环障碍。应严密观察肢端有无剧痛、麻木、皮温降低、皮肤苍白或青紫、脉搏减弱或消失等血液灌注不足表现。一旦出现应对因对症处理，如调整外固定松紧度、定时放松止血带等。若出现骨筋膜室综合征应及时切开减压，严禁局部按摩、热敷、理疗或使患肢高于心脏水平，以免加重组织缺血和损伤。

(4) 并发症的观察和预防：观察病人意识和生命体征，患肢远端感觉、运动和末梢血液循环等，若发现骨折早期和晚期并发症应及时报告医师，采取相应处理措施。对长期卧床病人应定时翻身叩背，鼓励咳嗽咳痰，练习深呼吸，以防发生压疮和坠积性肺炎等并发症。对开放性骨折病人应尽早清创，有效引流，严格按无菌技术清洁伤口和更换敷料，遵医嘱使用抗生素，以预防伤口感染。骨折后遵医嘱抬高患肢或采取相应体位、保证有效固定、积极进行功能锻炼等可以预防下肢深静脉血栓、急性骨萎缩和关节僵硬等并发症的发生。

(5) 生活护理：指导病人在患肢固定制动期间进行力所能及的活动，为其提供必要的帮助，如协助进食、进水、排便和翻身等。

(6) 加强营养：指导病人进食高蛋白、高维生素、高热量、高钙和高铁的食物，多饮水。多晒太阳以增加骨中钙和磷的吸收，促进骨折修复。对不能到户外晒太阳的病人要注意补充鱼肝油滴剂、维生素 D 片、强化维生素 D 牛奶和酸奶等。

(7) 外固定护理：对做石膏或牵引外固定的病人应行石膏或牵引的护理(参见第二节骨科护理)。

3. 术后护理

参见第二节骨科护理。

五、护理评价

通过治疗与护理，病人是否：

(1) 主诉骨折部位疼痛减轻或消失，感觉舒适。

(2) 肢端维持正常的组织灌注，皮肤温度和颜色正常，末梢动脉搏动有力。

(3) 出现并发症时被及时发现和正理。

六、健康教育

(1) 安全指导：指导病人及家属评估家庭环境的安全性，妥善放置可能影响病人活动的障碍物，如小块地毯、散放的家具等。指导病人安全使用步行辅助器械或轮椅。行走练习需有人陪伴，以防摔倒。

(2) 功能锻炼：告知病人出院后坚持功能锻炼的意义和方法，指导家属如何协助病人完成各种活动。

(3) 复查：告知病人若骨折远端肢体肿胀或疼痛明显加重，肢体感觉麻木、肢端发凉，夹板、石膏或外固定器松动等，应立即到医院复查并评估功能恢复情况。

第二节　骨科常用的诊疗技术及护理

一、运动系统的常用检查

运动系统由骨、关节、肌、肌腱、筋膜、神经、血管、淋巴结等组织和器官组成，除具有支持功能外，还有运动和保护功能。运动系统的疾患往往会影响病人的日常生活和劳动功能。因此，护理人员要正确提出护理诊断，必须对运动系统疾病病人进行全面、准确的评估；此过程中最基本的是理学检查，其次要结合病史及其他辅助检查进行综合分析判断。理学检查又称体格检查，是临床上最基本、最主要的检查方式。

（一）理学检查的原则

1. 检查用具

除一般体格检查及神经检查用具外，还包括卷尺、各部位关节量角器、前臂旋转测量器、骨盆倾斜度测量计、枕骨粗隆垂线等。

2. 检查体位

一般取卧位，上肢及颈部检查取坐位，下肢及腰背部检查取下蹲位，特殊检查采取特殊体位。

3. 暴露范围

根据检查需要充分显露检查部位及可能有关的部位，同时显露健侧以做对比。

4. 检查顺序

一般先行全身检查再行局检查。先查健侧，后查患侧；先查病变远处，后查病变近处；先主动检查，后被动检查。若遇危重病人，应首先进行急救，避免因不必要的检查和处理而延误治疗。

5. 检查手法

检查时动作规范、轻巧，尽量不给病人增加痛苦。

（二）理学检查的方法及内容

骨科理学检查法一般包括视诊、触诊、叩诊、听诊、动诊、量诊及神经系统检查等 7 项。

1. 视诊

视诊观察姿势、步态与活动有无异常，脊柱有无侧弯，前后凸，肢体有无畸形。局部皮肤有无发红、创面、窦道、瘢痕、色素沉着或静脉怒张；有无软组织肿胀或肌萎缩，与健侧相应部位是否对称。

2. 触诊

触诊检查病变局部有无压痛，压痛程度及性质；骨性标志有无异常，有无异常活动及骨擦感；局部有无包块，包块的大小、硬度、活动度，有无波动感；皮肤感觉及温度有无异常等。

3. 叩诊

叩诊检查有无叩击痛，包括轴向叩痛、棘突叩痛、脊柱间接叩痛等。

4. 听诊

听诊检查有无骨擦音、弹响，是否伴有相应临床症状；借助听诊器科检查骨传导音和肢体有无血流杂音。

5. 动诊

动诊检查关节的活动及肌的收缩力，包括观察病人的主动运动，检查时被动运动和异常活动情况。注意有无活动范围减小，超长及假关节活动。

6. 量诊

测量肢体的长度、周径、轴线，关节的活动范围，肌力和深浅感觉障碍的程度。

(1) 肢体长度：将患肢与健肢放在对称位置，以骨性标志为基点，双侧对比测量。上肢测量肩峰至桡骨茎突（或中指尖），下肢测量额前上棘至内踝下缘或大转子至外踝下缘的距离。

(2) 肢体周径：两侧肢体取相对应的同一水平测量比较，若有肌萎缩或肿胀，选取表面最明显的平面测量。

(3) 轴线测量：测量躯干，肢体的轴线是否正常。正常人站立时背面相，枕骨粗隆垂线通过颈、胸、腰、骶椎棘突以及两下肢间；前臂旋前位伸肘时上肢呈一直线；下肢伸直使额前上棘与第1、2趾间连线经过髌骨中心前方。

(4) 关节的活动范围：可用量角器测量，以中立位为0°，测量关节各方向活动的角度。人体各主要关节正常活动的范围是：① 肩关节前曲70°～90°，后伸40°，外展80°～90°，内收20°～40°。② 肘关节屈曲135°～150°，后伸10°。③ 髋关节屈曲130°～140°，伸展5°～10°。④ 脊柱颈椎前屈，后伸35°～45°，左、右侧屈45°。

7. 神经系统检查

(1) 肌力：是指肌或肌组主动收缩力量。临床上通常分为6级。

0级：无肌收缩，无关节活动。

1级：有轻度肌收缩，无关节活动。

2级：有肌收缩，关节有活动，但不能对抗引力。

3级：可对抗引力，但不能抗拒阻力。

4级：对抗中度阻力时，有完全关节运动幅度，但肌力较弱。

5级：肌力正常。

(2) 感觉异常区的测定：仔细检查触觉和痛觉，必要时检查温觉、位置觉及两点辨别觉等，并用不同的标记描绘出人体感觉异常的区域。

(3) 反射检查：应在病人肌肉和关节放松的情况下进行。检查内容包括生理反射及病理反射两类。生理反射包括浅反射和深反射，浅反射包括腹壁反射、提睾反射、肛门反射及跖反射等；深反射主要有膝腱反射、跟腱反射、肱二头肌反射、肱三头肌反射及桡骨骨膜反射等。常用的病理性反射检查有霍夫曼征（Hoffmann sign）、巴宾斯基征（Babinski sign）、髌阵挛和踝阵挛。

（三）其他特殊检查

1. 压头试验

压头试验（spurling sign）病人取坐位，头后仰并偏向患侧，检查者手掌在其头顶加压，出现颈痛并向患侧手臂放射可判定为阳性，常见于神经根型颈椎病。

2. 上肢牵拉试验

上肢牵拉试验（Eaton sign）检查者一手扶患侧颈部，一手握患侧腕部，外展上肢，双手反向牵引，病人出现放射痛与麻木感为阳性，常见于颈椎病。

3. 杜加征

杜加征（Dugas sign）肩关节脱位时，病人肘部内收受限，若手搭在对侧肩上，则肘关节不能与胸壁贴紧，若肘部贴紧胸壁，则手不能搭到对侧肩，称为杜加征阳性，又称搭肩试验阳性。

4. 直腿抬高及加强试验

病人取仰卧位，检查者一手保持病人膝关节伸直，一手托其足跟，缓慢抬高患肢，至60°以内即出现放射痛则为直腿抬高试验阳性，系神经根受压或粘连使移动范围减小或消失，牵拉坐骨神经所致；缓慢放低患肢高度，至放射痛消失，再被动背屈踝关节以牵拉坐骨神经，如又出现疼痛，则为加强试验阳性，如图28.5、图28.6所示。

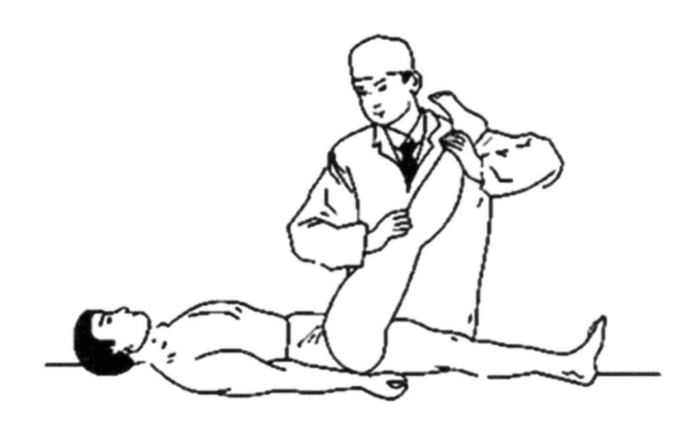

图28.5　直腿抬高试验

5. 骨盆挤压分离试验

病人仰卧，检查者双手从其双侧髂前上棘用力向中心相对挤压或向外后方分离，诱发疼痛者为阳性，常提示骨盆骨折。

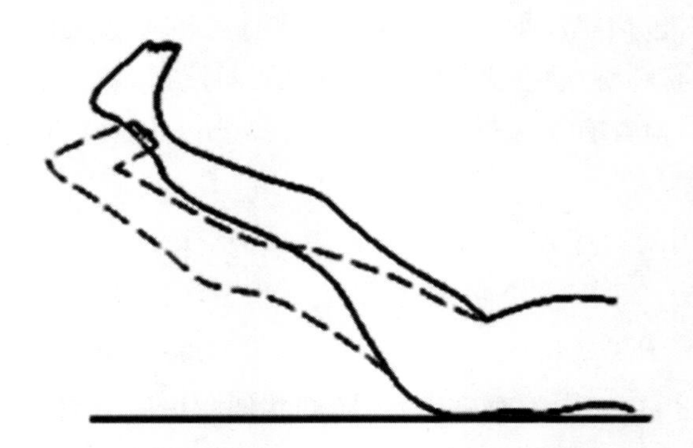

图 28.6 直腿抬高加强试验(虚线)

6. 浮髌试验

浮髌试验(floating patella test)病人仰卧、伸膝、放松股四头肌,检查者一手置于髌骨近侧,将膝内液体挤入髌骨下关节腔,另一手急速下压髌骨后快速松开,若觉察到髌骨浮起时,为浮髌试验阳性,常提示膝关节积液。一般积液达到50 mL时,浮髌试验才呈阳性。

(四) 影像学检查

1. X 线

对骨科疾病的诊断有十分重要的作用。部分病损的 X 线征象的出现迟于临床症状,因而不能过度依赖该检查。摄片时应注意:① X 线投照位置。常规位置包括正位和侧位;特殊位置包括轴位,如髌骨、跟骨及尺骨鹰嘴等;斜位,如腕舟状骨、腕大多角骨及脊柱等;开口位,如寰枢关节。② 四肢疾病摄片时需要两侧对比。③ 应包括附近的关节。④ 标出拍摄投照方向。

2. X 线造影

将造影剂注入腔隙或组织间隙内,用以显示间隙的各种改变。骨科常用造影包括关节造影、椎管造影、动静脉造影及窦道造影等。

3. CT

可显示人体横断面图像,对运动系统疾病的定位、诊断及鉴别诊断有辅助诊断价值。适用于脊柱及四肢肿瘤、结核、炎症、脊柱骨折、脱位、椎间盘突出及普通 X 线定位不明者的运动系统疾病的诊断。

4. MRI

可提供横切面、矢状面、额状面等不同断面的图像,是目前检查软组织的最佳手段。在骨质疏松、肿瘤、感染、创伤等检查方面有诊断价值,对脊柱、脊髓的诊断价值更高。对关节病变,如股骨头缺血坏死及膝关节韧带损伤等也有较好的诊断价值。

5. 核素骨扫描

将亲骨性核素引入体内,利用其积聚于骨骼和关节部位的特点,使骨骼和关节显现。核素骨扫描既能显示骨关节形态,又可反映局部代谢和血供状况,明确病变部位,早期发现骨关节疾病。对骨转移瘤、急性血源性骨髓炎等有早期诊断价值。

二、牵引术

牵引术是骨科常用的治疗方法，是利用牵引力和反牵引力作用于骨折部，达到复位或维持复位固定的治疗方法。牵引方法包括皮牵引、骨牵引和兜带牵引。皮牵引是用贴敷于患肢皮肤上的胶布或包捆于患肢皮肤上的牵引带，利用其他皮肤的摩擦力，通过滑轮装置及肌肉在骨骼上的附着点，将牵引力传递到骨骼，又称间接牵引。骨牵引是将不锈钢针穿入骨骼的坚硬部位，通过牵引钢针直接牵引骨骼，又称直接牵引。兜带牵引是利用布带或海绵兜带兜住身体突出部位施加牵引力。

（一）适应证

牵引术的适应证包括：

(1) 骨折、关节脱位的复位及维持复位后的稳定。

(2) 挛缩畸形的矫正治疗和预防。

(3) 炎症肢体的制动和抬高。

(4) 骨和关节疾病治疗前准备。

(5) 防止骨骼病变。

（二）禁忌证

局部皮肤受损和对胶布或泡沫塑料过敏者禁用皮牵引。

（三）护理诊断及合作性问题

(1) 如厕自理缺陷　与骨牵引后肢体活动受限有关。

(2) 有外周神经血管功能障碍的危险　与骨牵引时损伤神经、血管及皮牵引时包扎过紧等有关。

(3) 潜在并发症　牵引针、弓脱落及牵引针眼感染，关节僵硬等。

（四）护理措施

1. 操作前

(1) 做好解释：向病人及家属解释牵引的意义、目的、步骤及注意事项，以便配合。

(2) 了解药物过敏史：骨牵引术前应询问病人药物过敏史，尤其是普鲁卡因过敏史，如过敏，可改用1%利多卡因。

(3) 局部准备：牵引肢体局部皮肤必须用肥皂和清水擦洗干净，去除油污。必要时剃毛。行颅骨牵引时，须剃除全部头发。

(4) 用物准备：皮牵引备胶布、纱布绷带、扩张板、海绵牵引带；骨牵引备骨牵引器械包（内备骨圆针和克氏针、手摇钻、骨锤）、切开包、牵引弓等手术器械；另外还需准备牵引床、牵引架、牵引绳、重锤以及包扎平整的布朗-毕洛架及托马斯架等。

(5) 体位准备:牵引前摆好病人体位,协助医师进行牵引。

2. 操作中

(1) 皮牵引:无创,简单易行,但牵引重量小,一般不超过5 kg。多用于四肢牵引。行下肢皮牵引时,牵引不能压迫腓骨头部,以免压迫腓总神经,导致肢体麻痹。

① 胶布牵引:多用于四肢。局部皮肤涂以滑石粉(婴幼儿除外),以增加粘合力及减少对胶布过敏。在骨隆突处加衬垫,防止局部压迫。根据肢体的粗细及粘贴部位选择适当宽度的胶布,沿肢体纵轴粘贴胶布于肢体两侧并使之与皮肤紧贴,平整无皱褶。胶布外用绷带缠绕,防止松脱。借牵引绳通过滑轮进行皮牵引。

② 海绵带牵引:将海绵带平铺于床上,用大毛巾包裹需牵引的肢体,骨突处垫以棉花或纱布,将肢体包好,扣上尼龙搭扣,拴好牵引绳,进行牵引。

(2) 骨牵引:牵引力量大,持续时间长;因系有创牵引方式,所以可能发生感染。常应用于颈椎骨折、脱位、肢体开放性骨折及肌肉丰富处的骨折。

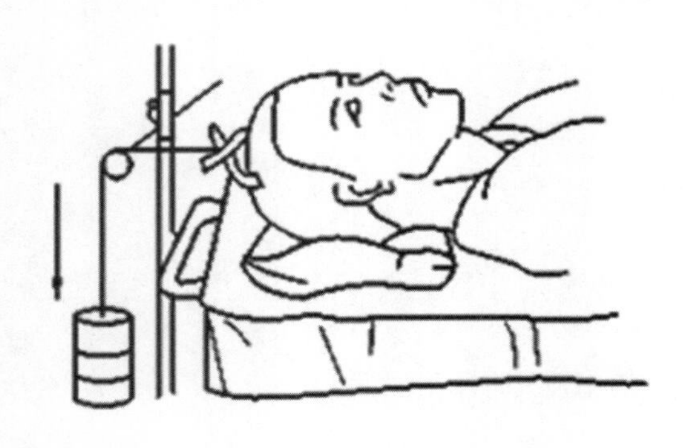

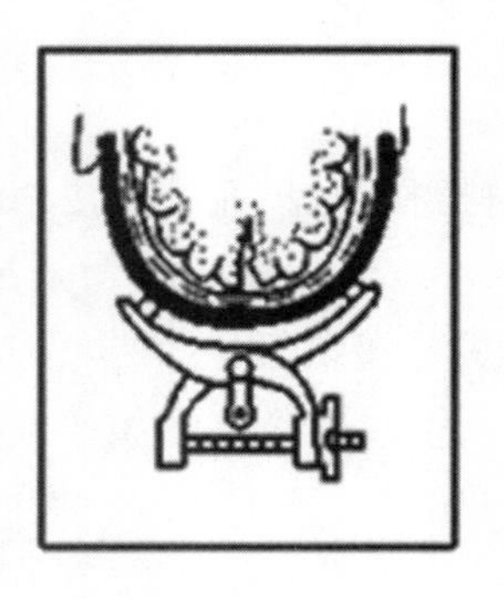

图 28.7 颅骨牵引

① 进针。Ⅰ. 四肢牵引:做皮肤小切口,协助医师用手摇钻将牵引针钻入骨质,并穿过骨质从对侧皮肤突出。针孔处皮肤用乙醇纱布覆盖,牵引针的两端套上软木塞或有胶皮盖的小瓶,以免刺伤皮肤或划破被褥。Ⅱ. 颅骨牵引:用安全钻头钻穿骨外板,将牵引弓两侧的钉尖插入此孔,旋紧固定螺丝,扭紧固定,以防滑脱,如图28.7 所示。

② 牵引:系上牵引绳,通过滑车,加上所需要重量进行牵引。牵引重量根据病情,部位和病人体重确定,下肢牵引质量一般是体重的1/10～1/7。颅骨牵引质量一般为 6～8 kg,不超过15 kg。

(3) 兜带牵引。

① 枕颌带牵引:常用于颈椎骨折、脱位、颈椎间盘突出症及颈椎病等。卧床持续牵引时,牵引质量一般为 2.5～3 kg;端坐位牵引时,牵引质量自6 kg开始,可逐渐增加至15 kg;每日 1～2 次,每次30 min。牵引时,避免枕颌带压迫两耳及头面两侧,如图28.8 所示。

② 骨盆水平牵引:将骨盆兜带包托于骨盆,在骨盆兜带上加适当重量,可定时间歇牵引。也可将特质胸部兜带拴在床架上或将床尾抬高 20～25 cm行反牵引。常用于腰椎间盘突出症的治疗。

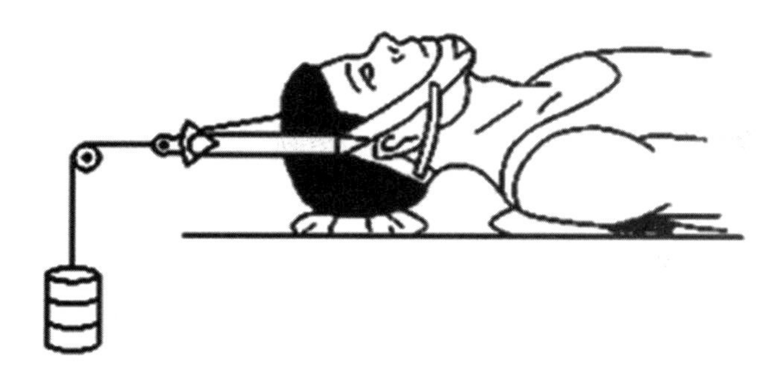

图 28.8　枕颌带牵引

③ 骨盆悬吊牵引：将兜带从后方包托于骨盆，前方两侧各系牵引绳，交叉至对侧上方通过滑轮及牵引支架进行牵引。常用于骨盆骨折的复位与固定。牵引重量以将臀部抬离床面2～3 cm为准。

3. 操作后

(1) 生活护理：持续牵引的病人活动不便，生活不能完全自理。应协助病人满足正常生理需要，如协助洗头、擦浴，教会病人使用床上拉手、床上便盆等。

(2) 保持牵引的有效性：① 皮牵引时胶布绷带、海绵有无松脱，扩张板位置是否正确，若出现移位，及时调整。② 颅骨牵引时，护理人员应每班检查牵引弓，并拧紧螺母，防止牵引弓脱落。③ 牵引重锤保持悬空，不可随意增减或移去牵引重量，不可随意放松牵引绳，以免影响骨折的愈合。④ 保持对抗牵引力：颅骨牵引时，应抬高床头；下肢牵引时，抬高床位 15～30 cm。若身体移位，抵住了床头或床尾，应及时调整，以免失去反牵引作用。⑤ 告知病人和家属牵引期间牵引方向与肢体长轴应成直线，以达到有效牵引。

(3) 维持有效血液循环：皮牵引时密切观察病人患肢末梢血液循环情况。检查局部包扎有无过紧，牵引重量是否过大。若局部出现青紫、肿胀、发冷、麻木、疼痛、运动障碍以及脉搏细弱时，详细检查，分析原因并及时报告医师。

(4) 皮肤护理：胶布牵引部位及长期卧床病人骨突部皮肤可出现水疱、溃疡及压疮，注意观察胶布牵引病人胶布边缘皮肤有无水疱或皮炎。若有水疱，可用注射器抽吸并予换药；若水疱面积较大，应立即去除胶布，暂停牵引或换用其他牵引方法。在可能发生压疮的部位放置棉圈、水垫、减压贴或应用气垫床，保持床单位清洁、干燥和平整，定时翻身，并观察受压皮肤的情况。

(5) 并发症的观察与护理。

① 血管和神经损伤：多由于骨牵引穿针时判断不准确导致。骨牵引后密切观察创口敷料的渗血情况、肢体末梢的血运、病人生命体征及肢体运动情况。颅骨牵引者还可能因为牵引针钻太深引起颅内出血，因此术后应关注病人的意识、神经系统检查等；当颅骨牵引病人牵引过度时，还可能损伤舌下神经、臂丛神经等，相应表现出吞咽困难、伸舌时舌尖偏向患侧、一侧上肢麻木等。

② 牵引针眼感染：操作时未严格执行无菌操作技术、反复穿刺、未及时清除针眼处积血及分泌物或牵引针滑动导致。骨牵引针两端套上软木塞或胶盖小瓶；针眼处每日滴 75%乙

醇两次;及时擦去针眼处分泌物或痂皮;牵引针若向一侧偏移,消毒后调整;发生感染者应充分引流,严重时须拔去钢针,改变牵引位置。

③ 关节僵硬:最常见的是足下畸形,主要与腓总神经受压及患肢缺乏功能锻炼有关。下肢水平牵引时,距小腿关节呈自然足下垂位,加之关节不活动,会发生跟腱挛缩和足下垂。因此,下肢水平牵引时,在膝外侧垫棉垫,防止压迫腓神经;可用垂足板将距小腿关节置于功能位。若病情许可,定时做距小腿关节活动,预防下垂。部分病人还可能出现膝关节屈曲畸形、髋关节屈曲畸形、肩内收畸形等,均与长期固定体位、缺乏功能锻炼有关。

④ 其他:由于长期卧床,病人还可能出现坠积性肺炎、便秘、下肢深静脉血栓形成等并发症,应注意预防,加强病情观察并及时处理;枕颌带牵引时应注意避免牵引带压迫气管导致呼吸困难、窒息。

三、石膏绷带固定术

石膏绷带是常用的外固定材料之一,适用于骨关节损伤及术后固定。石膏芃绷带卷是将熟石膏粉撒在特制的稀孔纱布绷带上用木板刮匀、卷制而成。熟石膏是天然生石膏经加热脱水而成,当熟石膏遇到水分时,可重新结晶硬化。因此,石膏绷带经温水浸泡后,包在需要固定的肢体上,5～10 min即可硬结成型,并逐渐干燥坚固,对患肢起有效的固定作用。近年来,粘胶石膏绷带的使用较为广泛,是将胶质黏合剂与石膏粉完全混合后牢固的黏附在支持纱布上制成,使石膏绷带处理更为清洁、舒适。

常用的石膏类型可分为石膏托、石膏夹板、石膏管型、躯干石膏及特殊类型的石膏等,如图 28.9 所示。

(一) 适应证

石膏绷带固定术适应证包括:

(1) 骨折复位后的固定。

(2) 关节损伤和关节脱位复位后的固定。

(3) 周围神经、血管、肌腱断裂或损伤,皮肤缺损,手术修复后的制动。

(4) 急慢性骨、关节炎症的局部制动。

(5) 畸形矫正术后矫形位置的维持和固定。

(二) 禁忌证

石膏绷带固定术的禁忌证包括:

(1) 全身情况差,如心、肺、肾功能不全,进行性腹水等。

(2) 伤口发生或疑有厌氧菌感染。

(3) 孕妇禁忌躯干部大型石膏固定。

(4) 年龄过大、新生儿、婴幼儿及身体衰弱者不宜行大型石膏固定。

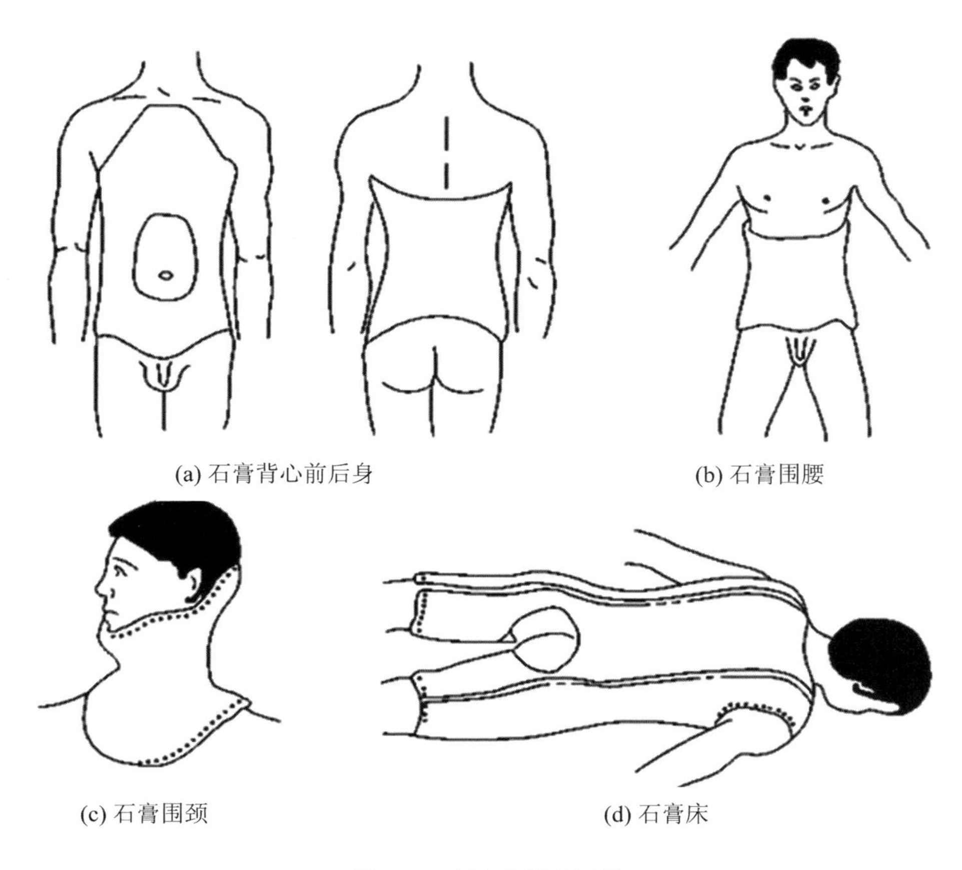

(a) 石膏背心前后身　(b) 石膏围腰

(c) 石膏围颈　(d) 石膏床

图 28.9　固定躯干的石膏

(三) 护理诊断及合作性问题

(1) 躯体活动障碍　与石膏固定后肢体活动受限有关。

(2) 有失用综合征的危险　与固定肢体长期缺乏功能锻炼有关。

(3) 潜在并发症　骨筋膜室综合征、石膏综合征、压疮、出血等。

(四) 护理措施

1. 操作前

(1) 做好解释：向病人及其家属说明石膏固定的目的与意义，解释操作过程中石膏散热属正常现象，并告知病人肢体关节必须固定在功能位或所需的特殊体位，中途不能随意变动，以取得病人配合。

(2) 影像学检查：石膏固定前，患处需行 X 线检查，以备术后对照。

(3) 用物准备：备齐石膏固定所需用物，如石膏绷带、内盛 35～40 ℃温水的水桶或水盆、石膏刀、剪、衬垫、支撑木棍、卷尺和有色铅笔等。

(4) 皮肤准备：用肥皂水及清水清洁需石膏固定处的皮肤并擦干；有伤口者更换敷料；发现皮肤异常应记录并报告医师。

2. 操作中

(1) 体位:将病人置于关节功能位,特殊情况根据功能需要摆放。由专人维持或置于石膏牵引架上,切不可中途变换体位。

(2) 覆盖衬垫:在石膏固定处的皮肤表面覆盖一层衬垫,可用棉织筒套、棉垫或绵纸,以防局部受压形成压疮。

(3) 制作石膏条:根据肢体长度选择石膏绷带的型号,在平台上将石膏绷带来回折叠,通常上肢 10~12 层,下肢 12~15 层,而后从两头向中间折叠,平放入水内充分浸泡后,向中间轻挤压,去除多余水分后,推摸压平,置于患肢背面。

(4) 石膏包扎。

① 石膏托制作:若制作石膏托,则直接用普通绷带缠绕即可。

② 石膏管型制作:若制作石膏管型,则将石膏卷平放入水桶并完全浸没,至石膏卷停止冒泡时双手持石膏卷两头取出,挤去多余水分。石膏卷贴着躯体从肢体近侧向远侧推动,使绷带粘贴缠绕,每一圈绷带覆盖上一圈绷带的 1/3,缠绕过程中用手掌均匀抚摩绷带,以使各层贴合紧密、平整无褶,曲线明显、粗细不均处要用拉回打“褶裥”,不可包的过紧或过松;层次均匀,一般包 7~5 层,绷带边缘、关节部及骨折部多包 2~3 层;石膏绷带的厚度上下一致,以不断裂为标准,不可任意加厚。

(5) 捏塑:石膏未定型前,根据局解剖特点适当捏塑及整理,使石膏在干固过程中固定牢稳而不移动位置,重点注意几个关节部位。在石膏表面涂上石膏糊,加以摩擦,使表面平滑。四肢绷带应露出手指或足趾,以便观察肢体末端血液循环、感觉和运动,同时可进行功能锻炼。

(6) 包边:将衬垫从内向外拉出一些,包住石膏边缘,若无衬垫,可用一宽胶布沿石膏边包起。在石膏表面涂上石膏糊,使表面平滑。

(7) 标记:用记号笔在石膏外标记固定日期及预订拆石膏日期。

(8) 开窗:石膏未干前,为便于局部检查或伤口引流、更换敷料等,可在相应部位石膏上开窗。方法是确定开窗范围并标记,用石膏刀沿标记向内侧斜切,边切边将切开的石膏向上拉直至完全切开。已开窗的石膏需用棉花填塞后包好,或将石膏盖复原后,用绷带加压包紧,以防软组织向外突出。

新型石膏绷带

目前新型的石膏绷带多为高分子材料,如粘胶、树脂、SK 聚氨酯等,具有强度高、重量轻、厚度薄、透气性好、透光性强、不怕水、不引起皮肤过敏反应等优点。新型石膏的制作方法与传统石膏相似,具体如下:患处清洁后固定于需要的体位→皮肤于石膏袜套或棉垫保护→将石膏绷带浸泡于温水 2~3 s并挤按 2~3 次→取出后挤去多余水分→缠绕于患肢→整理、包边、捏塑→做好标记,通常新型石膏的硬化时间需 3~5 min,通过调节浸泡石膏绷带的水温可调节石膏硬化的时间,水温高,则硬化时间短;反之,硬化时间延长。

3. 操作后

(1) 石膏干固前。

① 加快干固:石膏一般自然风干,从硬固到完全干固需 24~72 h;创造条件加快干固,

天气冷时可通过适当调高室温，用灯泡、烤箱、红外线照射等烘干及热风机吹干等方法，但需注意石膏传热，温度不宜过高，且应经常移动仪器位置，避免灼伤。

② 搬运：搬运及翻身时，用手掌托平石膏固定的肢体，维持肢体的位置，避免石膏折断。

③ 体位：潮湿的石膏容易折断、变形，故需维持石膏固定的位置直至石膏完全干固，病人需卧硬板床，用软枕妥善垫好石膏。术后8 h内病人勿翻身，8～10 h后协助翻身。四肢包扎石膏时抬高患肢，适当支托，以防肢体肿胀及出血。石膏背心及人字形石膏病人勿在头及肩下垫枕，避免胸腹部受压，下肢石膏应防足下垂及足外旋。

④ 保暖：寒冷季节注意保温。未干固的石膏需覆盖毛毯时应用支架托起。

(2) 石膏干固后。

① 保持石膏的清洁、干燥：髋人字形石膏及石膏背心固定者，尤其是婴幼儿病人，大小便后应及时清洁臀部及会阴，并注意勿污染及弄湿石膏。石膏污染后用布蘸少量洗涤剂擦拭，清洁后立即擦干。断裂、变形和严重污染的石膏应及时更换。

② 保持有效固定：行石膏管型固定者，因肢体肿胀消退或肌萎缩可导致原石膏失去固定作用，必要时应重新更换。

③ 并发症的观察及护理。

Ⅰ. 骨筋膜室综合征：骨筋膜室是由骨、骨间膜、肌间膜和深筋膜形成的密闭腔隙。四肢骨折时，骨折部位骨筋膜室内的压力增高，导致肌肉和神经因急性缺血而产生一系列早期综合征，即为骨筋膜室综合征。骨筋膜室综合征好发于前臂掌侧和小腿。应密切观察石膏固定肢体的末梢血液循环。注意评估“5P”征：疼痛(pain)、苍白(pallor)、感觉异常(paresthesia)、麻痹(paralysis)及脉搏(pulseless)消失。若病人出现肢体血液循环受阻或神经受压的征象，应立即放平肢体，并通知医生全层剪开固定的石膏，严重者须拆除甚至行肢体切开减压术。

Ⅱ. 压疮：因行石膏固定术病人多需长期卧床，容易发生骨突部位的压疮，故应保持床单位的清洁、干燥，定时翻身，避免剪切力、摩擦力等损伤。

Ⅲ. 化脓性皮炎：多因石膏塑性不好、石膏未干固时搬运或放置不当等致石膏凹凸不平；部分病人可能将异物伸入石膏内搔抓石膏下皮肤，导致肢体局部皮肤受损。主要表现为局部持续性疼痛、形成溃疡、有恶臭及脓性分泌物流出或渗出石膏，应及时开创检查及处理。

Ⅳ. 石膏综合征：部分行躯干石膏固定的病人可能出现反复呕吐、腹泻甚至呼吸窘迫、面色苍白、发绀、血压下降等表现，称为石膏综合征。常见原因为：a. 石膏包裹过紧，影响病人呼吸及进食后的胃扩张。b. 手术刺激神经及后腹膜致神经反射性急性胃扩张。c. 过度寒冷、潮湿等致胃肠功能紊乱。因此缠绕石膏绷带时不可过紧，且上腹部应充分开窗；调整室内温度在25 ℃左右，湿度为50%～60%；嘱病人少量多餐，避免过快过饱及进食产气多的食物等。发生轻度石膏综合征时可通过调整饮食、充分开窗等处理；严重者应立即拆除石膏，予禁食、肠胃减压，静脉补液等处理。

Ⅴ. 失用综合征：由于肢体长期固定、缺乏功能锻炼，导致肌萎缩；同时大量补钙盐逸出骨骼可致骨质疏松；关节内纤维粘连致关节僵硬。因此石膏固定期间，应加强肢体的功能锻炼。

Ⅵ. 出血：手术切口或创面出血时，血液或渗出液可能渗出石膏外，用记号笔标记出范围、日期，并详细记录。如血迹边界不断扩大须及时报告医师，必要时协助医师开窗以彻底检查。

Ⅶ. 其他：由于行石膏固定术后长期卧床，病人还可能出现坠积性肺炎、便秘、泌尿道感染等并发症，应加强观察并及时处理。

(3) 石膏拆除：拆除石膏前需向病人解释，使用石膏锯时可有振动、压迫及热感，但无痛感，不会切到皮肤。石膏拆除后，病人可能有肢体减负的感觉。石膏下的皮肤一般有一层黄褐色的痂皮或死皮、油脂等；其下的新生皮肤较为敏感，避免搔抓，可用温水清洗后，涂一些润肤霜保护皮肤，每日行局部按摩。由于长时间固定不动，开始活动时肢体可能产生关节僵硬或肢体肿胀，应指导病人加强患肢功能锻炼，必要时用弹性绷带包扎患肢，并逐步放松，以缓解不适症状。

四、功能锻炼

功能锻炼是骨科治疗的重要组成部分，是促进肢体功能恢复、预防并发症的重要保证。康复训练应遵循循序渐进、动静结合、主动与被动运动相结合的原则。可应用图、表的方式，与病人共同讨论并制订个性化的功能锻炼方案，从而充分调动病人的主观能动性，争取早期、科学合理地进行康复训练。通常骨科病人的功能锻炼分为 3 个时期。

1. 初期

术后 1～2 周。此期功能锻炼的主要目的是促进肢体血液循环，消除肿胀，防止失用综合征。此期病变部位可能由于疼痛、肿胀导致肢体活动受限，因此功能锻炼应以肌肉等长舒缩运动为主；而身体其他部位应加强各关节的主动活动。

2. 中期

术后 2 周，即手术切口愈合、拆线到解除牵引或外固定支具，此时病变部位肿胀已消退，局部疼痛减轻，应根据病情需要，在医护人员指导和健肢的帮助下，配合简单的器械或支架辅助锻炼，逐渐增加肢体的运动范围和运动强度。

3. 后期

此时病变部位已基本愈合，外固定支具拆除，应加强关节活动范围和肌力的锻炼，并配合理疗、按摩针灸等物理治疗和外用药物熏洗，促进恢复。

此外，还应保持关节功能位置，但由于功能位是相对的，在临床实际应用中应视病人的年龄、性别、职业等综合因素确定。

第三节　常见的四肢骨折

一、肱骨干骨折

肱骨干骨折是发生在肱骨外科颈下 1～2 cm至肱骨髁上2 cm段内的骨折。在肱骨干中下 1/3 段后外侧有桡神经沟，此处骨折容易发生桡神经损伤。

（一）病因

肱骨干骨折可由直接暴力或间接暴力引起。直接暴力常由外侧打击肱骨干中部，致横形或粉碎性骨折。直接暴力常用于手部或肘部着地，外力向上传导，加上身体倾斜所产生的剪式应力，多导致中下 1/3 骨折。有时也可因投掷运动或“掰腕”引起，多为斜行或螺旋形骨折。骨折端的移位取决于外力作用大小、方向、骨折部位和肌肉牵拉方向等。

（二）临床表现

1. 症状

患侧上臂出现疼痛、肿胀、皮下瘀斑，上肢活动障碍。

2. 体征

患侧上臂可见畸形、反常活动、骨摩擦感/骨摩擦音。若合并桡神经损伤，可出现患侧垂腕畸形，各手指掌指关节不能背伸，拇指不能伸直，前臂旋后障碍，手背桡侧皮肤感觉消退或消失。

（三）辅助检查

鈘线拍片可确定骨折类型、移位方向。

（四）治疗原则

1. 手法复位外固定

在止痛、持续牵引和使肌肉放松的情况下复位，复位后可选择石膏或小夹板固定。复位后比较稳定的骨折，可用 U 形石膏固定。中、下段长斜形或螺旋形骨折因手法复位后不稳定，可采用上肢悬垂石膏固定，宜采用轻质石膏，以免因重量太大导致骨折端分离。选择小夹板固定者可在屈肘 90°位用三角巾悬吊，成人固定 6～8 周，儿童固定 4～6 周。

2. 切开复位内固定

在切开直视下复位后用加压钢板螺钉内固定或带锁髓内针固定。近年来采用有限接触钢板固定治疗肱骨干下 1/3 骨折，因减少了对血供应的影响而降低了骨折不愈合的发生率。内固定物可在半年以后取出，若无不适也可不取。对于有桡神经损伤的病人，术中探查神经，若完全断裂，可一起修复桡神经。若为挫伤，神经连续性存在，则切开神经外膜，减轻神经继发性病理改变。

3. 康复治疗

无论是手法复位外固定，还是切开复位内固定，术后均应早期进行康复治疗。在锻炼过程中，要随时检查骨折对位、对线及愈合情况。在锻炼过程中，要配合理疗、中医、中药治疗等。

（五）护理诊断及合作性问题

(1) 疼痛　与骨折、软组织损伤、肌痉挛和水肿有关。
(2) 潜在并发症　肌萎缩、关节僵硬。

（六）护理目标

(1) 患者疼痛减弱或消失。
(2) 患者肌萎缩、关节僵硬的危险性降低。

（七）护理措施

1. 减轻疼痛

及时评估病人疼痛程度，遵医嘱给予止痛药物。

2. 体位

用吊带或三角巾将患肢托起，以促进静脉回流，减轻肢体肿胀疼痛。

3. 指导功能锻炼

复位固定后尽早开始手指屈伸活动，并进行上臂肌肉的主动舒缩运动，但禁止做上臂旋转运动。2～3周后，开始主动的腕、肘关节屈伸活动和肩关节外展、内收活动，逐渐增加活动量和活动频率。6～8周后加大活动量，并做肩关节旋转活动，以防肩关节僵硬或萎缩。

二、肱骨髁上骨折

肱骨髁上骨折是指肱骨干与肱骨髁交界处发生的骨折。肱骨髁上骨折多发生于10岁以下儿童，占小儿肘部骨折的30%～40%。在肱骨髁内、前方有肱动脉和正中神经，肱骨髁的内侧和外侧分别有尺神经和桡神经，骨折断端向前移位或侧方移位时可损伤相应神经血管。在儿童期，肱骨下端有骨骺，若骨折线穿过骺板，有可能影响骨骺发育，导致肘内翻或外翻畸形。

（一）病因及分类

肱骨髁上骨折多为间接暴力引起。根据暴力类型和骨折移位方向，可分为屈曲型和伸直型。

1. 伸直型

伸直型较常见。跌倒时手掌着地，肘关节处于半屈曲或伸直位，暴力经前臂向上传递，同时身体前倾，由上向下产生剪式应力，造成肱骨髁交界处骨折。骨折近端向前下方移位，远折端向后上方移位，如图28.10所示。

2. 屈曲型

跌倒时肘后方着地，肘关节处于屈曲位，暴力传导致肱骨下段导致骨折。骨折近端向后下方移位，远端向前上方移位，很少合并神经和血管损伤，如图 28.11 所示。

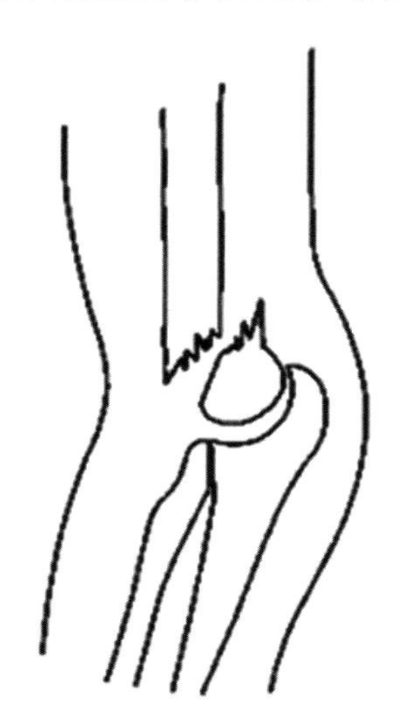

图 28.10　肱骨上伸直型骨折典型移位

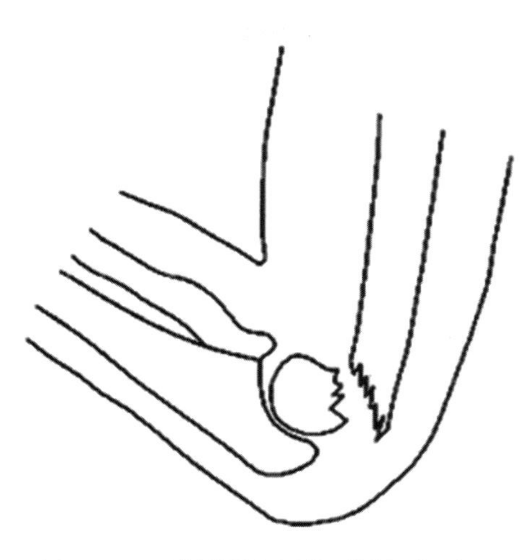

图 28.11　肱骨髁上屈曲型骨折典型移位

（二）临床表现

1. 症状

受伤后肘部出现疼痛、肿胀和功能障碍，肘后突起，患肢处于半屈曲位，可有皮下瘀斑。

2. 体征

局部明显压痛和肿胀，有骨摩擦音及反常活动，肘部可扪到骨折断端，肘后三角关系正常，若正中神经、尺神经或桡神经受损，可有手臂感觉异常和运动功能障碍。若肱动脉挫伤或受压，可因前臂缺血而表现为局部肿胀、剧痛，皮肤苍白、发凉、麻木，桡动脉减弱或消失，被动伸指疼痛等，如图 28.12 所示。由于肘后方软组织较少，骨折断端锐利，屈曲型骨折端可刺破皮肤形成开放性骨折。

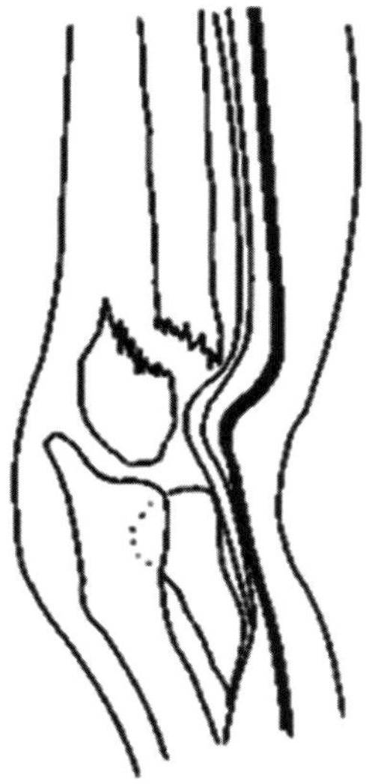

图 28.12　肱骨髁上骨折损伤肱动脉

（三）辅助检查

肘部正、侧位 X 线拍片能够确定骨折的存在并判断骨折移位情况。

（四）治疗原则

1. 手法复位外固定

对受伤时间短、局部肿胀轻、没有血液循环障碍者，可进行手法复位外固定。复位后用后侧石膏托在屈肘位固定 4～5 周，屈肘角度以能清晰地扪到桡动脉搏动、无感觉运动障碍为宜。伤后时间较长，局部组织损伤严重，出现骨折部严重肿胀时，应卧床休息，抬高患肢，或用尺骨鹰嘴悬吊牵引，牵引重量1～2 kg，同时加强手指活动，待3～5天肿胀消退后进行手法复位。

2. 切开复位内规定

手法复位失败或有神经血管损伤者，在切开直视下复位后用作内固定。

3. 康复治疗

复位固定后应严密观察肢体血液循环及手的感觉、运动功能，同时进行功能锻炼。

伸直型肱骨髁上骨折由于近折端向前下移位，极易压迫或刺破肱动脉，加上损伤后的组织反应使局部严重肿胀，均会影响远端肢体血液循环，导致前臂骨筋膜室综合征。因此在治疗过程中，一旦确定骨筋膜室高压存在，应紧急手术，切开前臂掌，背侧深筋膜，充分减压，辅以脱水机、扩张血管药等治疗，则可能预防前臂缺血性肌痉挛的发生。

儿童骨折的桡侧或尺侧移位未被纠正，或合并了骨骺损伤，则骨折愈合后可出现肘内翻或外翻畸形。不严重的畸形可在儿童生长发育过程中逐渐得到纠正。若随着生长发育，畸形有加重的趋势且有功能障碍者，可在12～14岁时做肱骨下端截骨矫正术。

(五) 护理诊断/问题

(1) 有外周神经血管功能障碍的危险　与骨和软组织损伤、外固定不当有关。

(2) 不依从行为　与患儿年龄小、缺乏对健康的正确认识有关。

(六) 护理目标

(1) 患者外周神经血管功能障碍的危险降低。

(2) 患者依从性增高。

(七) 护理措施

1. 病情观察

观察石膏绷带或夹板固定的松紧带度，必要时及时调整，以免神经、血管受压，影响有效组织灌注。观察前臂肿胀程度及手的感觉运动功能，如果出现高张力肿胀、手指发凉、感觉异常、手指主动活动障碍、被动伸指剧痛、桡动脉搏动减弱或消失，即应确定骨筋膜室高压的存在，须立即通知医师，并做好手术准备。如果已出现“5P”征，则即使手术也难以避免缺血性肌挛缩，从而遗留爪形手畸形。

2. 体位

用吊带或三角巾将患肢托起，以减轻肢体肿胀疼痛。

3. 指导功能锻炼

复位固定后尽早开始手指及腕关节屈伸活动，并进行上臂肌肉的主动舒缩运动，有利于减轻水肿。4～6周后外固定解除，开始肘关节屈伸活动。手术切开复位内固定稳定的病人，术后2周即可开始肘关节活动。若病人为小儿，应耐心向患儿及其家属解释功能锻炼的重要性，指导锻炼的方法，使家属协助进行功能锻炼。

三、前臂双骨折

尺桡骨干双骨折较多见，占各类骨折的 6%左右，以青少年多见。因骨折后常导致复杂的移位，使复位十分困难，易发生骨筋膜室综合征。

（一）病因

1. 直接暴力

多由于重物直接打击、挤压或刀砍伤引起。特点为两骨同一平面的横形或粉碎性骨折，多伴有不同程度的软组织损伤，包括肌肉、肌腱断裂，神经血管损伤等，整复对位不稳定。

2. 间接暴力

常为跌倒时手掌着地，由于桡骨负重较多，暴力作用向上传导后首先使桡骨骨折，继而残余暴力通过骨间膜向内下放传导，引起低位尺骨斜形骨折。

3. 扭转暴力

跌倒时手掌着地，同时前臂发生旋转，导致不同平面的尺桡骨螺旋形骨折或斜形骨折，尺骨的骨折线多高于桡骨的骨折线。

（二）临床表现

1. 症状

受伤后，患者前臂出现疼痛、肿胀、畸形及功能障碍。

2. 体征

可发现畸形、反常活动、骨摩擦音或骨擦感。尺骨 1/3 骨干骨折可合并桡骨小头脱位，称为孟氏（Monteggia）骨折。桡骨干下 1/3 骨折合并尺骨小头脱位，称为盖氏（Galeazzi）骨折。

（三）辅助检查

X 线拍片检查应包括肘关节或腕关节，可发现骨折部位、类型、移位方向以及是否合并有桡骨头脱位或尺骨小头骨位。

（四）治疗原则

1. 手法复位外固定

除了要达到良好的对位、对线以外，还应该特别注意防止畸形和旋转。复位成功后可采用石膏固定，即用上肢前、后石膏夹板固定，待肿胀消退后改为上肢管型石膏固定，一般 8～12 周可达到骨折愈合。也可采用小夹板固定，即在前臂掌侧、背侧、尺侧和桡侧分别放四块小夹板并捆扎，将前臂放在特制小夹板上固定，再用三角巾悬吊患。

2. 切开复位内固定

在骨折部位选择切口，在直视下准确对位，用加压钢板螺钉固定或髓内钉固定。

（五）护理诊断及合作性问题

（1）有外周神经血管功能障碍的危险　与骨和软组织损伤、外固定不当有关。

（2）潜在并发症　肌萎缩、关节僵硬。

（六）护理目标

（1）患者外周神经血管功能障碍的危险降低。

（2）患者肌萎、关节僵硬的危险性降低。

（七）护理措施

（1）病情观察及体位：参见肱骨髁上骨折。

（2）局部制动：支持并保护患肢在复位后体位，防止腕关节旋前或旋后。

（3）指导功能锻炼：复位固定后尽早开始手指伸屈和用力握拳活动，并进行上臂和前臂肌肉的主动舒缩运动。2周以后局部肿胀消退，开始练习腕关节。4周以后开始练习肘关节和肩关节活动。8～10周后拍片证实骨折愈合，才可进行前臂旋转活动。

四、桡骨远端骨折

桡骨远端骨折是指距桡骨远端关节面3 cm以内的骨折，常见于有骨质疏松的中老年妇女。

（一）病因

多为间接暴力引起。跌倒时，手部着地，暴力向上传导，发生桡骨远端骨折。根据受伤的机制不同，可发生伸直型骨折和曲直骨折。伸直型骨折（Colles骨折）多因跌倒后手掌着地、腕关节背伸、前臂旋前而受伤。屈曲型骨折（Smith骨折）常由于跌倒后手背着地、腕关节屈曲而受伤，也可由腕背部受到间接暴力打击发生，较伸直型骨折少见。

（二）临床表现

1. 症状

伤后腕关节局部头痛和皮下瘀斑、肿胀、功能障碍。

2. 体征

患侧腕部压痛明显，腕关节活动受限。伸直型骨折由于远折端向背侧移位，从侧面看腕关节呈“餐叉”畸形；又由于其远折端向桡侧移位，从正面看呈“枪刺样”畸形。屈曲型骨折者受伤后腕部出现下垂畸形。

（三）辅助检查

X 线拍片可见典型位移。伸直型骨折者可见骨折远端向背侧和桡侧移位；屈曲型骨折者可见骨折远端向掌侧和桡侧移位。由于屈曲型骨折和伸直型骨折移位方向相反，也称为反 Colles 骨折。骨折还可合并下尺桡关节损伤、尺骨茎突骨折和三角纤维软骨损伤。

（四）治疗原则

1. 手法复位外固定

对伸直型骨折者，手法复位后在旋前、屈腕、尺偏位用超腕关节石膏绷带固定或小夹板固定 2 周。水肿消退后，在腕关节中立位改用前臂管型石膏或继续用小夹板固定。屈曲型骨折的治疗要点基本相同，复位手法相反。

2. 切开复位内固定

严重粉碎性骨折移位明显、手法复位失败或复位后外固定不能维持复位者，可切开复位，用松质骨螺钉、T 形钢板或钢针固定。

（五）护理诊断/问题

有外周神经血管功能障碍的危险　与骨和软组织损伤、外固定不当有关。

（六）护理目标

患者外周神经血管功能障碍的危险性降低。

（七）护理措施

1. 病情观察及体位

参见肱骨骨髁上骨折。

2. 局部制动

参见前臂双骨折。

3. 指导功能锻炼

复位固定后尽早开始手指伸屈和用力握拳活动，并进行前臂肌内舒缩运动。4～6 周后可去除外固定，逐渐开始腕关节活动。

五、股骨颈骨折

股骨颈骨折多发在中老年人，以女性多见，常出现骨折不愈合（约 15%）和股骨头缺血性坏死（20%～ 30%）。

（一）病因及分类

股骨颈骨折的发生常与骨质疏松导致骨质量下降有关，使病人遭受轻微扭转暴力时即发生骨折。病人多在走路时滑倒，身体发生扭转倒地，间接暴力导致股骨颈发生骨折。青少年股骨颈骨折比较少见，常需较大暴力才会引起，且多为不稳定型。

1. 按骨折线部位分类

按骨折线部位可分为：

(1) 股骨头下骨折。

(2) 经股骨颈骨折。

(3) 股骨颈基底骨折。

前两者属于关节囊内骨折，由于股骨头的血液供应大部分中断，因而骨折不易愈合和易造成股骨头缺血坏死。基底骨折由于两骨折端的血液循环良好而易愈合。

2. 按X线表现分类

按X线表现分为：

(1) 内收骨折：远端骨折线与两侧髂嵴连线的夹角大于50°。由于骨折面接触较少，容易再移位，故属于不稳定性骨折。

(2) 外展骨折：远端骨折线与两侧髂嵴连线的夹角小于30°。由于骨折面接触较多，不容易再移位，故属于稳定性骨折。

3. 按移位程度分类

按移位程度分类可分为：

(1) 不完全骨折。

(2) 完全骨折但不移位。

(3) 完全骨折，部分移位并且股骨头与股骨颈有接触。

(4) 完全移位的骨折。

(二) 临床表现

1. 症状

中老年人有摔倒受伤史，伤后感髋部疼痛，下肢活动受限，不能站立和行走。嵌插骨折病人受伤后仍能行走，但数日后髋骨疼痛逐渐加重，活动后更痛，甚至完全不能行走，提示可能由受伤时的稳定骨折发展为不稳定骨折。

2. 体征

患肢缩短，出现外旋畸形，一般在45°～60°。患肢大转子突出，局部压痛和轴向叩击痛。病人较少出现髋部肿胀和瘀斑。

(三) 辅助检查

髋部正侧位X线片可明确骨折的部位、类型、移位情况，是选择治疗方法的重要依据。

（四）治疗原则

1. 非手术治疗

无明显移位的骨折、外展型或嵌插型等稳定性骨折者，年龄过大、全身情况差或合并严重的心、肺、肾、肝等功能障碍者，可选择非手术治疗。病人可穿防旋鞋，下肢30°外展中立外皮肤牵引，卧床6～8周。对全身情况很差的病人应以挽救生命和治疗并发症为主，骨折可不进行特殊治疗。尽管可能发生骨折不愈合，但病人仍能扶拐行走。

2. 手术治疗

对内收型和有移位的骨折，65岁以上老年人的股骨头下型骨折、青少年股骨颈骨折、股骨颈陈旧骨折不愈合以及影响功能的畸形愈合等，应采用手术治疗。

（1）闭合复位内固定：对所有类型股骨颈骨折病人均可进行闭合复位内固定术。闭合复位成功后，在股骨外侧打入多根空心加压螺钉内固定。

（2）切开复位内固定：对闭合复位困难或复位失败者可行切开复位内固定术。经切口在直视下复位，用加压螺钉。

（3）人工关节置换术：对全身情况尚好的高龄病人股骨头下型骨折，已合并骨关节炎或股骨头坏死者，可选择单纯人工股骨头置换术或全髋关节置换术。

（五）护理诊断/问题

（1）躯体活动障碍　与骨折、牵引或石膏有关。

（2）有失用综合征的危险　与骨折、软组织损伤或长期卧床有关。

（3）潜在并发症　下肢深静脉血栓、肺部感染压疮、股骨头缺血坏死、骨折不愈合关节脱位、关节感染等。

（六）护理目标

（1）患者无活动障碍。

（2）患者失用综合征的危险降低。

（3）患者无并发症的情况出现，若有并发症能及时被发现并处理。

（七）护理措施

1. 搬运和移动

尽量避免搬运或移动病人。搬运时将髋关节与患肢整个托起，防止关节脱位或骨折断端造成新的损伤。在病情允许的情况下，指导病人借助吊架和床栏更换体位、坐起、转移到轮椅上以及使用助行器、拐杖行走的方法。

2. 并发症的预防和观察

参见第一节骨科病人的护理。

(八)健康教育

1. 非手术治疗

卧床期间保持患肢外展中立位,即平卧时两腿分开30°,腿间放枕头,脚尖向上或穿丁字鞋。不可使患侧内收或外旋,坐起时不能交叉盘腿,以免发生骨折移位。翻身过程应由护士或家属协助,使患肢在上并始终保持外展中立位,然后在两大腿之间放一个枕头以防内收。指导患肢股四头肌等长收缩、踝关节和足趾屈伸旋转运动,在非睡眠状态下每小时练习一次,每次5~20 min,以防止下肢深静脉血栓、肌萎缩和关节僵硬。在锻炼患肢的同时,指导病人双上肢及健侧下肢全范围关节活动和功能锻炼。一般在8周后复查X线片,若无异常可去除牵引后在床上坐起;3个月后骨折基本愈合,可先扶双拐患肢不负重活动,逐渐增加负重重量,6个月后复查X线检查显示骨折愈合牢固后可完全负重行走。

2. 内固定治疗

卧床期间不可使用患肢内收,坐起时不能交叉盘腿。若骨折复位良好,术后早期即可扶双拐下床活动,逐渐增加负重重量,X线检查证实骨折愈合后可弃拐负重行走。

3. 人工关节置换术

卧床期间两腿间垫枕,保持患肢外展中立位,同时进行患肢股四头肌等长收缩、踝关节和足趾屈伸旋转运动。骨水泥型假体置换者术后第一日后,即可遵医嘱进行床旁坐、站及扶双拐行走练习。生物型假体置换术一般于术后1周开始逐步行走练习。根据病人个人情况不同制订具体康复计划,如果活动后感到关节持续疼痛和肿胀,说明练习强度过大。

在手术后3个月内,关节周围软组织没有充分愈合,为避免关节脱位,应尽量避免屈髋大于90°和下肢内收超过身体中线。因此应避免下蹲、坐矮凳、坐沙发、跪姿、盘腿、过度内收或外旋、交叉腿站立或过度弯腰拾物等动作,侧卧时应健肢在下,患肢在上,两腿间夹枕头。此间排便时应使用坐便器,可以坐高椅、散步、骑车、跳舞和游泳等,上楼时健肢先上,下楼时患肢先下。另外,嘱咐病人尽量不做或少做有损人工关节的活动,如爬山、爬楼梯和跑步等,避免在负重状态下反复做髋关节伸屈动作,或做剧烈跳跃和急停急转运动。肥胖病人应控制体重,预防骨质疏松,避免负重过多。

若手术后关节持续肿胀疼痛,伤口有异常液体溢出,皮肤发红,局部皮温较高,应警惕是否关节感染。关节感染虽然少见,但是最严重的并发症。若人工关节置换术多年后关节松动或磨损,可在活动时出现关节痛、跛行、髋关节功能减退。若病人摔倒或髋关节扭伤后髋部不能活动,伴有疼痛,双下肢不等长,可能是出现了关节脱位。嘱咐病人出现以上情况时应尽快就诊。

六、股骨干骨折

股骨干骨折是指股骨转子以下、股骨髁以上部位的骨折,约占全身各类骨折的6%,多见于青壮年。股骨干血运丰富,一旦骨折会有大量失血。骨折也对股部肌肉有所损伤,使肌肉功能发生障碍,从而导致膝关节屈伸活动受限。

（一）病因

股骨是人体最粗、最长、承受应力最大的管状骨，遭受强大暴力才能发生股骨干骨折，同时也使骨折后的愈合与重塑时间延长。直接暴力容易引起股骨干的横向或粉碎性骨折，同时有广泛软组织损伤；间接暴力导致股骨干成斜形或螺旋形骨折，周围软组织损伤较轻。

1. 股骨上 1/3 骨折

由于髂腰肌、臀中、小肌和外旋肌的牵拉，使近折端向前。外及外旋方向移位；远折端则由于内收肌的牵拉而向内、后方向移动；由于股四头肌、阔筋膜张肌及内收肌的共同作用而有缩短畸形。

2. 股骨中 1/3 骨折

由于内收肌群的牵拉，可使骨折向外成角。

3. 骨折下 1/3 骨折

远折端由于腓肠肌的牵拉肢体的重力作用而向后方移位，压迫或损伤腘动脉、腘静脉、胫神经或腓总神经；又由于股前、外、内的肌肉牵拉的合力，使近折端向上移位，形成短缩畸形。

股骨干骨折移位的方向除受肌肉牵拉影响外，还与暴力作用的方向和大小、肢体位置，急救搬运等多种因素有关。

（二）临床表现

1. 症状

受伤后患肢疼痛、肿胀、远端肢体异常扭曲，不能站立或行走。

2. 体征

患肢明显畸形，可出现反常活动、骨擦音。单一股骨干骨折因失血量较多，可能出现休克前期表现；若合并多处骨折，或双侧股骨干骨折，发生休克的可能性很大，甚至可以出现休克表现。若骨折损伤腘动脉、腘静脉、胫神经或腓总神经，可出现远端肢体相应的血液循环、感觉和运动功能障碍。

（三）辅助检查

X 线正、侧位拍片可明确骨折的准确部位、类型和移位情况。

（四）治疗原则

1. 非手术治疗

（1）皮牵引：儿童股骨干骨折多采用手法复位、小夹板固定，皮牵引维持方法治疗。3 岁以下儿童则采用垂直悬吊皮肤牵引，即将双下肢向上悬吊，牵引重量应使臀部离开床面有患儿一拳大小的距离。

（2）骨牵引：成人股骨干骨折闭合复位后，可采用 Braun 架固定持续牵引，或 Thomas 架平衡持续牵引,一般需持续牵引 8～10 周。近几年也有采用手复位、外固定器固定方法治疗。

2. 手术治疗

非手术治疗失败、多处骨折、合并神经血管损伤、老年人不宜长期卧床者、陈旧骨折不愈合或有功能障碍的畸形愈合等病人,可行切开复位内固定。加压钢板螺钉内固定是近几年出现的固定新方法。

(五) 护理诊断/问题

(1) 躯体活动障碍　与骨折或牵引有关。

(2) 潜在并发症　低血容量性休克。

(六) 护理目标

(1) 患者躯体活动无障碍。

(2) 患者未发生并发症,若出现并发症能及时被发现并有效处理。

(七) 护理措施

1. 病情观察

由于股骨干骨折失血量较大,应观察病人有无脉搏增快、皮肤湿冷、血压下降等低血容量性休克表现。因骨折可损伤下肢重要神经或血管,应观察患肢血液供应,如足背动脉搏动和毛细血管充盈情况,并与健肢比较,同时观察患肢是否出现感觉和运动动能障碍等。一旦出现异常,及时报告医师并协助处理。

2. 牵引护理

参见骨科常用诊疗技术及护理。

3. 指导功能锻炼

患肢复位固定后,可在维持牵引条件下作股四头肌等长舒缩运动,并活动足部、踝关节和小腿。在 X 线摄片证实有固定的骨折愈合后,才能取消牵引,进行较大范围的运动。有条件时,也可在牵引 8～10 周后,改用外固定架保护,早期不负重活动,以后逐渐增加负重。

七、胫腓骨干骨折

胫腓骨干骨折是指胫骨平台以下至踝以上部分发生的骨折,占全身各类骨折的 13%～17%,是长骨骨折中最常见的一种,以青壮年和儿童居多。

(一) 病因及分类

1. 病因

(1) 直接暴力:多为重物撞击、车轮碾压等直接暴力损伤,可引起胫腓骨同一平面的横形、短斜形或粉碎性骨折。

(2) 间接暴力：多在高处坠落后足着地，身体发生扭转所致，可引起胫骨、腓骨螺旋形或斜形骨折。

2. 分类

胫腓骨骨干骨折可分为：① 胫腓骨干双骨折。② 单纯胫骨干骨折。③ 单纯腓骨骨折。前者最多见，由于所受暴力大，骨和软组织损伤重，并发症多，治疗较困难。后两者少见，常因直接暴力引起，移位少，预后较好。

(二) 临床表现

1. 症状

患肢局部疼痛、肿胀，不敢站立和直行。

2. 体征

患肢可有反常活动和明显畸形。由于胫腓骨表浅，骨折常合并软组织损伤，形成开放性骨折，可见骨折端外露。胫骨上 1/3 骨折可致胫后动脉损伤，引起下肢严重缺血甚至坏死。胫骨中 1/3 骨折可引起骨筋膜室压力升高，胫前区和腓肠肌区可有张力增加。胫骨下 1/3 段骨折由于血运差，软组织覆盖少，容易发生延迟愈合或不愈合。腓骨颈有移位的骨折可损伤腓总神经，出现相应感觉和运动功能障碍。骨折后期，若骨折对位对线不良，使关节面失去平行，改变了关节的受力面，以引发创伤性关节炎，小儿青枝骨折表现为不敢负重和局部压痛。

(三) 辅助检查

X 线检查应包括膝关节和踝关节，可确定骨折的部位、类型和移位情况。

(四) 治疗原则

目的是矫正畸形，恢复胫骨上、下关节面的平行关系，恢复肢体长度。

1. 非手术治疗

(1) 手术复位外固定：稳定的胫腓骨干横形骨折或短斜形骨折可在手法复位后用小夹板或石膏固定，6～8 周可扶拐负重行走。单纯胫骨干骨折由于有完整腓骨的支撑，石膏固定 6～8 周后可下地活动。单纯腓骨干骨折若不伴有胫腓上、下关节分离，也无须特殊治疗。为减少下地活动时疼痛，用石膏固定 3～4 周。

(2) 牵引复位：不稳定的胫腓骨干双骨折可采用跟骨结节牵引，纠正缩短畸形后行手法复位，小夹板固定。6 周后去除牵引，改用小腿功能支架固定，或行长腿石膏固定，可下地负重行走。

2. 手术治疗

手法复位失败，损伤严重或开放性骨折者应切开复位，选择钢板螺钉或髓内针固定。若固定牢固，手术 4～6 周后可负重行走。

（五）护理诊断/问题

（1）有外周神经血管功能障碍的危险　与骨和软组织损伤、外固定不当有关。
（2）潜在并发症　肌萎缩、关节僵硬。

（六）护理目标

（1）患者外周神经血管功能障碍的危险降低。
（2）患者未发生并发症，若出现并发症能被及时发现和处理。

（七）护理措施

1. 病情观察

保持患肢于固定所需要的位置。观察有无伤肢剧烈疼痛，足趾皮肤苍白、发凉、麻木，被动伸趾疼痛，足背动脉搏动减弱或消失等小腿缺血及骨筋膜室综合征表现；有无足下垂、小腿外侧及足背感觉障碍等坐骨神经或腓总神经损伤症状。

2. 指导功能锻炼

复位固定后尽早开始趾间和足部关节的屈伸活动，做股四头肌等长舒缩运动以及髌骨的被动运动。有夹板外固定着可进行踝关节和膝关节活动，但禁止在膝关节伸直情况下旋转大腿，以防发生骨不连。去除牵引或外固定后遵医嘱进行踝关节和膝关节的屈伸练习和髋关节各种运动，逐渐下地行走。

第四节　脊柱骨折和脊髓损伤

一、解剖生理概要

每块脊椎骨分为椎体与附体两部分。可以将整个脊柱分成前、中、后 3 柱。其中，中柱和后柱包裹了脊髓和马尾神经，此处损伤可以累及神经系统，特别是中柱的损伤。碎骨片和髓核组织可以突入椎管的前半部导致脊髓损伤，因此对每个脊柱骨折病人都必须了解有无中柱损伤。胸腰段脊柱（T_{10}～L_2）处于两个生理弧度的交汇处，是应力集中部位，因此该处骨折十分常见。

二、脊柱骨折

脊柱骨折占全身骨折的 5%～6%，其中以胸腰段脊柱骨折最多见。脊柱骨折可以并发脊髓或马尾神经损伤，往往能严重致残甚至致命。

(一) 病因及分类

多数脊柱骨折因间接暴力引起，少数为直接暴力所致。间接暴力多见于从高处坠落后头、肩、臀或足部着地，由于地面对身体的阻挡，使暴力传导致脊柱造成骨折。直接暴力所致的脊柱骨折多见于战伤、爆炸伤、直接撞伤等。

1. 胸腰椎骨折的分类

胸腰椎骨折可以有 6 种类型的损伤。

(1) 单纯性楔形压缩性骨折：脊柱前柱损伤的结果。多因高处坠落时身体猛烈向前屈曲引起，椎体通常变成楔形，后方的结构很少受影响，脊柱仍保持稳定。

(2) 稳定性爆破型骨折：脊柱前柱和中柱损伤的结果。多因高空坠落时脊柱保持垂直，胸腰段脊柱的椎体受力最大，因挤压而破碎。由于后柱不受影响，脊柱稳定，但破碎的椎体与椎间盘突出于椎管前方，损伤脊髓而产生神经症状。

(3) 不稳定性爆破性骨折：前、中、后 3 柱同时损伤的结果。由于脊柱不稳定，会出现创伤后脊柱后突和进行性神经症状。

(4) Chance 骨折：为椎体水平状撕裂性损伤。这种骨折也是不稳定性骨折，临床上比较少见。

(5) 屈曲-牵拉型损伤：前柱部分因压缩力量而损伤，中、后柱则因牵拉的张力而损伤。中柱部分损伤形成后纵韧带断裂。后柱部分损伤表现为脊椎关节囊破裂、关节突脱位、半脱位或骨折。由于黄韧带、棘间韧带和棘上韧带都有撕裂，因此往往是潜在性不稳定型骨折。

(6) 脊柱骨折-脱位：又名移动性损伤。在强大暴力作用下，椎管的对线对位完全被破坏，脊椎在损伤平面横向移位，脱位程度重于骨折。当关节突完全脱位时，下关节突移至下一节脊椎骨的上关节突前方，互相阻挡，称关节突交锁。此类损伤极为严重，伴脊髓损伤，预后差。还有一些单纯性附件骨折，因不会造成脊椎的不稳定，称为稳定型骨折，如椎板骨折和横突骨折。特别是横突骨折，往往是背部受到撞击后腰部肌肉猛烈收缩而产生的撕脱性骨折。

2. 颈椎骨折的分类

(1) 屈曲型损伤：前柱压缩、后柱牵张损伤的结果。

① 前方半脱位(过屈型扭伤)：脊柱后柱韧带破裂的结果完全性破裂者的棘间韧带，甚至脊柱关节囊和横韧带都有撕裂，不完全性破裂者仅有棘上韧带和部分棘间韧带撕裂。30%～50%可发生迟发型脊椎畸形及四肢瘫痪，因此是一种隐匿性脊椎损伤。

② 双侧脊椎间关节脱位：因过度屈曲后中后柱韧带断裂，使脱位的脊椎关节突超越至下一个节段关节的前方与上方，大都有脊髓损伤。

③ 单纯性楔形(压缩性)骨折：较多见，尤其多见于骨质疏松者。除有椎体骨折外，还有不同程度后方韧带结构破裂。

(2) 垂直压缩损伤：多见于高空坠落或高台跳水者。

① 第一颈椎双侧性前、后弓骨折：又名 Jefferson 骨折。

② 爆破型骨折：为下颈椎椎体粉碎性骨折，一般多见于 C_5、C_6 椎体，破碎的骨折片不同

程度凸向椎管内,因此瘫痪发生率可以高达80%。

(3) 过伸损伤。

① 过伸性脱位:最常发生于急刹车或撞车时,惯性迫使头部过渡仰伸接着又过渡屈曲使颈椎发生严重损伤,前纵韧带破裂,椎间盘水平状破裂,上一节椎体前下缘撕脱骨折和后纵韧带断裂。

② 损伤性枢椎椎弓骨折:来自于颈部的暴力使颈椎过度仰伸,在枢椎的后半部形成强大的剪切力量,使枢椎的椎弓不堪忍受而发生垂直状骨折,以往多见于被缢死者,故名缢死者骨折。目前多发生于高速公路上的交通事故。

③ 齿状突骨折:受伤机制还不清楚,暴力可能来自水平方向,从前至后经颅骨而至齿状突。

(二) 临床表现

1. 症状

(1) 局部疼痛:颈椎骨折者可有头颈部疼痛,不能活动。胸腰椎损伤后,因腰背部肌肉痉挛、局部疼痛,病人无法站立,或站立时腰背部无力,疼痛加重。

(2) 腹痛、腹胀:腹膜后血肿刺激了腹腔神经节,使肠蠕动减慢,常出现腹痛、腹胀、肠蠕动减慢等症状。

2. 体征

(1) 局部压痛和肿胀:后柱损伤时中线部位有明显压痛,局部肿胀。

(2) 活动受限和脊柱畸形:颈、胸、腰段骨折病人常有活动受限,胸腰段脊柱骨折时常可摸到后凸畸形。严重者常合并脊髓损伤,造成截瘫。

(三) 辅助检查

1. X线

X线是首选的检查方法,有助于明确骨折的部位、类型和移位情况。

2. CT

凡有中柱损伤或有神经症状者均需做CT检查,可以显示出椎体的骨折情况、椎管内有无出血和骨碎片。

3. MRI

MRI用于观察和确定脊髓损伤的程度和范围。

(四) 治疗原则

1. 紧急搬运

脊柱损伤病人伴有颅脑、胸、腹腔脏器损伤或并发休克时处理紧急问题,抢救生命。

2. 卧硬床板

胸腰椎单纯压缩骨折时,若椎体压缩不到1/5或病人年老体弱,可仰卧于硬床板上,骨折部位垫厚枕，使脊柱过伸。

3. 复位固定

对颈椎半脱位者应予以石膏颈围固定3个月，以防迟发型并发症。稳定性的颈椎骨折，轻者可采用枕颌带卧位牵引复位，牵引重量3 kg明显压缩移位者采用持续颅骨牵引复位，牵引重量3～5 kg，必要时可增加到6～10 kg，待X线片证实已复位，改用头颈胸石膏固定约3个月石膏干硬后即可起床活动。胸腰椎单纯性骨折时，椎体压缩高度超过1/5的青少年及中年病人可用两桌法成双踝悬吊法过仰复位，复位后即包过伸位石膏背心，石膏干硬后，鼓励病人起床活动，固定约3个月。在此期间每日做腰背肌锻炼，并逐日增加锻炼时间。对有神经症状，骨折块挤入椎管内以及不稳定性骨折等损伤严重的病人，应行切开复位内固定。

4. 腰背肌锻炼

单纯压缩骨折病人卧床3日后开始腰背部肌肉锻炼，利用背伸肌的肌力和背伸姿势使脊柱过伸，借助椎体前方的前纵韧带和椎间盘纤维环的张力，使压缩的椎体自行复位，恢复原状。严重的胸腰椎骨折和骨折脱位者也应进行腰背肌功能锻炼。

（五）护理诊断/问题

（1）有皮肤完整性受损的危险　与活动障碍和长期卧床有关。

（2）潜在并发症　脊髓损伤。

（3）有失用综合征的危险　与脊柱骨折后长期卧床有关。

（六）护理目标

（1）患者皮肤完整性受损的危险降低。

（2）患者未发生脊髓损伤的并发症，或发生后能及时得到处理。

（3）患者失用综合征的危险降低。

（七）护理措施

1. 压疮

（1）定时翻身：间歇性解除压迫是有效预防压疮的关键，故在卧床期间每2～5 h翻身一次。翻身时采用轴线翻身法：胸腰段骨折双臂交叉放于胸前，两护士分别托扶病人肩背和腰腿部翻至侧卧位；颈段骨折还需1人托扶头部，使其与肩部同时翻动。病人自行翻身时应先挺直腰背部再翻身，以利用绷紧的躯干肌肉形成天然内固定夹板。侧卧时，病人背后从肩到臂用枕头挺住以免胸腰部脊柱扭转。上腿屈髋屈膝面下腿伸直。两腿间垫枕以防髋内收，颈椎骨折病人不可随意低头，抬头或转动颈部，遵医嘱决定是否垫枕及枕头放置位置。避免在床上拖拽病人，以减少局部皮肤剪切力。

（2）合适的床铺：床单应清洁、平整、干燥和舒适，有条件时可使用气垫床，保持病人皮肤清洁、干燥。

（3）增减营养：保证足够的营养摄入，提高机体抵抗力。

2. 脊椎损伤的观察和预防

观察病人肢体感觉、运动、反射和括约肌功能是否随着病情发展而变化，及时发现脊髓损伤征象，报告医师并协助处理，尽量减少搬动病人次数，搬运时保持病人的脊柱中立位，以免造成或加重脊髓损伤。

3. 指导功能锻炼

脊柱骨折后长时间卧床可导致失用综合征，故应根据骨折部位、程度和康复治疗计划，指导和鼓励病人早期活动和功能锻炼。单纯压缩骨折病人卧床 3 日后开始腰背部肌肉锻炼，开始时臀部左右移动，然后要求做背伸动作，使臀部离开床面，随着腰背肌力量的增加臀部离开床面的高度也逐渐增高，2 个月后骨折基本痊愈，第 3 个月可以下地少量活动，但仍以卧床休息为主。3 个月后逐渐增加下地活动时间，除了腰背肌锻炼，还应定时进行全身各个关节的全范围被动或主动活动，每日数次，以促进血液循环，预防关节僵硬和肌萎缩。鼓励病人适当进行日常活动能力的训练，以满足其生活需要。

三、脊髓损伤

脊髓损伤是脊柱骨折的严重并发症，由于椎体的移动或碎骨片突出与髓管内使脊髓或马尾神经产生不同程度的损伤，多发生在颈椎下部和胸腰段。

（一）病理生理

根据脊髓损伤的部位和程度可出现不同病理变化。

1. 脊髓震荡

与脑震荡相似，脊髓震荡是最轻微的脊髓损伤，脊髓强烈震荡后立即发生弛张性瘫痪，损伤平面以下感觉、运动、反射及括约肌功能全面丧失，因在组织形态上并无病理变化，只是暂时性功能抑制，在数小时内立即可完全恢复。

2. 脊髓性挫伤

为脊髓的实质性破坏，外观最完整，但脊髓内部可有出血、水肿、神经细胞破坏和神经传导纤维束的中断。脊髓挫伤的程度差别很大，轻者为少量水肿或点状出血，可有脊髓软化和瘢痕形成，预后差别很大。

3. 脊髓断裂

脊髓的连接性中断可为完全性或不完全性。不完全性常伴有挫伤，又称挫裂伤。脊髓断裂后恢复无望，预后极差。

4. 脊髓受压

骨折移位，碎骨片与破碎的椎间盘挤入椎管内可以直接压迫脊髓，而皱褶的韧带与急速形成的血肿也可以压迫脊髓，产生一系列病理变化。及时去除压迫物后脊髓的功能可从部分或全部恢复；如果压迫时间过久，脊髓因血液循环障碍而发生软化，萎缩或瘢痕形成，则瘫痪难以恢复。

5. 马尾神经损伤

马尾神经起自第二腰椎的脊髓，终止于第一骶椎下缘。第二腰椎以下骨折脱位可产生马尾神经损伤，但马尾神经完全断裂者少见。

此外，各种较重的脊髓损伤后均可立即发生损伤平面以下的弛缓性瘫痪，这是脊髓失去高级中枢控制的一种病理生理现象，称之为脊髓休克。2～4 周后可根据脊髓实质性损害程度的不同而发生损伤平面以下不同程度的痉挛性瘫痪。因此，脊髓休克与脊髓震荡是两个完全不同的概念。

（二）临床表现

脊椎损伤可因损伤部位和程度不同而表现不同。

1. 脊髓损伤

在脊髓休克期间表现为受伤平面以下弛缓性瘫痪，运动反射及括约肌功能丧失，有感觉丧失平面及大小便不能控制。2～4 周后逐渐演变成痉挛性瘫痪，表现为肌张力增高、腱反射亢进，并出现病理性体征。胸腰段脊髓损伤使下肢的感觉与运动功能产生障碍，成为截瘫。颈段脊髓损伤后，双上肢也有神经功能障碍，为四肢瘫痪，简称“四瘫”。

脊髓半切征又名 Brown Sequard 征，为脊髓的半横切损伤。损伤平面以下同四肢体的运动及深感觉消失，对侧肢体痛觉和温觉消失。

2. 脊髓圆锥损伤

正常人脊髓终止于第一腰椎体下缘，因此第一腰椎骨折可发生脊髓圆锥损伤，表现为会阴部皮肤鞍状感觉缺失，括约肌功能丧失致大小便不能控制和功能性障碍，双下肢的感觉和运动仍保持正常。

3. 马尾神经损伤

表现为损伤平面以下弛缓性瘫痪、有感觉、运动功能障碍及括约肌功能丧失、肌张力降低、腱反射消失。

（三）辅助检查

辅助检查参见脊柱骨折部分相关内容。

（四）治疗原则

1. 非手术治疗

（1）固定和制动：一般采用枕颌带牵引或持续颅骨牵引，以防因损伤部位移位而产生脊髓再损伤。

（2）减轻脊髓水肿和继发性损害。

① 激素治疗：地塞米松 10～20 mg静脉滴注，连续应用 5～7 天后，改为口服，3 次/d，0.75 mg/次，维持 2 周左右。

② 脱水：20%甘露醇250 mL静脉滴注，2 次/d，连续 5～7 天。

③ 甲泼尼龙冲击疗法：只适用于受伤8 h以内者。每公斤体重30 mg计量 1 次给药，15 min静脉注射完毕，休息45 min，在以后23 h内以5.4 mg/(kg·h)剂量持续静脉滴注。

④ 高压氧治疗：一般疗伤后 4～6 h内应用。

2. 手术治疗

手术只能解除对脊髓的压迫和恢复脊柱的稳定性，目前还无法使损伤的脊髓恢复功能。一般而言，手术后截瘫指数可望至少提高 1 级，这对完全性瘫痪者而言作用有限，但却可能改善不完全性瘫痪者的生活质量。因此，对后者更应持积极态度。

手术的途径和方式视骨折的类型和致压物的部位而定。手术指征包括：脊柱骨折-脱位有关节突交锁者；脊柱骨折复位不满意，或仍有脊柱不稳定因素存在者；影像学显示有碎骨片突出至椎管内压迫脊髓者；截瘫平面不断上升，提示椎管内有活动性出血者。

（五）护理评估

1. 术前评估

(1) 健康史。

① 受伤史：病人多有严重外伤史，如高空坠落，重物撞击腰背部，因塌方而被泥土、矿石掩埋等。应详细了解病人受伤的时间、原因和部位，受伤时的体位、症状和体征，搬运方式、现场及急诊室急救情况，有无昏迷史和其他部位复合伤等。

② 既往史与服药史：评估病人既往健康状况，有无脊柱受伤或手术史，近期是否因其他疾病而服用激素类药物，以及应用的剂量、时间和疗程。

(2) 身体状况。

① 全身：Ⅰ. 生命体征与意识：评估病人的呼吸、血压、脉搏、体温和意识情况。Ⅱ. 排尿和排便：了解有无尿潴留和或充盈性尿失禁；尿液颜色、量和比重变化；有无便秘或大便失禁。

② 局部：Ⅰ. 皮肤组织损伤：受伤部位有无皮肤组织破损、肤色和皮温改变、活动性出血及其他复合型损伤的迹象。Ⅱ. 腹部特征：有无腹胀和麻痹性肠梗阻征象。Ⅲ. 神经系统功能：躯体痛觉、温度觉、触觉及位置觉得丧失平面及程度，肢体运动，反射和括约肌功能损伤情况。

脊髓功能丧失程度评估：可以用截瘫指数来表示。“0”代表功能完全正常或接近正常；“1”代表功能部分丧失；“2”代表功能完全丧失或接近完全丧失。一般记录肢体自主运动、感觉及两便的功能情况，相加后即为该病人的截瘫指数，范围在 0～6 之间。截瘫指数可以大致反映骨髓损伤的程度、发展情况，便于记录，还可比较治疗效果。

脊髓损伤程度的评定

目前临床常用的神经损伤程度评定方法是 2000 年美国脊髓损伤学会（American Spinal Injury Association，简称 ASIA）提出的分级：A 级（完全性损伤）：在骶段（S_4～S_5）无任何感觉或运动功能能保留；B 级（不完全性损伤）：损伤平面以下包括骶段（S_4～S_5）者有感觉功能，但无运动功能；C 级（不完全性损伤）：损伤平面以下存在运动功能，且至少一半的关键肌肌力＜3 级；D 级（不完全性损伤）：损伤平面以下存在的运动功能，至少一半的关键肌肌力≥

3 级；E 级（正常）：感觉和运动功能正常。

③ 辅助检查：评估影像检查和实验室检查结果有无异常，以帮助判断病情和预后。

（3）心理-社会状况：评估病人和家属对疾病的心理承受能力，以及对相关康复知识的认知和需求程度。

2. 术后评估

（1）病人躯体感觉、运动和各项生理功能恢复情况。

（2）病人有无呼吸系统或泌尿系统功能障碍、压疮等并发症发生。

（3）病人是否按计划进行功能锻炼，有无活动障碍引起的并发症。

（六）护理诊断及合作性问题

（1）低效性呼吸形态　与脊髓损伤、呼吸肌无力、呼吸道分泌物存留有关。

（2）体温过高或体温过低　与脊椎损伤、自主神经系统功能紊乱有关。

（3）尿潴留　与脊髓损伤、逼尿肌无力有关。

（4）便秘　与脊髓神经损伤、液体摄入不足、饮食和活动受限有关。

（5）有皮肤完整性受损的危害　与肢体感觉及活动障碍有关。

（6）体象紊乱　与受伤后躯体运动障碍或肢体萎缩变形有关。

（七）护理目标

（1）病人呼吸道顺畅，能够正常维持呼吸功能。

（2）病人体温保持在正常范围。

（3）病人能有效排尿或建立膀胱的反射性排尿功能。

（4）病人能有效排便。

（5）病人皮肤清洁、完整、未发生压疮。

（6）病人能接受身体及生活改变的现实。

（八）护理措施

1. 非手术治疗护理/术前护理

（1）心理护理：帮助病人掌握正确的应对技巧，提高其自我护理能力，发挥其最大潜能。家庭成员和医务人员应相信并认真倾听病人的诉说。可让病人和家属参与制订护理计划，帮助病人建立有效的社会支持系统，包括家庭成员、家属、朋友、医务人员和同事等。

（2）甲强龙冲击疗法的护理：行甲强龙冲击治疗时，应严格遵医嘱按要求输液，同时必须使用心电监护仪和输液泵，密切观察病人的生命体征变化，同时观察病人有无消化道出血、心律失常等并发症。

（3）并发症的预防与护理：脊髓损伤一般不直接危及生命，但它的并发症是导致病人死亡的主要原因。瘫痪病人常见的并发症有呼吸衰竭与呼吸道感染、高热和低温、泌尿系统感染和结石、便秘和压疮等。

① 呼吸衰竭与呼吸道感染：呼吸衰竭与呼吸道感染是颈脊髓损伤的严重并发症。颈脊

髓损伤时，由于肋间神经支配的肋间肌完全麻痹，胸式呼吸法消失，病人能否生存，很大程度上取决于腹式呼吸是否存在。支配膈肌的膈神经由颈髓 3～5 节段组成，其中颈是主要成分，因此损伤越接近颈，因膈神经麻痹引起膈肌运动和呼吸道顺畅的原因均可导致呼吸衰竭的危险越大。另外，任何阻碍膈肌活动和呼吸道顺畅的原因均可导致呼吸衰竭，如脊髓水肿继续上升至近颈部 4 节段、痰液阻塞气管、肠胀气和便秘等。

呼吸道感染是晚期死亡常见的原因。由于呼吸肌力量不足，或者病人因怕痛不敢深呼吸和咳嗽，使呼吸道的阻力增加，分泌物不易排出，久卧者容易产生坠积性肺炎。一般在 1 周内便可发生呼吸道感染，吸烟者更容易发生。病人常因呼吸道感染难以控制或痰液阻塞气管窒息死亡。护理中应注意维持有效呼吸，防止呼吸道感染。

Ⅰ. 病情观察：观察病人的呼吸功能，如呼吸频率、节律、深浅、有无异常呼吸音、有无呼吸困难表现等。若病人呼吸＞22 次/min、鼻翼翕动、摇头挣扎、嘴唇发绀等，则应立即吸氧，寻找和解除原因，必要时协助医师行气道插管、气道切开或呼吸机辅助呼吸等。

Ⅱ. 给氧：给予氧气吸入，根据血气分析结果调整给氧浓度、流量和持续时间，改善机体的缺氧状态。及时处理肠胀气、便秘，不用厚重棉被压盖胸腹，以免影响病人呼吸。

Ⅲ. 减轻脊髓水肿：遵医嘱给予地塞米松、甘露醇、甲泼尼龙等治疗，以避免因进一步脊髓损伤而抑制呼吸功能。

Ⅳ. 保持呼吸道顺畅：预防因气道分泌物阻塞而并发坠积性肺炎和肺不张。指导病人深呼吸和咳嗽咳痰，每2 h协助翻身 1 次，遵医嘱给予雾化吸入，经常做深呼吸和上肢外展运动，以促进肺膨胀和有效排痰。对不能自行咳嗽、咳痰或有肺不张者及时吸痰。对气管切开者做好相应护理。

Ⅴ. 控制感染：已经发生肺部感染者应遵医嘱选用合适的抗生素，注意保暖。

② 高热和低温：颈脊髓损伤后，自主神经系统功能紊乱，受伤平面以下毛细血管网舒张而无法收缩，皮肤不能出汗，对气温的变化丧失了调节和适应能力。室温＞32 ℃时，闭汗使病人容易出现高热(＞40 ℃)；若未有效保暖，大量散热也可使病人出现低温(＜35 ℃)，这些都是病情危险的征兆。

病人体温升高时，应以物理降温为主，如冰敷、酒精或温水擦浴、冰盐水灌肠等，必要时给予输液和冬眠药物。夏季将病人安置在阴凉或设有空调的房间。对低温病人应以物理复温为主，如使用电热毯、热水袋或电烤架等逐渐复温，但要防止烫伤，同时注意保暖。

③ 泌尿系统感染和结石：排尿的脊髓反射中枢在 S_2～S_4，位于脊髓圆锥内。圆锥以上脊髓损伤者由于泌尿外括约肌失去高级神经支配，不能自主放松，因而可出现尿潴留；圆锥损伤者则因尿道外括约肌放松，出现尿失禁。由于病人需长期留置导尿管，容易发生泌尿系统感染与结石，男性病人还会发生附睾炎。主要护理措施包括：

Ⅰ. 留置导尿或间歇导尿：在脊髓休克期应留置导尿，持续引流尿液并记录尿量，以防膀胱过度膨胀。2～3 周后改为每 4～6 h开放一次尿管，或白天每4 h导尿一次，晚间6 h导尿一次，以防膀胱萎缩。

Ⅱ. 排尿训练：根据脊髓损伤部位和程度不同，3 周后部分病人排尿功能可逐渐恢复，但脊髓完全性损伤者则需要进行排尿性功能训练。当膀胱胀满时，鼓励病人增加腹压，用右手由外向内按摩下腹部，待膀胱缩成球状，按低膀胱向前下方挤压，在膀胱排尿后用左手按在右手背上加压，待尿液不再流出时，可松手再加压1次，将尿排尽，训练自主性膀胱排尿，争取早日拔去导尿管，这种方法对马尾神经损伤者特别有效。同时，根据病人病情训练膀胱的反射排尿功能。

Ⅲ. 预防感染：鼓励病人每日饮水量最好达3 000 mL以上，以稀释尿液；尽量排尽尿液，减少残余尿；每日清洁会阴部；根据需要更换尿袋及导尿管；必要时做膀胱冲洗，以冲出膀胱中积存的沉渣；定期检查残余尿量、尿常规和中段尿培养，及时发现泌尿系统感染征象。一旦发生感染，应抬高床头，增加饮水或输液量，持续开放导尿管，遵医嘱使用广谱抗生素。需长期留置导尿管而又无法控制泌尿系统感染者，应教会病人遵循无菌操作法进行间歇导尿，也可做永久性耻骨上膀胱造影造瘘术。

Ⅳ. 便秘：脊髓损伤后，肠道的神经功能和膀胱一样受到破坏而发生失调，一般结肠蠕动都大为减慢，而活动减少和饮水减少也是便秘的原因。脊髓损伤72 h内病人易发生麻痹性肠梗阻或腹胀。

护士应指导病人多食富含膳食纤维的食物、新鲜水果和蔬菜，多饮水。在餐后30 min做腹部按摩，方法为从左到右沿大肠行走的方向，以刺激肠蠕动。对顽固性便秘者可遵医嘱给予灌肠或缓泻剂。部分病人通过持续的训练可逐渐建立起反射性排便，方法为用手指按压肛门周围或者扩张肛门，刺激括约肌，反射性地引起肠蠕动。当反射建立后，用手指按压肛门时即可有大便排出。

Ⅴ. 压疮：截瘫病人长期卧床，皮肤知觉丧失，骨隆突部位的皮肤长时间受压于床褥与骨隆突之间而发生神经营养性改变，皮肤出现坏死，称为压疮。压疮最常发生的部位为骶尾部、股骨大转子、髂嵴和足跟等处。截瘫病人出现压疮后极难愈合，压疮每日渗出大量体液，消耗蛋白质，又是感染进入的门户，病人可因消耗衰竭或脓毒症而致死。对病人应加强皮肤护理，预防压疮(参见脊柱骨折)。

2. 术后护理

(1) 体位：截瘫肢体保持关节于功能位，预防关节屈曲、过伸或过展。可用矫正鞋或支足板固定足部，以防足下垂。

(2) 观察感觉与运功功能：脊髓受手术刺激易出现水肿反应，术后严密观察躯体以及肢体感觉、运动情况，当出现瘫痪平面上升、肢体麻木、肌力减弱或不能活动时，应立即通知医师，及时处理。

(3) 引流管管理：观察引流量与引流液颜色，保持引流通畅，以防坠积血压迫脊髓。

(4) 活动：对于截瘫肢体应每日做被动的全范围关节活动和肌肉按摩，以防止肌萎缩和关节僵硬，减少截瘫后并发症。对于未瘫痪部位，可以通过举哑铃和拉拉机器等方法增强上肢力量，通过挺胸和俯卧撑等增加背部力量，为今后的自理活动做准备，增强病人的信心和对生活的热爱。

(5) 其他：并发症的预防与护理参见术前护理。

(九) 护理评价

通过治疗与护理，病人是否：

（1）呼吸道通畅，能够维持正常呼吸功能。

（2）体温保持在正常范围。

（3）能有效排尿或建立膀胱的反射性排尿功能。

（4）能有效排便。

（5）皮肤清洁、完整，未发生压疮。

（6）能接受身体及生活改变的现实。

（十）健康教育

（1）指导病人出院后继续康复锻炼，并预防并发症的发生。

（2）指导病人练习床上坐起，使用轮椅、拐杖或助行器等移动工具，练习上下床和行走方法。

（3）指导病人及家属应用清洁导尿术进行间歇性导尿，预防长期留置导尿管而引起泌尿道感染。

（4）告知病人需定期返院检查，进行理疗有助于刺激肌肉收缩和功能恢复。

第五节　关 节 脱 位

一、概述

关节脱位是指由于直接或间接暴力作用于关节，或关节有病理性改变，使骨与骨之间相对关节面失去正常的对合关系，失去部分正常对合关系称为半脱位。脱位多见于青壮年和儿童，四肢大关节中以肩关节和肘关节脱位最为常见，髋关节次之，膝、腕关节脱位则少见。

（一）病因与发病机制

1. 病因

（1）创伤：由外来暴力间接作用于正常关节引起的脱位，多发生于青壮年，是导致脱位最常见的原因。

（2）病理改变：关节结构发生病变，骨端遭到破坏，不能维持关节面的正常对合关系，如关节结核或类风湿关节炎所导致的脱位。

（3）先天性发育不良：胚胎发育异常导致关节先天性发育不良，出生后即发生关节脱位且逐渐加重，如由于髋臼和股骨头先天发育不良或异常引起的先天性髋关节脱位。

（4）习惯性脱位：创伤性脱位后，关节囊及韧带松弛或在骨附着处被撕脱，使关节结构部稳定，轻微外力即可导致再脱位，如此反复，形成习惯性脱位，如习惯性肩关节脱位、习惯性颞下颌关脱位。

2. 分类与发病机制

（1）按脱位程度分类可分为半脱位和全脱位。前者指关节面对合关系完全丧失，后者指关节面对合关系部分丧失。

（2）按脱位发生时间分类可分为新选型脱位和陈旧性脱位。脱位时间未超过两周称新鲜性脱位；脱位时间超过两周称陈旧性脱位。

（3）按脱位后关节腔是否与外界相通分类可分为闭合性脱位和开放性脱位。闭合性脱位病人局部皮肤完好，脱位处不与外界相通；开放性脱位者脱位关节腔与外界相通。

此外，还可以按远侧骨端的移位方向进行分类，分为前脱位、后脱位、侧方脱位、中央脱位等。

（二）临床表现

局部情况：患肢疼痛程度、有无血管及神经受压的表现、皮肤有无损伤。

全身情况：生命体征、躯体活动能力、生活自理能力等；辅助检查；X线检查有无阳性结果发现。

1. 症状

关节疼痛、肿胀、局部压痛，关节功能障碍。

2. 特有体征

（1）畸形：关节脱位后肢体出现旋转、内收或外展、外观变长或缩短等畸形，与健侧部对称。关节的正常骨性标志发生改变。

（2）弹性固定：关节脱位后，由于关节囊周围未撕裂肌肉和韧带的牵拉，使患肢固定异常的位置，被活动时感到弹性阻力。

（3）关节盂空虚：脱位后可触到空虚的关节盂，移位的骨端可在邻近异常位置触及，但肿胀严重时常难以触摸到。

（4）并发症：早期全身可并复合伤、休克等，局部可合并骨折和神经血管损伤。晚期可发生骨化性肌炎、骨缺血性坏死和创伤性关节炎等。

（三）辅助检查

常用X线检查。关节正侧位可确定有无脱位及脱位的类型、程度，有无合并骨折等，以防止漏诊或误诊。

（四）治疗原则

1. 复位

以手法复位为主，最好在脱位后3周内进行，因为早期复位容易成功，且功能恢复好。若脱位时间较长，关节周围组织发生粘连，空虚的关节腔被纤维组织充填，导致手法复位常难以成功。若常发生以下情况，应考虑行手术切开复位：① 合并关节内骨折。② 经手法复位失败或手法难以复位。③ 有软组织嵌入。④ 陈旧性脱位经手法复位失败者。关节脱位复位的成功标志是被动活动恢复正常、骨性标志恢复、X线检查提示已复位。

2. 固定

即将复位后的关节固定于适当的位置，以修复损伤的关节囊、韧带、肌等软组织。固定的时间视脱位情况而定，一般为2～3周。陈旧性脱位经手法复位后，固定的时间应适当延长。

3. 功能锻炼

鼓励早期活动，在固定期间要经常进行关节周围肌和患肢其他关节的主动活动，防止肌萎缩及关节僵硬。固定解除后，逐步扩大患部关节的活动范围，并辅以理疗、中药熏洗等手段，逐渐恢复关节功能。功能锻炼过程中忌粗暴的被动活动，以免增加损伤。

（五）护理诊断及合作性问题

（1）疼痛　与关节脱位引起局部组织损伤及神经受压有关。
（2）躯体活动障碍　与关节脱位、疼痛、制动有关。
（3）潜在并发症　血管、神经损伤。
（4）有皮肤完整性受损的危险　与外固定压迫局部皮肤有关。

（六）护理目标

（1）病人疼痛症状逐渐减轻直至消失。
（2）病人关节活动能力和舒适度得到改善。
（3）病人未出现血管、神经损伤，若发生能被及时发现和处理。
（4）病人皮肤完整，未出现压疮。

（七）护理措施

1. 体位

抬高患肢并保持患肢于关节功能位，以利于静脉回流，减轻肿胀。

2. 缓解疼痛

（1）局部冷热敷：受伤24 h内局部冷敷，达到消肿止痛目的，受伤24 h后，局部热敷以减轻肌肉痉挛引起的疼痛。

（2）避免加重疼痛的因素：进行护理操作或移动病人时，托住患肢，动作轻柔，避免不适活动加重疼痛。

（3）镇痛：应用心理暗示；转移注意力或松弛疗法等非药物镇痛方法，缓解疼痛，必要时遵医嘱应用镇痛剂。

3. 病情观察

移位的骨端压迫邻近血管和神经，进而引起患肢缺血、感觉、运动障碍。定时观察患肢远端血运、皮肤颜色、温度、感觉和活动情况等。若发现患者苍白、发冷、患肢瘀肿、疼痛加剧、感觉麻木等，及时通知医师并配合处理。

4. 保持皮肤完整性

使用石膏固定及牵引的病人，避免因固定物压迫而损失皮肤。此外，髋关节脱位固定后需长期卧床的病人，鼓励其经常更换体位、保持床单位整洁等，预防压疮发生。对于皮肤感觉功能障碍的肢体，防止烫伤及冻伤。

5. 心理护理

关节脱位多由意外事故造成，病人常焦虑、恐惧以及自信心不足等，在生活上给予帮助，加强沟通，耐心开导，使之心情舒畅，从而愉快地接受并配合治疗。

（八）护理评价

通过治疗与护理，病人是否：

（1）疼痛得到有效控制，疼痛主诉减少。

（2）关节功能得以恢复，满足日常活动需要。

（3）发生血管、神经损伤，若发生被及时发现和护理。

（4）皮肤完整无压疮或感染的发生。

（九）健康教育

向病人及家属讲解关节脱位、治疗和康复的知识。说明复位后固定的目的、方法、重要意义以及注意事项，使其充分了解固定的重要性、必要性以及复位后必须固定的时限。讲述功能锻炼的重要性及必要性，并指导其康复锻炼，使病人自觉按计划实施。固定期间进行肌肉收缩活动及邻近关节主动活动，切忌被动运动。固定拆除后逐步进行肢体全范围锻炼，防止关节粘连及肌萎缩。习惯性反复脱位者，需保持有效固定，并严格遵医嘱坚持功能锻炼，避免导致各种再脱位的原因。

二、常见关节脱位

（一）肩关节脱位

参与肩关节运动的包括肱盂关节、肩锁关节、胸锁关节及肩胸关节，以肱盂关节的活动最重要，故临床上习惯将肱盂关节脱位称为肩关节脱位(dislocation of the shoulder joint)。肱盂关节由肱骨头和肩胛盂构成，是全身活动范围最大的关节。由于肱骨头面大，肩胛盂浅而面小，肱骨头相对大而圆，关节囊和韧带松弛薄弱，这虽有利于肩关节的活动，但亦使关节结构不稳定，容易发生脱位。

1. 病因及分类

肩关节脱位多发生于青壮年，以男性居多，多由间接暴力引起。当身体侧位跌倒时，手掌或肘撑地，肩关节处于外展、外旋和后伸拉，肱骨头在外力的作用下突破关节囊的前臂，滑出肩胛盂而致脱位；当肩关节极度外展、外旋、和后伸时，肱骨颈或肱骨大结节抵触于肩峰时构成杠杆的支点，使肱骨头向盂下滑出发生脱位。若肩关节后方受到直接暴力的碰撞，可使肱骨头向前脱位。

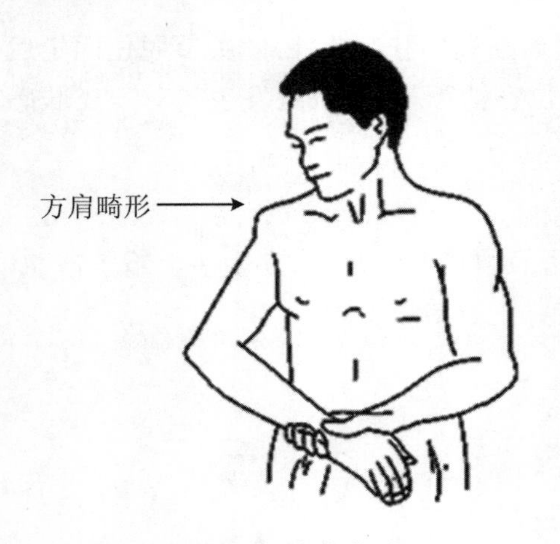

图 28.13 肩关节脱位

关节脱位分为前脱位、后脱位、下脱位和上脱位。由于肩关节前下方组织薄弱，因此以前脱位多见。根据脱位的方向肩关节前脱位又可分为盂下脱位、喙突下脱位、锁骨下脱位及胸内脱位，其中以喙突下脱位最为常见。肩关节脱位常合并肱骨大结节撕脱骨折和肩袖损伤。

2. 临床表现

(1) 症状：肩关节疼痛，周围软组织肿胀，活动受限。常用健侧手扶持患肢前臂，头倾向患肩。

(2) 体征：肩关节脱位后，关节盂空虚，肩峰突出，肩部失去正常饱满圆钝的外形，呈"方肩"畸形，如图 28.13 所示；上臂保持轻度外展前屈位；关节盂空虚，在外可触及肱骨头；Dugas 征阳性，即患肢肘部贴近胸壁，患侧手掌不能触及对侧肩；反之，患侧手掌搭到对侧肩时，患侧肘不能贴近胸壁。

3. 辅助检查

X 线检查能帮助明确脱位的类型及发现是否合并有骨折。

4. 治疗原则

(1) 复位。

① 手法复位：对于新鲜性肩关节脱位，在进行充分的临床评估后，手法复位多能获得成功。常用悬垂法(Stimson 法)和手牵足蹬法(Hippocrates 法)，如图 28.14 所示。

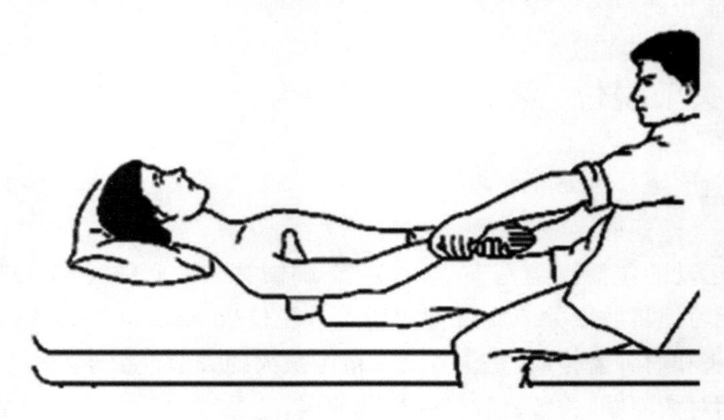

图 28.14 肩关节脱位

② 切开复位：当合并大结节、骨折、肩胛骨骨折移位、软组织嵌入等时，应积极采取手术治疗。

(2) 固定：单纯肩关节脱位，复位后腋窝处垫棉垫，用三角巾悬吊上肢，保持肘关节屈曲 90°；关节囊破损明显或仍有肩关节半脱位者，破损明显或仍有肩关节半脱位者，将患侧手置于对侧肩上，上肢以绷带一胸壁固定，腋下垫棉垫。一般情况下，固定 3～4 周；40 岁以上的病人，固定时间可相应缩短，因为年长病人关节制动时间越长，越容易发生关节僵硬。有习惯性脱位病史的年轻病人适当延长固定期。

(3) 功能锻炼：固定期间须主动活动腕部与手指；疼痛肿胀缓解后，用健侧手缓慢推动患肢行外展与内收活动，活动范围不以引起患侧肩部疼痛为限。接触固定后，开始进行肩关节的活动锻炼，锻炼须循序渐进，主动进行肩关节各方向的活动，使其活动范围得到最大程度恢复。切记操之过急。配合理疗按摩，效果将会更好。

5. 护理措施

固定期间应嘱病人主动活动腕部与手指；疼痛肿胀缓解后，用健侧手缓慢推动患肢行外展与内收活动，活动范围以不引起患侧肩部疼痛为限。解除固定后，逐渐进行肩关节的活动锻炼，锻炼应循序渐进，切忌操之过急。配合理疗按摩，效果将会更好。

(二) 肘关节脱位

肘关节脱位的发生率仅次于肩关节脱位。

1. 病因及分类

根据脱位后关节头所在位置分为前脱位和后脱位，以后脱位多见。多由间接暴力所致，如跌倒时肘关节伸直，手掌着地，暴力传递至尺、桡骨上端，可引起后脱位；若暴力直接从后方作用于肘关节，则可产生尺骨鹰嘴骨折和肘关节脱位，此类相对少见。

2. 临床表现

患侧肘关节肿胀、疼痛、伸屈功能障碍，呈半屈曲状，弹性固定，上肢较短，尺骨鹰嘴明显向后突出，肘后三角失去正常关系。X 线检查显示尺骨鹰嘴离开鹰嘴窝而向前或向后突出。

3. 治疗原则

手法复位后，用超关节夹板或长臂石膏托固定肘关节于曲肘 90°位，用三角巾悬吊前臂于胸前，一般固定 2～3 周。

4. 护理措施

固定期间进行固定部位的等长性收缩锻炼及腕、指和肩关节活动；解除固定后进行全方位的肘关节功能锻炼，如肘部屈身、前臂旋转、提物等。

（黄飞燕）

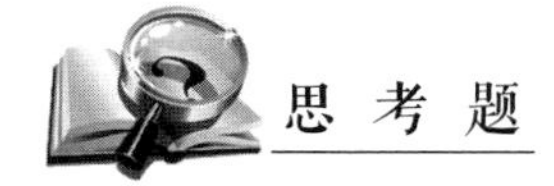

思考题

【案例分析】

1. 吴某，男，25 岁，高处跌落后右股部疼痛1 h来院就诊。查体：神志清楚，腹痛，右股部畸形、疼痛。X 线检查显示右股骨下段骨折。经手法复位后采用胫骨结节牵引。

请问：

(1) 如何保持该病人的有效牵引？

(2) 该病人可能会发生哪些牵引并发症？如何预防？

(3) 请为该病人制订术后功能锻炼计划。

2. 林某,男,42 岁,8 h前骑电动车时不慎摔倒,当即感左小腿剧烈疼痛,移动肢体时加重。查体:左小腿肿胀明显,皮肤有瘀斑,肢体畸形,压痛明显,活动受限。X 线检查显示左胫、腓骨中下段粉碎性骨折。经手术复位后左小腿管型石膏固定。目前患肢肿胀严重。

请问:

(1) 如何观察该病人的末梢循环情况?

(2) 列举对该病人石膏干固定前的护理要点。

(3) 病人石膏拆除后应指导其注意哪些问题?

第二十九章　骨与关节炎性疾病病人的护理

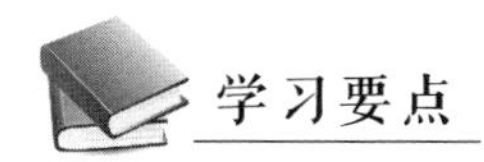

学习要点

1. 化脓性骨髓炎、化脓性关节炎的护理措施、健康教育。

2. 化脓性骨髓炎、化脓性关节炎的临床表现、辅助检查、治疗原则、护理诊断及合作性问题、护理措施。

3. 化脓性骨髓炎、化脓性关节炎的病因和病理生理。

第一节　化脓性骨髓炎

化脓性骨髓炎是骨髓、骨质、骨膜的化脓性感染。按病程及病理改变分为急性骨髓炎和慢性骨髓炎；按病因分为血源性骨髓炎和外伤性骨髓炎，以急性血源性骨髓炎最常见。

一、病因及发病机制

1. 病因

(1) 细菌入侵：急性血源性骨髓炎以溶血性金黄色葡萄球菌最多见，其次是乙型链球菌、大肠埃希菌、肺炎双球菌等。

(2) 抵抗力下降：常见于外伤失血、营养不足、全身性疾病等。

2. 发病机制

(1) 好发部位：细菌从人体其他部位的感染性病灶进入血流，到达干骺端，感染骨组织。儿童干骺端血管网丰富，血流缓慢，细菌易于滞留繁殖，此处靠近关节易受损伤使局部抵抗力下降，故易发生感染。

(2) 感染途径：① 身体其他部位的化脓性病灶中的细菌，经过血液循环扩散到骨髓，形成血源性骨髓炎。② 有损伤的通道，直接感染引起，如开放性骨折等。③ 邻近组织的化脓性感染，直接蔓延至骨髓，如脓性指头炎引起的指骨骨髓炎等。

3. 蔓延扩散

干骺端急性感染后形成脓肿，通过三条途径蔓延：

(1) 穿破骨皮质形成骨膜下脓肿，严重剥离骨膜及骨组织感染造成缺血坏死。

(2) 干骺端直接扩散至骨髓腔致弥漫性骨髓炎，或骨膜下脓肿经骨小管蔓延至骨干骨髓腔，同时骨膜下脓肿破裂后引起软组织感染或形成窦道。

(3) 干骺端脓肿穿入关节，继发化脓肿性关节炎。

4. 转归

急性骨髓炎有三种转归方式，即痊愈、脓毒症、慢性骨髓炎。

二、病理

急性骨髓炎以骨破坏为主。慢性骨髓炎多继发于急性血源性骨髓炎，常为急性感染未能彻底治疗，反复发作演变成慢性骨髓炎，或为低毒细菌性感染，发病即为慢性骨髓炎，开放性骨折后感染，亦可致慢性骨髓炎。病变骨出现死骨、死腔和窦道是慢性骨髓炎的标志。

三、临床表现

1. 急性血源性骨髓炎

(1) 全身症状：起病急骤，全身中毒症状明显，出现寒战、高热，体温可达 39 ℃以上，脉率加快，头疼，食欲缺乏等，重者可发生感染性休克。

(2) 疼痛：早期局部剧痛，患肢呈半屈曲状，动则痛甚；当骨膜下脓肿穿破骨膜形成深筋脓肿时，疼痛可减轻。

(3) 局部炎症表现：早期局部红、肿、热不明显；形成骨膜下脓肿时，局部压痛明显；当脓肿破溃，脓液进入周围软组织时，有明显的红、肿、热、痛。

(4) 病理性骨折：发病后如得不到及时治疗或治疗不当，可在发病后 1～2 周并发病理性骨折。

2. 慢性血源性骨髓炎

(1) 静止期：可无全身中毒症状。患肢增粗变形，缩短畸形，局部皮肤色素沉着，窦道口肉芽组织突起，常有脓液、死骨片流出。

(2) 急性感染发作期：表现为发热，患肢疼痛，局部软组织红、肿、热及压痛，窦道口排除脓液和死骨。常随机体抵抗力的变化而反复发作。

四、辅助检查

1. 实验室检查

(1) 血液检查：急性期血液中白细胞计数增高，可达 $10\times10^9/L$ 以上，中性粒细胞可达 90%以上。病情危重者，白细胞计数降低，并出现中毒颗粒。慢性骨髓炎，红细胞计数下降，血红蛋白含量下降；血中清蛋白降低，白细胞比例倒置。

（2）细菌学检查：脓液和分泌物涂片检查可发现脓细胞和细菌；血液细菌培养阳性；排出脓液可做细菌培养及药物敏感实验，以找出敏感的抗生素来治疗。

2. 穿刺

局部分层穿刺可抽出脓液。

3. 影像学检查

（1）X线检查：急性骨髓炎早期X线片无特殊表现。2周后，可见长骨的干骺端有散在的虫蚀样骨质破坏，向骨髓腔蔓延，骨皮质变薄，有死骨形成，骨膜呈洋葱皮样增生。慢性骨髓炎者X线片显示：骨膜下有大量的新骨形成，骨质硬化，患骨变形、增粗、包壳形成并有死骨，骨髓腔不规则；经窦道口造影可显示脓腔。

（2）CT检查：可发现骨膜下脓肿。

五、治疗原则

（1）非手术治疗：包括患肢制动，早期、足量、联合应用抗生素，全身支持疗法。

（2）手术治疗：急性期钻孔引流或开窗减压，伤口闭式灌洗引流。慢性期手术清除死骨和炎性肉芽组织，消灭无效腔以闭合伤口，还可采用二期植骨或肌瓣堵塞消除无效腔。

六、护理诊断及合作性问题

（1）体温过高　与细菌感染毒素吸收、中毒有关。

（2）急性疼痛　与炎性介质刺激有关。

（3）躯体活动障碍　与疼痛及患肢制动有关。

（4）焦虑　与担心手术、预后有关。

（5）潜在并发症　病理性骨折、脓毒血症。

七、护理目标

（1）病人的体温恢复正常。

（2）病人自述疼痛缓解或减轻。

（3）肢体最大限度的恢复功能。

（4）情绪稳定，焦虑减轻或消失。

（5）病人未发生全身恶性感染或骨折等并发症。

八、护理措施

（一）一般护理

1. 体位

卧床休息，维持肢体功能位，限制患肢活动，必要时抬高患肢，或固定于功能位，以减轻疼痛，促进炎症吸收，防止关节畸形和病理性骨折。病人需移动躯体时，协助支撑与支托患肢上、下关节，动作要轻稳以避免患肢病理性骨折。手术后根据麻醉的需要，采取适当位置，（详见麻醉护理）；麻醉过后，根据情况固定、抬高患肢。

2. 饮食

给予高蛋白、高能量、高维生素、富含纤维饮食，每日热量应 2 000～3 000 kcal；每日每公斤体重应供给蛋白质 2 g，以牛奶为主，也可为豆浆、鸡蛋、豆腐、鱼、肉等；多吃水果和蔬菜，即可补充维生素，又可防止便秘。高热期间，给予流质或半流质饮食，以利于消化和吸收。手术日晨禁饮禁食。

3. 其他

出汗较多者，及时擦汗，更换床单及衣裤；加强皮肤、呼吸道、大小便的护理。

（二）病情观察

注意生命体征，尤其是体温的变化。观察局部红、肿范围，了解治疗效果；观察畸形、反常活动，判断病理性骨折；测量肢体的周径，了解肌肉萎缩或骨骼增粗变形情况；观察邻近关节运动度，了解关节强直情况。了解引流管通畅程度、引流液的多少、症状；同时注意灌洗引流后患肢肿痛情况，体温是否趋于正常，治疗后引流液细菌培养是否转为阴性。观察抗生素的毒副作用。

（三）治疗配合

1. 控制体温

高热者予物理降温，必要时遵医嘱予药物降温。

2. 合理应用抗生素

遵医嘱早期、足量、联合、有效、全程应用抗生素。使用抗生素前采血送检做细菌培养及药物敏感实验。采血宜在寒战高热时进行，采血后及时送检。使用抗生素时注意其配伍禁忌，合理安排用药时间，注意观察治疗效果，谨防药物不良反应。发现不良反应，应及时通知医师。体温正常后，继续使用抗生素 3 周，以巩固疗效。

3. 全身支持

遵医嘱补液，纠正水、电解质及酸碱平衡紊乱。遵医嘱少量多次输新鲜血液和血浆，以提供病人的机体抵抗力，纠正贫血、低蛋白血症。

4. 缓解疼痛

抬高患肢，减轻肿胀，缓解疼痛；皮牵引或石膏固定，解除肌肉痉挛，减轻疼痛；在护理操作时，动作轻柔，减少刺激，避免诱发疼痛；疼痛严重时遵医嘱使用镇痛剂。

5. 闭式灌洗引流的护理

(1) 明确目的：闭式灌洗引流的目的是局部灭菌和引流脓液，由于引流将持续2～3周，因此，应向病人及家属说明目的，争取他们的积极配合。

(2) 合理灌洗：① 灌洗管和引流管的闭式连接：灌洗管上连灌洗液瓶（或袋），引流管下接一次性负压引流袋或负压引流瓶，并保持负压状态；引流袋（或瓶）位置应低于患肢50 cm。② 灌洗液的种类和滴入速度：灌洗液有2种：含抗生素的等渗氯化钠溶液和不含抗生素的等渗氯化钠溶液，前者按医嘱浓度配制，慢慢滴入，以利药物在局部吸收，后者用于快速灌注，两者快慢灌滴交替进行；术后24 h内滴入速度要快，以后逐渐减慢滴速和灌洗液量。

(3) 通畅引流：应避免扭曲压迫引流管，如为血块脓栓堵塞，可用20～50 mL注射器在无菌条件下从引流管处进行抽吸，以通畅引流。

(4) 拔管：引流通畅，已达3周，引流量减少，体温正常，且连接3次引流液细菌培养阴性，说明效果良好，可以考虑拔管。

6. 换药

有窦道者，手术前应及时换药，待局部条件改善后，才可手术。手术后按时换药，保持局部清洁、干燥，是伤口即使愈合。

(四) 心理护理

护士应亲切和蔼地对待病人，耐心细致的做好护理，动作轻柔，安慰和稳定病人及家属情绪。

九、护理评价

(1) 病人的体温是否恢复正常。

(2) 疼痛是否缓解或减轻。

(3) 肢体功能是否恢复正常。

(4) 情绪是否稳定，焦虑是否减轻或消失。

十、健康教育

(1) 指导病人使用拐杖、助行器等支具减轻患肢负重。

(2) 慢性骨髓炎病人，每日进行肌肉的等长收缩练习，以感到肌肉轻微酸痛为度，未固定的关节和肢体作全方位的活动，避免患肢功能障碍。

(3) 加强营养，提高机体抵抗，防止疾病复发。

(4) 慢性骨髓炎易发，出院后应继续抗感染治疗，定期复诊。

第二节　化脓性关节炎

化脓性关节炎是由细菌引起的关节内感染，多见于儿童，以髋关节和膝关节为好发部位，多为单侧。

一、病因

1. 病原菌

最常见的致病菌为金黄色葡萄球菌，可占85%；其次为白色葡萄球菌、淋病双球菌、肺炎球菌、大肠埃希菌、流感杆菌等。

2. 细菌入侵途径

(1) 血源性：身体其他部位的化脓病灶如疖、痈、中耳炎等致病菌经血液循环到达关节滑膜引起感染。

(2) 外来性：从附近病灶直接侵入，如骨髓炎扩散至邻近关节。

(3) 创伤性：细菌通过开放性伤口直接进入关节引起感染。

(4) 医源性：关节手术或关节穿刺而发生感染。

二、病理生理

(1) 浆液性渗出期关节滑膜水肿、充血有白细胞和浆液渗出，关节肿胀，但关节软骨尚未遭受损害，及时治疗不会遗留任何关节功能障碍，本期病理改变为可逆性。

(2) 浆液纤维性渗出期滑膜发生炎性反应后，血管通透性增加，多量的纤维蛋白出现在关节液中，纤维蛋白沉积在关节软骨上影响软骨代谢。同时白细胞释放大量溶酶体，使软骨出现断裂与塌陷，导致修复后的关节粘连，功能障碍。

(3) 脓性渗出期关节渗出液为脓性，炎症侵犯软骨下骨质，关节软骨被严重破坏，关节周围亦有蜂窝织炎，修复后关节重度粘连、强直，关节功能严重障碍。

三、临床表现

1. 全身症状

多有外伤史或感染史。起病急，有寒战、高热等症状，体温可达39 ℃以上，血沉加快，白细胞增高至10×10^9/L以上，核左移。

2. 局部症状

病变处关节疼痛、红肿、皮肤温度增高，关节间隙增高。关节处于半屈曲位，稍有活动即感剧痛，患肢不能负重，严重者发生关节脱位。

四、辅助检查

1. X线检查

早期只可见关节周围软组织肿胀的阴影，关节间隙增宽，后期关节间隙狭窄，软骨下骨质破坏，关节面毛糙。

2. 关节穿刺

关节穿刺关节液检查对早期诊断很有价值，镜下可见大量脓细胞，细菌培养可明确致病菌。

五、治疗原则

（1）早期应用足量有效抗生素：根据关节液药敏试验选用有效抗生素。

（2）关节腔内抽吸脓液及注射抗生素：早期可尽量使用关节穿刺。每天1次关节穿刺，抽出关节液，注入抗生素。如抽出液体逐步变清，局部症状，体征缓解，说明治疗有效。

（3）经关节镜灌洗：在关节镜直视下反复冲洗关节腔，清除脓性渗液和组织碎屑后，在关节腔内灌注敏感抗生素。

（4）切开排脓及灌注抗生素：如关节脓液黏稠，不易穿刺抽出，应考虑将关节切开排脓，清除坏死的组织后以大量生理盐水冲洗。在关节腔内留置1根灌注管和1根引流管，每日灌注滴入抗生素溶液2 000～3 000 mL，直至引流液转清，经细菌培养阴性后方可停止灌注。但引流管仍继续吸引数天，至引流量逐渐减少或无引流液吸出，局部症状，体征均已消退后，可考虑拔管。

（5）患肢固定：局部应以石膏托或皮肤牵引固定，以防止关节挛缩。

（6）关节功能锻炼：为防止关节内粘连，在局部治疗后即开始24 h持续性被动关节活动训练（continuous passive motion，CPM）。急性炎症控制后，可鼓励病人行主动运动，理疗以恢复关节功能。

六、护理诊断及合作性问题

（1）疼痛　与炎症反应有关。

（2）活动无耐力　与疼痛、关节功能障碍有关。

（3）皮肤完整性受损　与脓肿破溃、窦道经久不愈有关。

（4）焦虑　与担心预后有关。

（5）潜在并发症　病理性骨折、脓毒血症。

七、护理目标

(1) 病人疼痛缓解或减轻。

(2) 病人体力得到恢复。

(3) 局部皮肤开始愈合。

(4) 情绪稳定,焦虑减轻或消失。

(5) 病人未发生全身恶性感染或骨折等并发症。

八、护理措施

1. 加强营养

鼓励患者摄入富含高蛋白、维生素的饮食,加强体温观察,做好物理降温。

2. 控制感染

早期每日关节腔内的穿刺抽脓注射抗生素,应严格无菌操作,防止加重感染,并根据细菌学检查,合理运用抗生素。

3. 关节内置管冲洗的护理

术后观察伤口渗出量、脉搏、血压及全身症状,应注意保持引流管的通畅,准确记录灌洗量和引流量,术后 24 h 内伤口渗出较多,冲洗液滴入应较快,并每隔 2～3 h使冲洗液快速灌注半分钟,以防渗血在吸引管内凝固堵塞。冲洗液一般选用细菌敏感的抗生素配制,同时正确处理置管冲洗过程中可能发生的问题。

(1) 吸引管堵塞:应检查吸引管有无扭曲或压迫,负压吸引是否过小或过大,滴速是否太慢,使伤口渗出物阻塞管道。可在无菌条件下用注射器加压逆行冲洗,或将吸引管与冲洗管在接头处互相调换。

(2) 滴入液由伤口渗出:常由于吸引管不畅,伤口内压力过大而外溢,其次引流管的皮肤开口处过大,也容易造成灌注液外溢。防止外溢的重要措施是保持引流管通畅,引流管吸引力适当,伤口缝合要紧密,伤口外敷以油纱布,加压包扎。

(3) 冲洗管、吸引管脱落:管子固定时必须牢靠缝扎固定于管口处的皮肤上,管子外露部分不可过短,患者翻身或肢体移动时应格外小心。

九、护理评价

(1) 病人自述疼痛缓解或减轻。

(2) 病人自述体力得到恢复。

(3) 病人局部皮肤开始愈合,未发生新的皮肤破溃。

(4) 病人情绪稳定,焦虑减轻或消失。

(5) 病人未发生全身恶性感染或骨折等并发症。

十、健康教育

(1) 指导病人进行出院后的功能锻炼。
(2) 加强营养,提高机体抵抗,防止疾病复发,定期复查。

（黄飞燕）

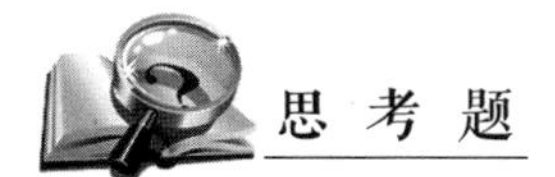

思考题

【案例分析】

王某,男,11岁男童,1个月前因外伤引起膝关节血肿,两天前出现39.6℃高热伴寒战,受伤膝关节肿胀明显,不能活动、负重,呈半屈曲状。X线检查发现关节隙增厚。关节穿刺后关节液细菌培养为金黄色葡萄球菌。

请问:

(1) 患者最可能的疾病是什么?
(2) 请列举患者目前的护理诊断和护理措施。

第三十章　腰腿痛和颈肩痛病人的护理

学习要点

1. 腰椎间盘突出症的护理措施、健康教育；能正确制订护理计划并实施。

2. 腰椎间盘突出症的身体状况、辅助检查、心理-社会状况、治疗与效果、护理诊断/合作性问题、护理评价。

3. 腰椎间盘突出症的病因和病理生理。

第一节　腰椎间盘突出症

腰椎间盘突出症是指由于椎间盘变性、纤维环破裂、髓核组织突出刺激和压迫马尾神经或神经根所引起的一种综合征，是腰腿痛最常见的原因之一。腰椎间盘突出症可发生于任何年龄，最多见于中年人，20～50岁为多发年龄，男性多于女性。

一、护理评估

（一）健康史

1. 一般资料

性别、年龄、职业、营养状况、生活自理能力及压疮、跌倒/坠床的危险性评分。

2. 既往史

是否有先天性的椎间盘疾病，既往有无腰部外伤、慢性损伤史，如经常弯腰、搬运重物和慢性腰部拉伤，是否做过腰部手术；外伤史：评估病人有无急性腰扭伤或损伤史。询问受伤时病人的体位、外来撞击的着力点，受伤后的症状和腰痛的特点和程度，致腰痛加剧或减轻的相关因素，有无采取制动和治疗措施。

3. 家族史

家族中有无类似病史。

4. 病因

导致腰椎间盘突出的原因既有内因也有外因，内因主要是腰椎退行性变，外因则有外伤、劳损、受寒受湿等。

5. 病理生理

由于椎间盘组织承受人体躯干及上肢的重量，在日常生活及劳动中，劳损较其他组织更为严重。但其仅有少量血液供应，营养极为有限，从而极易退变。一般认为人在20岁以后，椎间盘即开始退变，髓核的含水量逐渐减少，椎间盘的弹性和抗负荷能力也随之减退。在外力及其他因素的影响下，椎间盘继发病理性改变，以致纤维环破坏，髓核突出（或脱出）引起腰腿痛和神经功能障碍。腰椎间盘突出症多发生在脊柱活动度大、承重较大或活动较多的部位，以腰4-5及腰5骶1多见，发生率约占90%。

（二）身体状况

1. 症状

（1）腰痛：超过90%的病人有腰痛表现，也是最早出现的症状。疼痛范围主要是在下腰部及腰骶部，多为持久性钝痛。

（2）下肢放射痛：一侧下肢坐骨神经区域放射痛是本病的主要症状，多为刺痛。典型表现为从下腰部向臀部、大腿后方、小腿外侧直至足部的放射痛，伴麻木感。腰椎间盘突出多在一侧，故病人多表现为单侧疼痛。中央型腰椎间盘突出症可有双侧坐骨神经痛。咳嗽、打喷嚏时，因腹压增高，疼痛加剧。

（3）间歇性跛行：行走时随距离增加（一般为数百米左右）而出现腰背痛或患侧下肢放射痛、麻木感加重，蹲位或坐位休息一段时间后症状缓解，再行走症状再次出现，称为间歇性跛行。这是因为椎间盘组织压迫神经根或椎管容积减小，使神经根出现充血、水肿等炎性反应。行走时，椎管内受阻的椎静脉丛逐渐扩张，加重了对神经根的压迫，导致缺氧而出现症状。

（4）马尾综合征：突出的髓核或脱垂的椎间盘组织压迫马尾神经，出现鞍区感觉迟钝、大小便功能障碍。

2. 体征

（1）腰椎侧凸：系腰椎为减轻神经根受压而引起的姿势性代偿畸形，如图30.1所示。

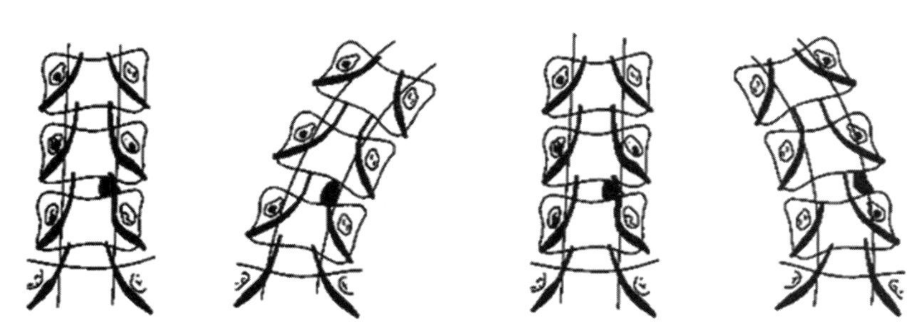

图30.1　腰椎侧凸

（2）腰部活动障碍：腰部活动在各方向均有不同程度的障碍，尤以前屈受限最明显。

（3）压痛、叩痛：在病变椎间隙的棘突间，棘突旁侧1 cm处有深压痛、叩痛，向下肢放射。

（4）直腿抬高试验及加强试验阳性，如图 30.2、图 30.3 所示。

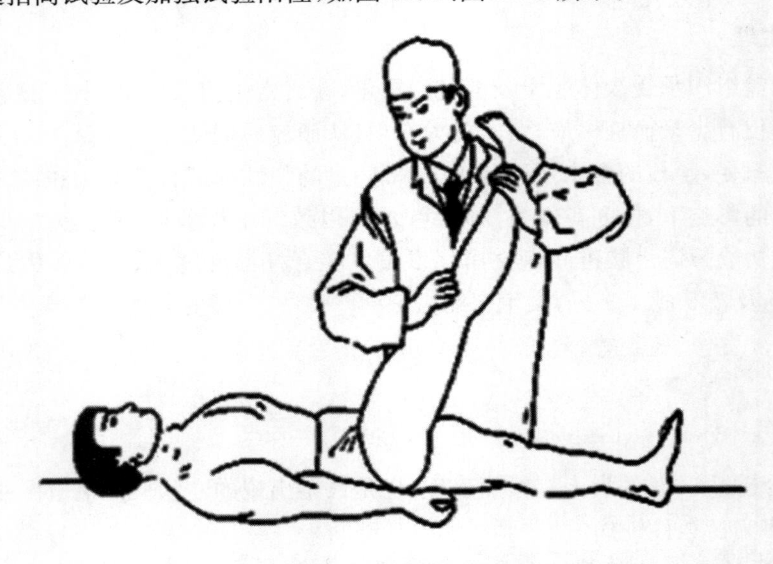

图 30.2　直腿抬高试验

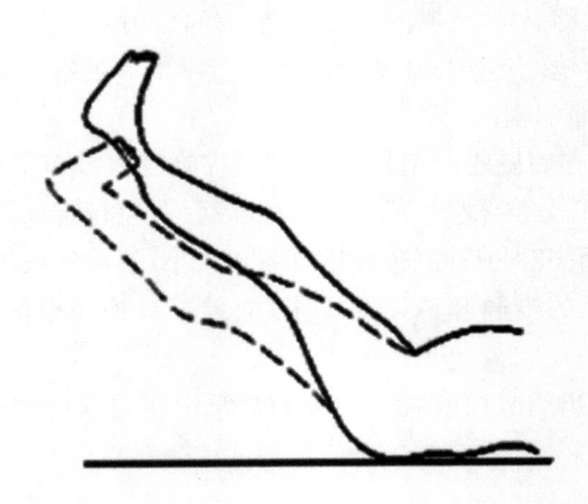

图 30.3　直腿抬高加强试验(虚线)

（5）感觉及运动功能减弱：由于神经根受损，导致其支配区域的感觉及运动功能减弱甚至丧失，如皮肤麻木、发凉、皮温下降等，部分病人出现膝反射或跟腱反射减弱或消失。

（三）辅助检查

影像学检查系诊断腰椎间盘突出症的重要手段。

（1）X 线能直接反映腰部有无侧突、椎间隙有无狭窄等。

（2）CT 可显示黄韧带是否增厚及椎间盘突出的大小、方向等。

（3）MRI 显示椎管形态，全面反映出各椎管、椎间盘有无病变及神经根和脊髓受压情况，对本病有较大诊断价值。

（四）心理-社会状况

观察病人的情绪变化，了解其对疾病的认知程度及对手术的了解程度，有无紧张、恐惧心理；评估病人的家庭及支持系统对病人的支持帮助能力等。

（五）治疗与效果

依据临床症状的严重程度，采用非手术或手术方法治疗。

1. 非手术治疗

适用于初次发作、病程较短且经休息后症状明显缓解、影像学检查无严重突出者。80%～90%的病人可经非手术治愈。

(1) 绝对卧床休息：包括卧床大小便。卧床休息可以减少椎间盘承受的压力，缓解脊柱旁肌肉痉挛引起的疼痛。一般卧床 3 周或至症状缓解后，可戴腰围下床活动。

(2) 骨盆牵引：牵引可增大椎间隙，减轻对椎间盘的压力和对神经的压迫，改善局部循环和水肿。多采用骨盆持续牵引，抬高床脚作反牵引力。牵引重量一般为 7～15 kg，持续 2 周；也可采用间断牵引力，每日 2 次，每次 1～2 h，但效果不如前者。

(3) 物理治疗：正确的理疗、推拿、按摩可缓解肌痉挛及疼痛，减轻椎间盘压迫，减轻对神经根的压迫。

(4) 皮质激素硬膜外注射：皮质激素可减轻神经根周围的炎症与粘连。常选用长效皮质类固醇制剂加 2%利多卡因经硬膜外注射，每周 1 次，3 次为一个疗程。

(5) 髓核化学溶解法：将胶原酶注入椎间盘或硬脊膜与突出的髓核之间，达到选择性溶解髓核和纤维环、缓解症状的目的。

2. 手术治疗

有 10%～20%的病人需要手术治疗。

(1) 手术指征：① 急性发作，具有明显马尾神经症状。② 诊断明确，经系统的保守治疗无效，或保守治疗有效但经常反复发作且疼痛较重，影响工作和生活。③ 病史虽不典型，但影像学检查证实椎间盘对神经或硬膜囊有严重压迫。④ 合并腰椎管狭窄症。

(2) 手术类型：根据椎间盘位置和脊柱的稳定性选择手术类型。① 椎板切除术和髓核摘除术：摘除或切除 1 个或多个椎板、骨赘及突出的髓核，减轻神经受压，是最常用的手术方式。② 椎间盘切除术：将椎间盘部分切除。③ 脊柱融合术：在椎体间插入一楔形骨块或骨条以稳住脊柱。④ 经皮穿刺髓核摘除术：在 X 线监控下插入椎间盘镜或特殊器械，切除或吸出椎间盘以达到减轻椎间盘内压力和缓解症状的效果。

二、护理诊断及合作性问题

(1) 慢性疼痛　与椎间盘突出压迫神经、肌肉痉挛及术后切开疼痛有关。

(2) 躯体活动障碍　与疼痛、肌肉痉挛、牵引或手术有关。

(3) 焦虑/恐惧　与疼痛、担心预后和手术有关

(4) 知识缺乏　缺乏有关疾病及治疗、自我保健和护理等方面的知识。

(5) 潜在并发症　脑脊液漏、神经根粘连等。

三、护理目标

(1) 病人疼痛减轻或消失。

(2) 病人能够使用适当的辅助器具增加活动范围。

(3) 焦虑/恐惧程度缓解或减轻。

(4) 病人获得了有关疾病及治疗、自我保健方面的知识。

(5) 病人未发生并发症,或并发症能够被及时发现和处理。

四、护理措施

(一) 非手术治疗的护理

(1) 绝对卧床休息:发病急性期间必须绝对卧硬板床休息,大、小便均不应起床或坐起,3 周后带腰围下床活动,3 月内不做弯腰持物等动作。卧床休息可缓解肌肉痉挛,减轻负重和体重对椎间盘的压力,有利于髓核的回纳和椎间盘周围的静脉回流,避免对神经根的压迫、牵拉,加速神经根炎性水肿的消退。

(2) 持续牵引:采用骨盆牵引可使椎间隙增宽,减轻对神经根的刺激或压迫,重量7 kg×15 kg,共 2 周。牵引过程中可抬高床脚作对抗牵引及加强皮肤护理,经常检查髂缘等受压部位,皮肤有无发红、破损、压疮等。也可使用间断牵引,但持续牵引优于间断牵引。孕妇、高血压、心脏病病人禁用。

(3) 理疗、按摩与推拿:正确的理疗、按摩与推拿有助于减轻肌肉痉挛和疼痛,但切忌暴力推拿和按摩。

(4) 应用药物:遵医嘱应用相应的镇痛剂、脱水剂和激素,并观察用药效果。

(5) 教会病人正确的坐、立、行、劳动姿势,避免诱发或加重疼痛的活动,如图 30.4 所示。

(6) 活动与功能锻炼。

① 指导病人正确地翻身,身体呈一直线翻转。

② 指导病人正确起床:Ⅰ. 移向一侧。Ⅱ. 抬高床头。Ⅲ. 将腿放于床的一侧。Ⅳ. 胳膊将身体支撑起来。Ⅴ. 坐在床的一边,将脚放在地上。Ⅵ. 腿部肌肉收缩由坐到站位。躺下时则按相反顺序进行。起床后逐渐加大活动量及范围,指导病人注意腰背肌肉功能锻炼以增加脊柱的稳定性。在活动及功能锻炼时,病人若有腰腿痛及感觉异常,应及时上报医生。

(7) 心理支持:注意与病人及时沟通交流,鼓励病人多与家属交流,使家属能够帮助他们克服困难;介绍病人与病友进行交流,以增加病人的自尊和自信心。

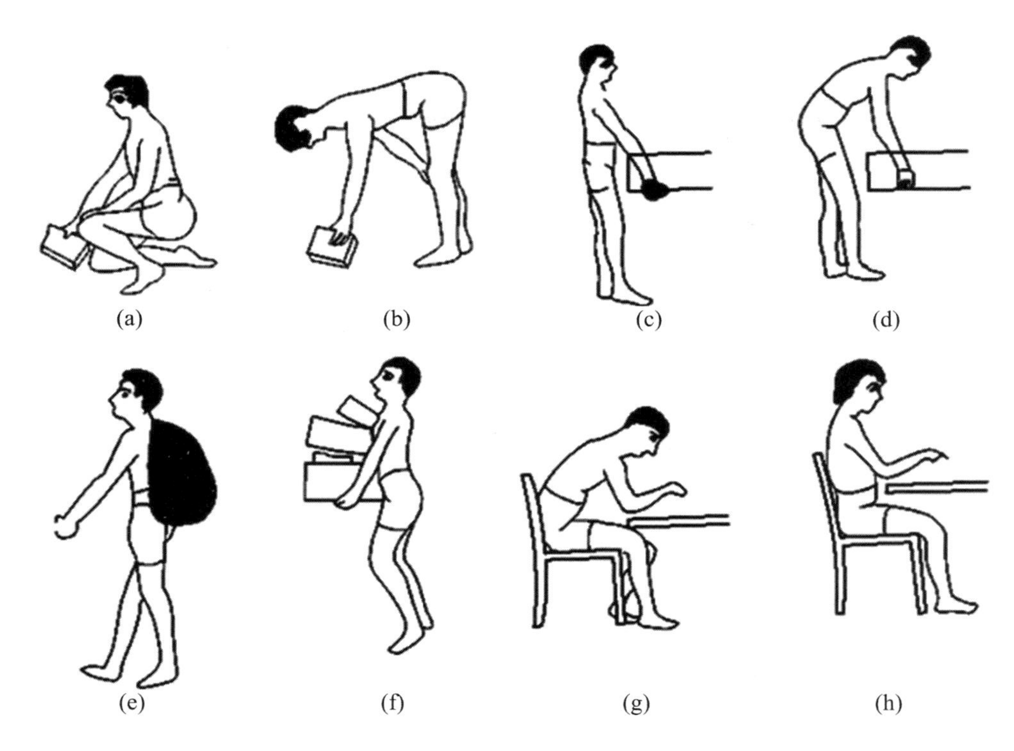

图 30.4　腰部活动时正确与错误姿势

注：(a)、(b)、(c)、(d)为正确的取物、搬运、背物和端坐位姿势；(e)、(f)、(g)、(h)为不正确的姿势

(二) 手术治疗的护理

1. 术前护理

(1) 卧硬板床：卧位时椎间盘承受的压力比站立时降低 50%，故卧床休息可减轻负重和体重对椎间盘的压力，缓解疼痛。卧床时抬高床头 20°，侧卧位时屈髋屈膝，双腿分开，上腿下垫枕，避免脊柱弯曲的“蜷缩”姿势，放松背部肌肉，以降低椎间盘压力，减小椎间盘后突倾向，减轻疼痛，增加舒适。仰卧位时可在膝、腿下垫枕，避免头前倾、胸部凹陷等不良姿势；仰卧位时可在腹部及脚踝垫枕，以放松脊柱肌肉。

(2) 佩戴腰围：腰围能加强腰椎的稳定性，对腰椎起到保护和制动作用。卧床 3 周后，可戴腰围下床活动。

(3) 保持有效牵引：牵引前，在牵引带压迫的髂缘部位加减压保护贴，预防压疮。牵引期间观察病人体位、牵引线及重量是否正确。经常检查牵引带压迫部位的皮肤有无疼痛、红肿、破损、压疮等。

(4) 有效镇痛：因疼痛影响入睡时，遵医嘱给予镇痛剂等药物，缓解疼痛，保证充足睡眠。

(5) 完善术前准备：术前常规戒烟、训练床上排便，根据对手术的了解程度，向病人解释手术方式及术后可能出现的问题，如疼痛、麻木等，告知其医护人员将采取的措施，增加其对手术及术后护理的认知度。

(6) 心理护理:鼓励病人多与家属交流,使家属能够帮助他们克服困难;介绍病人与病友进行交流,以增加自尊和自信心。

2. 术后护理

(1) 观察病情:包括生命体征、下肢皮肤温度、感觉及运动恢复情况;观察手术切口敷料有无渗液及渗出液的颜色、性状、量等,渗湿后及时通知医师更换敷料,以防感染;观察病人术后有无疼痛,疼痛严重者予以镇痛剂或镇痛泵。

(2) 体位护理:术后平卧,2 h后轴线翻身,即翻身时指导病人双手交叉放于胸前,双腿自然屈曲,1 名护士扶肩背部,另 1 名护士托臀部及下肢,同时将病人翻向一侧,肩背部及臀部垫软枕支撑。

(3) 引流管护理:防止引流管脱出、折叠,观察并记录引流液颜色、性状、量,有无脑脊液流出,是否有活动性出血,有异常及时报告医师。

(4) 功能锻炼:为预防长期卧床所致的肌萎缩、关节僵硬等并发症,病人宜早期行床上肢体功能锻炼。若病人不能进行主动锻炼,在病情许可的情况下,由医护人员或家属协助活动各个关节、按摩肌肉,以促进血液循环,预防并发症。

① 四肢肌肉、关节的功能锻炼:卧床期间坚持定时活动四肢关节,以防关节僵硬。

② 直腿抬高锻炼:术后第 1 天开始进行股四头肌舒缩和直腿抬高锻炼,每分钟 2 次,抬放时间相等,每次 15～30 min,每日 2～3 次,以能耐受为限;逐渐增加抬腿幅度,以防神经根粘连。

③ 腰背肌锻炼:根据术式及医嘱,指导病人锻炼腰背肌,以增加腰背肌肌力、预防肌萎缩和增强脊柱稳定性。一般术后 7 天开始,用五点支撑法,1～2 周后采用三点支撑法;每日 3～4 次,每次 50 下,循序渐进,逐渐增加次数。但腰椎有破坏性改变、感染性疾患、内固定物植入、年老体弱及心肺功能障碍的病人不宜进行腰背肌锻炼,如图 30.5 所示。

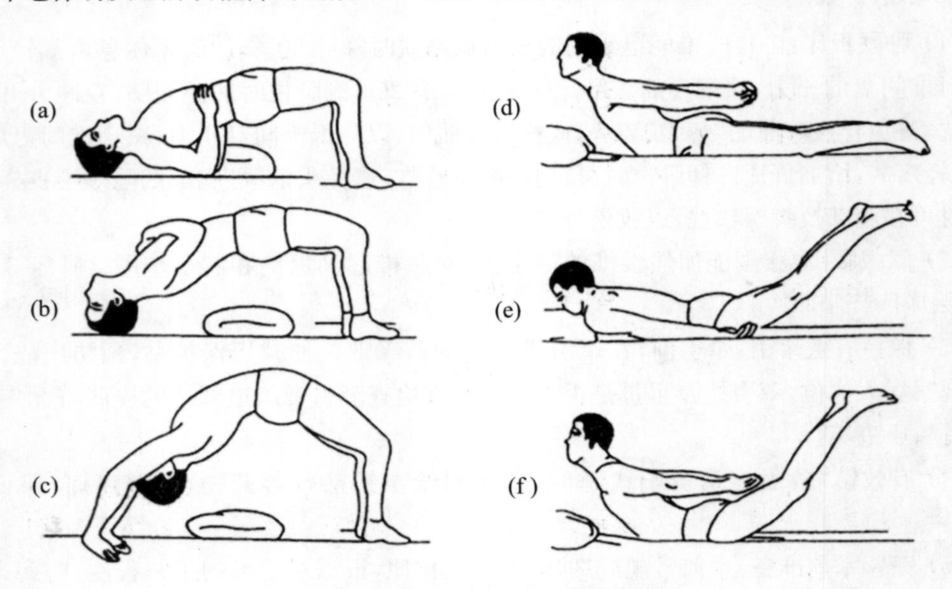

图 30.5 腰背肌锻炼仰卧法和俯卧位

④ 行走锻炼：制订活动计划，帮助病人按时下床活动。一般卧床 2 周后借助腰围或支架下床活动，须根据手术情况适当缩短或延长下床时间。正确指导病人起床，预防卧床时间长引起的体位性低血压及肌无力。方法为：协助病人系好腰围或支架，抬高床头，先半卧位 30 s；然后移向床的一侧，将腿放于床边，胳膊将身体支撑起，移到床边休息30 s；无头晕、眼花等不适后，再在护士或家属的扶助下利用腿部肌肉收缩使身体由坐位改为站立位。躺下时按相反顺序进行。

(5) 并发症的观察与护理：常见并发症为神经根粘连和脑脊液漏，需予以积极预防。

① 监测生命体征：及时测量体温、脉搏、血压和呼吸，观察下肢感觉、运动情况，并与健侧和术前对比，评估病人术后疼痛情况有无缓解。

② 加强引流液的观察：若引流袋内引流出淡黄色液体，同时病人出现头痛、呕吐等症状，应考虑发生脑脊液漏，须立即报告医师予以处理；同时适当抬高床尾，去枕卧位 7～10 天。脑脊液漏期间，须监测及补充电解质；预防颅内感染发生。必要时探查伤口，行裂口缝合，或修补硬脊膜。

五、护理评价

(1) 病人疼痛是否被有效控制，能否配合治疗。

(2) 肢体感觉、运动等功能能否恢复。

(3) 焦虑/恐惧程度是否得到缓解或减轻，情绪是否稳定，能否配合各项治疗和护理。

(4) 病人能否正确了解疾病知识。

(5) 有无并发症发生，能否被及时发现和处理。

六、健康教育

1. 健康指导

指导病人采取正确卧、坐、立、行和劳动姿势，减少急、慢性损伤发生的机会。

(1) 保持正确坐、立、行姿势。

(2) 变换体位：避免长时间保持同一姿势，适当进行原地活动或腰背部活动，以解除腰背肌疲劳。长时间伏案工作者，积极参加课间操活动，以避免肌肉劳损。勿长时间穿高跟鞋站立或行走。

(3) 合理应用人体力学原理：如站立举起重物时，高于肘部，避免膝、髋关节过伸；蹲位举重物时，背部伸直勿弯；搬运重物时，宁推勿拉；搬抬重物时，弯曲下蹲髋膝，伸直腰背，用力抬起重物后再行走。

(4) 采取保护措施：腰部劳动强度过大的工人、长时间开车的司机等，均应佩戴腰围来保护腰部。

2. 加强营养

加强营养可缓解机体组织及器官退行性变。

3. 佩戴腰围

脊髓受压的病人可佩戴腰围，直至神经压迫症状缓解。

4. 积极参加体育锻炼

适当的体育锻炼可以锻炼腰背肌，增加脊柱稳定性。参加剧烈活动时，运动前应有预备活动，运动后有恢复活动，切忌活动突起突止，应循序渐进。

第二节 颈 椎 病

颈椎病指因颈椎间盘退变及其继发性改变，刺激或压迫相邻脊髓、神经、血管和食管等组织，并引起相应的症状和体征。颈椎病为40岁以上的人群的常见病，男性多见，好发部位为颈5～6，颈6～7。

一、护理评估

（一）健康史

1. 病因

（1）颈椎间盘退行性病变是颈椎病发生发展中最基本的原因。颈椎活动度大，随年龄增长，椎间盘逐渐发生退变而致椎间隙狭窄，关节囊、韧带松弛，脊柱活动稳定性下降，进一步发展引起椎体、椎间关节及其周围韧带发生变性、增生、钙化，最后引起邻近的脊髓、神经和血管受到刺激或压迫表现。

（2）损伤：各种急慢性使颈椎过屈或过伸的损伤，常会加重颈椎病变的压迫作用而诱发本病。但暴力所致颈椎骨折、脱位并发的脊髓或神经根损害不属颈椎病范畴。

（3）颈椎椎管狭窄：先天性或发育性颈椎椎管狭窄通常是颈椎病的一个前置性因素。

（4）颈部活动：颈椎活动度较大，当有椎间盘突出或骨嵴形成时，活动会摩擦神经、脊髓、椎动脉而引起局部 充血、肿胀、血管痉挛，使症状出现或加重。

2. 病理生理

颈椎病是颈椎间盘变性、颈椎骨质增生以及由此而引起的一系列临床症状的总和。根据受压部位和临床表现的不同，可分为4型，有的病人以神经根型为主，同时伴有其他类型的表现，称为复合型颈椎病。

（1）神经根型颈椎病：占颈椎病的50%～60%，系椎间盘向后外侧突出致钩椎关节或椎间关节增生、肥大，进而刺激或压迫神经根所致。

（2）脊髓型颈椎病：占颈椎病的10%～15%，由后突的髓核、椎体后缘的骨赘、增生肥厚的黄韧带及钙化的后纵韧带压迫或刺激脊髓所致。

（3）椎动脉型颈椎病：由颈椎横突孔增生狭窄、颈椎稳定性下降、椎间关节活动移位等直接压迫或刺激椎动脉，使椎动脉狭窄或痉挛，造成椎-基底动脉供血不全所致。

（4）交感神经型颈椎病：由颈椎各种结构病变刺激或压迫颈椎旁的交感神经节后纤维所致。

（二）身体状况

不同类型的颈椎病，其临床表现各异。

1. 神经根型颈椎病

（1）症状：颈部疼痛及僵硬，短期内加重并向肩部及上肢放射。用力咳嗽、打喷嚏及颈部活动时疼痛加重。皮肤可有麻木、过敏等感觉改变。上肢肌力减退、肌萎缩，以大小鱼际肌和骨间肌最明显，手指动作不灵活。

（2）体征：颈部肌痉挛，颈肩部有压痛，颈部和肩关节有不同程度的活动受限。上肢腱反射减弱或消失，上肢牵拉试验、压头试验阳性，如图 30.6、图 30.7 所示。

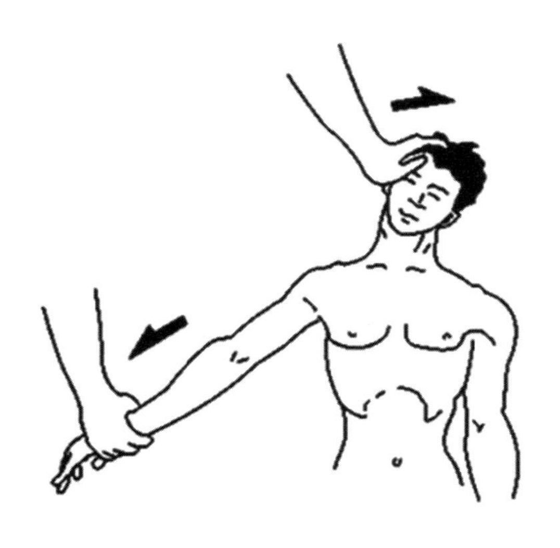

图 30.6　上肢牵拉试验

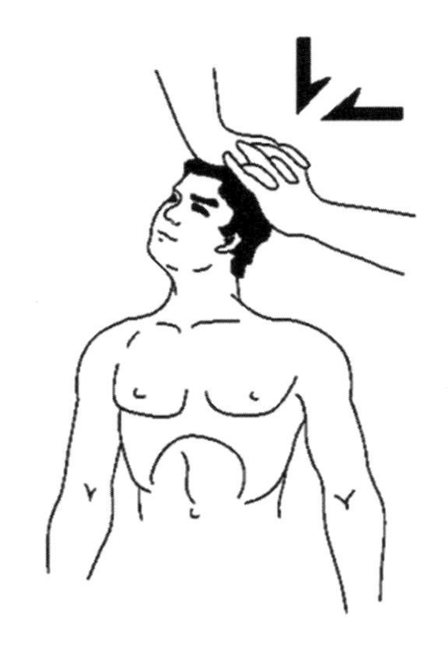

图 30.7　压颈试验

2. 脊髓型颈椎病

由于脊髓型颈椎病的颈椎退变结构压迫脊髓，所以为颈椎病诸型中症状最严重的类型。

（1）症状：手部麻木，运动不灵活，尤其是精细活动失调，手握力减退；下肢无力，步态不稳，有踩棉花样感觉；后期出现大小便功能障碍，表现为尿频或排尿、排便困难等。

（2）体征：肌力减退，四肢腱反射活跃或亢进，腹部反射、提睾反射和肛门反射减弱或消失。Hoffmann 征、髌阵挛及 Babinski 征等阳性。

3. 椎动脉型颈椎病

（1）症状：① 眩晕：最常见，多伴有复视、耳鸣、耳聋、恶心呕吐等症状，头颈部活动和姿势改变可诱发或加重眩晕。② 猝倒：本型特有的症状，表现为四肢麻木、软弱无力而跌倒，多在头部突然活动或姿势改变时发生，倒地后再站起来可继续正常活动。③ 头痛：表现为发作性胀痛，以枕部、顶部为主，发作时可有恶心、呕吐、出汗、流涎、心慌、憋气以及血压改变等自主神经功能紊乱症状。

（2）体征：颈部压痛，活动受限。

4. 交感神经型颈椎病

表现为一系列交感神经症状。

（1）交感神经兴奋症状：如偏头痛、视物模糊、眼球胀痛、耳鸣、听力下降、心律失常、心前区疼痛、血压增高等。

（2）交感神经抑制症状：如畏光、流泪、眼花、血压下降等。

（三）辅助检查

1. 实验室检查

脊髓型颈椎病者行脑脊液动力学试验显示椎管有梗阻现象。

2. 影像学检查

颈椎 X 线检查可见颈椎曲度改变，生理前凸减小、消失或反常，椎间隙狭窄，椎体后缘骨赘形成，椎间孔狭窄。CT 和 MRI 可示颈椎间盘突出，颈椎管矢状径变小，脊髓受压。

（四）心理-社会状况

病人及家属对该病的认识、心理状态；有无焦虑、恐惧等不良情绪；评估病人的家庭及支持系统对病人的支持帮助能力等。

（五）治疗与效果

神经根型、椎动脉型和交感神经型颈椎病以非手术治疗为主；脊髓型颈椎病由于疾病自然史逐渐发展使症状加重，故确诊后应及时行手术治疗。

1. 非手术治疗

原则是去除压迫因素，消炎止痛，恢复颈椎稳定性。

（1）枕颌带牵引：牵引可解除肌痉挛，增大椎间隙，减少椎间盘压力，使嵌顿于小关节内的滑膜皱襞复位，减轻对神经、血管的压迫和刺激。病人取坐位或卧位，头前屈 10°，牵引重量为 2～6 kg，每次 1～1.5 h，每日 2 次；若无不适，可行持续牵引，每日 6～8 h，2 周为 1 疗程。脊髓型颈椎病者不适宜牵引。

（2）颈围：可限制颈椎过度活动，且不影响病人日常生活。如充气型颈围除可固定颈围，还有牵张作用。

（3）推拿按摩：可以减轻肌痉挛，改善局部血液循环。推拿按摩应由专业人士操作，以防发生颈椎骨折、脱位和脊髓损伤。脊髓型颈椎病忌用此法。

（4）理疗：采用热疗、磁疗、超声疗法等，达到改善颈肩部血液循环、松弛肌肉、消炎止痛的目的。

（5）药物治疗：目前尚无治疗颈椎病的特效药物，所用药物均属对症治疗，如非甾体抗炎药、肌松弛剂及镇静剂等。

2. 手术治疗

当病人出现以下情况时，考虑手术治疗。

(1) 保守治疗半年无效或影响正常生活和工作。

(2) 通过植骨、内固定行颈椎融合，获得颈椎稳定性。常用的术式有颈椎间盘摘除、椎间植骨融合术、前路侧方减压术、颈椎半椎管切除减压或全椎板切除术、椎管成形术。

二、护理诊断及合作性问题

(1) 低效性呼吸形态 与颈椎水肿、植骨块脱落或术后颈部水肿有关。

(2) 有受伤害的危险 与肢体无力及眩晕有关。

(3) 疼痛 与神经血管受压而引起的头痛或术后疼痛有关。

(4) 潜在并发症 术后出血、脊髓神经损伤。

(5) 躯体活动障碍 与颈肩痛及活动受限有关。

(6) 知识缺乏 与缺乏颈椎病的防治及功能锻炼方法的知识有关。

三、护理目标

(1) 病人呼吸有效、正常。

(2) 病人安全，无眩晕和意外发生。

(3) 病人疼痛减轻或消失。

(4) 病人未发生并发症，或并发症能够被及时发现和处理。

(5) 病人肢体感觉和活动能力逐渐恢复正常。

(6) 病人获得了疾病的相关知识，学会了功能锻炼和自我保健的正确方法。

四、护理措施

(一) 术前护理

1. 心理护理

向病人解释病情，告知其治疗周期较长，术后恢复可能需要数月甚至更长时间，让病人做好充分的思想准备。对病人焦虑的心情表示理解，向病人介绍治疗方案及手术的必要性、手术目的及优点，介绍目前的医疗护理情况和技术水平，使其产生安全感，愉快、充满信心地接受手术。重视社会支持系统的影响，尤其是亲人的关怀和鼓励。

2. 术前训练

(1) 呼吸功能训练：脊髓型颈椎病病人以老年人居多，由于颈髓受压致呼吸肌功能降低，加上有些病人长期吸烟或患有慢性阻塞性肺病等，伴有不同程度的肺功能低下。因此，术前指导病人练习深呼吸、进行吹气泡或吹气球等训练，以增加肺的通气功能；术前 1 周戒烟。

(2) 气管、食管推移训练：适用于颈椎前路手术病人，以适应术中反复牵拉气管、食管的操作，避免术后出现呼吸困难、咳嗽、反复吞咽困难等并发症。指导病人用自己的 2～4 指插入切口侧的内脏鞘与血管神经鞘间隙处，持续将气管、食管向非手术侧推移。开始用力尽量缓和，训练中如出现局部疼痛、恶心呕吐、头晕等不适，可休息 10～15 min后再继续，直至病人能适应。训练时间：术前 3～5 天开始，开始为每次 10～20 min，每天 3 次；以后逐渐增至每次 30～60 min，每天 4 次，使气管推移超过中线。

(3) 俯卧位训练：适用于后路手术病人，以适应术中长时间俯卧位并预防呼吸受阻。开始每次为 30～40 min，每天 3 次；以后逐渐增至每日 3～4 h，每天 1 次。

3. 安全护理

病人存在肌力下降致四肢无力时应防烫伤和跌倒，指导病人不要自行倒开水，穿平底鞋，保持地面干燥，走廊、浴室、厕所等日常生活场所有扶手，以防步态不稳而摔倒；椎动脉型颈椎病病人避免头部过快转动或屈曲，以防猝倒。

(二) 术后护理

1. 密切监测生命体征

注意呼吸频率、深度的改变，脉搏节律、速率的改变，保持呼吸道通畅，低流量给氧。呼吸困难是前路手术最危急的并发症，多发生于术后 1～3 天内。常见原因有：① 切口内出血压迫气管。② 喉头水肿压迫气管。③ 术中损伤脊髓或移植骨块松动、脱落压迫气管等。一旦病人出现呼吸困难、张口状急迫呼吸、应答迟缓、口唇发绀等表现，应立即通知医师，并做好气管切开及再次手术的准备。因此，颈椎手术病人床旁应常规准备气管切开包。

2. 体位护理

行内固定植骨融合的病人，加强颈部制动。病人取平卧位，颈部稍前屈，两侧颈肩部置沙袋以固定头部，侧卧位时枕与肩宽同高，在搬动或翻身时，保持头、颈和躯干在同一平面上，维持颈部相对稳定。下床活动时，需行头颈胸支架固定颈部。

3. 并发症的观察与护理

(1) 术后出血：颈椎前路手术常因骨面渗血或术中止血不完善可引起伤口出血。出血量大、引流不畅时，可压迫气管导致呼吸困难甚至危及生命。颈深部血肿多见于术后当日，尤其是12 h内，因此术后应注意观察生命体征、伤口敷料及引流液。如24 h出血量超过200 mL，检查是否有活动性出血；若引流量多且呈淡红色，考虑有脑脊液漏发生，及时报告医师处理。注意观察颈部情况，检查颈部软组织张力。若发现病人颈部明显肿胀，并出现呼吸困难、烦躁、发绀等表现时，报告并协助医师剪开缝线、清除血肿。若血肿清除后呼吸仍不改善，应实施气管切开术。

(2) 脊髓神经损伤：手术牵拉和周围血肿压迫均可损伤脊髓及神经，病人出现声嘶，四肢感觉运动障碍以及大、小便功能障碍。手术牵拉所致的神经损伤为可逆的，一般在术后

1～2天内明显好转或消失；血肿压迫所致的损伤为渐进的，术后应注意观察，以便及时发现问题并处理。

(3) 植骨块脱落、移位：多发生在手术后 5～7 天内，系颈椎活动不当时椎体与植骨块间产生界面间的剪切力使骨块移动、脱出。所以，颈椎术后应重视体位护理。

4. 功能训练

指导肢体能活动的病人做主动运动，以增强肢体肌肉力量；肢体不能活动者，病情许可时，协助并指导其各关节的被动运动，以防肌肉萎缩和关节僵硬。一般术后第 1 天，开始进行各关节的主被动功能锻炼；术后 3～5 天，引流管拔除后，可戴支架下地活动，坐位和站立位平稳训练及日常生活活动能力的训练。

五、护理评价

(1) 病人是否维持正常、有效的呼吸。

(2) 病人是否未发生意外伤害、能陈述预防受伤的方法。

(3) 病人疼痛是否被有效控制，能否配合治疗。

(4) 有无并发症发生，能否被及时发现和处理。

(5) 肢体感觉和活动能力是否逐渐恢复正常。

(6) 病人能否正确了解疾病知识。

六、健康教育

(1) 纠正不良姿势：在日常生活、工作、休息时注意纠正不良姿势，保持颈部平直，以保护头、颈、肩部。

(2) 保持良好睡眠体位：理想的睡眠体位应该是使头颈部保持自然仰伸位、胸部及腰部保持自然曲度、双髋及双膝略呈屈曲，使全身肌肉、韧带及关节获得最大限度的放松和休息。仰卧位是不科学的，因其既不利于保持颈部的平衡及生理曲度，也不利于呼吸道通畅。

(3) 选择合适枕头：以中间低两端高、透气性好、长度超过肩宽 10～16 cm、高度以头颈部压下后一拳头高为宜。

(4) 避免外伤：行走或劳动时注意避免损伤颈肩部。一旦发生损伤，尽早诊治。

(5) 加强功能锻炼：长期伏案工作者，宜定期远视，以缓解颈部肌肉的慢性劳损。

（黄飞燕）

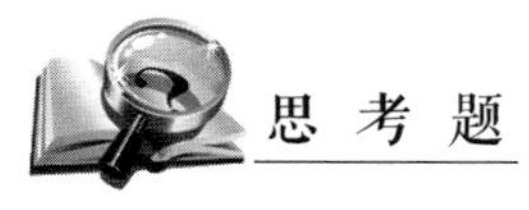

思考题

【案例分析】

张某，男，40 岁，体重87 kg，因颈部疼痛、不适 15 年加重 2 年入院。患者于 15 年前无明显诱因出现颈部疼痛不适、无头晕、恶心、呕吐。患者曾于当地医院就诊，未规律治疗。2 年前感症状逐渐加重，曾口服相关药物治疗（具体不详）。现患者为求进一步治疗遂来医院。门诊以“颈椎间盘突出”收入院。患者本次发病以来，神志清，精神可，饮食、睡眠佳，大、小便正常。医学诊断：颈椎间盘突出。

请问：

(1) 该病人有哪些护理诊断及合作性问题？

(2) 请为该患者制订详细的护理措施。

第三十一章　骨肿瘤病人的护理

学习要点

1. 骨肿瘤的概念和发病特点。
2. 骨肿瘤的分期、临床表现和治疗原则。
3. 骨肉瘤的发病特点和临床表现、治疗原则。
4. 骨软骨瘤、骨巨细胞瘤的发病特点、症状和体征。

第一节　概　　述

发生在骨内或起源于各种骨组织成分的肿瘤，以及有其他脏器恶性肿瘤转移到骨骼的肿瘤统称为骨肿瘤。骨肿瘤分原发性和继发性两类，前者来自骨及其附属组织，后者是由其他部位的恶性肿瘤通过血液或淋巴液转移而来。原发性骨肿瘤占全身肿瘤的2%～3%，以良性肿瘤多见。良性肿瘤中骨软骨瘤发病率最高，恶性肿瘤中骨肉瘤发病率最高。骨肿瘤男性发病率稍高于女性，病因尚不完全明确，但骨肿瘤的发生具有年龄和部位特点，如骨肉瘤多见于儿童和青少年，骨巨细胞瘤多见于成人，而骨髓瘤多见于老年人。解剖部位对肿瘤的发生也有意义，许多肿瘤生长于长骨的干骺端，如股骨远端、胫骨近端和肱骨近端，而骨骺则很少发生。

一、外科分期

骨肿瘤的外科分期方法有多种，目前最常用的为Enneking于1980年根据骨和软组织间叶性肿瘤生物学行为特点提出的G-T-M外科分期提醒。这一分期方法反映了肿瘤生物学行为及侵袭程度，有利于判断预后，合理选择手术方案，指导骨肿瘤的治疗。

(1) G(grade)表示病理分级，共分3级：G_0为良性，G_1为低度恶性，G_2为高度恶性。

(2) T(tumor)表示肿瘤与解剖学间室的关系，分为：T_0肿瘤局限于囊内，T_1囊外、间室内，T_2间室外。

(3) M(metastasis)表示远处转移，分为：M_0无远处转移，M_1有远处转移。

1. 良性肿瘤分期

用阿拉伯数字1、2、3表示。

(1) 1(G_0，T_0，M_0)：静止性肿瘤，有完整的包裹。

(2) 2(G_0，T_1，M_0)：生长活跃，仍位于囊内或为自然屏障所阻挡。

(3) 3(G_0，T_2，M_0)：具有侵袭性。

2. 恶性肿瘤的分期

用罗马数字Ⅰ、Ⅱ、Ⅲ表示。每期又分为A(间室内)和B(间室外)两组。

(1) ⅠA(G_1，T_1，M_0)：低度恶性，间室内病变；ⅠB(G_1，T_2，M_0)：低度恶性，间室外病变。

(2) ⅡA(G_2，T_1，M_0)：高度恶性，间室内病变；ⅡB(G_2，T_2，M_0)：高度恶性，间室外病变。

(3) ⅢA($G_{1\sim2}$，T_1，M_1)：间室内病变，有转移；ⅢB($G_{1\sim2}$，T_2，M_1)：间室外病变，有转移。

二、临床表现

骨肿瘤主要有以下症状和体征。

1. 疼痛

疼痛是恶性肿瘤的重要症状，开始时为轻度、间歇性，后来发展为持续性痛，夜间明显，并有局部压痛。良性肿瘤生长缓慢，多无疼痛或仅有轻度疼痛，少数良性肿瘤，如骨样骨瘤可因反应骨的生长而产生剧痛。

2. 肿块和肿胀

恶性骨肿瘤局部肿胀和肿块常发展迅速，表面可有皮温增高和浅静怒张。良性骨肿瘤生长缓慢，病程较长，通常被偶然发现。

3. 功能障碍和压迫症状

位于长骨干骺端的骨肿瘤多邻近关节，由于疼痛、肿胀和畸形，可使关节肿胀和活动受限。肿块巨大时，可压迫周围组织引起相应症状，如位于盆腔的肿瘤可引起机械性梗阻，表现为便秘与排尿困难；脊柱肿瘤可压迫脊髓，出现截瘫。

4. 病理性骨折

肿瘤生长可破坏骨质，轻微外力引发病理性骨折常为某些骨肿瘤的首发症状，也是恶性骨肿瘤和骨转移瘤的常见并发症。

5. 其他

晚期恶性肿瘤可出现贫血、消瘦、食欲缺乏、体重下降、低热等全身症状。恶性骨肿瘤可经血流和淋巴向远处转移，如肺转移。

三、辅助检查

1. 实验室检查

恶性骨肿瘤病人有广泛溶骨性病变时，可有血钙升高；血清碱性酸酶升高有助于骨肉瘤诊断；男性酸性磷酸酶升高对前列腺癌骨转移有意义；血、尿中Bence-Jones蛋白阳性提示浆细胞骨髓瘤。

2. 影像学检查

X线检查对骨肿瘤诊断有重要价值。它能显示骨与软组织的基本病变，判断肿瘤的良、恶性。良性肿瘤呈膨胀性骨病损，密度均匀，边界清楚。恶性肿瘤X线征象表现为病灶不规则，密度不均，边界不清。骨质破坏呈虫蚀样或筛孔样。CT、MRI或核素骨显像检查可辅助诊断。数字减影血管造影可显示肿瘤的血供，并能进行选择性血管栓塞和注入化疗药物。

3. 病理学检查

活检组织的病理学检查是确诊骨肿瘤的唯一可靠检查。活检组织可以通过切开或穿刺针吸获得。

4. 现代生物技术检测

电子显微镜技术和免疫组织化学技术已成为常规病理检查，流式细胞技术用于了解骨肿瘤的分化程度、良恶性、疗效和预后等。细胞遗传学研究揭示了骨肿瘤中有常染色体异常，能协助早期诊断和进行肿瘤分类。

四、治疗原则

骨肿瘤的治疗应以外科分期为指导，选择适当的治疗方案，尽量做到既可切除肿瘤，又可保全肢体。

（一）良性肿瘤

以手术切除为主，手术方式有刮除植骨术及外生性骨肿瘤切除术。

1. 刮除植骨术

彻底刮除病灶组织至正常骨质，使用药物或烧灼方法杀灭残存肿瘤细胞。刮除后空腔内置入填充材料。填充材料中以自体骨较好，但来源少，完全愈合较慢、疗程长；也可使用骨水泥等其他生物活性骨修复材料。

2. 外生性骨肿瘤切除术

将肿瘤自基底部正常骨质处切除，如骨软骨瘤切除术，手术的关键是完整切除肿瘤骨质、软骨帽及软骨外膜，否则易复发。

（二）恶性肿瘤

通常采用以手术治疗为主，化学治疗、放射治疗和生物治疗为辅的综合治疗。

1. 手术治疗

(1) 保肢治疗:20 世纪 80 年代以来,随着联合化疗技术不断成熟,恶性骨肿瘤的保肢治疗得到了迅速发展。保肢治疗与截肢治疗的生存率和复发率基本相同。手术采用合理外科边界完整切除肿瘤,切除范围包括肿瘤实体、包膜、反应区及其周围部分正常组织。

(2) 截肢术:对于病变广泛和其他辅助治疗无效的晚期高度恶性骨肿瘤,截肢术仍是重要治疗手段。应严格掌握手术适应证,选择安全截肢平面,同时也应考虑术后假肢的制作与安装。

2. 化学治疗

化学药物治疗,特别是新辅助化疗的应用,大大提高了恶性骨肿瘤病人的生存率和保肢率。目前主张术前化学治疗,术后再根据细胞的反应交替应用不同化疗方案。

3. 放射治疗

放疗可抑制和影响恶性骨肿瘤细胞的繁殖能力。部分骨肿瘤术前、术中、术后辅助放疗可控制病变和缓解疼痛,降低局部复发率。

4. 其他治疗

包括血管栓塞治疗、温热-化学疗法、干扰素、白细胞介素-2、淋巴因子活化的杀伤细胞、集落刺激因子和单克隆抗体等的治疗。

第二节 骨软骨瘤

骨软骨瘤是指骨表面被覆软骨的骨性突起物,来源于软骨,是常见的良性骨肿瘤。好发于长骨的干骺端,当骨骺线闭合后,骨软骨瘤的生长也停止。多见于 10～20 岁青少年,男性多于女性。骨软骨瘤有单发性及多发性两种。以单发性多见,又名外生骨疣,约有 1%的单发性骨软骨瘤可恶变。多发性较少见,常合并骨骼发育异常,并有遗传性,故又称遗传性多发性骨软骨瘤。多发性骨软骨瘤恶变机会较单发性高。

一、临床表现

绝大多数无自觉症状,常因无意中发现骨性肿块而就诊。肿块常见于股骨远端、胫骨近端或肱骨近端,肩胛骨、髂骨和脊椎也可发生。骨性包块生长缓慢,增大到一定程度可压迫周围组织,如肌腱、神经、血管等,出现相应压迫症状,或发生继发性滑囊炎和病理性骨折等。多发性骨软骨瘤可妨碍正常骨的生长发育,以致患肢有短缩、弯曲畸形。若病人出现疼痛加重,肿块突然增大,应考虑恶变为继发性软骨肉瘤的可能。

二、辅助检查

X线检查表现为干骺端有骨性突起，可单发或多发，基底部可窄小成蒂或宽扁无蒂，其皮质和骨松质与正常骨相连，彼此骨髓腔相通。软骨帽和滑囊一般不显影，或呈不规则钙化影。X线影像一般小于临床所见。

三、治疗原则

无症状者一般无须治疗，但应密切观察随访。若肿瘤过大、生长较快、出现压迫症状影响功能或可疑恶变者应手术切除。切除范围从肿瘤基底四周正常骨组织开始，包括纤维膜或滑囊、软骨帽等，以防复发。

四、常见护理诊断/问题

（1）焦虑或恐惧　与肢体功能障碍及担心疾病预后有关。
（2）躯体活动障碍　与疼痛及肢体功能受损有关。
（3）潜在并发症　病理性骨折、恶变。

五、护理措施

1. 减轻焦虑和恐惧

主动与病人沟通，了解其产生焦虑、恐惧的具体原因。若病人担心疾病预后，可向病人解释骨软骨瘤属良性骨性骨肿瘤，无症状者，无须治疗；有症状者，即可手术切除。向病人介绍治疗方法及预后，减轻焦虑和恐惧程度。

2. 缓解疼痛

为病人提供安全舒适的环境，并与其讨论疼痛的原因和缓解方法。指导病人应用非药物方法缓解疼痛，如放松训练、催眠、暗示、想象等。若疼痛不能控制，可遵医嘱应用镇痛药物，观察镇痛药物的效果，注意其副作用。

3. 预防病理性骨折

提供无障碍环境，教会病人正确使用拐杖、轮椅等助行器，避免肢体负重，预防病理性骨折。

4. 健康教育

提供术后康复的相关知识。术后抬高患肢，预防肿胀。观察切口辅料有无渗血，肢体远端有无感觉和运动异常。若发现异常，应立即配合医师处理并采取相应护理措施。骨软骨瘤手术一般对关节功能的影响较小，术后伤口愈合后，即可开始功能锻炼。

第三节 骨巨细胞瘤

骨巨细胞瘤是较常见的原发性骨肿瘤，以往认为骨巨细胞瘤是介于良、恶性之间的溶骨性肿瘤，后来发现其复发率较高且有低转移率，故认为本病属于潜在恶性或低度恶性肿瘤。发病年龄多为20～40岁，女性多于男性，好发部位为股骨远端和胫骨近端，其次为肱骨近端和桡骨远端。

一、临床表现

主要表现为疼痛和肿胀，瘤内出血或病理骨折时疼痛加重。病变局部可有轻压痛，皮温增高，可触及局部肿物，病变邻近关节活动受限，可有病理性骨折。

二、辅助检查

1. X线检查

长骨骨骺处偏心性溶骨性破坏，骨皮质膨胀变薄，界限较清晰，周围无骨膜反应。病变常累及邻近干骺端，有时甚至侵犯到关节。溶骨性破坏可呈“肥皂泡”样改变。合并病理性骨折者可见骨折影像。

2. 血管造影

可显示肿瘤血管丰富，并有动静脉瘘形成。

三、治疗原则

以手术治疗为主，常用手术方式有：

(1) 刮除植骨术：肿瘤较小者，可采用病灶彻底刮除加灭活处理，再用松质骨和骨水泥填充，但术后易复发。

(2) 瘤段切除术：对于术后复发、肿瘤较大或伴病理性骨折者，行肿瘤节段截除、假体植入。

(3) 截肢术：对于恶性无转移者，可行广泛、根治性切除或截肢术。

对手术清除肿瘤困难者，可试行放疗。放疗也可作为术后辅助治疗方法，但照射后易发生肉瘤变，应慎用。本病对化疗不敏感。

四、常见护理诊断/问题

(1) 焦虑、恐惧　与肢体功能丧失或对预后的担心有关。

（2）疼痛　与肿瘤压迫周围组织有关。

（3）躯体移动障碍　与疼痛及肢体功能受损有关。

（4）潜在并发症　病理性骨折。

五、护理措施

（一）术前护理

1. 减轻焦虑与恐惧

骨巨细胞瘤为潜在恶性肿瘤，病人担心手术和预后。与病人沟通，了解病人的问题所在，有针对性地予以指导，保持病人情绪稳定，能接受并配合治疗。

2. 缓解疼痛

与病人讨论疼痛的原因和缓解疼痛的方法。疼痛较轻者可采用放松疗法、理疗等；对疼痛严重者，可遵医嘱应用芬太尼、哌替啶等镇痛药物，以减轻疼痛。尽量减少护理操作中的疼痛，避免不必要的搬动。

3. 预防病理性骨折

对骨破坏严重者，应用小夹板或石膏托固定患肢；对股骨近端骨质破坏严重者，除固定外，还应同时牵引，以免关节畸形。对卧床病人，变动体位时，动作要轻。一旦发生骨折，应按骨折病人进行护理。

（二）术后护理

1. 促进关节功能恢复

（1）体位：根据手术性质、部位决定术后体位。人工髋关节置换术后应保持患肢外展中立位，膝关节置换术后保持膝关节屈曲 10°两侧可放置沙袋以保持中立位。

（2）术后病情观察：注意观察伤口有无出血、水肿，局部皮肤温度和肢体末梢血运有无异常。抬高患肢，保持引流管通畅，记录引流液颜色、性质和引流量。

（3）功能锻炼：鼓励病人进行功能锻炼，预防肌萎缩和关节僵硬。术后病情平稳即可开始患肢肌的等长收缩和足趾活动；术后 1～2 周逐渐开始关节活动。人工髋关节置换者练习外展运动，术后 2 周扶拐下地，训练站立负重；人工膝关节置换者练习伸屈运动；异体骨与关节移植者，根据愈合程度，逐渐增加活动量，以防异体骨发生骨折。

2. 放疗并发症的预防和护理

（1）心理护理：向病人解释放疗的必要性，放疗中和放疗后可能出现的反应。

（2）放射性皮炎：放疗期间，注意保护照射部位皮肤，避免物理、化学因素的刺激，防止日光直接照射。若皮肤破溃，应使用无刺激性药物治疗直至愈合。

（3）骨髓抑制：放疗病人常有白细胞和血小板减少，应每周检查白细胞和血小板。注意预感染，给予保护性隔离，必要时遵医嘱输血或血制品增强抵抗力。若白细胞过低，应暂停放疗。

第四节　骨　肉　瘤

骨肉瘤是最常见的原发性恶性骨肿瘤。其组织学特点是瘤细胞直接形成骨样组织或未成熟骨。瘤体一般呈梭形，恶性程度高，预后差，发病年龄以10～20岁青少年多见，40岁以上发病多为继发性。男性发病率高于女性，好发于长管状骨干前端，股骨远端、腔骨和脏骨近端。近年来，由于早期诊断和新辅助化疗的发展，使骨肉瘤的5年存活率大大提高。

一、临床表现

主要表现为疼痛和局部肿胀。早期症状为局部隐痛，可发生在肿瘤出现以前，起初为间断性疼痛，逐渐发展为持续性剧烈疼痛，尤以夜间为甚。骨端近关节处可见肿块，触之硬度不一，伴有压痛，局部皮温高，静脉怒张。肿块增大时可累及邻近关节，出现关节活动受限。可伴有病理性骨折，多见于以溶骨性病变为主的骨肉瘤。肺转移发生率较高。

二、辅助检查

1. 实验室检查

血清碱性磷酸酶、乳酸脱氢酶中度至大幅度升高，与肿瘤细胞的成骨活动有关。术后碱性磷酸酶可下降至正常水平。

2. 影像学检查

X线检查显示病变多起于长骨干骺端，表现为成骨性、溶骨性或混合性骨质破坏。肿瘤生长顶起骨外膜，骨膜下产生新骨，表现为三角状骨膜反应阴影，称Codman三角；若恶性肿瘤生长迅速，超出骨皮质范围，同时血管随之长入，肿瘤骨与反应骨沿放射状血管方向沉积，表现为“日光射线”形态。

三、治疗原则

骨肉瘤采用以手术为主的综合治疗。明确诊断后，及时进行新辅助化疗，目的是消灭微小转移灶，然后做根治性瘤段切除、灭活再植或置入假体的保肢手术。无保肢条件者行截肢术，截肢平面应超过患骨的近侧关节。术后继续大剂量化疗。

四、护理评估

(一) 术前评估

1. 健康史

了解病人的年龄、性别、职业、生活环境和习惯，特别注意有无发生肿瘤的相关因素，如长期接触化学致癌物质、放射线等。有无外伤和骨折史。评估病人是否有食欲缺乏、低热和肢体疼痛、肿胀等病史，肢体疼痛的性质、程度，加重或缓解的相关因素。既往有无其他部位肿瘤史，家族中有无类似病史者。

2. 身体状况

(1) 局部：评估疼痛的部位、性质、加重或缓解的因素；肢体有无肿胀、肿块和表面静脉怒张，局部有无压痛和皮温升高，肢体有无畸形，关节活动是否受限。有无因肿块压迫和转移引起的局部体征，有无病理性骨折发生。

(2) 全身：病人有无消瘦、体重下降、营养不良和贫血等晚期恶性肿瘤的恶病质表现。重要脏器，如心、肺、肝、肾功能是否正常，有无肺转移。能否耐受手术治疗和化疗。

(3) 辅助检查：血沉、碱性磷酸酶、酸性磷酸酶是否升高，血清钙、铜、锌及铜锌比值是否异常；尿液蛋白检查是否异常；X线检查有无骨质破坏、骨膜反应和软组织影；病理学检查有无异常；各重要脏器功能是否正常。

3. 心理-社会状况

骨肉瘤恶性程度较高、转移早，预后差，病死率高，一旦确诊，病人和家属往往难以接受。此外，由于病人多为青少年，对保肢手术寄予过多的希望，对截肢术后肢体的外观改变和遗留残疾缺乏承受能力，往往拒绝治疗。由于治疗时间持续较长，病人和家属对手术前后化疗的认识和准备不足，不能坚持完成手术前后的化疗。因此，需对上述问题进行全面评估，以判断病人和家属的承受程度和所需护理。

(二) 术后评估

1. 身体状况

评估病人的体温、脉搏、呼吸和血压；切口有无渗血、渗液。肢体远端血运是否正常，有无感觉和运动异常。各种引流是否有效，引流液是否正常。外固定位置是否正确，关节功能是否恢复。全身营养状况有无改善。辅助检查结果是否正常。

2. 心理-社会状况

评估病人对术后康复的认识，对术后肢体外观改变和缺失是否能承受，对术后化疗及功能锻炼是否有充分的心理准备。家庭成员是否能为病人提供术后长期照护，是否有足够的经济能力满足病人的治疗和康复。

五、常见护理诊断/问题

(1) 恐惧　与担心肢体功能丧失和预后不良有关。
(2) 疼痛　与肿瘤浸润压迫周围组织、病理性骨折、手术创伤、术后患肢痛有关。
(3) 躯体活动障碍　与疼痛、关节功能受限及制动有关。
(4) 自我形象紊乱　与手术和化疗引起的副作用有关。
(5) 潜在并发症　病理性骨折。

六、护理目标

(1) 患者恐惧减轻或消除。
(2) 患者疼痛缓解或消失。
(3) 患者关节活动得到恢复或重建。
(4) 患者能正确面对自我形象改变。
(5) 患者无病理性骨折发生或发生后得到及时发现和处理。

七、护理措施

(一) 术前护理

1. 心理护理

与病人和家属沟通，了解疾病对病人本身和家庭带来的影响，理解病人的情绪反应。向病人及家属介绍目前骨肿瘤的治疗方法和进展、手术治疗和化疗等的重要性，鼓励病人积极配合治疗。介绍治疗成功病人与其交流，以树立战胜疾病的信心。骨肿瘤术前各种检查项目较多，充分做好解释工作，促使病人配合术前准备。对于拟行截肢术的病人，给予精神上的支持，与病人一起讨论术后可能出现的问题，并提出可能的解决方案，使病人在心理上对截肢术有一定的准备。

2. 缓解疼痛

(1) 非药物止痛：指导病人避免诱发或加重疼痛。协助病人采取适当体位，如肿瘤局部固定制动，以减轻疼痛；进行护理操作时避免触碰肿瘤部位，尽量减少诱发或加重疼痛的护理操作。与病人讨论缓解疼痛的有效措施，如缓慢地翻身和改变体位、转移注意力等。

(2) 药物止痛：WHO 推荐癌性疼痛三阶梯疗法及其护理参见第九章肿瘤病人的护理。

3. 化疗病人副作用的观察与护理

参见第九章肿瘤病人的护理。

(二) 术后护理

1. 促进关节功能护理

(1) 术后抬高患者,预防肿胀。保持肢体功能位,预防关节畸形。膝部手术后,膝关节屈曲 15°;髋部手术,髋关节外展中立或内旋,防止发生内收、外旋脱位。

(2) 术后早期卧床休息,避免过度活动,以后可根据康复状况开始床上活动和床旁活动。

(3) 教会病人正确应用拐杖、轮椅协助活动。

2. 提供康复相关知识

告知病人长期卧床及制动后可能发生的后遗问题,在适当的时候需进行功能锻炼。

(1) 术前 2 周,与病人讨论功能锻炼的方法,指导下肢手术病人做股四头肌等长收缩锻炼。

(2) 术后48 h开始做肌肉的等长收缩,促进血液循环,防止关节粘连。

(3) 行人工关节置换术者,术后一般不需要外固定,2～3 周后开始关节的功能锻炼。

(4) 术后 3 周可进行患处远侧和近侧关节的活动;术后 6 周可进行重点关节的活动,以加大活动范围。

(5) 有条件时可辅助理疗、利用器械进行活动。

3. 预防病理性骨折

下肢肿瘤病人可能发生病理性骨折,搬运病人时应轻柔,避免暴力。翻身时应予以协助。对于术后骨缺损大、人工假体置换术或异体骨移植术后病人,要注意保护患肢。功能锻炼要循序渐进,不要急于下地行走,病人开始站立或练习行走时应在旁保护,防止跌倒。若发生骨折,应局部石膏固定或牵引,按骨折常规护理。

4. 截肢术后的护理

(1) 体位:术后 24～48 h抬高患肢,预防肿胀。下肢截肢者,每 3～4 h俯卧 20～30 min,并将残肢以枕头支托,压迫向下;仰卧位时,不可抬高患肢,以免造成膝关节的屈曲挛缩。术后残肢应用牵引或夹板固定在功能位置,以防发生关节挛缩。

(2) 并发症的观察与护理。

① 观察和预防术后出血:注意观察截肢术后肢体残端的渗血情况,创口引流液的性质和引流量。保持各引流管通畅。截肢术后病人床旁应常规放置止血带,以备急用。对于渗血较多者,可用棉垫加弹性绷带加压包扎;若出血量较大,血压急剧下降,脉搏细弱,应警惕残端血管破裂或血管结扎缝线脱落,须立即以沙袋压迫术区或在出血部位的近心端扎止血带压迫止血,并告知医师,配合处理。

② 术后伤口感染:按时换药,观察伤口渗出情况。若伤口剧痛或跳痛并伴体温升高,局部有波动感,可能有术区深部感染,应报告医师及时查找原因,调整抗生素种类及剂量,必要时局部穿刺或及时拆除缝线,充分引流。

③ 幻肢痛:绝大多数截肢病人在术后相当长的一段时间内感到已切除的肢体仍然有疼

痛或其他异常感觉，称为幻肢痛(phantom limb pain)。这可能是由于术前肿瘤压迫周围组织造成的剧烈疼痛对大脑皮层中枢刺激形成兴奋灶，术后短时间内未能消失所致。疼痛多为持续性，尤以夜间为甚，属精神因素性疼痛。护士应引导病人注视残肢，接受截肢的现实。指导病人自我训练调节心理平衡，达到自我分析、自我控制、自我暗示的目的。应用放松疗法等心理治疗手段逐渐消除幻肢感。必要时适当给予安慰剂治疗或交替给予安眠药与一般镇痛药止痛。对于幻肢痛持续时间长的病人，可轻叩残端，或用理疗、封闭、神经阻断的方法消除幻肢痛。适当的残肢活动和早期行走亦有利于缓解症状。幻肢痛大多可随时间延长而逐渐减轻或消失。

(3) 残肢功能锻炼：一般术后 2 周，伤口愈合后开始功能锻炼。方法是：俯卧位练习大腿内收后伸；肩关节进行外展、内收及旋转运动；用弹性绷带每日反复包扎，均匀压迫残端，促进软组织收缩；当残端瘢痕不敏感，伤口愈合牢固后，可进行残端按摩拍打及蹬踩，增加残端的负重能力。制作临时义肢，鼓励病人拆线后尽早使用，以消除水肿，促进残端成熟，为安装义肢做准备。

(三) 健康教育

(1) 心理指导：指导病人保持平稳心态，树立战胜疾病的信心；对于截肢者，介绍类似经历的病人现身说法，消除病人的心理顾虑或障碍，促使病人逐渐接受和坦然面对自身形象。

(2) 康复指导：帮助病人制订康复锻炼计划，指导病人按计划锻炼，调节肢体适应能力，指导病人正确使用各种助行器，如拐杖、轮椅等，以最大程度恢复病人的生活自理能力。

(3) 自我监测：教会病人自我检查和监测，定期复诊；按时接受化疗；发现有肢体肿胀及疼痛及时就医。

八、护理评价

通过治疗与护理，病人是否：

(1) 恐惧减轻。

(2) 疼痛缓解，无疼痛的症状和体征。

(3) 肌、关节功能得以恢复，能满足日常活动需要。

(4) 能正确面对自我形象改变。

(5) 病理性骨折得到预防或发生后得到及时处理。

(黄飞燕)

思考题

李先生，19 岁，2 个月前因膝关节疼痛以“关节炎”在外院行局部物理治疗未见明显好转。1 周前疼痛加重，夜间不能入睡来院就诊。查体：左膝部弥漫性包块，边界不清，压痛明显，局部皮温高，左膝关节屈曲，不能伸直。X 线检查：左股骨下端骨质呈浸润性破坏，有溶骨现象，可见明显的Codman三角。肺纹理清晰，经医生诊断此病需手术治疗，病人及家属担心手术及疾病预后。

请问：

（1）治疗该病人时应注意哪些方面？

（2）该病人的护理诊断/问题有哪些？

（3）该病人术后的护理要点是什么？

参 考 文 献

[1] 吴在德,吴肇汉.外科学[M].7版.北京:人民卫生出版社,2008.
[2] 李乐之,路潜.外科护理学[M].5版.北京:人民卫生出版社,2012.
[3] 李惠萍,章泾萍.外科护理学[M].合肥:安徽大学出版社,2011.
[4] 尚少梅.外科护理学[M].北京:北京出版社,2014.
[5] 周春兰,王惠珍.外科常见疾病护理评估技能[M].北京:人民卫生出版社,2015.